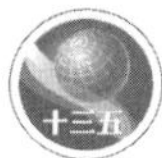

高等卫生职业教育“十三五”创新规划教材
供护理、助产专业用

健 康 评 估

主　编　王新颖　王所荣

副主编　谭　芳　张存丽　陈　红　尹海鹰

编　者（以姓氏笔画为序）

王　华（云南新兴职业学院）
王所荣（曲靖医学高等专科学校）
王春洋（吉林大学通化医药学院）
王春桃（江苏医药职业学院）
王新颖（沧州医学高等专科学校）
尹海鹰（右江民族医学院）
付　静（河套学院）
冯　蕾（昆明医科大学护理学院）
李冬燕（红河卫生职业学院）
迟玉香（内蒙古扎兰屯职业学院）
张存丽（咸阳职业技术学院）
陈　红（安康职业技术学院）
周方方（滁州城市职业学院）
赵　丽（潍坊护理职业学院）
胡建刚（湖北职业技术学院医学院）
桑艳军（阜阳职业技术学院医护学院）
梁宏霞（唐山职业技术学院）
董　楠（沧州医学高等专科学校）（兼秘书）
景　娟（阿克苏职业技术学院）
谢秋菊（四川科技职业学院）
谭　芳（娄底职业技术学院）
薛　元（毕节医学高等专科学校）

人民卫生出版社

图书在版编目（CIP）数据

健康评估 / 王新颖，王所荣主编．—北京：人民卫生出版社，2019

ISBN 978-7-117-28162-1

Ⅰ.①健… Ⅱ.①王… ②王… Ⅲ.①健康-评估-高等职业教育-教材 Ⅳ.①R471

中国版本图书馆 CIP 数据核字（2019）第 098608 号

人卫智网	www.ipmph.com	医学教育、学术、考试、健康，购书智慧智能综合服务平台
人卫官网	www.pmph.com	人卫官方资讯发布平台

健 康 评 估

主　　编：王新颖　王所荣
出版发行：人民卫生出版社（中继线 010-59780011）
地　　址：北京市朝阳区潘家园南里 19 号
邮　　编：100021
E - mail：pmph @ pmph.com
购书热线：010-59787592　010-59787584　010-65264830
印　　刷：中煤（北京）印务有限公司
经　　销：新华书店
开　　本：787 × 1092　1/16　　印张：20
字　　数：512 千字
版　　次：2019 年 6 月第 1 版　2024 年 12 月第 1 版第 13 次印刷
标准书号：ISBN 978-7-117-28162-1
定　　价：92.00 元
打击盗版举报电话：010-59787491　E-mail：WQ @ pmph.com
（凡属印装质量问题请与本社市场营销中心联系退换）

出版说明

为贯彻落实《国务院关于加快发展现代职业教育的决定》《医药卫生中长期人才发展规划（2011—2020年）》《教育部关于全面提高高等职业教育教学质量的若干意见》等重要文件精神，满足护理学教育发展趋势的需要，服务健康中国对高素质护理人才培养的需求，适应信息技术手段的不断发展与创新，人民卫生出版社经过充分的调研论证，启动了护理、助产专业高等卫生职业教育创新规划教材的编写工作。

此次教材编写以习近平新时代中国特色社会主义思想为指引，坚持立德树人，对接新时代健康中国建设对护理、助产专业人才培养需求，严格执行教材质量控制体系，以“创新”与“共享”作为基本共识，以增强学生的创新精神和实践能力为教材编写工作的重点，汇聚全国各地70余所院校专家的智慧与力量，在教材体系设计、内容构建与形式上做了尝试：

1. 秉承“三基五性”　对医学生而言，院校学习阶段是一个打基础的过程。本套教材编写工作秉承人民卫生出版社教材建设“三基五性”优良传统，在基本知识、基本理论、基本技能三个方面进一步强化夯实医学生基础。整套教材从顶层设计到选材用材均强调思想性、科学性、先进性、启发性、适用性。

2. 注重人文实践　本套教材编写坚持以学生为本，以人的健康为中心，注重人文实践。围绕护理、助产专业人才培养目标，将知识、技能与情感、态度、价值观的培养有机结合，引导学生将教材中学到的理论、方法去观察病情、发现问题、解决问题。

3. 体现融合创新　当前以信息技术、人工智能和新材料等为代表的新一轮科技革命迅猛发展，包括护理学在内的多个学科呈深度交叉融合。本套教材的编写与时俱进，主动适应大数据、云计算和移动通讯等新技术新手段新方法在卫生健康和职业教育领域的广泛应用，体现卫生健康及职业教育与新技术的融合成果，创新教材呈献形式。本套教材除传统的纸质教材外，融合了丰富的数字资源，主题鲜明、内容实用、形式活泼，拉近学生与理论课和临床实践的距离。通过扫描教材中的二维码，线上与线下的联动，激发学生学习兴趣和求知欲。

本套教材共35种，预计于2019年6月前陆续出版，供高等卫生职业院校护理、助产专业师生使用。

高等卫生职业教育“十三五”创新规划教材评审委员会名单

高等卫生职业教育“十三五”创新规划教材护理、助产专业目录

序号	教材名称	适用专业
1	人体形态与结构	护理、助产
2	生物化学	护理、助产
3	生理学	护理、助产
4	病原生物与免疫学	护理、助产
5	病理学与病理生理学	护理、助产
6	护用药理学	护理、助产
7	护理学导论	护理、助产
8	基础护理学	护理、助产
9	健康评估	护理、助产
10	内科护理学	护理、助产
11	外科护理学	护理、助产
12	妇产科护理学	护理
13	儿科护理学	护理、助产
14	精神科护理学	护理、助产
15	眼耳鼻咽喉口腔科护理学	护理、助产
16	急危重症护理学	护理、助产
17	传染病护理学	护理、助产
18	中医护理学	护理、助产
19	康复护理学基础	护理、助产
20	社区护理学	护理、助产
21	老年护理学	护理、助产
22	营养与膳食	护理、助产

续表

序号	教材名称	适用专业
23	护士人文修养	护理、助产
24	护理心理学基础	护理、助产
25	护理伦理与法律法规	护理、助产
26	护理礼仪与人际沟通	护理、助产
27	护理管理学基础	护理、助产
28	护理美学基础	护理、助产
29	护理综合实训	护理
30	妇科护理学	助产
31	助产学	助产
32	优生优育与母婴保健	助产
33	助产综合实训	助产
34	职业规划与创新创业就业指导	医药卫生类各专业
35	医护英语	医药卫生类各专业

数字内容编者名单

主　编　王新颖　王所荣

副主编　谭　芳　张存丽　陈　红　尹海鹰

编　者（以姓氏笔画为序）

王　华（云南新兴职业学院）
王所荣（曲靖医学高等专科学校）
王春洋（吉林大学通化医药学院）
王春桃（江苏医药职业学院）
王新颖（沧州医学高等专科学校）
尹海鹰（右江民族医学院）
付　静（河套学院）
冯　蕾（昆明医科大学护理学院）
李冬燕（红河卫生职业学院）
迟玉香（内蒙古扎兰屯职业学院）
张存丽（咸阳职业技术学院）
陈　红（安康职业技术学院）
周方方（滁州城市职业学院）
赵　丽（潍坊护理职业学院）
胡建刚（湖北职业技术学院医学院）
桑艳军（阜阳职业技术学院医护学院）
梁宏霞（唐山职业技术学院）
董　楠（沧州医学高等专科学校）（兼秘书）
景　娟（阿克苏职业技术学院）
谢秋菊（四川科技职业学院）
谭　芳（娄底职业技术学院）
薛　元（毕节医学高等专科学校）

前　　言

为适应我国高等卫生职业教育护理专业教学改革和发展需要，适应数字化时代学习者学习方式的改变，在借鉴参考国内多部《健康评估》教材的基础上，编写了高等卫生职业教育“十三五”创新规划教材《健康评估》。

1. 教材编写的指导思想　以护理专业培养目标为导向，以创新型职业技能培养为根本，以学生为主体，突出高职高专护理专业的教育特色，强调学生人文素质的培养，注重与岗位需求密切结合、与全国护士资格考试接轨，强调“三基”培训的同时，体现强化实践、贴近临床、方便教学的基本原则。

2. 教材主要内容　全书按 72 学时进行编写，分为理论课程、实训指导和附录三部分。理论课程包括绪论、健康资料采集方法、健康史评估、身体评估、心理与社会评估、临床实验室检查、心电图检查、影像学检查、护理诊断思维方法及护理病历十章内容，按照符合临床护理工作的工作过程，兼顾知识难度的逐步推进和递增，体现高等卫生职业教育特点，遵循技术技能型人才成长规律，精心组织教材内容。

3. 教材编写特点　教材编写表现形式符合高等医学职业专科学生的认知特点，每一章的起始设有“学习目标”，为该章内容的精华提示。每章或节设有“案例导学与思考”，导入临床真实情景，根据情景内容提出需要“思考”的问题，体现学习内容与工作内容的对接，帮助学生逐步建立临床护理工作思维模式。根据需要设置“知识链接”拓展延伸知识内容。书后附最新版北美护理诊断协会（NANDA）244 项护理诊断（2018—2020 年），并进一步完善各种评估方法获得的资料与护理诊断的联系，常见症状评估、心理评估与社会评估章节后根据诊断依据列出相关护理诊断，以凸显健康评估课程的护理专业特色，渗透护理诊断思维。

4. 本教材是新型的融合教材　本教材的出版形式突出创新，为新型的融合教材。在纸质教材中，根据章节内容出现二维码，用手机扫描二维码，即可获得拓展的数字教学内容，包括 PPT 课件资料、图片、视频、动画等，供学生课下自学参考。每章最后设有二维码形式的“自测题”富媒体模块，根据全国护士执业资格考试的题型设置自测题，通过扫描二维码可对护士执业资格考试考点、重要的知识点和概念加以学习、强化与巩固。学生可以用手机客户端进行网上自测考核，更加适应护士资格考试形式的改革。

5. 适应新时期护士岗位需求　随着社区卫生服务的普及和深入，对社区护士的需求和要求逐步提高，护士需要有独立判断和处理问题的能力，建立居民健康档案、资料采集是社区护理的基本工作，护士的健康评估能力是最基本的技能要求，因此我们在课程中设置了建立社区健康档案的实训课程，以适应新时期护理工作对护士角色的需求。

本教材的编写参考和采纳了近年相关教材和资料的一些观点，在此向有关作者表示敬意和感谢。

本教材由全国 21 所高等卫生职业院校护理专业有丰富教学经验和临床经验的骨干教师

共同编写完成。教材在编写过程中得到了高等卫生职业教育“十三五”创新规划教材评审委员会专家和编者所在学校的大力支持，在此表示由衷的谢意！

由于编写时间仓促和参编人员的学识水平有限，本书内容可能会有疏漏和不妥之处，恳请广大师生和读者不吝赐教与斧正。

王新颖　王所荣

2019 年 1 月

目　录

第一章
绪　　论

学习目标

1. 掌握健康评估的概念。
2. 熟悉健康评估的主要内容。
3. 了解健康评估的重要性、学习方法和目的要求。

案例导学与思考

案例导学：

病人，男性，62 岁，工程师，既往偶有心前区疼痛，含服硝酸甘油有效，此次因工作过累后出现心前区剧烈疼痛 4h 含服硝酸甘油无效到急诊科就诊。病人既往有“高血脂”和“冠心病”病史。查体：面色苍白，大汗淋漓，呼吸稍快，脉搏细弱，血压 95/60mmHg。双肺呼吸音清，未闻及干湿啰音。心率 110 次 /min，节律整齐，心音低钝，未闻及杂音。腹不平坦、柔软，无压痛。血液检查：WBC 10.3×10^9/L，ESR 35mm/h。ECG：V_1~V_6、aVL 导联的 ST 段呈弓背向上抬高，QRS 波宽大畸形。

思考：

护士通过哪些方面去评估病人病情？

一、健康评估的概念与重要性

（一）健康评估的概念

健康评估（health assessment）是研究护理对象的主、客观资料，以确定其护理需要的基本方法、基本技能和临床思维方法的学科。健康评估是护理的方法论课程。

从临床护理的角度，健康评估是动态地收集和分析护理对象的健康资料，以发现其对自身健康问题的生理、心理及其社会适应等方面的反应，确定其护理需求，从而作出护理诊断的过程。这一过程要求护士具备收集资料以及诊断性思维的能力。

（二）健康评估的目的与任务

健康评估作为护理程序的首要环节，既是执行护理程序的基础，又贯穿于整个护理过程中，是保证高质量护理的先决条件。健康评估课程是一门介于基础和临床护理课程之间的专业基础课程；健康评估学习的内容是整体护理程序的重要组成部分，是护理程序顺利运行的重要环节之一，为学习临床护理课程奠定理论基础。护士运用健康评估知识和技能对护理对象进行评估获得的资料，是提出护理诊断的依据。根据护理诊断，制定合理的、针对性的护理计划，实施适当的护理措施，最终达到减轻病人病痛、促进早日康复的目的。所以，健康评估是临床护理学科的核心课程之一，是每名护士临床工作中必须具备的基本功。

知识链接

医疗评估与护理评估

评估既是临床医学实践也是护理实践的有机组成部分。临床医学评估即疾病诊断，其目的是对被评估者的健康状况与疾病的本质作出判断，特别是要对被评估者的健康状况作出病因诊断、病理解剖诊断、病理生理诊断、疾病分型与分期、并发症的诊断，以及伴发病的诊断等。而护理评估的目的是诊断被评估者对现存的或潜在的健康问题的反应，侧重于被评估者因健康问题而引起的生理、心理和社会等方面的变化。因此，在收集健康资料的方法以及评估过程与步骤上，护理评估与临床医学评估基本相同，正是由于临床医学评估与护理评估的目的不同，所以对各种检查结果的分析与处理、判断和使用的角度也不同，从而得出医疗诊断和护理诊断两种不同的结论，前者主要用于指导疾病的防治，后者主要用于指导以护理对象为中心的护理。

健康评估的目的在于：①了解个体的健康和生命过程中的经历，包括健康、疾病和康复；②寻找促进健康和增进最佳身体功能的有利因素；③识别护理需要、临床问题和护理诊断，作为选择护理干预方案的基础；④评价治疗和护理效果。其基本任务是以临床基础知识、护理基本理论、护理程序的基本概念为基础，掌握以护理对象为中心的健康评估的原理和方法，学会对资料的收集、整理、分析与判断，概括护理诊断依据，做出正确护理诊断，为确定护理目标、制订护理措施打下坚实的基础。

二、健康评估的内容

健康评估课程的内容包括基本理论和基本方法。基本理论主要研究疾病的常见症状、体征及其发生发展的规律和机制，疾病对个体的生理、心理、社会等方面的影响，建立起护理诊断的思维程序。基本方法包括健康史采集、身体评估、诊断性检查资料的收集。课程的具体内容如下：

（一）健康评估方法

健康评估是一个有计划、系统地收集评估对象的健康资料，并对资料的价值进行判断的过程。健康资料的收集不仅是进一步形成护理诊断的基础，还为制定和实施护理计划及其评价提供依据。收集评估对象的健康资料应包括评估对象的身体健康状况和心理－社会状况。健康资料分为主观资料和客观资料。健康评估的可变资料的收集是一个动态过程，要定期收集、动态观察、记录，以便分析、评判。要熟悉与评估对象交流、沟通，获取评估资料的各种技巧。交流技巧是护士成功地运用护理程序所必须具备的素质之一，包括语言和非语言的交流。

（二）健康史评估

本章包括两部分内容：健康史采集和常见症状评估。

1. 健康史采集　健康史采集是通过对被评估者或知情者的系统询问和交谈获取完整的健康史的基本资料，经过综合分析作出临床判断的过程，为确立护理诊断获取重要依据。健康史的采集主要从被评估者的一般资料、主诉、现病史、既往史、家族史、日常生活史、心理社会史等方面收集资料。

2. 常见症状评估 症状(symptom)是被评估者对机体功能异常和病理变化的主观的自身体验和感受,如头痛、腹痛、恶心等。这种异常感受可在疾病早期出现,常不能客观地查出,只能从被评估者的陈述中获得,是反映被评估者健康状况的主观资料,是健康史的重要组成部分。分析症状的发生、发展和演变及其变化规律对被评估者身心的影响以及由此发生的被评估者的身心反应。对形成护理诊断、实施护理程序,起着重要的作用。本章从护理的角度阐述常见症状的病因、发生机制、临床表现和对被评估者身心影响的基础上,提出护理评估要点,分析护理诊断线索,列出常见护理诊断及合作性问题,以培养学生良好的临床护理思维习惯和临床评判性思维能力。

(三)身体评估

身体评估是护士运用自己的感官或借助听诊器、血压计、体温计等简单的检查工具对被评估者进行细致的观察与系统的检查,发现机体正常或异常征象的评估方法,是收集被评估者的客观资料、获取护理诊断依据的重要手段。只有熟练掌握和运用身体评估的方法,才能获得正确的评估结果。此部分内容主要从护理的角度学习身体评估的基本方法、内容、正常体征和异常体征及其临床意义。

(四)心理－社会状况评估

从认知水平、情感和情绪、应激、健康行为、自我概念、角色与角色适应、文化及家庭和环境等方面对被评估者进行全面评估,以准确获得被评估者心理和社会状况的资料。

(五)实验室检查

实验室检查与临床护理关系密切,其结果是客观资料的重要组成部分,可协助指导护士进行病情观察和判断,作出恰当的护理诊断。此部分内容重点学习临床常用的实验室检查项目的参考值与临床意义。

(六)心电图检查

心电图是诊断心血管疾病的重要方法,也是监测危重病人、观察和判断病情变化的常用手段。心电图检查结果是健康评估重要的客观资料之一。

(七)影像学检查

医学影像学检查是借助于不同的成像手段显示人体内部结构的影像,帮助了解机体结构、功能状态及其病理变化,并对其他评估结果进行验证与补充。影像学检查包括 X 线检查、计算机体层成像、磁共振成像、超声检查、核医学检查,其检查前的准备、检查中护理配合及检查后的护理是临床护理工作的重要内容。

(八)护理诊断思维

健康评估的最终目的是形成护理诊断。护士应该深入理解护理诊断的内涵,注重培养对评估过程、结果观察和临床判断的评判性思维能力,学会提出正确的护理诊断,为更好地服务护理对象提供依据。

(九)护理病历记录

护理病历是护士将对被评估者进行健康评估获得的主、客观资料,经过整理、分析,按照规范化格式书写护理文件,是对被评估者提供护理的重要依据,是对被评估者护理过程的全面记录。护理人员必须学会正确书写护理病历。目前我国各医疗单位尚无统一的护理病历的书写格式,但护理病历的内容基本一致,主要包括入院评估单、护理计划单、护理记录单、出院评估单等。健康评估记录应当以相关书写格式要求进行。同时应了解健康评估记录的国内现状和发展,增强护生日后在临床工作中的适应能力。

三、健康评估的学习方法与要求

健康评估是实践性很强的课程，教学方法与基础课程有很大不同，除理论教学和校内的操作技能训练外，还需要在医院进行见习，直接面对被评估者。因此，在学习过程中要体现以护理对象为中心的护理理念，明确学习目的、端正学习态度，在实训室学习或临床实践教学中均体现对被评估者的尊重和关爱。同时，要树立求实创新和批判性思维的学习精神，注重将理论知识转化为临床护理实际的能力，勤学苦练，善于思考，注重自身素质的培养。课程学习的基本要求如下：

1. 概念清楚，基本技能熟练，基本知识牢固。
2. 在深入领会健康史采集方法和各种症状相关基础理论的基础上，能独立进行系统地问诊，能对健康史资料进行正确地评估并作出相应的护理诊断。
3. 掌握身体评估的基本知识及阳性结果的临床意义，能独立进行系统、全面、重点、有序、规范的身体评估，达到操作熟练、结果准确的程度。
4. 熟悉常用临床实验室检查项目标本采集的要求、正常值及临床意义，能正确采集常用的实验室检查标本。
5. 掌握心电图机操作，熟悉正常心电图和常见异常心电图图形的分析，理解常见异常心电图的临床意义。
6. 熟悉影像检查前被评估者的准备，了解影像检查的基本知识及检查结果的临床意义。
7. 能根据所收集的健康资料，按照护理诊断程序进行分析、综合，提出初步的护理诊断与合作性问题，并能完成护理病历的书写。
8. 在学习中逐步培养和建立护理专业评估的意识。

（王新颖）

思考题

1. 简述健康评估、护理程序、症状及体征的概念。
2. 简述健康评估的主要内容和目的。

自测题

第二章
健康资料采集方法

学习目标

1. 掌握交谈和身体评估的基本方法。
2. 熟悉健康资料的类型。
3. 了解健康资料的其他采集方法。
4. 学会运用健康资料的采集方法去评估病人。
5. 评估时能够关心体贴病人，具有高度责任心。

案例导学与思考

案例导学：

病人，男性，62岁，工程师，既往偶有心前区疼痛，含服硝酸甘油有效，此次因工作过累后心前区剧烈疼痛4h到急诊科就诊，含服硝酸甘油无效。

思考：

1. 急诊科护士应该如何去评估病人病情？
2. 护士在评估过程中应注意些什么？

健康评估是护士应用医学、护理学、社会学和心理学等基本理论、基本技能，以及临床思维判断方法收集被评估者对现存的或潜在的护理问题的反应并做出判断的科学方法。健康评估能够有计划地、系统地收集被评估者的资料，并通过整理、分析、归纳，然后提出护理诊断。在健康评估过程中收集到的资料称为健康资料，健康资料包括主观资料和客观资料。护士采集的健康资料是否全面、正确，将直接影响护理诊断、护理计划的准确性。

第一节　健康资料

健康资料（health data）涉及被评估者本人和知情者提供的资料、身体评估资料、实验室或辅助检查资料等许多方面，内容庞杂，为了更好地分析和利用健康资料，需要明确健康资料的来源，并对健康资料进行整理分类。

一、健康资料的来源

1. 主要来源　被评估者本人提供的资料为最主要来源，如患病的经过、患病后的感受、对健康的认识、对治疗及护理的需求等。这些资料只有被评估者本人最为清楚、最能准确地加以表述，因此被评估者本人提供的资料最真实。

2. 次要来源　知情者提供的资料、健康档案记录为次要来源，护士可以从其他了解病情的人获得所需资料，如被评估者的家庭成员或其他与被评估者关系密切者、事件目击者、其他卫生保健人员、目前或以往的健康记录或病历等。

二、健康资料的类型

按照资料收集的方法分为主观资料与客观资料，按资料反映的时间可分为现时资料与既往资料。另外，健康资料也可以按生理、心理及社会系统模式、功能性健康型态模式、Maslow的需要层次模式、人类反应型态模式等分类。

（一）主观资料与客观资料

1. 主观资料（subjective data）　是通过询问和交谈获得的资料，包括被评估者的自诉、知情者的代诉及经提问而获得的有关健康状况的描述，即对所患疾病的主观感觉、身体状况评价、个人经历、求医目的、健康问题的认识等。其中被评估者主观感受到的不适或痛苦的异常感觉称为症状（symptom）。主观资料不能被直接观察或评估，如"我头晕""我颈部皮肤发痒""我失眠"等。

2. 客观资料（objective date）　是指通过身体评估、实验室或辅助检查等所获得的有关健康状况的结果。其中患病后机体的体表或内部结构发生了可以观察到或感触到的病理改变征象称为体征，如水肿、体温升高、脾肿大等。

健康评估过程中，主观资料与客观资料是相互支持的。主观资料的获得可以指导客观资料的收集，而客观资料则可以进一步证实或补充主观资料。例如某病人"自觉头晕、心悸"，这个主观资料指导护士要去检查他的脉搏，然后发现脉搏 120 次 /min，这样客观资料就证实了主观资料提示的健康问题。对于完整、全面的健康评估来说，主观资料和客观资料同等重要。

（二）现时资料与既往资料

1. 现时资料　是被评估者目前发生的有关健康问题的资料，包括基本资料、现病史等。

2. 既往资料　被评估者在本次发病之前发生的有关健康问题的资料，包括既往史、用药史、过敏史、个人生活史等。

在评估过程中，护士必须将目前资料与既往资料不断进行比较分析，才能对健康问题及其进展情况作出客观、准确的判断。例如一个因节律性上腹痛（目前资料）就诊而被确诊为消化性溃疡的病人，评估发现有长期服用阿司匹林的用药史（既往资料），护士分析护理诊断"疼痛：腹痛"的相关因素是"长期服用阿司匹林"。

第二节　健康资料的采集方法

健康资料的采集方法包括交谈、身体评估、辅助检查、查阅病历及与被评估者相关的其他资料的收集等。

知识链接

健康资料采集的目的

采集健康资料的目的包括：①为正确确立护理诊断提供依据；②为制订合理护理计划提供依据；③为评价护理效果提供依据；④积累资料，为护理科研提供参考。

一、交谈

交谈是指护理人员通过与被评估者或知情人的系统询问和对话获取健康资料的过程。交谈是健康史采集的主要方法，成功的交谈是获取健康史资料的关键，能够为其他评估方法的实施指明方向。

交谈贯穿于整个护理过程，包括对病人入院时的评估、护理活动中与病人的自然交谈。在护理活动中需要根据具体情况采用正确的交谈方式，运用适当的交谈技巧，可以提高交谈效率，达到收集完整、准确健康资料的目的，为建立良好的护患关系奠定基础。

（一）交谈的重要性

1. 交谈是建立良好护患关系的桥梁　正确的交谈方法和良好的交谈技巧，能使病人感到护士的亲切和可信，也为护患之间建立治疗性关系提供了机会。

2. 交谈是获得护理诊断依据的重要手段　通过详细交谈获取的健康资料主要是健康史，是获得护理诊断的重要依据。

3. 交谈可为其他评估指明方向　如病人以腹泻、尿少为主要症状时，就提示护士要评估被评估者有无脱水的表现，若出现皮肤弹性下降、查阅化验单发现血细胞比容增高，则可作出“体液不足”的护理诊断。

（二）交谈的方式

根据交谈进行的方式，将交谈分为正式交谈和非正式交谈。

1. 正式交谈　是指护士将交谈的目的拟写成项目或问题，逐一询问病人，由病人回答的交谈方式。交谈前一般事先通知病人，如入院评估时的交谈。正式交谈的过程包括：①交谈前护士先获取一些有关病人的信息，拟好交谈项目，做好交谈的准备；②交谈时护士要明确谈话的目的，按原定的目标引导谈话围绕主题进行；③交谈结束时，对交谈的内容、效果进行简单的总结，并做好记录。

2. 非正式交谈　是指护士与病人的随意交谈，如护士在对病人进行护理时的关于健康问题或非健康问题的语言交流。非正式交谈不用事先准备，没有交谈提纲，谈话的范围不受限制，可在“闲聊”中了解病人的多种信息，以便从中筛出有价值的资料。

由于正式交谈事先有准备，按拟定项目进行问答，由护士来主导谈话的方向，因此正式交谈节省时间，能在短时间内获得想要收集的资料。非正式交谈是让病人自由谈论，由于交谈的内容没有主题，交谈的结果可能与预期相差较远，无法把握想要了解的问题。正式交谈是逐项问答式，容易让病人产生受审问的感觉，因而病人常常会产生抵触情绪，不愿意多回答，有可能简单应付。因此，没有提到的问题，病人不会主动说出，或者说出来的也可能是避重就轻、隐瞒实情，从而丢失许多有意义的资料。两种交谈方式各有利弊，因此在临床应用时，需将两种交谈方式融合使用。一般在交谈开始时双方均不熟悉，可采取正式交谈方式，当病人进入到交谈的情境中后，让病人自由表达，进行到一定程度后护士将交谈的内容拉回到交谈的主题，最后护士作出总结,结束交谈。

(三)交谈的步骤

1. 准备阶段

(1)安排合适的时间:交谈一般在病人入院事项安排就绪后进行,不宜在病人就餐或其他不方便时进行,同时应考虑病人的情绪状态,以免影响交谈效果。

(2)安排良好的环境:场所要适合,避免干扰;环境应安静、舒适,光线、温度要适宜。

(3)查阅门诊资料:通过查阅门诊资料,了解病人的基本情况、主要表现及诊治经过,初步确定交谈方法,预测可能出现的问题及需要采取的相应策略。

(4)明确交谈的目的及内容:事先准备收集资料的表格或拟写一份谈话提纲,考虑好交谈要收集的主要资料及其顺序。

(5)保持良好的护理礼仪:护士要衣帽整洁、仪表端庄,并在交谈过程中始终保持。

2. 交谈开始 应有礼貌地称呼对方并自我介绍。避免以床号称呼病人,自我介绍时讲明自己的职责、交谈的目的,以取得合作。

3. 交谈过程 从一般情况、主诉开始逐步深入地进行交谈,交谈过程中应注意使用如下技巧。

(1)应用恰当的提问方式:提问是交谈的基本工具,在交谈中具有十分重要的作用,是收集信息、核实信息的主要手段。提问方式一般分为以下两种类型:

1)开放式提问:开放式提问是指问题比较笼统、范围较广,询问语言中不涉及要回答的内容,不具有暗示性,病人根据自己的病情自由叙述。开放式提问多应用于交谈开始或转换话题时,适用于生活状况评估、心理社会评估和教育需求评估等,常用句式有“什么”“怎么”“哪些”“哪里”,如“您是因为什么来住院?”“您哪里不舒服?”等。这样的问题有利于病人主动、自由地诉说,护士能获得更客观、更真实的资料。

2)封闭式提问:封闭式提问是将病人的回答限制在特定范围之内的提问,病人回答问题选择性较少,如“您头痛多久了?”;或使用直接地选择性提问,只要求病人回答“是”或“不是”即可,如“你睡眠好吗?”“你经常胸痛吗?”。这样的提问方式带有较强的暗示性,有时获得的资料会不真实。

交谈过程中护士应根据具体情况灵活应用两种提问方式。开放式提问是以病人为中心,可了解客观、真实、完整的发病过程,封闭式提问只有在证实或确认病人的健康资料时才使用。

(2)注意时间顺序:注意主诉和现病史症状或体征出现的先后顺序。询问者应问清楚症状出现的确切时间、主要症状至目前的演变过程。根据时间顺序追溯症状的演变,以避免遗漏重要的资料。按时间线索仔细询问病情可使询问者更有效地获得疾病缓解或者加重的因素。询问者可用以下方式提问,如“……后怎么样?”“然后又……”,这样在核实所得资料的同时,可以了解事件发展的先后顺序。

(3)灵活应用肢体语言:护士在交谈过程中,应灵活应用肢体语言向病人传递信息。如护士友善的面部表情、良好的仪表、姿态,保持合适的距离、目光的接触,适时的微笑、点头,必要的手势、触摸等良好的肢体语言,从而消除紧张情绪,建立良好的护患关系,使交谈能顺利进行。

(4)巧用过渡语言,掌控交谈速度:交谈过程中,让病人充分地陈述和强调他的真实感受,当病人的陈述偏离病情太远时,护士需要使用过渡语言,有礼貌地向病人提出问题,灵活地把话题转回，切不可生硬地打断病人的叙述，如“有关您本次发病的情况我已了解，下面请谈谈您过去的身体情况。”或“您这次腹痛的情况我已知道，请您说说大便的情况。”这样既能让病人按自己的方式和程序叙述病情，也可控制交谈速度。

（5）避免使用医学术语：交谈过程中避免使用有特殊含义的医学术语。如“黄疸”“心悸”“里急后重”等，以免病人随声附和“是”，影响健康史的真实性。

（6）避免重复提问：交谈时要注意提问的系统性、目的性和侧重性，要全神贯注地倾听病人的回答，对同一问题不应多次询问，以免影响病人对评估者的信任。

（7）启发与赞扬：当病人回答不确定时，要耐心启发，如“请再想一想还有什么？”“能不能再说得准确些？”等，注意给病人充分的时间回答。责怪性的语言会让病人产生防备心理，导致不回答问题或只是简单地应付。恰当地使用鼓励和赞扬的语言，可提高病人的积极性，如“您不舒服时能及时去看病，这很好。”“您戒烟了呀！真有决心。”等，但对部分精神障碍的病人不能随便使用赞扬性的语言。

（8）及时核实资料：通过核实，护士可以确认收集到的健康资料的准确性、真实性和完整性，病人也可知道护士正在认真倾听自己的诉说，并理解其内容。核实常用以下具体方法：

1）复述：以不同的表达方式重复病人所说的内容，待对方确认后，再继续交谈。

2）澄清：对病人陈述中一些模棱两可、不完整或不明确的语言提出疑问，以求取得更具体、更确切的信息。常采用“请再叙述一遍。”“您说您感到抑郁，能否具体告诉我……”，等等。

3）反问：以询问的口气重复病人所说的话，如“您说您大便是黑色的？”，这可鼓励病人提供更多的信息。

4）质疑：用于病人叙述的情况与护士所见的不一致或病人前后所说的情况不一致时，如“您说您对自己的病情没有任何的顾虑，可我看您好像哭过，能告诉我这是为什么吗？”

5）解析：通过对被评估者提供的信息进行分析和推论，病人可对护士的解析确认、否定或提供另外的解释等。

4. 结束阶段　当获得必要的健康资料，达到交谈目的时，对重要资料要向病人简单复述，再次确认，并感谢病人的合作，说明下一步要求和任务。

（四）特殊病人的交谈

当病人为老年人、危重病人、语言交流困难者等特殊情况时，交谈方法、内容需作适当的调整。与老年人交谈时注意语言简单、易懂，提出问题后，应有足够的时间让病人思考、回忆，注意耐心启发，如要求其“再想一想，能不能再具体些？”等，必要时适当重复。对病情危重者，病史采集只做简明扼要的询问和重点的检查，立即进行抢救，待病情缓解后，再详细了解健康史有关内容。

二、身体评估

身体评估是评估者运用自己的感觉器官（眼、耳、手、鼻）和/或借助简单的评估工具（听诊器、血压计、体温表等）来客观地了解和评价被评估者身体健康状况的方法。身体评估是每名护士必须掌握的基本方法和技巧，与医生所做的体格检查侧重点不同，如对肢体活动障碍或偏瘫的病人，护士有针对性的着重评估病人双侧肢体活动、感觉和肌肉张力情况，作出护理诊断，从而制定预防压疮、康复护理的计划。而医生侧重于神经系统定位诊断相关的检查，以便作出医疗诊断。护士所做的身体评估是以护理问题为重点，故又称护理体检。

（一）身体评估的注意事项

1. 评估前准备　护理体检进行前，护士要准备好所需评估工具（压舌板、听诊器、血压计、体温表、手电筒、叩诊锤、棉签等）；评估前，应向被评估者说明目的，协助病人做好思想工作和心理准备，取得病人配合与信任；评估者剪短指甲、洗手，以避免医源性交叉感染。

2. 举止端庄、态度和蔼　护士应着装整齐，举止端庄大方，态度和蔼。整个评估过程中应关心、体贴被评估者。适当的交谈可转移被评估者的注意力，消除其紧张情绪，以取得被评估者的信任和积极配合，同时也可建立良好的护患关系。

3. 环境适宜　评估的环境应温暖、安静、舒适，光线充足，具有私密性，最好在自然光线的环境下进行评估。

4. 操作规范、动作轻柔　评估者一般站在被评估者右侧，充分暴露评估部位，评估要细致、精确，操作要规范，动作应轻柔。

5. 按顺序进行评估　评估应按一定的顺序进行，系统全面而又重点突出。通常先观察一般状态，然后依次评估头、颈、胸、腹、脊柱、四肢、外生殖器、肛门、直肠及神经系统，以避免遗漏或不必要的重复，并应避免反复改变被评估者的体位。若病情危急，应在做重点评估后，先行抢救，待病情平稳后再进行详细评估。

6. 随时复查、补充修正　密切观察病情变化，随时复查，不断补充和修正评估结果。

（二）身体评估的基本方法

身体评估的基本方法有五种：视诊、触诊、叩诊、听诊和嗅诊。

1. 视诊　视诊是评估者用视觉来观察被评估者的全身或局部状态的检查方法，视诊可用于全身状态和局部表现的检查。全身状态如年龄、性别、发育、营养、面容、表情、步态等，局部表现如皮肤及黏膜颜色、头面部、颈部、胸廓、腹部、肌肉、骨骼、关节外形等。视诊时，一定要有适宜的光线，最好在自然光线下进行。视诊方法简单，适用范围广，往往能提供重要的评估资料。

2. 触诊　触诊是评估者通过手的感觉来判断被评估者身体某部位的物理状态或者被评估者的反应的检查方法。由于手指指腹对触觉较为敏感，掌指关节部掌面皮肤对震动较为敏感，而对于温度的分辨则以手背皮肤较为敏感，触诊时多用这些部位。触诊的适用范围很广，可遍及全身各部，尤以腹部检查最常用。

触诊前向被评估者说明目的及可能造成的不适，以减轻其紧张情绪。评估者站于被评估者右侧，面向被评估者，以利于观察其表情变化。触诊的手要温暖、干燥，触诊时应从健侧开始，然后再触诊患侧，动作由浅入深，并耐心指导被评估者做好配合动作。腹部触诊时被评估者一般取仰卧位，双手置于身体两侧，双腿稍屈，以使腹肌放松。

触诊方法因不同目的所需施加的压力轻重不一，可将触诊分为浅部触诊法和深部触诊法。

（1）浅部触诊法：将一手轻轻平放于被检查部位，利用掌指关节和腕关节的协同动作，轻柔地进行滑动触摸，主要适用于体表浅在病变的检查，如皮肤温度、脉搏、震颤、心尖搏动、触痛、浅表包块等。腹部浅部触诊可触及的深度约为 1cm。浅部触诊一般不引起被评估者痛苦，先以浅部触诊开始可以使被评估者逐渐适应以接受深部触诊（图 2-1）。

（2）深部触诊法：用一手或两手重叠，由浅入深，逐渐施加压力达深部，触及的深度在 2cm 以上，有时可达 4~5cm。用以察觉腹腔脏器大小及腹部包块。包括：

1）深部滑行触诊法：一手或两手重叠，由浅入深，逐渐加压，触到深部脏器或包块后，用并拢的 2~4 指末端在脏器或包块上做上下、左右滑动触摸（图 2-2）。

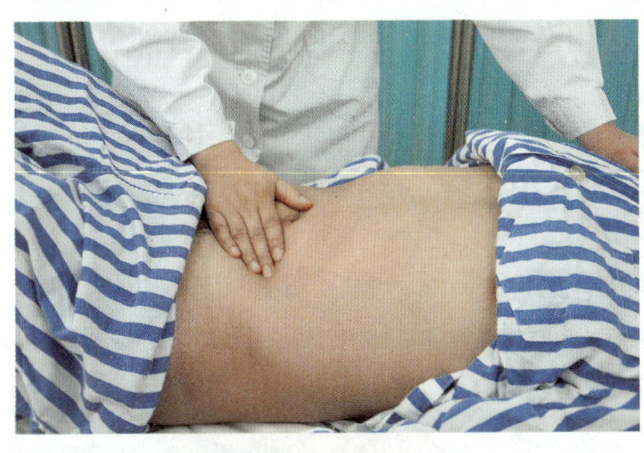

图 2-1　浅部触诊法

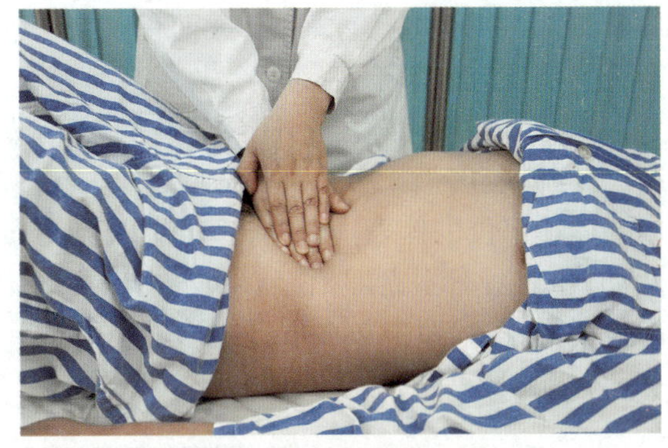

图 2-2　深部滑行触诊法

2）双手触诊法：将左手掌置于被检查脏器或包块后部，右手中间三指并拢平置于腹壁被检查部位。左手掌向右手方向托起，使被检查的脏器或包块位于双手之间，固定脏器或包块，同时脏器或包块更接近体表而有利于右手触诊。右手在腹壁上配合被评估者的腹式呼吸运动做滑行触诊。双手触诊法用于肝、脾、肾及腹腔肿物的触诊（图 2-3）。

3）深压触诊法：用一个或两个并拢手指逐渐深压腹壁被检查部位，用于探测腹腔深在病变的部位或确定腹部压痛点，如阑尾压痛点、胆囊压痛点等。检查反跳痛时，在手指深压的基础上稍停片刻，2~3s 后迅速将手抬起，同时询问被评估者有无疼痛加剧或观察其面部是否出现痛苦表情（图 2-4）。

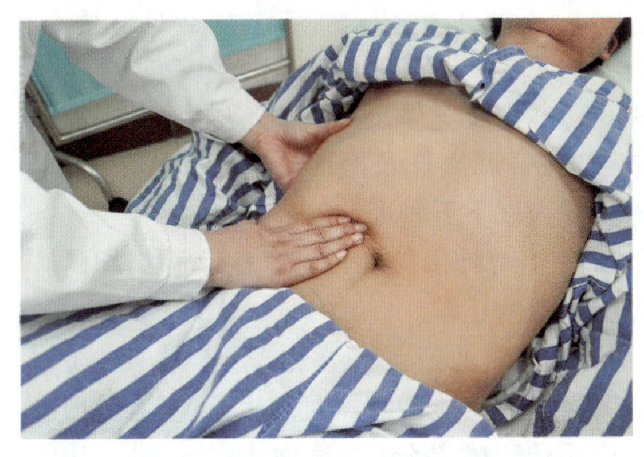

图 2-3　双手触诊法检查肝脏

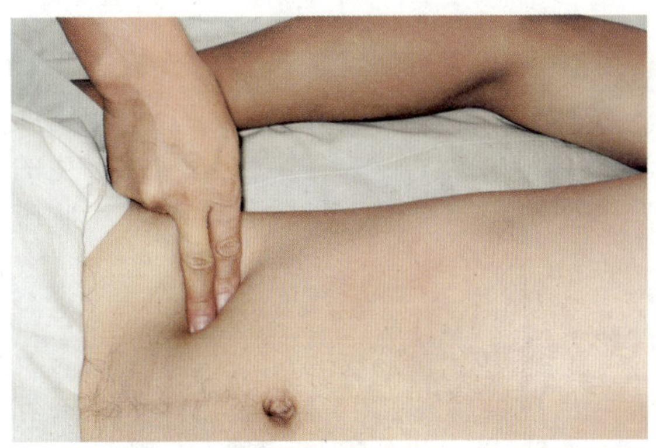

图 2-4　深压触诊法

4）冲击触诊法：用三个或四个并拢手指垂直置于腹壁上被检查部位，向腹腔深部作数次快速而有力的冲击动作，在冲击过程中会有脏器在指端浮沉的感觉。此法适用于大量腹水时肝脏、脾脏的触诊。

3. 叩诊　叩诊是评估者用手指叩击被检查部位体表，使之振动而产生声响，根据所感到的振动和声响特点来判断被检查部位有无异常的方法。叩诊可用于分辨被检查部位组织或器官的位置、大小、形状及密度，如确定肺下界、心界大小、腹水的有无及量等，在胸部、腹部评估中尤为重要。

（1）叩诊方法：根据叩诊目的与手法不同，可分为直接叩诊法和间接叩诊法两种。

1）直接叩诊法：评估者用右手2~3手指并拢，用其掌面直接拍打被检查的部位，根据拍打的声响和震动感来判断病变情况的方法称为直接叩诊法。适用于病变范围较广泛的胸部和腹部，如大量胸水、腹水、肺部大面积实变、气胸等。用拳或叩诊锤直接叩击被检查部位，观察有无疼痛反应也属于直接叩诊法。

2）间接叩诊法（指指叩诊法）：评估者以左手中指第二指节紧贴叩诊部位，其他手指稍抬起，勿与体表接触。右手自然弯曲，以中指指端叩击左手中指第二指节前端（图2-5）。叩击方向与叩诊部位的体表垂直，叩诊时应以腕关节与掌指关节的活动为主，肘关节及肩关节不参与活动，叩击后右手立即抬起。叩击力量要均匀。叩击动作要灵活、短促、富有弹性。每个叩诊部位，每次连续叩击2~3下。叩诊过程中左手中指第二指节移动时应抬离皮肤，不可连同皮肤一起移动（图2-5、图2-6）。

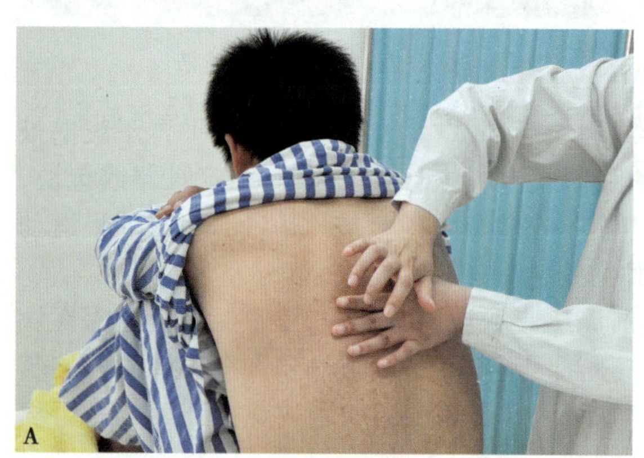

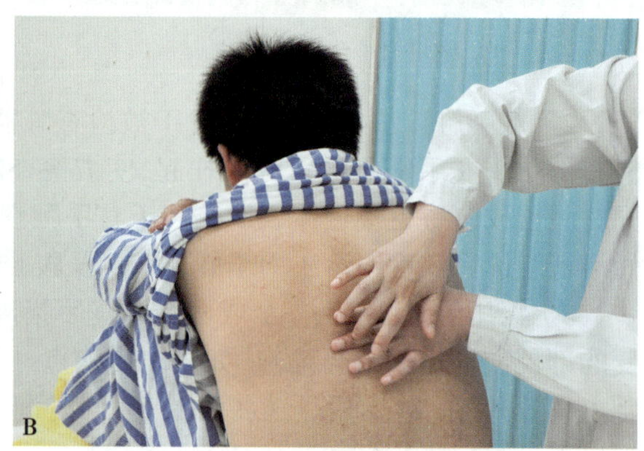

图2-5 间接叩诊法

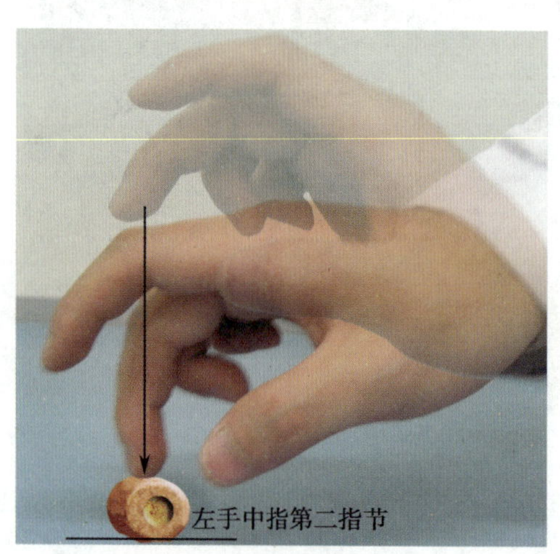

图2-6 间接叩诊法示意图

（2）叩诊音：根据被叩击部位的组织或脏器的密度、弹性、含气量及与体表的距离不同，则叩击时产生的音响强弱、音调高低及振动持续时间亦不相同。临床上将其分为以下五种叩诊音。

1）清音：正常肺部的叩诊音。提示肺组织的弹性、含气量、致密度正常。

2）浊音（相对浊音）：正常情况下，叩击被少量含气肺组织覆盖的实质性脏器时产生，见于心脏或肝脏被肺边缘所覆盖的部分；在病理状态下，肺组织含气量减少时叩诊为浊音，见于肺炎、肺梗死等。

3）鼓音：叩击含有大量气体的空腔脏器时出现的叩诊音。正常情况下，见于胃泡区、腹部；病理状态下，见于气胸、肺内大空洞等。

4）实音（绝对浊音）：正常情况下，叩击实质性脏器或组织时出现实音，如未被肺脏覆盖的心脏、肝脏；病理状态下，叩击实变的肺组织、大量胸腔积液出现实音。

5）过清音：介于鼓音和清音之间。肺组织含气量增多、弹性减弱、密度降低时的叩诊音为过清音，如肺气肿。

各种叩诊音的特点及临床意义见表2-1。

表 2-1　叩诊音的特点及临床意义

叩诊音	音响强度	相对音调	相对时限	正常出现部位	病理情况
实音	最弱	最高	最短	心脏、肝脏	大量胸腔积液、肺实变
浊音	弱	高	短	心脏、肝脏被肺覆盖部分	肺炎、肺不张、胸膜增厚
清音	强	低	长	正常肺部	无
过清音	更强	更低	更长	无	肺气肿
鼓音	最强	最低	最长	胃泡区和腹部	气胸、肺空洞

4. 听诊　听诊是评估者利用听觉听取被评估者身体各组织器官活动时发出的声音，借以判断各组织器官活动状态的一种评估方法。听诊在胸部和腹部评估中较为常用。

（1）听诊方法：听诊可分为直接听诊和间接听诊两种方法。

1）直接听诊法：评估者将耳直接贴附于被评估者的体表进行听诊，这种方法所能听到的体内声音很弱。目前只有在某些特殊和紧急情况下才会采用。

2）间接听诊法：借用听诊器进行听诊的一种检查方法。因听诊器对器官活动的声音有一定的放大作用，听诊效果好，且能阻断环境中的噪声。应用范围广，除用于心、肺、腹的听诊外，还可以听取身体其他部位发出的声音，如血管音、皮下气肿音、关节活动音、骨擦音等。

（2）听诊注意事项

1）听诊时要求环境安静、室内温暖，以排除寒冷所致肌束震颤产生的附加音。

2）使用时耳件嵌在耳孔内，耳件方向与外耳道方向一致，体件放在听诊部位，与皮肤紧密贴附，切忌隔着衣服听诊，避免与皮肤、衣物摩擦产生摩擦音，但也不要用力加压，以免皮肤紧张影响声音传导。

3）听诊时注意力要集中，排除其他声音的干扰，必要时嘱被评估者控制呼吸配合听诊。

5. 嗅诊　嗅诊是通过嗅觉来判断发自病人的异常气味与疾病之间关系的评估方法。这些异常气味来自病人皮肤、黏膜、呼吸道、胃肠道、呕吐物、排泄物、分泌物、脓液和血液等的气味，根据疾病的不同，其特点和性质也不一样。

（1）汗液味：正常汗液无特殊强烈刺激气味。酸性汗液见于风湿热和长期服用水杨酸、阿司匹林等解热镇痛药物的病人；特殊的狐臭味见于腋臭等病人。

（2）呼气味：浓烈的酒味见于酒后；刺激性大蒜味见于有机磷杀虫药中毒病人；烂苹果味见于糖尿病酮症酸中毒病人；氨味见于尿毒症病人；腥臭味见于肝性脑病病人。

（3）呕吐物：单纯胃内容物略带酸味。呕吐物呈酸臭味是因食物在胃内滞留时间过长，见于幽门梗阻病人；呈粪臭味，见于肠梗阻病人。

（4）痰液味：正常痰液无特殊气味。血腥味见于大量咯血病人，恶臭味提示支气管扩张或肺脓肿有厌氧菌感染。

（5）脓液味：脓液恶臭提示有气性坏疽或厌氧菌感染的可能。

（6）粪便味：腐败性粪臭味多因消化不良或胰腺功能不足而引起；腥臭味多见于痢疾病人。

（7）尿液味：尿液出现浓烈的氨味见于膀胱炎；苹果味见于糖尿病酮症酸中毒；大蒜臭味见于有机磷杀虫药中毒。

三、采集健康资料的其他方法

健康资料的收集，除交谈和身体评估外，还有辅助检查、参阅病历及其他相关资料等。

（一）辅助检查

1. 实验室检查　实验室检查是运用物理学、化学、生物学等技术，对被评估者的血液、尿液、粪便以及其他排泄物、分泌物、活组织等标本进行检测，从而获得病原学、病理形态学或器官功能状态等资料。护士查阅实验室检查结果可以为提出护理诊断、制定护理计划和进行护理评价提供依据。

2. 器械检查　器械检查是利用各种器械对被评估者的各种生理功能进行检查的一系列方法，对发现疾病的病因、病理形态学变化和病理生理学变化有重要帮助，对护士提出护理诊断、制定护理计划和进行护理评价也有一定帮助。如X线、心电图、CT、磁共振、超声、内窥镜等检查。

（二）护理病历资料

护理病历是护士通过分析交谈、体格检查及各种辅助检查获得的并记录下来的临床资料，也包括被评估者既往的病历资料、其他医院就诊的相关资料。参阅这些资料能够获取充足的信息，为判断被评估者发生的护理问题提供重要依据，对提出护理诊断、制定护理计划有重要参考价值。

（王所荣）

思考题

1. 按照采集方法的不同，健康资料可分为哪几种？

2. 交谈过程中有哪些技巧和注意事项？

3. 身体评估的基本方法有哪几种？

4. 基本叩诊音有哪几种？正常情况下出现在什么部位？发生异常叩诊音有何临床意义？

5. 嗅诊发现异常气味有何临床意义？

自测题

第三章
健康史评估

学习目标

1. 掌握健康史评估的内容，掌握发热、疼痛、呼吸困难、咯血、发绀、水肿、黄疸、呕血与黑便等症状出现后对机体产生的影响、问诊要点及相关的护理诊断。

2. 熟悉发热、疼痛、呼吸困难、咯血、发绀、水肿、黄疸、呕血与黑便等症状的概念及临床表现。

3. 了解发热、疼痛、呼吸困难、咯血、发绀、水肿、黄疸、呕血与黑便等症状的病因及发病机制。

4. 学会健康史及常见症状的评估方法。

5. 具有收集健康史及正确评估常见症状的能力，并能根据收集的资料做出正确护理诊断。

第一节　健康史评估的内容

案例导学与思考

案例导学：

张女士，48岁，诊断糖尿病已2年，生活干预1年左右效果差，给予口服降糖药治疗，血糖时高时正常，近1个月来多次监测餐后2h血糖在12.0~15.0mmol/L，病人感到不满意，说都吃药了，血糖也降不到正常，护士在与病人沟通时发现，张女士以为吃药了就不需要生活干预。

思考：

1. 护士如何对该病人进行健康史评估？
2. 护士应从哪些方面评估日常生活状况？

健康史是评估对象现在及既往生理、心理、社会和精神等方面的健康状况及其影响因素的资料。其评估目的是为了了解评估对象的健康及与健康相关的状况（如评估对象有关自身健康的知识、态度及日常行为方式等）。通过健康史评估可了解评估对象的健康状态，为身体评估和辅助检查提供线索和指明方向，并可帮助评估对象了解自身健康情况。健康史评估的内容和质量将直接影响后续护理工作的质量，是临床护理工作的基础，是护士必须掌握的基本技能。

一、一般资料

一般资料包括姓名、性别、年龄、职业、民族、籍贯、婚姻状况、文化程度、医疗费支付形式、住址、入院时间、入院诊断、入院类型、入院方式、资料收集时间、资料来源及可靠程度等。如资料来源不是病人本人,则应注明与病人的关系。记录年龄时应以实足年龄为准。除此以外,还应包括病人的通信地址、联系电话、联系人及联系方式等,以便与其家人联系及今后的随访。

知识链接

健康问题与一般资料

许多健康问题的发生与性别、年龄、婚姻状况及职业等有关。不同的民族有不同的饮食、生活习惯和宗教信仰。文化程度及职业等有助于理解和预测病人对健康状况变化的反应、选择适宜的健康教育方式等。不同的医疗费支付形式意味着病人有着不同的医疗费用负担,在选择治疗及护理措施时应考虑其经济承受能力。

二、主诉

主诉(chief complaint)是指被评估者感觉最主要、最明显的症状或体征及其持续时间,也即本次就诊最主要的原因及持续时间。

记录主诉时,应围绕主要疾病,突出重点,力求用词简明扼要,如"发热、头痛 16h""反复上腹部疼痛 5 年,呕血 200ml""活动后心悸气短 8 年,双下肢水肿半月"等。记录主诉应尽可能用被评估者自己描述的症状,医疗诊断(疾病名称)或实验室等检查结果不能作为主诉。如"糖尿病 1 年"应记述为"多食、多饮、多尿 1 年"。如有多个症状,则应按其发生的先后顺序记录。此外,主诉还应与现病史一致,不可相互矛盾或互不相干。

三、现病史

现病史(present history)是以主诉为中心,详细描述被评估者自患病以来健康问题发生、发展、演变和诊治的全过程,是健康史的主体部分。包括以下内容:

1. 起病情况　包括发病的缓急、有无病因与诱因、时间等。

(1)起病缓急:评估是急性起病或慢性起病。如脑栓塞、心绞痛、急性胃肠穿孔多急骤起病;肺结核、肿瘤等则起病缓慢。

(2)病因与诱因:主要指与本次发病有关的病因(外伤、中毒、感染等)和诱因(气候变化、环境改变、情绪、起居饮食失调等)。如脑血栓形成多发生于睡眠或安静休息时,脑出血则常见于情绪激动或活动进行时。

(3)患病时间:是指从起病到就诊或入院的时间。缓慢起病者,患病时间可按数年、数月计算;急骤起病者,患病时间可按小时、分钟计算;起病时间难以确定者,需仔细询问、分析后再作判断。

2. 主要症状的特点　包括主要症状出现的部位、性质、程度、持续时间及加重或缓解的因素等特点。

3. 病情的发展与演变　指患病过程中主要症状的加重、缓解及有无新的症状出现。如肝硬化病人出现表情、情绪和行为异常等新症状，应考虑早期肝性脑病的可能。

4. 伴随症状　是指与主要症状同时或随后出现的其他症状。伴随症状对确定病因和判断有否并发症具有重要意义，如腹痛伴呕吐、腹胀、停止排便排气，提示可能发生肠梗阻。

5. 诊断、治疗与护理经过　包括曾接受过的诊断结果、治疗经过、护理措施。已经进行治疗、护理者则应问明治疗的方法，所用药物的名称、剂量、时间和疗效，已采取的护理措施及其效果等。

6. 一般情况　包括患病后的精神状态、睡眠、食欲、大小便及体重变化等情况。

四、日常生活状况

日常生活状况（daily life）主要包括如下项目：

1. 饮食　主要询问内容包括基本膳食情况和食欲。

（1）膳食基本情况：涉及被评估者的每日膳食类型及有无禁食、鼻饲饮食等特殊进食状况。

（2）食欲：食欲指的是被评估者进食的欲望，通常以食欲正常、食欲增加、食欲亢进、食欲缺乏或下降，以及畏食等表述。

2. 排泄　包括排泄次数、量、性状和颜色，有无异常改变，以及有无辅助排便、留置导尿等特殊情况等。

3. 日常生活活动能力　日常生活活动能力（activities of daily living，ADL）是被评估者每天必须反复进行的、维护其基本生活的能力，主要包括日常活动及生活自理能力，如能否独立完成进食、饮水、穿衣、洗漱、如厕、床上活动、转位、行走、上下楼梯、购物、烹饪和理家，是否需要借助辅助用具或他人帮助等。

4. 睡眠情况　为被评估者对自己每日睡眠质量的感知，包括每天睡眠的时间，从上床到入睡需要多少时间，有无早醒、失眠等。

5. 个人嗜好　烟、酒嗜好的时间与摄入量，以及麻醉药品或毒品使用情况等。

五、既往史

既往史（past health history）是指被评估者出生至此次发病为止的健康状况。既往史的评估有助于了解评估对象的健康行为、经验、反应及应对模式，为制定护理计划提供参考，主要包括：

1. 既往健康状况　包括被评估者既往健康状况及既往患病史，特别是与现时健康状况相关的既往病史。

2. 传染病和地方病史　传染病史及传染病接触史，地方病史。

3. 预防接种情况　如乙型肝炎、流感等疫苗的接种情况。预防接种的时间及疫苗的种类。

4. 外伤、手术及输血史　手术或外伤的名称、时间、诊疗经过及转归。

5. 过敏史　对食物、药物或环境因素中已知物质的过敏现象及表现。若有过敏，则需记录过敏事件、过敏原及变态反应情况。此外，评估中需注意区分评估对象所描述的“药物过敏”情形与药物副作用。

六、系统回顾

系统回顾(review of system)是通过询问,系统地收集病人以往已发生的健康问题及其与本次健康问题的关系。通过系统回顾可避免问诊过程中遗漏重要的信息,具体内容见附录三。

七、个人史

1. 出生及成长情况 包括出生地、有无疫区居住史、成长过程中的特殊情况等。对于婴幼儿和儿童,应详细询问其出生、喂养、生长发育、预防接种等情况。

2. 月经史 对青春期后的女性应询问月经初潮的年龄、月经周期和行经时间、经血的量与颜色、经期症状、有无痛经或白带、末次月经时间(LMP)、闭经日期、绝经年龄。记录格式如下:

$$\text{初潮年龄}\frac{\text{行经期(天)}}{\text{月经周期(天)}}\text{末次月经时间或绝经年龄}$$

3. 婚姻史 未婚或已婚、结婚年龄、配偶健康状况、性生活情况及夫妻关系等。

4. 生育史 妊娠与生育次数,人工或自然流产的次数,有无死产、剖宫产、围生期感染、计划生育、避孕措施等。男性病人应询问是否患过影响生育的疾病。

八、家族史

家族史主要是了解病人的双亲、兄弟、姐妹及子女的健康与患病情况,特别应注意询问是否患有同样的疾病及与遗传有关的疾病,以明确遗传、家庭和环境等对病人目前健康状况的影响。

文档:①健康史评估内容、方法和健康史问诊案例

(王所荣)

第二节 常见症状评估

一、发热

案例导学与思考

案例导学:

明明,4周岁,2d前因淋雨后出现畏寒、发热、咳嗽,但当时家长没有重视,1h前出现四肢抽搐,父母带其来院就诊。

思考:

1. 明明出现发热后,身体哪些方面受到了影响?
2. 明明目前的主要护理问题是什么?

正常人的体温受体温调节中枢调控,并通过神经、体液因素的调节,使产热和散热保持动态平衡,维持体温在相对恒定的范围内。机体在致热原的直接作用下或各种原因引起体温调节中枢功能紊乱,致产热增多、散热减少,体温升高超过正常范围,称为发热(fever)。

（一）正常体温与生理变异

正常人体温相对恒定，一般为36~37℃。在不同的个体间，正常体温稍有差异，且常受机体内、外因素的影响略有波动。在24h内下午体温较清晨稍高，剧烈运动、劳动或进餐后体温也可略升高，但一般波动范围不超过1℃。妇女月经前及妊娠期体温略高于正常，老年人因代谢率偏低，体温相对低于青壮年。另外，在高温环境下体温也可稍升高。

（二）发病机制

在正常情况下，人体的产热和散热保持动态平衡。由于各种原因导致产热增加或散热减少，则出现发热。

1. 致热原性发热　致热原（pyrogen）是导致发热的主要原因，可分为外源性致热原（exogenous pyrogen）和内源性致热原（endogenous pyrogen）两大类。微生物等病原体及其产物、炎症渗出物、无菌性坏死组织、抗原抗体复合物等外源性致热原不直接引起发热，而是通过激活血液中的中性粒细胞、嗜酸性粒细胞和单核－巨噬细胞系统，使其产生并释放白细胞释放的白介素（interleukin-1，IL-1）、肿瘤坏死因子（tumor necrosis factor，TNF）和干扰素（interferon，IFN）等内源性致热原通过血－脑屏障直接作用于体温调节中枢使其体温调定点上移。体温调节中枢发出冲动对体温加以重新调节。一方面通过交感神经使皮肤血管及立毛肌收缩，排汗停止，散热减少；另一方面通过垂体内分泌因素使代谢增加或通过运动神经使骨骼肌紧张性增高或阵挛（表现为寒战），产热增多。这一综合调节作用使产热大于散热，体温升高引起发热。

2. 非致热原性发热　由于体温调节中枢直接受损，或患有引起产热过多或引起散热减少的疾病，机体产热大于散热，引起发热。

（三）病因与分类

发热分为感染性发热和非感染性发热两大类，以前者多见。

1. 感染性发热（infective fever）　各种病原体如病毒、细菌、立克次体、螺旋体、真菌、寄生虫等引起的急性、亚急性或慢性，局部性或全身性感染，均可引起发热。

2. 非感染性发热（noninfective fever）　主要有以下几类原因：

（1）无菌性坏死物质吸收：包括机械性、物理或化学因素所致组织损伤，如大手术、内出血或大面积烧伤等，血管栓塞或血栓形成所致的心、肺、脾等内脏梗死或肢体坏死，恶性肿瘤、溶血反应所致的组织坏死或细胞破坏等。

（2）抗原－抗体反应：如风湿热、血清病、药物热、结缔组织病等。

（3）内分泌与代谢障碍：如甲状腺功能亢进、严重脱水等。

（4）皮肤散热障碍：如广泛性皮炎及慢性心力衰竭而引起的发热，多为低热。

（5）体温调节中枢功能失常：常见于中暑、安眠药中毒、脑出血或颅脑外伤等，其产生与体温调节中枢直接受损有关，高热无汗为其主要的临床表现特点。

（6）自主神经功能紊乱：又称为功能性低热，由于自主神经功能紊乱，影响正常的体温调节过程，使产热大于散热，多为低热，常见于夏季发热、女性月经前或妊娠初期发热、剧烈运动后发热、精神紧张发热、感染后发热等，多为低热。

（四）临床表现

1. 发热的分度　以口腔温度为标准，按发热高低可分为：①低热：37.3~38℃；②中度发热：38.1~39℃；③高热：39.1~41℃；④超高热：41℃以上。

知识链接

核心温度与体表温度

心、脑、肺、腹腔脏器的温度是机体核心部分的温度，称为核心温度；皮肤、皮下组织、肌肉等部位的机体表层部分的温度称为机体的表层温度。临床上所测的体温是指机体核心部分的平均温度。机体核心部分器官的温度不易被测定，在临床实际工作中通常采用测定腋窝、口腔或直肠等部位的温度来代表体温。

腋测法测体温：腋窝是临床上采用比较广泛的测温部位，腋测法测体温时上臂必须紧贴胸廓，使腋窝密闭呈人工体腔，机体内部的热量才能逐渐传导过来，且必须保证足够的测量时间，一般在10min左右，才能测得核心温度。腋窝温度的正常值为36.0~37.0℃。

2. 发热的临床过程与特点　发热的临床过程一般分为以下三个阶段。

（1）体温上升期：机体产热大于散热，导致体温上升。临床表现为皮肤苍白、无汗、畏寒或寒战等。体温上升有骤升和缓升两种方式：①骤升：常见于疟疾、大叶性肺炎、败血症、急性肾盂肾炎、输液或某些药物反应等，机体体温在数小时内达39~40℃或以上，常伴寒战，小儿多伴有惊厥；②缓升：常见于伤寒、结核病、布鲁氏菌病等，机体体温缓慢上升，在数日内达到高峰，多不伴有寒战。

（2）高热期：机体产热和散热过程在较高水平上保持相对平衡，体温上升至高峰后持续数小时、数天或数周。临床表现为皮肤潮红、灼热、呼吸深快、寒战消失，开始出汗并逐渐增多。

发热可导致胃肠功能异常，表现为食欲不振、恶心、呕吐；持续发热致使机体物质消耗明显增加，如果营养物质摄入不足，可导致营养不良，出现消瘦；高热可致烦躁不安、谵语、幻觉等意识改变，小儿高热易出现惊厥。

（3）体温下降期：机体散热大于产热，体温随病因的消除而逐渐降至正常水平。临床表现为出汗增多、皮肤潮湿。体温下降有骤降和缓降两种方式：①骤降：常见于大叶性肺炎、输液反应、疟疾、急性肾盂肾炎等，机体体温在数小时内迅速降至正常，常伴有大汗；②缓降：常见于伤寒、风湿热等。机体体温在数天内逐渐降至正常。

体温下降期，由于出汗及皮肤和呼吸道水分蒸发增多，如果机体水分补充不足，可引起脱水。

3. 热型及临床意义　发热时在一定间隔时间进行的体温检测结果绘制于体温单上，各次体温数值点连接成线即为体温曲线，该曲线的形状可有一定的规律性，称为热型（fever type）。不同病因所致发热的热型不同。常见热型有：

（1）稽留热（continued fever）：体温持续在39~40℃以上达数天或数周，24h内波动范围不超过1℃。常见于伤寒、大叶性肺炎高热期（图3-1）。

（2）弛张热（remittent fever）：体温常在39℃以上，24h波动范围超过2℃，但都在正常水平以上。常见于败血症、风湿热、重症肺结核及化脓性肺炎等（图3-2）。

（3）间歇热（intermittent fever）：体温骤升达高峰后持续数小时，又骤降至正常水平。无热期可持续1d至数天，如此高热期与无热期反复交替出现。常见于疟疾、急性肾盂肾炎等（图3-3）。

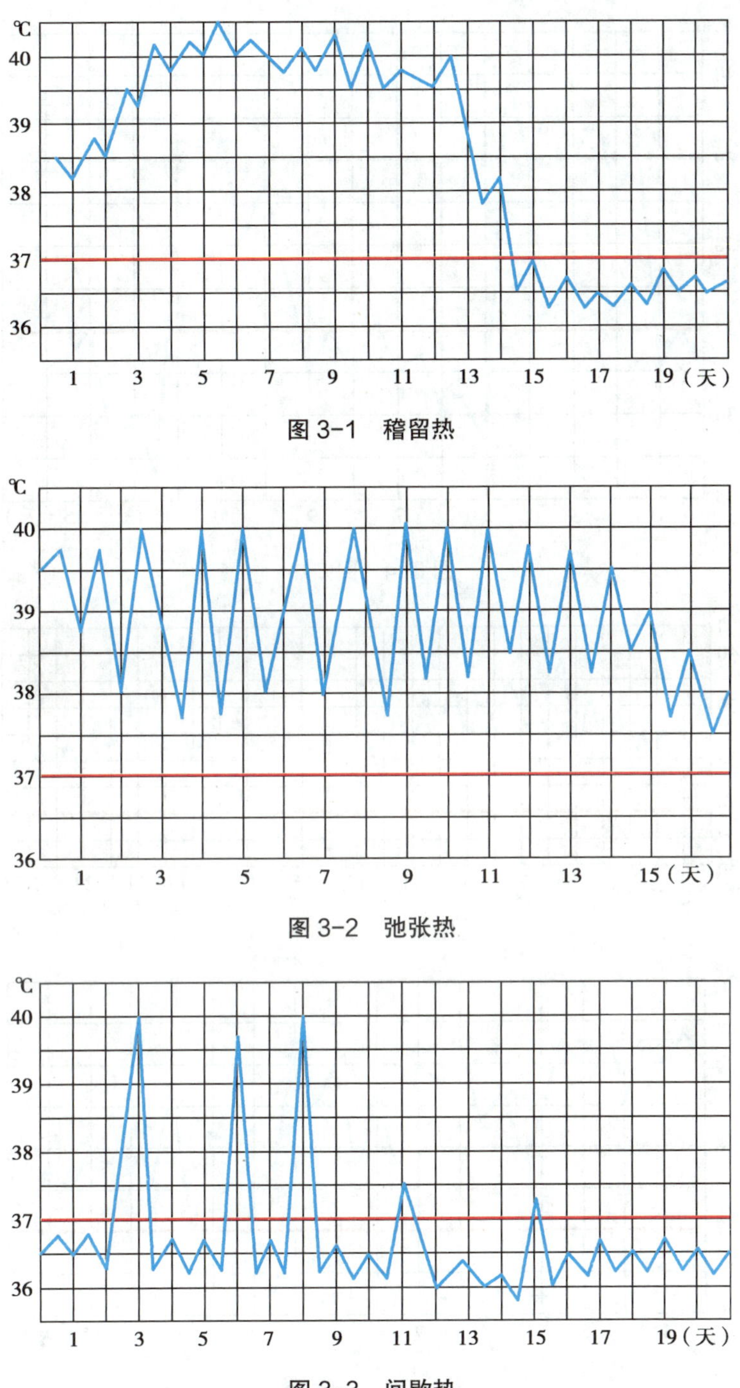

图 3-1　稽留热

图 3-2　弛张热

图 3-3　间歇热

（4）回归热（recurrent fever）：体温急剧上升达 39℃或以上，持续数天后又骤降至正常水平，高热期与无热期各持续数天后规律性交替一次。常见于霍奇金淋巴瘤等（图 3-4）。

（5）波状热（undulant fever）：体温逐渐上升达 39℃或以上，持续数天后又逐渐降至正常水平，数天后体温又渐升，如此反复多次。常见于布鲁氏菌病（图 3-5）。

（6）不规则热（irregular fever）：发热的体温曲线无一定规律，可见于结核病、支气管肺炎等（图 3-6）。

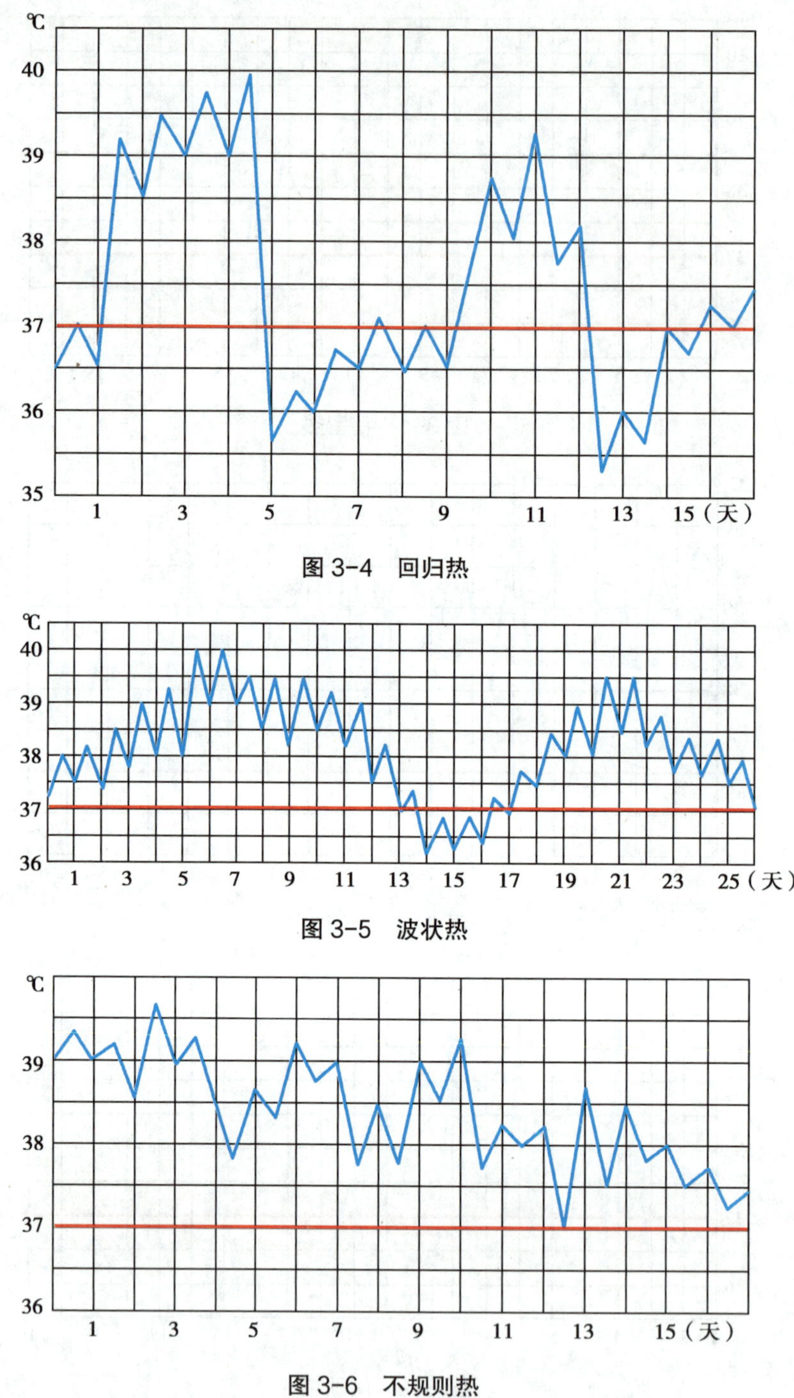

图 3-4　回归热

图 3-5　波状热

图 3-6　不规则热

（五）问诊要点

1. 发热的临床表现特点　起病的缓急、发热程度与热型、持续时间，以及有无伴随症状等。

2. 发热对病人的影响　主要包括：有无食欲下降、恶心、呕吐，持续发热者有无体重下降，体温下降期大量出汗者有无脱水等，高热者有无谵妄、幻觉等意识障碍的发生，小儿高热有无惊厥等。

3. 有无与发热相关的疾病史或诱发因素　既往有无结核病、结缔组织疾病、疟疾等可引起发热的病史，有无传染病病人接触史以及药物过敏史等。

4. 诊断、治疗与护理经过　包括就诊情况，有无用药，药物的种类、剂量及疗效；有无采取物理降温措施，所采用的措施及效果。

（六）相关护理诊断

1. 体温过高　与病原体感染有关；与体温调节中枢功能障碍有关。
2. 体液不足　与体温下降期出汗过多和/或液体摄入量不足有关。
3. 营养失调：低于机体需要量　与长期发热代谢率增高及营养物质摄入不足有关。
4. 潜在并发症：惊厥、急性意识障碍。

二、疼痛

案例导学与思考

案例导学：

吴某，男性，58岁，3h前与老伴儿发生争吵后突感心前区剧痛，自述疼痛呈压榨性并向左肩部放射，有濒死感，老伴儿立即电话呼叫120后，急诊送入医院。

思考：

1. 吴某疼痛的主要特点是什么？
2. 目前的主要护理诊断有哪些？

疼痛（pain）是一种与组织损伤或潜在损伤相关的不愉快的主观感觉和情感体验。换言之，疼痛既是一种生理感觉，又是对这一感觉的情感反应，前者即痛觉，是个人主观的知觉体验，同时也受性格、情绪、经验及文化背景等的影响，表现为焦虑和痛苦；后者又称痛反应，是机体对疼痛刺激产生的生理和病理变化，如呼吸急促、血压升高、出冷汗、骨骼肌收缩等，而且总是与不愉快的情绪相连。

（一）发生机制

痛觉感受器为位于皮肤和其他组织内的游离神经末梢，各种物理、化学刺激作用于机体达到一定程度时，受损部位的组织释放出乙酰胆碱、5-羟色胺、组胺、酸性代谢产物及P物质等致痛物质，痛觉感受器受到致痛物质的刺激后发出冲动，经上行传导系统传至大脑皮质，产生痛觉及情绪反应。

（二）疼痛的分类

1. 按疼痛起始部位及传导途径分类

（1）躯体痛和内脏痛

1）躯体痛（somatic pain）：包括皮肤痛和深部痛。①皮肤痛（dermatodynia）：疼痛刺激来自体表，多因皮肤黏膜受损而引起，皮肤痛的特点为“双重痛觉”，即受到刺激后立即出现定位明确的尖锐刺痛（快痛）和1~2s之后出现的定位不明确的烧灼样痛（慢痛）。②深部痛（deep pain）：指肌肉、肌腱、筋膜和关节等深部组织的疼痛。由于神经分布的差异性，这些组织对疼痛刺激的敏感性不同，其中以骨膜的痛觉最敏感。机械和化学性刺激均可引起躯体痛，肌肉缺血是引起躯体痛的主要原因。

2）内脏痛（visceral pain）：主要因内脏器官受到机械性牵拉、扩张、痉挛、炎症、化学性刺激等引起。内脏痛的发生缓慢而持久，可为钝痛、烧灼痛或绞痛，定位常不明确，常伴恶心和呕吐。

（2）牵涉痛（referred pain）：内脏痛常伴有牵涉痛，即内脏器官疾病引起疼痛的同时在体表某部位亦发生痛感。其发生是由于内脏病变与相应区域体表的传入神经进入脊髓同一节段并在后角发生联系，所以来自内脏的感觉冲动可直接激发脊髓体表感觉神经元，引起相应体表区域的疼痛，如心绞痛可牵涉至左肩和左前臂内侧；胆囊疼痛可牵涉至右肩，胰腺痛可牵涉至左腰背部，肾绞痛可牵涉到同侧腹股沟、外生殖器及大腿内侧。

（3）放射痛（radiating pain）：由于神经干、神经根或中枢神经系统内的感觉传导受到肿瘤、炎症、骨刺及椎间盘突出等造成的刺激或压迫可使疼痛沿着神经向末梢方向传导，以致在远离病变的受累神经分布区内出现疼痛，如坐骨神经痛。

（4）神经痛（neuralgia）：为神经受损所致，表现为剧烈灼痛或酸痛。

（5）假性痛（phantom pain）：指去除病变部位后仍感到相应部位疼痛，如截肢病人仍可感到已不存在的肢体疼痛。其发生可能与病变部位去除前的疼痛刺激在大脑皮质形成强兴奋灶的后遗影响有关。

2. 其他分类

（1）按疼痛的病程分类：①急性疼痛（acute pain），常突然发生，有明确的开始时间，持续时间较短，以数分钟、数小时或数天之内者居多，常用镇痛方法可以控制；②慢性疼痛（chronic pain），疼痛持续3个月以上，具有持续性、顽固性和反复发作的特点，临床较难控制。

（2）按疼痛程度分类：①微痛，似痛非痛，常与其他感觉复合出现；②轻度疼痛，范围局限、程度轻微；③中度疼痛，疼痛较重，伴有心跳加快，血压升高；④剧烈疼痛，疼痛程度剧烈，痛反应强烈。

（3）按疼痛部位分类：可分为头痛、胸痛、腹痛、腰背痛（backache）和关节肌肉疼痛。①一般将发生于额、顶、颞及枕部的疼痛称为头痛；②发生于胸廓与胸腔部位的疼痛，包括源于胸壁表层皮肤或骨骼肌肉病变引起的疼痛，以及源于胸部脏器病变引起的疼痛称为胸痛；③由于腹部脏器病变或腹腔外疾病及全身性疾病引起的，发生于腹部的疼痛称为腹痛。

（三）病因

1. 头痛（headache） 是指额、顶、颞及枕部的疼痛。

（1）颅脑病变

1）感染：如脑膜炎、脑炎、脑脓肿等。

2）脑血管病变：如蛛网膜下腔出血、脑出血、脑栓塞、脑血栓形成、高血压脑病等。

3）颅内占位性病变：如脑肿瘤、颅内转移瘤、颅内白血病浸润、颅内囊虫病或棘球蚴病等。

4）颅脑外伤：如脑震荡、脑挫伤、硬脑膜下血肿、颅内血肿、脑外伤后遗症等。

5）其他：如偏头痛、丛集性头痛、腰椎穿刺后头痛等。

（2）颅外病变

1）颅骨疾病。

2）颈椎病及其他颈部疾病。

3）神经痛：如三叉神经、吞咽神经及枕神经痛等。

4）眼、耳、鼻、齿疾病引起的牵涉性头痛。

（3）全身性疾病：如流感、伤寒、原发性高血压、酒精中毒、一氧化碳中毒、贫血、尿毒症、中暑等。

（4）神经症：如神经衰弱及癔症性头痛等。

2. 胸痛(chest pain)　主要由胸部疾病引起,少数由其他部位的病变所致。常见有以下几种:①胸壁疾病:急性皮炎、带状疱疹、肋间神经炎、肋软骨炎、肋骨骨折、急性白血病等;②心血管疾病:冠状动脉粥样硬化性心脏病(心绞痛、急性心肌梗死)、心肌病、急性心包炎、肺梗死、神经症等;③呼吸系统疾病:胸膜炎、胸膜肿瘤、自发性气胸、肺炎、支气管肺癌等;④纵隔疾病:反流性食管炎、食管癌、纵隔炎、纵隔肿瘤等;⑤其他:膈下脓肿及肝胆疾病等。

3. 腹痛(abdominal pain)　多由腹部脏器疾病引起,亦可由腹腔外疾病及全身性疾病引起。临床上一般将腹痛按起病缓急与病程长短分为急性腹痛与慢性腹痛。

(1)急性腹痛

1)腹腔器官急性炎症:如急性胃炎、急性肠炎、急性胰腺炎、急性胆囊炎等。

2)腹内空腔脏器阻塞或扩张:如肠梗阻、胆道蛔虫症、胆道或泌尿系结石梗阻等。

3)腹内脏器扭转或破裂:如肠扭转、卵巢囊肿扭转、肝或脾破裂、异位妊娠破裂等。

4)腹膜炎症:多由胃肠穿孔或炎症波及所致,少部分为自发性腹膜炎。

5)腹腔内血管阻塞:如缺血性肠病、夹层腹主动脉瘤等。

6)腹壁疾病:如腹壁挫伤、脓肿等。

7)胸部疾病所致的腹部牵涉性疼痛:加肺梗死、心绞痛、心肌梗死等。

8)全身性疾病:如腹型过敏性紫癜、尿毒症等。

(2)慢性腹痛

1)腹腔脏器慢性炎症:如反流性食管炎、慢性胃炎、慢性胆囊炎、慢性胰腺炎、溃疡性结肠炎、结核性腹膜炎等。

2)空腔脏器的张力变化:如胃肠痉挛或胃、肠、胆道运动障碍等。

3)胃、十二指肠溃疡。

4)腹腔脏器的扭转或梗阻:如慢性胃、肠扭转。

5)脏器包膜的牵张:实质性器官因病变肿胀,导致包膜张力增加而发生的腹痛,如肝炎、肝淤血、肝脓肿、肝癌等。

6)中毒与代谢障碍:如铅中毒、尿毒症等。

7)腹内肿瘤压迫及浸润:以恶性肿瘤居多,可能与肿瘤不断长大,压迫与浸润感觉神经有关。

8)胃肠神经功能紊乱:如功能性胃肠病。

(四)临床表现

不同病因所致的疼痛,其疼痛的部位、性质、程度、持续时间等亦不相同。常见疼痛的临床表现如下:

1. 头痛

(1)头痛部位:全身性或颅内感染性疾病所致头痛多为全头部痛。高血压所致头痛常集中于额部或整个头部。眼源性、鼻源性或牙源性头痛多浅在而局限。蛛网膜下腔出血或脑脊髓膜炎除头痛外尚有颈痛。

(2)头痛程度与性质:头痛的程度可分为轻度、中度和重度。三叉神经痛、偏头痛及脑膜刺激的疼痛最为剧烈。脑肿瘤多为中度或轻度头痛。高血压性、血管性及发热性疾病所致的头痛多为搏动性。神经痛多呈电击样痛或刺痛。紧张性头痛多为重压感、紧箍感或呈钳夹样痛。

(3)头痛出现与持续的时间:某些头痛可发生在特定时间,如颅内占位性病变所致头痛多于清晨加剧;鼻窦炎所致头痛亦常发生于清晨或上午;丛集性头痛常于晚间发生,女性偏头痛多与月经周期有关;脑肿瘤所致头痛多呈慢性进行性加重。

(4)诱发与缓解因素:咳嗽、打喷嚏、摇头、俯身可使颅内高压性头痛、血管性头痛、颅内感染性头痛及脑肿瘤性头痛加剧。紧张性头痛可因活动或按摩颈肌缓解,偏头痛则可于应用麦角胺后缓解。

2. 胸痛

(1)胸痛部位:胸壁疾病所致者部位局限,局部可有压痛。炎症性病变所致疼痛常伴局部红、肿、热等表现。带状疱疹时有成簇水疱沿一侧肋间神经分布可伴剧痛,疱疹不超过体表中线;自发性气胸所致疼痛表现为一侧胸部尖锐刺痛,向同侧肩部放射。肺梗死所致胸痛常位于胸骨后,向颈、肩部放射。急性胸膜炎多为单侧胸痛。心绞痛和心肌梗死的疼痛多在心前区与胸骨后或剑突下,心肌梗死者疼痛常放射至左肩、左前臂内侧,达无名指与小指,也可放射至左颈、咽与面颊部,误认为是牙痛。食管及纵隔病变所致疼痛位于胸骨后。肝胆疾病引起的胸痛多在右下胸部。

(2)胸痛程度与性质:胸痛的程度可为剧烈、轻微或隐痛,胸痛的性质多样,如带状疱疹呈刀割样或灼烧状剧痛;食管炎多为烧灼痛;心绞痛呈绞榨性并伴重压窒息感;心肌梗死则疼痛更为剧烈伴恐惧、濒死感;干性胸膜炎常呈隐痛、钝痛或刺痛;气胸发病初期有撕裂样疼痛;肺梗死亦为突然出现的剧烈刺痛或绞痛,随呼吸运动加剧,常伴呼吸困难与发绀。

(3)胸痛持续的时间:平滑肌痉挛致血管狭窄缺血引起的疼痛为阵发性;炎症、肿瘤、栓塞或梗死所致疼痛呈持续性,如心绞痛发作时间短暂(1~5min),而心肌梗死疼痛持续时间很长(数小时或更长)且不易缓解。纵隔肿瘤、食管癌所致疼痛呈进行性。

(4)诱发与缓解因素:胸壁炎症性病变所致胸痛于呼吸、咳嗽时加重。自发性气胸所致疼痛常于剧烈咳嗽或过度用力时发生。劳累或精神紧张可诱发心绞痛,休息、含服硝酸甘油或硝酸异山梨醇后于1~3min内缓解,而对心肌梗死所致疼痛则无效。食管疾病引起的疼痛多在进食时发作或加剧,服用抗酸剂和促动力药物后疼痛可减轻或消失。胸膜炎及心包炎所致胸痛可因咳嗽或用力呼吸加剧。

3. 腹痛

(1)腹痛部位:一般多为病变所在部位,如胃、十二指肠和胰腺疾病所致疼痛多在中上腹部;胆囊炎、胆石症、肝脓肿等所致疼痛多在右上腹部;急性阑尾炎所致疼痛在右下腹McBurney点;小肠疾病所致疼痛多在脐部或脐周;结肠疾病所致疼痛多在下腹部或左下腹部;膀胱炎、盆腔炎及异位妊娠破裂所致疼痛亦在下腹部;弥漫性或部位不定的疼痛见于急性弥漫性腹膜炎、机械性肠梗阻、急性出血性坏死性肠炎、铅中毒和过敏性紫癜等。

(2)腹痛性质与程度:腹痛的性质和程度与病变性质密切相关。烧灼样痛多与化学性刺激有关,如胃酸刺激;绞痛多为空腔脏器痉挛、扩张或梗阻引起;持续钝痛可能为实质脏器牵张或腹膜外刺激所致;剧烈刀割样疼痛多为脏器穿孔或严重炎症所致;隐痛或胀痛者病变轻微,可能为脏器轻度扩张或包膜牵张所致。临床所见突发中上腹剧烈刀割样痛、烧灼样痛,多为胃、十二指肠溃疡穿孔;持续中上腹隐痛多为慢性胃炎及胃、十二指肠溃疡;上腹部持续性剧痛或阵发性加剧应考虑急性胃炎、急性胰腺炎;胆石症或泌尿系统结石常为阵发性绞痛,疼痛剧烈,病人辗转不安;阵发性剑突下钻顶样疼痛是胆道蛔虫症的典型表现;持续、广泛而剧烈的腹痛伴腹壁肌紧张或板样强直,提示为急性弥漫性腹膜炎。

(3)发作时间:餐后痛可能由于胆胰疾病、胃部肿瘤或消化不良所致;周期性、节律性疼痛见于胃、十二指肠溃疡;子宫内膜异位者腹痛与月经周期相关;卵泡破裂者疼痛于月经间期发作。

(4)诱发与缓解因素:胆囊炎或胆石症腹痛发作前常有进食油腻食物史,急性胰腺炎腹痛发作前常有酗酒、暴饮暴食史；呕吐后缓解的上腹痛多为胃、十二指肠病变而非胆胰疾病。

病人对疼痛的反应受其年龄、意志力、疼痛经历以及社会文化背景等影响。儿童对疼痛较敏感，易产生恐惧心理，较小的儿童因不能准确表达常表现为哭闹不安。随着年龄增长，疼痛经验增加，个体对疼痛的认识与理解力增强，可准确描述疼痛的部位、性质、程度等，并能采取措施减轻或缓解疼痛。老年人对疼痛刺激不敏感，反应迟缓，易掩盖病情的严重程度。不同个体对疼痛的耐受力及表达方式亦不同，有人哭闹、喊叫，有人愤怒或暗自忍受，有人轻微疼痛即向人诉说，有人即使疼痛难忍也不轻易表现。剧烈疼痛者多伴有明显的生理、心理和行为反应，包括：①痛苦面容、大汗、血压升高、呼吸和心率加快，面色苍白，重者可致休克；②呻吟、哭泣，为缓解疼痛而采取强迫体位，致骨骼肌过度疲劳；③休息睡眠障碍；④胃肠功能紊乱，如食欲下降、恶心、呕吐；⑤产生恐惧、焦虑、抑郁、愤怒等情绪反应；⑥慢性疼痛病人易出现药物滥用或药物依赖的情况；⑦日常生活、工作或学习及社会交往受到影响。

（五）问诊要点

1. 与疼痛相关的疾病史或诱因　与疼痛相关的病史，诱发或加重疼痛的因素。

2. 疼痛的临床表现特点　包括疼痛发生的情况、起病缓急、持续的时间、疼痛部位，有无牵涉性、放射性或转移性疼痛，疼痛性质、发作情况、程度，以及加重或缓解的因素等。也可应用疼痛测评工具测评疼痛的程度、性质等。常用测评工具见《护理学基础》。

3. 疼痛对病人的影响　有无焦虑、愤怒、恐惧等应激与应对/应激耐受性的改变；有无睡眠与休息型态的改变。

4. 诊断、治疗与护理经过　重点为止痛措施及其效果，慢性疼痛病人应注意用药情况。

（六）相关护理诊断

文档：常见疼痛的病因及临床表现特点

1. 疼痛　与各种伤害性刺激作用于机体引起的不适有关。
2. 睡眠型态紊乱　与疼痛有关。
3. 焦虑　与疼痛频繁发作或长期慢性疼痛迁延不愈有关。
4. 恐惧　与剧烈疼痛有关。
5. 潜在的并发症：肺部感染。

三、水肿

案例导学与思考

案例导学：

赵大爷，72岁，2年前开始反复出现双下肢凹陷性水肿，清晨减轻，夜晚加重，伴有心慌、气促，时常出现胸闷，夜间时常因此而转醒，坐起后症状可减轻。之前曾多次来院就诊，医生诊断为“右心功能不全”。3d前拎5斤豆油上3楼，2d后出现双下肢水肿加重，因此入院就诊。

思考：

1. 赵大爷的主要症状是什么？是如何引起的？
2. 赵大爷的主要护理诊断有哪些？

过多液体在组织间隙积聚使组织肿胀称为水肿（edema）。水肿可分布全身，也可出现在身体某一部位，前者称为全身性水肿，后者称为局部性水肿。组织间液积聚较少时，体重增加在 10% 以下，指压凹陷不明显，称隐性水肿（亦称非凹陷性水肿）；体重增加在 10% 以上，指压凹陷明显，称显性水肿。过多液体积聚在体腔内称积液，如胸腔积液、腹腔积液、心包积液等。通常临床所指的水肿不包括脑水肿、肺水肿等内脏器官的局部水肿。

（一）发生机制

正常人体中，血管内液体不断从毛细血管小动脉端滤出到组织间隙形成组织液，组织液又不断从毛细血管小静脉端回吸收入血管中，两者保持着动态平衡。

保持动态平衡的主要因素：①毛细血管内静水压；②血浆胶体渗透压；③组织间隙的机械压力（组织压）；④组织液胶体渗透压。当这些因素发生障碍导致组织间液的生成大于回吸收时，则可产生水肿。

产生水肿的主要因素：①钠、水潴留，如继发性醛固酮增多；②毛细血管静水压增高，如右心功能不全、大量的心包积液；③毛细血管通透性增高，如急性炎症或过敏；④血浆胶体渗透压降低，血清白蛋白减少，如营养不良、肾病综合征等；⑤淋巴回流受阻，如丝虫病等。

（二）病因及临床表现

1. 全身性水肿

（1）心源性水肿：见于右心衰竭和大量的心包积液、缩窄性心包炎，主要见于右心衰竭。水肿特点：首先出现在身体下垂部位，能起床活动者，最早出现于踝内侧，行走活动后明显，休息后减轻或消失；经常卧床者以腰骶部为明显。水肿为对称性、凹陷性。重者可伴颈静脉怒张、肝肿大等，甚至出现胸水、腹水。

（2）肾源性水肿：主要见于肾炎与肾病。水肿特点：初为晨起时眼睑、面部等疏松组织水肿，以后发展为全身水肿，其分布与体位关系不大。肾病综合征水肿明显，常出现胸水、腹水。常伴有肾脏疾病的其他表现，如蛋白尿、血尿、高血压、肾功能不全等。肾源性水肿与心源性水肿的区别要点见表 3–1。

表 3–1　心源性水肿与肾源性水肿的区别

鉴别点	心源性水肿	肾源性水肿
开始部位	从足部开始，向上延及全身	从眼睑、颜面开始而延及全身
发展快慢	发展较缓慢	发展常迅速
水肿性质	比较坚实，移动性较小	软而移动性大
伴随改变	伴有心功能不全病症，如心脏增大、心脏杂音、肝大、静脉压升高	伴有其他肾病病症，如高血压、蛋白尿、血尿、管型尿、眼底改变

（3）肝源性水肿：主要见于肝硬化肝功能失代偿期。水肿特点：主要表现为腹水，也可出现下肢水肿，向上逐渐蔓延，但头面部及上肢常无水肿。

（4）营养不良性水肿：主要见于慢性消耗性疾病、低蛋白血症、维生素 B_1 缺乏等。水肿特点：水肿从足部开始，逐渐向上蔓延至全身。水肿发生前常有消瘦、体重减轻等。

（5）其他：①黏液性水肿：见于甲状腺功能减退症，水肿特点为非凹陷性水肿，以眼睑、口唇、下肢胫前较明显；②经前期紧张综合征：见于部分女性，水肿特点为月经前 1~2 周眼睑、踝部、手部轻度水肿，行经后逐渐消退；③药物所致水肿：见于肾上腺糖皮质激素、雄激素、雌激素、胰岛素、萝芙木制剂、甘草制剂和扩血管药物等，特别是钙拮抗剂可引起水肿，认为与水、钠潴留有关，水肿特点为停药后逐渐消退；④特发性水肿：原因不明，几乎只发生于女性，水肿特点为水肿与体位有明显关系，主要发生在身体下垂部分，于直立或劳累后出现，休息后减轻或消失。

2. 局部性水肿　常见有静脉阻塞性水肿、淋巴性水肿、炎症性水肿、血管神经性水肿。与局部静脉、淋巴回流受阻或毛细血管通透性增高有关。见于血栓性静脉炎、丝虫病、局部炎症、创伤或过敏等。

（三）问诊要点

1. 病史与诱发因素　询问有无心脏病、肾脏病、肝脏病、内分泌疾病、慢性消耗性疾病等病史；有无蛋白摄入不足、钠盐摄入过多；有无长期大量应用糖皮质激素、雌激素等药物史。

2. 水肿表现特点　水肿出现的时间、部位、性质、程度、进展、范围等。

3. 伴随症状　有无呼吸困难、血尿，有无消瘦、体重减轻，水肿是否与月经周期有关等。

4. 身体反应　有无饮食、饮水的变化，尿量改变，有无腹围的改变，有无水肿所致皮肤溃疡或感染等。

5. 心理社会反应　了解病人有无烦躁、焦虑等情绪反应。

6. 诊断、治疗及护理经过　有无使用利尿药等药物及剂量、疗效、不良反应；有无饮食、饮水的限制等。

（四）相关护理诊断 / 问题

1. 体液过多　与右心功能不全、肝功能失代偿等导致的钠水潴留有关。

2. 有皮肤完整性受损的危险　与水肿所致组织、细胞营养不良有关。

四、咳嗽与咳痰

咳嗽（cough）是呼吸道受到刺激后引发的紧跟在短暂吸气后的一种反射性防御动作。痰是气管、支气管的分泌物或肺泡内的渗出物，借助于支气管黏膜上皮细胞的纤毛运动、支气管平滑肌的收缩及咳嗽时的气流冲动，将呼吸道内的痰液从口腔排出的动作称为咳痰（expectoration）。

咳嗽是人体的一种保护性措施，但可使呼吸道内的感染扩散，或使胸腔内压力增高，加重心脏负担。长期咳嗽是促进肺气肿形成的一个因素，并可诱发自发性气胸；频繁的咳嗽常常影响病人的睡眠，消耗体力，不利于疾病的康复。

（一）常见病因及发生机制

1. 常见病因

（1）呼吸道疾病：呼吸道黏膜受到刺激性气体、粉尘、异物、炎症、出血、肿瘤等刺激，均可引起咳嗽和 / 或咳痰，其中呼吸道感染是引起咳嗽、咳痰最常见的原因。

（2）胸膜疾病：各种原因所致的胸膜炎、胸膜受到刺激（如气胸、胸腔穿刺等）时均可引起咳嗽。

（3）心血管疾病：左心衰竭、心包积液、肺栓塞等可引起咳嗽。

（4）中枢神经系统疾病：如脑炎、脑膜炎可刺激大脑皮质或延髓咳嗽中枢引起咳嗽。

（5）其他因素所致慢性咳嗽：如服用血管紧张素转换酶抑制药后咳嗽、胃食管反流所致咳嗽和习惯性及心理性咳嗽等。

2. 发生机制

（1）咳嗽：咳嗽是由于延髓咳嗽中枢受到刺激所引起。刺激主要来自呼吸道黏膜、肺泡和胸膜，经迷走神经、舌咽神经和三叉神经的感觉神经纤维传入脑干的咳嗽中枢，再经喉下神经、膈神经及脊神经等传出神经分别将冲动传至咽肌、声门、膈肌及其他呼吸肌，引起咳嗽动作。

（2）咳痰：正常支气管黏液腺和杯状细胞可分泌少量黏液，使呼吸道保持湿润，正常人每天产生 100ml，经呼吸道黏膜上皮细胞纤毛摆动将其排至咽部随唾液吞咽入胃。当咽、喉、气管、支气管和肺受到生物性、物理性、化学性、过敏性等因素刺激时，组织充血、水肿、毛细血管通透性增高，腺体分泌增加，渗出物与黏液、吸入的尘埃和坏死物等混合形成痰液，痰液随咳嗽排出体外，称为咳痰。

（二）临床表现特点

1. 咳嗽性质　干咳或刺激性呛咳见于急性上呼吸道感染、急性支气管炎、呼吸道异物、慢性咽喉炎、肺结核和支气管肺癌早期、胸膜疾病等；咳嗽多痰见于慢性支气管炎、支气管扩张、肺脓肿、肺寄生虫病、肺结核有空洞者。

2. 咳嗽时间　晨间咳嗽多见于上呼吸道慢性炎症、慢性支气管炎、支气管扩张等；夜间咳嗽多见于左心衰竭或肺结核。

3. 咳嗽音色　短促的轻咳、咳而不爽者多见于干性胸膜炎、胸腹部创伤或手术后，病人在咳嗽时常用手按住患处局部以减轻疼痛；伴金属音的咳嗽，因纵隔肿瘤、主动脉瘤或支气管癌压迫气管所致；嘶哑性咳嗽见于声带炎症或肿瘤压迫喉返神经所致。

4. 咳嗽与体位　支气管扩张、肺脓肿的咳嗽与体位改变有明显的关系；脓胸伴支气管胸膜瘘时，在一定体位、脓液进入瘘管时可引起剧烈咳嗽；纵隔肿瘤、大量胸腔积液病人，改变体位时也会引起咳嗽；餐后咳嗽或平卧、弯腰、夜间阵发性咳嗽，且与季节无关，见于胃食管反流病。

5. 痰液颜色　白色黏痰见于慢性支气管炎、支气管哮喘；黄色脓性痰提示合并感染；血性痰见于支气管扩张、肺结核、支气管肺癌等。痰量增多提示支气管和肺的炎症在发展，痰量减少提示病情好转；若痰量减少，而全身中毒症状反而加重、体温升高，提示排痰不畅；典型的支气管扩张病人有大量脓性痰。脓痰伴恶臭气味提示厌氧菌感染。

6. 咳嗽咳痰对机体的影响　长期或剧烈的咳嗽可致呼吸肌疲劳、酸痛，使病人不敢有效咳嗽和咳痰，并可致头痛、失眠，或因食欲减退、机体能量消耗增加引起明显消瘦。剧烈咳嗽可因脏胸膜破裂发生自发性气胸，或因呼吸道黏膜上皮受损导致咯血，也可使胸腹部伤口裂开，骨质疏松者可因剧烈咳嗽导致肋骨骨折。不能有效咳嗽者，痰液潴留可诱发或加重肺部感染，使肺通气和换气功能受损。

（三）问诊要点

1. 病因与诱发因素　有无与咳嗽、咳痰相关疾病的病史与诱因。

2. 咳嗽与咳痰的特点　咳嗽的性质、出现时间、音色及体位、睡眠的关系。痰的性质、量、气味、颜色等。

3. 伴随症状　有无发热、胸痛、喘息、咯血等伴随症状。

4. 咳嗽与咳痰对功能性健康型态的影响　有无食欲减退、明显消瘦、日常生活活动能力受限，有无失眠，近期胸、腹部手术者的伤口情况，剧烈咳嗽者有无自发性气胸或咯血等并发症的表现。

5. 诊断、治疗与护理经过　是否服用过止咳、祛痰药，药物的种类、剂量及疗效，以及有无采用促进排痰的护理措施。

（四）相关护理诊断 / 护理问题

1. 清理呼吸道无效　与痰液黏稠、无力咳嗽或无效咳嗽等有关。

2. 睡眠型态紊乱　与夜间频繁咳嗽影响睡眠有关。

3. 营养不良：低于机体需要量　与长期频繁咳嗽所致能量消耗增加、营养摄入不足有关。

4. 潜在并发症：自发性气胸。

五、咯血

咯血（hemoptysis）指喉及喉以下呼吸道任何部位出血并经口排出，包括大量咯血、血痰或痰中带血。

（一）病因与发生机制

1. 呼吸系统疾病　为咯血常见病因。

（1）支气管疾病：常见有支气管扩张症、支气管肺癌、支气管内膜结核和慢性支气管炎等。其发生系炎症、肿瘤等损伤支气管黏膜或病灶处毛细血管，使其通透性增加或黏膜下血管破裂所致。

（2）肺部疾病：常见有肺结核、肺炎、肺脓肿等。在我国，肺结核为咯血的首要原因，其发生多因病变处毛细血管通透性增高，血液渗出，致痰中带血丝或小血块；若小血管因病变侵蚀破裂，可引起中等量咯血；空洞壁小动脉瘤破裂，或继发的支气管扩张形成的动静脉瘘破裂，则可引起大量咯血。

2. 心血管系统疾病　较常见的是二尖瓣狭窄，其次为原发性肺动脉高压症、各种心脏病所致左心衰竭、肺梗死等。出血多由肺淤血致肺泡壁或支气管内膜毛细血管破裂所引起，可为少量咯血或血丝痰；支气管黏膜下层支气管静脉曲张破裂，常为大咯血。急性肺水肿或急性左心衰时，咯浆液性粉红色泡沫样血痰。

3. 全身性疾病　包括：①血液病：白血病、血小板减少性紫癜、再生障碍性贫血等；②感染性疾病：流行性出血热、肺出血型钩端螺旋体病等；③风湿性疾病：系统性红斑狼疮、结节性多动脉炎等；④其他：气管或支气管子宫内膜异位症，均可引起咯血。

（二）临床表现

1. 咯血量　咯血量差异甚大，从痰中带血到大量咯血不等。一般将24h内咯血量<100ml称为小量咯血，24h内咯血量为100~500ml称为中等量咯血，24h内咯血量>500ml或一次性咯血量>100ml称为大量咯血。大量咯血的病人常伴呛咳、脉搏细速、出冷汗、呼吸急促、面色苍白、紧张不安和恐惧感等自觉症状。咯血量的多少与受损血管的性质及数量有直接关系，与病情的严重程度不完全一致，大量咯血多见于肺结核、支气管扩张，肺癌多表现为持续痰中带血。

2. 伴随症状　长期低热、盗汗、消瘦的咯血病人应考虑肺结核；咯血伴慢性咳嗽、大量脓痰者应考虑支气管扩张；咯血伴发热或大量脓臭痰则为肺脓肿或支气管扩张加重或厌氧菌感染；咯血伴胸痛见于肺炎、肺癌；原有静脉炎的病人突然咯血，伴有胸痛或休克，应考虑肺梗死。

3. 并发症　①窒息：为咯血直接致死的重要原因，表现为在大咯血过程中，咯血突然减少或终止，继之出现胸闷、气促、烦躁不安或紧张、恐惧、大汗淋漓、颜面青紫，重者出现意识障碍；②肺不张：咯血后若出现呼吸困难、胸闷、气促、发绀，患侧呼吸音减弱或消失，可能为血块堵塞支气管，引起全肺、一侧肺、肺叶或肺段不张；③继发感染：表现为咯血后发热、体温持续不退，咳嗽加剧，局部有干湿啰音；④失血性休克：大量咯血后脉搏加快、血压下降、四肢湿冷、烦躁不安、尿量减少等。

（三）问诊要点

1. 病史和诱发因素　有无与咯血相关的疾病史及诱发因素。

2. 确认是否咯血　少量咯血，需与鼻咽部、口腔出血相区别。鼻出血多自鼻孔流出，常在鼻中隔前下方发现出血灶；鼻腔后部出血，病人因血液自鼻后孔沿软腭与咽后壁下流而有咽部异物感。大量咯血需与呕血相鉴别，咯血与呕血的鉴别见表3-2。

表 3-2　咯血与呕血的鉴别

鉴别项目	咯血	呕血
病因	肺结核、支气管扩张、肺癌、心脏病等	消化性溃疡、肝硬化、食管胃底静脉曲张等
出血前症状	咽部痒感、胸闷、咳嗽等	上腹部不适、恶心、呕吐等
出血方式	咯出	呕出，可呈喷射状
血色	鲜红色	棕色或暗红色，偶鲜红色
血中混有物	痰、泡沫	食物残渣、胃液
酸碱反应	碱性	酸性
黑粪	无，如血液咽下可有	有，呕血停止后仍可持续数日
出血后痰性状	常有血痰数日	无痰

3. 咯血的特点　咯血量、血色、性状和持续时间。

4. 伴随症状　有无发热、胸痛、咳嗽、咳痰、皮肤黏膜出血等伴随症状；有无心慌、气短、头晕、发热、呼吸困难、发绀等并发症的表现。

5. 咯血对功能性健康型态的影响　有无焦虑、恐惧等负性情绪，大咯血者有无窒息、肺不张、继发感染、失血性休克等并发症的表现。

6. 诊断、治疗与护理经过　是否用药，药物种类、剂量及疗效，有无采取止血措施，治疗方法及其效果。

（四）相关护理诊断 / 问题

1. 有窒息的危险　与大量咯血、咳嗽无力、意识障碍有关。
2. 焦虑　与咯血不止有关。
3. 恐惧　与大量咯血有关。
4. 潜在并发症：肺不张、失血性休克。

六、呼吸困难

案例导学与思考

案例导学：

病人，女，70 岁，有慢性支气管炎、慢性阻塞性肺气肿病史 10 余年，走平路无明显症状，爬楼梯上坡感呼吸不畅、呼吸困难。今日受凉后咳嗽加重，咳大量脓性痰，不易咳出，呼吸急促，伴喘息。护理体检：体温：38.3℃，气促，听诊可闻及哮鸣音，呼气延长。

思考：

1. 病人出现的是什么类型的呼吸困难？
2. 主要护理诊断 / 问题是什么？

呼吸困难（dyspnea）是指病人主观上感觉空气不足或呼吸费力，客观上表现为呼吸运动用力，严重时可出现张口呼吸、鼻翼扇动、端坐呼吸甚至发绀、辅助呼吸肌参与呼吸运动，并且可有呼吸频率、深度和节律改变。

（一）病因

引起呼吸困难的原因很多，主要为呼吸系统和心血管系统疾病。

1. 呼吸系统疾病

（1）气道阻塞：如喉、气管、支气管的炎症、水肿、肿瘤或异物所致的狭窄或阻塞及支气管哮喘、慢性阻塞性肺疾病等。

（2）肺部疾病：如肺炎、肺脓肿、肺结核、肺淤血、肺不张、肺水肿、弥漫性肺间质疾病、细支气管肺泡癌等。

（3）胸廓、胸壁、胸膜腔疾病：如胸壁炎症、严重胸廓畸形、胸腔积液、自发性气胸、广泛胸膜粘连、结核、外伤等。

（4）神经肌肉病变：如脊髓灰质炎病变累及颈髓、急性多发性神经根炎、重症肌无力累及呼吸肌、药物所致呼吸肌麻痹等。

（5）膈运动障碍：如膈肌麻痹、大量腹腔积液、腹腔巨大肿瘤、胃扩张和妊娠末期等。

2. 循环系统疾病　常见于各种原因所致左心和/或右心衰竭、心脏压塞、肺栓塞和原发性肺动脉高压等。

（1）左心衰竭：主要由于肺淤血和肺泡弹性降低所致。肺淤血使气体弥散功能降低，肺泡弹性减退使肺活量减少，肺泡张力增高，通过迷走神经反射性兴奋呼吸中枢。常见于高血压性心脏病、冠心病、风湿性心脏病等。

（2）右心衰竭：主要是由于体循环淤血所致。体循环淤血、缺氧、酸性代谢产物增多，刺激呼吸中枢；淤血性肝肿大、胸水、腹水，使呼吸运动受限。最常见于慢性肺源性心脏病。

3. 中毒　糖尿病酮症酸中毒，吗啡类药物、有机磷杀虫剂、氰化物、亚硝酸盐和急性一氧化碳等中毒。

4. 血液系统疾病　重度贫血、高铁血红蛋白血症、硫化血红蛋白血症等。

知识拓展

氰化物及氰化物中毒

氰化物为含有氰基（CN）的化合物，是常用的化工原料，分为无机氰化物（氰类）和有机氰化物（腈类）两类，前者主要有氢氰酸、氰酸盐（氰化钾、氰化钠、氰化胺、亚铁氰化钾等）以及卤素氰化物（氯化氰、溴化氰、碘化氰）等，后者主要有丙腈、丙烯腈、乙腈等。在职业活动中，接触氰化物可引起急性氰化物中毒；而在非职业活动中接触氰化物或进食含氰苷的植物果实和根部（如苦杏仁、枇杷仁、桃仁、木薯、白果等都含有氰化物）亦可引起急性氰化物中毒。口服致死量氢氰酸为0.06g，氰酸盐0.1~0.3g。

5. 神经精神因素　脑出血、脑外伤、脑肿瘤、脑及脑膜炎症致呼吸中枢功能障碍；精神因素所致癔症性呼吸困难等。

（二）发病机制与临床表现

1. 肺源性呼吸困难　主要是呼吸系统疾病引起的通气、换气功能障碍导致缺氧和/或二氧化碳潴留引起。临床上常分为以下三型：

（1）吸气性呼吸困难（inspiratory dyspnea）：临床特点为吸气显著费力，吸气时间明显延长，可伴有干咳及高调吸气性喉鸣，严重者吸气时可见“三凹征（three depressions sign）”，表现为胸骨上窝、锁骨上窝、肋间隙明显凹陷。见于喉、气管及大支气管的狭窄与梗阻。

（2）呼气性呼吸困难（expiratory dyspnea）：临床特点表现为呼气费力、缓慢，呼气时间明显延长，伴有呼气期哮鸣音。由于肺组织弹性减弱和/或小支气管痉挛或炎症所致，多见于慢性支气管炎（喘息性）、慢性阻塞性肺气肿、支气管哮喘、弥漫性泛细支气管炎等。

（3）混合性呼吸困难（mixed dyspnea）：临床特点表现为吸气期和呼气期均感呼吸费力，呼吸频率增快，深度变浅，可伴有呼吸音异常或病理性呼吸音。主要是由于肺或胸膜腔病变使肺呼吸面积减少，影响换气功能所致。见于重症肺炎、重症肺结核、弥漫性肺间质疾病、大量胸腔积液、气胸、广泛性胸膜肥厚等。

2. 心源性呼吸困难　由左心和/或右心衰竭引起，尤其是左心衰竭时呼吸困难更加严重。

（1）左心衰竭：主要原因是肺淤血和肺泡弹性降低。其机制为：①肺淤血使气体弥散功能降低；②肺泡张力增高，刺激牵张感受器，通过迷走神经反射兴奋呼吸中枢；③肺泡弹性减退，使肺活量减少；④肺循环压力升高对呼吸中枢的反射性刺激。临床表现特点为：

1）有引起左心衰竭的基础病因：如风湿性心瓣膜病、高血压性心脏病、冠状动脉粥样硬化性心脏病等。

2）呈混合性呼吸困难：①劳力性呼吸困难：最早出现的呼吸困难，在体力活动时发生，休息后缓解，系体力活动使静脉回流增加；②夜间阵发性呼吸困难：急性左心衰竭时，常可出现夜间阵发性呼吸困难，表现为夜间睡眠中突感胸闷气急，被迫坐起，惊恐不安，轻者数分钟至数十分钟后症状逐渐减轻、消失，重者可见端坐呼吸、面色发绀、大汗，有哮鸣音，咳粉红色泡沫样痰，两肺底有较多湿啰音，心率加快，可有奔马律，此种呼吸困难称为心源性哮喘（cardiac asthma）；③端坐呼吸：严重心力衰竭病人，休息时亦感觉呼吸困难，不能平卧，被迫采取坐位或半坐卧位以减轻呼吸困难，坐位可减少回心血量，减轻肺淤血及膈肌下移，改善呼吸运动。

3）两肺底或全肺出现湿啰音。

4）应用改善左心功能的药物后呼吸困难症状随之好转。

（2）右心衰竭：右心衰竭严重时也可引起呼吸困难，但程度较左心衰竭轻，主要由体循环淤血所致。其发生机制为：①右心房和上腔静脉压升高，刺激压力感受器反射性地兴奋呼吸中枢；②血氧含量减少，乳酸、丙酮酸等代谢产物增加，刺激呼吸中枢；③淤血性肝肿大、腹腔积液和胸腔积液，使呼吸运动受限，肺受压交换面积减少。主要见于慢性肺源性心脏病、某些先天性心脏病或由左心衰竭发展而来。

3. 中毒性呼吸困难

（1）代谢性酸中毒：由于血中酸性代谢产物增多，刺激颈动脉窦、主动脉体感受器或直接刺激呼吸中枢，引起呼吸困难。临床特点为：有引起代谢性酸中毒的基础病因（如尿毒症、糖尿病酮症酸中毒等），出现深长而规则的呼吸，可伴有鼾音，称为酸中毒大呼吸（Kussmaul respiration in acidosis）。

（2）急性感染：由于体温升高和酸性代谢产物刺激呼吸中枢，使呼吸增快。

（3）某些药物中毒：①如吗啡类、巴比妥类等中枢抑制药物和有机磷杀虫剂中毒时，抑制呼吸中枢引起呼吸困难，临床特点：有药物或化学物质中毒史，呼吸缓慢、变浅，甚至呼吸节律异常的改变如潮式呼吸（Cheyne-Stokes respiration）和间停呼吸（Biot respiration）；②亚硝酸盐或急性一氧化碳中毒时，红细胞携氧量减少，血氧含量降低，也可引起深而慢的呼吸。

4. 神经、精神性呼吸困难　①神经性呼吸困难：主要是颅内压升高导致呼吸中枢抑制，使呼吸变慢变深，常伴有呼吸节律的改变，如双吸气（抽泣样呼吸）、吸气突然停止等，临床上主要见于重症颅脑疾患，如脑出血、脑膜炎、脑脓肿、脑外伤等；②精神性呼吸困难：多为过度通气而发生的呼吸性碱中毒所致，严重时也可出现意识障碍，表现为呼吸频率快而浅，伴有叹息样呼吸或出现手足抽搐。临床上主要见于焦虑症、癔症病人。

5. 血源性呼吸困难 由红细胞携氧量减少、血氧含量降低、组织氧供不足所致。表现为呼吸浅、心率快。临床上多见于重度贫血、高铁血红蛋白血症等。大出血或休克时,呼吸加快则与缺血和血压下降刺激呼吸中枢有关。

呼吸困难因能量消耗增加和缺氧,可致病人活动耐力下降,日常生活活动受到不同程度的影响,严重呼吸困难者甚至不能与人交谈。此外还可有紧张、焦虑、恐惧等情绪反应,以及睡眠障碍。

(三)问诊要点

1. 相关健康史 有无引起呼吸困难的相关疾病史及诱因。

2. 呼吸困难的特点 起病缓急与持续时间,是吸气性、呼吸性还是混合性的呼吸困难,与活动和体位的关系等。

3. 呼吸困难的严重程度及对日常生活活动的影响 临床上常以完成日常生活活动的情况评定呼吸困难的程度:①轻度:可在平地行走,登高及上楼时气急,中度或重度体力活动后出现呼吸困难;②中度:平地慢步行走中途需休息,轻体力活动后出现呼吸困难,完成日常生活活动需他人帮助;③重度:洗脸、穿衣甚至休息时也感到呼吸困难,日常生活活动完全依赖他人帮助。

4. 伴随症状 呼吸困难伴胸痛,常见于大叶性肺炎、急性渗出性胸膜炎、自发性气胸、急性心肌梗死等;呼吸困难伴发热,最常见于呼吸道感染性疾病;呼吸困难伴咳嗽、咳脓痰,常见于慢性支气管炎和阻塞性肺气肿并发感染、肺脓肿、支气管扩张;呼吸困难伴大量粉红色泡沫痰或浆液泡沫痰,见于急性左心衰竭;呼吸困难伴严重发绀、大汗淋漓、面色苍白、四肢厥冷、脉搏细速、血压下降等常提示病情严重。

5. 诊断、治疗与护理经过 是否使用吸氧治疗及其浓度、流量、疗效等。

(四)相关护理诊断

1. 活动无耐力 与呼吸困难所致的能量消耗增加和缺氧有关。

2. 气体交换障碍 与心肺功能衰竭、肺部感染等引起有效肺组织减少、肺弹性减退等有关。

3. 低效性呼吸型态 与呼吸道梗阻及心、肺功能不全有关。

4. 睡眠型态紊乱 与呼吸困难影响睡眠有关。

5. 恐惧 与严重呼吸困难所致濒死感有关。

6. 潜在的并发症:肺性脑病。

七、发绀

发绀(cyanosis)是指血液中脱氧血红蛋白增多使皮肤和黏膜呈青紫色改变的一种表现,也可称为紫绀。这种改变常发生在皮肤较薄、色素较少和毛细血管较丰富的部位,如口唇、指趾、甲床等。

(一)病因与发病机制

1. 血液中脱氧血红蛋白增加

(1)中心性发绀:是指心、肺疾病导致动脉血氧饱和度降低所致的发绀。①肺性发绀:肺通气、换气功能障碍导致肺氧合作用不全使体循环毛细血管脱氧血红蛋白增多。常见于严重的呼吸系统疾病,如呼吸道阻塞、肺炎、阻塞性肺气肿等;②心性发绀:由于异常通道分流,使部分静脉血未通过肺进行氧合作用而入体循环动脉,如果分流量超过心排血量的1/3,即可出现发绀,常见于发绀型先天性心脏病,如法洛四联症等。

(2)周围性发绀:此类发绀主要由于周围循环血流障碍所致。可分为:①淤血性周围性发绀:

常见于引起体循环淤血、周围血流缓慢的疾病，如右心衰竭、缩窄性心包炎等；②缺血性周围性发绀：常见于引起心排量减少的疾病和局部血流障碍性疾病，如严重休克、血栓闭塞型脉管炎等。

（3）混合性发绀：中心性发绀和周围性发绀并存，可见于心力衰竭等。

2. 血中存在异常血红蛋白衍生物

（1）高铁血红蛋白血症：常见于各种化学物质或药物中毒引起血红蛋白分子中二价铁被三价铁所取代，致使其失去与氧结合的能力。当血中高铁血红蛋白量达到 30g/L 时可出现发绀。如亚硝酸盐、磺胺类中毒等。

（2）硫化血红蛋白血症：服用某些含硫药物或化学品后，使血液中硫化血红蛋白升高达到 5g/L 即可发生发绀。但一般认为本病病人须同时有便秘或服用含硫药物在肠内形成大量硫化氢为先决条件。

（二）临床表现

1. 中心性发绀　表现为全身性，除四肢及颜面外，也累及躯干和黏膜，但受累部位皮肤温暖。

2. 周围性发绀　表现为发绀常出现于肢体末端与下垂部位。这些部位的皮肤冷，若给予按摩或加温可使皮肤变暖，发绀即可消退。此特点可作为与中心性发绀的鉴别点。

3. 高铁血红蛋白血症　表现为发绀出现急剧，抽出的静脉血呈深棕色，氧疗后发绀不能改善，静脉注射亚甲蓝或大量维生素 C，发绀方可消退。分光镜检查可证明有高铁血红蛋白的存在。

4. 硫化血红蛋白血症　表现为持续时间长，可达数月以上，血液呈蓝褐色，分光镜检查可证明有硫化血红蛋白的存在。

（三）问诊要点

1. 相关健康史　有无与发绀相关的健康史或药物和变质蔬菜摄入史。

2. 发绀的特点、严重程度及伴随症状。

3. 发绀对病人的影响　①有无呼吸困难等活动与运动型态的改变；②有无焦虑、恐惧等应激与应激应对型态的改变。

4. 诊断、治疗和护理经过　有无用药史、有无采用氧疗及其疗效。

（四）相关护理诊断

1. 活动无耐力　与心肺功能衰竭所致缺氧有关。

2. 气体交换受损　与心肺功能衰竭所致的肺淤血有关。

3. 低效性呼吸型态　与肺泡通气、换气、弥散功能障碍有关。

4. 焦虑 / 恐惧　与缺氧所致呼吸费力有关。

5. 潜在的并发症：急性意识障碍。

八、恶心与呕吐

恶心（nausea）是一种上腹不适、紧迫欲吐的感觉，严重者可伴有皮肤苍白、出汗、流涎、心动过缓与血压下降等迷走神经兴奋的症状；呕吐（vomiting）是指胃强力收缩，迫使胃或部分小肠的内容物逆流，经食管从口腔排出体外的现象。恶心常为呕吐前奏，但也可仅有恶心而无呕吐，或仅有呕吐而无恶心。

（一）病因

1. 反射性呕吐

（1）咽部受刺激：如咽部炎症、咳嗽、吸烟等。

（2）胃肠疾病：如急慢性胃炎、急性胃扩张、消化性溃疡、幽门梗阻、十二指肠壅滞、急性肠炎、急性阑尾炎、肠梗阻等。

（3）肝、胆、胰疾病：如急性或慢性肝炎、急性或慢性胆囊炎、胆石症、胆道蛔虫、急性胰腺炎等。

（4）腹膜疾病：如急性腹膜炎等。

（5）其他全身性疾病：如急性心肌梗死（acute myocardial infarction）、心力衰竭、休克；泌尿系统结石、急性肾盂肾炎；急性盆腔炎、异位妊娠破裂等；急性传染病、青光眼、屈光不正等；刺激嗅觉、味觉及视觉引起呕吐等。

2. 中枢性呕吐

（1）中枢神经系统疾病：①颅内感染：如脑炎、脑膜炎、脑脓肿等；②脑血管疾病：如偏头痛、高血压脑病、脑梗死、脑出血等；③颅脑外伤：如脑挫裂伤、颅内血肿等；④癫痫。

（2）全身性疾病：如尿毒症、糖尿病酮症酸中毒、甲状腺功能亢进症、肾上腺皮质功能不全、低血糖、低钠血症等。

（3）药物反应：如洋地黄、吗啡、抗生素及抗肿瘤药物等。

（4）中毒：如乙醇、重金属、有机磷农药、鼠药、一氧化碳中毒等。

（5）早孕反应。

3. 前庭功能障碍　常见于迷路炎、梅尼埃病、晕动病等。

4. 精神性呕吐　常见于胃肠神经症、神经性畏食、癔症等。

（二）发生机制

呕吐（vomiting）是一系列复杂的反射动作，其过程可分为恶心、干呕与呕吐三个阶段。恶心时胃张力和蠕动减弱，十二指肠张力增强，可伴或不伴十二指肠反流；干呕时胃上部放松而胃窦部短暂收缩；呕吐时胃窦部持续收缩，继而贲门开放，最后膈肌、肋间肌及腹肌突然收缩，腹压骤增，迫使胃或部分小肠内容物急速而猛烈的反流，通过食管、口腔而排出体外。呕吐与反食不同，反食是指无恶心与呕吐的协调动作，胃内容物经食管、口腔溢出的过程。反射性呕吐是由于器官或组织有病理改变或受到刺激，产生冲动经神经传入呕吐中枢引起。中枢性呕吐是由于颅内病变直接压迫或药物刺激呕吐中枢引起。

呕吐中枢位于延髓，它由两个功能不同的结构组成。一个是神经反射中枢，当来自内脏、躯体、大脑皮质、前庭器官以及化学感受器触发带等末梢神经的冲动，经自主神经的传入纤维上行刺激呕吐中枢产生呕吐反射动作；另一个是化学感受器触发带，其本身不产生呕吐反射动作，它接受外来的化学物质或药物（如乙醇、洋地黄、吗啡等）及内生代谢产物（如尿毒症、酮症酸中毒等）的刺激，引起兴奋，产生神经冲动，并将冲动传入呕吐中枢再引起呕吐动作。

（三）临床表现

1. 呕吐的时间　①晨起呕吐见于早孕反应、尿毒症、慢性酒精中毒、功能性消化不良等，鼻窦炎、慢性咽炎常有晨起恶心与干呕；②晚上或夜间呕吐多见于幽门梗阻；③乘飞机、车、船发生呕吐常提示晕动病。

2. 呕吐与进食的关系　①餐后即刻呕吐，多见于精神性呕吐；②餐后近期呕吐，特别是集体发病者，多见于食物中毒；③餐后 1h 以上呕吐称为延迟性呕吐，提示胃张力下降或胃排空延迟；④餐后较久或数餐后呕吐，见于幽门梗阻。

3. 呕吐的特点　①与进食有关，伴恶心先兆，呕吐后腹部不适减轻，考虑胃、十二指肠疾病；②有恶心先兆，呕吐后腹部不适未见减轻，考虑肝、胆、胰及腹膜疾病；③呕吐呈喷射状，多见于颅内高压；④进餐后即刻呕吐，无恶心或很轻，长期反复发作，考虑精神性呕吐。

4. 呕吐物的性状　①呕吐物为隔夜宿食见于幽门梗阻；②含大量酸性液体者多见于胃泌

素瘤、十二指肠溃疡；③呈咖啡渣样见于上消化道出血；④含胆汁提示梗阻平面多在十二指肠乳头以下，不含胆汁提示梗阻多在此平面以上；⑤有粪臭味者提示低位肠梗阻。

（四）伴随症状

1. 伴剧烈头痛、视神经盘水肿及意识障碍等多见于颅内高压。

2. 伴腹痛、腹泻多见于急性胃肠炎、细菌性食物中毒、霍乱等。

3. 伴右上腹痛与发热、寒战、黄疸应考虑胆囊炎或胆石症等。

4. 伴听力障碍、眩晕及眼球震颤等多见于前庭器官疾病。

5. 育龄妇女呕吐伴停经多系妊娠反应。

（五）问诊要点

1. 起病情况　起病的缓急；发生的时间；呕吐物的特征；呕吐发作频率、严重程度，与体位、进食、情绪的关系，是否呈喷射状；加重与缓解因素。

2. 发作诱因　如食物不洁、体位、精神因素、咽部刺激等。

3. 伴随症状　是否伴腹痛、腹泻，头痛、眩晕及眼球震颤等。

4. 诊疗经过　是否到医院就诊；是否做过 X 线钡餐、胃镜、腹部 B 型超声、血常规、尿常规、肝肾功能及生化检查等检查及其结果；是否应用抑制胃酸分泌的药物或止吐药物，药物种类、剂量、疗效等。

5. 一般状态　如饮食、睡眠、精神、体力、大小便情况。

6. 相关病史　①有无药物及食物过敏史、腹部手术史；②既往有无类似发作，相关病史（有无消化性溃疡、肝胆疾病、胰腺疾病史等），有无服用药物，有无烟酒嗜好，月经婚育情况，有无肿瘤等家族史。

（六）相关护理诊断 / 合作性问题

1. 体液不足 / 有体液不足的危险　与频繁呕吐致体液丢失及摄入量不足有关。

2. 营养失调：低于机体需要量　与长期呕吐和食物摄入量不足有关。

3. 潜在并发症：窒息。

九、腹泻

腹泻（diarrhea）是指排便次数增多，粪便稀薄或呈水样或带黏液、脓血或未消化的食物。腹泻可分为急性与慢性两种，超过 2 个月者为慢性腹泻。

（一）病因

1. 急性腹泻

（1）急性肠道疾病：①急性肠道感染（acute intestinal infection），包括病毒、细菌、真菌、阿米巴、血吸虫等感染；②细菌性食物中毒（bacterial food poisoning），如肉毒杆菌、嗜盐杆菌、变形杆菌、金黄色葡萄球菌等引起者；③其他：急性出血性坏死性肠炎、急性缺血性肠病、溃疡性结肠炎（ulcerative colitis）急性发作、Crohn 病等。

（2）急性中毒：①动物性毒物，如河豚、鱼胆等中毒；②植物性毒物，如毒蕈中毒；③化学毒物，如有机磷杀虫剂中毒等。

（3）全身性疾病：伤寒或副伤寒、钩端螺旋体病、败血症等。

（4）药物性腹泻：泻药、拟胆碱能药、抗生素、抗癌药等。

（5）其他：变态反应性肠炎、过敏性紫癜（allergic purpura）、甲状腺危象、肾上腺皮质功能减退危象、胃泌素瘤、类癌综合征等。

2. 慢性腹泻

（1）胃部疾病：慢性萎缩性胃炎、胃大部切除后胃酸缺乏症等。

（2）肠道疾病：①肠道感染性疾病：慢性细菌性痢疾、慢性阿米巴痢疾、肠结核、血吸虫病、钩虫病、绦虫病、肠道念珠菌病等；②肠道非感染性疾病：溃疡性结肠炎、Crohn 病、吸收不良综合征、放射性肠炎、缺血性肠炎等；③肠道肿瘤：结肠绒毛状腺瘤、大肠癌、小肠淋巴瘤等；④小肠吸收不良：成人乳糜泻、小肠切除后短肠综合征等。

（3）肝胆胰腺疾病：肝硬化（cirrhosis）、胆汁淤积性黄疸、慢性胆囊炎、慢性胰腺炎、胰腺癌（pancreatic cancer）、胰腺切除术后等。

（4）全身性疾病：①内分泌及代谢性疾病：如甲状腺功能亢进症、糖尿病性肠病、肾上腺皮质功能减退症等；②其他系统疾病：系统性红斑狼疮、硬皮病、尿毒症等；③神经功能紊乱：肠易激综合征等。

（5）药物副作用：甲状腺素、利血平、洋地黄类、某些抗肿瘤药和抗生素等药物。

（二）发生机制

1. 分泌性腹泻　由于肠道分泌大量液体超过肠黏膜吸收能力所致。常见于霍乱；还可见于阿米巴痢疾、细菌性痢疾、溃疡性结肠炎、肠结核、Crohn 病等；某些胃肠道内分泌肿瘤如胃泌素瘤、VIP 瘤所致的腹泻也属于分泌性腹泻。

2. 渗透性腹泻　由于肠内容物的渗透压升高，阻碍肠内水分与电解质的吸收而引起。如乳糖酶缺乏，乳糖不能水解即形成肠内渗透压升高；服用高渗性药物如甘露醇、硫酸镁等引起的腹泻。

3. 渗出性腹泻　由于肠黏膜炎症导致大量黏液、脓血渗出所引起。见于各种肠道炎症如炎症性肠病、感染性肠炎、放射性肠炎等。

4. 动力性腹泻　因肠蠕动亢进导致肠内食糜停留时间缩短，未被充分吸收所引起。见于肠炎、糖尿病（diabetes）、甲状腺功能亢进、胃肠功能紊乱等。

5. 吸收不良性腹泻　由于肠黏膜的吸收面积减少或吸收障碍所引起。见于小肠大部分切除、吸收不良综合征、小儿乳糜泻、慢性胰腺炎等。

（三）临床表现

1. 起病及病程　急性腹泻起病急，病程短，多为感染或食物中毒所致；每日排便次数可达 10 次以上，多呈糊状或水样便，少数为脓血便；常有腹痛，尤其是感染性腹泻。慢性腹泻起病缓慢，病程较长，多见于慢性感染、非特异性炎症、吸收不良、肠道肿瘤及神经功能紊乱等；每日排便数次，可为稀便，亦可带黏液、脓血；伴或不伴有腹痛。

2. 排便情况及粪便性状　直肠和 / 或乙状结肠的病变，多有里急后重，每次排便量少，粪色较深，多呈黏液状，可混有血液；小肠病变无里急后重，粪便呈糊状或水样；慢性细菌性痢疾、溃疡性结肠炎、血吸虫病、直肠癌等引起的腹泻，粪便常带脓血，且排便数次多；小肠吸收不良者，粪便呈油腻状，多泡沫，有恶臭；肠易激综合征的腹泻，多在清晨起床和早餐后发生，每日 2 次或 3 次，粪便有时含大量黏液；阿米巴痢疾粪便呈果酱样。

3. 腹泻与腹痛的关系　急性感染性腹泻常有腹痛；分泌性腹泻往往无明显腹痛。小肠疾病疼痛常在脐周，便后腹痛多不缓解；结肠疾病疼痛多在下腹，且便后疼痛常可缓解或减轻。

4. 全身和局部表现　急性腹泻可因短时间内丢失大量水分和电解质导致脱水、电解质紊乱及代谢性酸中毒；长期慢性腹泻可导致营养障碍、维生素缺乏、营养不良性水肿，肛周皮肤糜烂、破损。

（四）伴随症状

1. 伴发热 多见于急性细菌性痢疾、伤寒或副伤寒、肠结核（intestinal tuberculosis）、肠道恶性淋巴瘤、Crohn 病等。

2. 伴明显消瘦 多见于小肠疾病如胃肠道恶性肿瘤、肠结核及吸收不良综合征等，还可见于甲状腺功能亢进症。

3. 伴关节肿痛 多见于溃疡性结肠炎、系统性红斑狼疮、肠结核等。

4. 伴腹部包块 多见于胃肠恶性肿瘤、肠结核、Crohn 病等。

5. 伴里急后重 见于急性细菌性痢疾、直肠炎、直肠癌等。

（五）问诊要点

1. 起病情况 起病的缓急；发生的时间；有无不洁饮食、旅行、聚餐史等，有无进食高脂饮食、受凉、过度劳累、情绪紧张、焦虑等诱因。

2. 主要症状的特点 起病的急缓，病程的长短，每日排便的次数、量、颜色、性状、气味及影响因素等。

3. 伴随症状 是否伴发热、恶心呕吐、腹痛、里急后重等。

4. 诊疗经过 是否到医院就诊；是否做过 X 线钡餐、胃镜、腹部 B 型超声或 CT、血糖、粪便检查和血电解质等临床检查及其结果；有无补液及补液的成分、量及速度；是否用药，用药的种类、剂量及疗效。

5. 一般状态 如饮食、睡眠、精神、体力、小便情况。

6. 相关病史

（1）有无药物及食物过敏史、外伤手术史及放射治疗史。同食者群体发病及地区和家族中的发病情况。

（2）既往有无类似发作，相关病史（有无消化性溃疡、肝胆疾病、胰腺疾病史等），有无服用药物，有无烟酒嗜好，有无肿瘤等家族史。

（六）相关护理诊断 / 合作性问题

1. 体液不足 与腹泻导致体液丢失过多有关。

2. 营养失调：低于机体需要量 与急、慢性腹泻所致营养吸收不良有关。

3. 有皮肤完整性受损的危险 与排便次数增多、排泄物刺激有关。

十、便秘

便秘（constipation）是指排便次数每周少于 3 次，粪便质地干燥坚硬，排便困难。便秘是临床常见的症状，多长期持续存在，病因多样，影响生活质量。

（一）发生机制

食物在消化道经消化吸收后，剩余的食糜残渣从小肠输送至结肠，在结肠内大部分的水分和电解质被吸收后形成粪团，借助于结肠的集团运动输送至乙状结肠及直肠，在直肠膨胀产生机械刺激，引起便意，通过排便反射及随后的一系列肌肉活动，包括直肠平滑肌收缩、肛门内括约肌与外括约肌松弛，腹肌与膈肌收缩使腹压升高，最后将粪便排出体外。正常的排便需具备以下条件：①有足够引起正常肠蠕动的肠内容物，即足够的食物量，且食物中含有适量的纤维素和水分；②肠道内肌肉张力及蠕动功能正常；③排便反射正常以及参与排便的肌肉功能正常。上述任何一个条件不满足，即可发生便秘。

（二）病因

1. 功能性便秘 常见原因有：

（1）食物中纤维素不足，对结肠运动刺激减少，常见原因有饮食习惯不良、偏食或挑食、精神性畏食以及各种原因引起的食欲减退、咽下困难、幽门梗阻等。

（2）因生活无规律，经常忽视便意、不及时排便，见于生活习惯突然改变、工作过度紧张、缺乏中意的如厕条件、需要卧床又不习惯使用便盆或排便姿势不当等。

（3）活动量少导致肠蠕动减少，结肠运动功能减退。

（4）腹肌及盆底肌张力不足致排便动力不足，如长期卧床、年老衰弱、多次妊娠者。

（5）长期滥用泻药造成对药物依赖，致使肠道失去正常的排便反射，应用碳酸钙、氢氧化铝、次碳酸铋、硫酸钡等因具有收敛、吸附作用，且易形成药物结块，可使粪质变硬，导致便秘。

2. 器质性便秘 常见原因有：

（1）直肠与肛门病变引起肛门括约肌痉挛，造成惧怕排便，如痔疮、肛裂、肛周脓肿和溃疡、直肠炎等。

（2）局部病变导致排便无力：如大量腹水、膈肌麻痹、系统性硬化症、肌营养不良等。

（3）腹腔或盆腔内包块压迫：如子宫肌瘤、卵巢囊肿等。

（4）结肠完全或不完全性梗阻：结肠良、恶性肿瘤，Crohn 病，先天性巨结肠，各种原因引起的肠粘连、肠扭转、肠套叠等。

（5）全身性疾病使肌肉松弛、排便无力：如尿毒症、糖尿病、甲状腺功能减退症、脑血管意外、截瘫等。

（6）药物的副作用，如应用抗胆碱药、抗癫痫药、抗抑郁药、神经节阻滞药等使肠肌松弛从而导致便秘。

（三）临床表现

急性便秘者多有腹痛、腹胀甚至恶心、呕吐，多见于各种原因所致的肠梗阻；慢性便秘多无特殊表现，部分病人可出现口苦、食欲减退、腹胀、下腹不适或有头晕、头痛、疲乏等表现。由于粪便干硬，用力排便时会造成肛门和直肠的损伤，引起肛裂、痔疮等，病人自觉疼痛。心力衰竭、冠心病、腹部疝气病人，因用力排便使腹压增加可使病情加重。原发性高血压病人，用力排便易出现意外，如脑出血。长期便秘，病人会出现烦躁不安、焦虑、抑郁等情绪反应，或产生对药物的依赖性，使便秘加重。

（四）问诊要点

1. 便秘的临床表现特点 每日或每周的排便次数、排便量、粪便性状、排便是否费力及程度等以确定是否便秘，起病情况与病程、持续时间，加重或缓解的因素等。

2. 病因与诱因 有无胃肠道疾病或胃肠道手术史，有无代谢性疾病、内分泌疾病、慢性铅中毒等，有无使用可致便秘的药物或长期服用导泻药，是否存在精神紧张、环境改变、不良饮食习惯、饮水或活动量过少等诱发因素。

3. 便秘对病人的影响 有无与排便困难有关的紧张或焦虑情绪，有无肛周疼痛、肛裂或痔疮，有无头晕、食欲不振、乏力等全身症状，有无滥用泻药或泻药依赖的情况等。

4. 诊疗及护理经过 已接受的诊断性检查及结果；已采用的治疗或护理措施及效果，包括是否使用导泻药，药物的名称、剂量、给药途径及效果，以及有无采取其他缓解便秘的措施等。

（五）相关护理诊断

1. 便秘 与饮食结构不合理、运动量少、长期卧床、肠道肿瘤等有关。
2. 知识缺乏：缺乏有关预防便秘及促进排便的知识。
3. 慢性疼痛 与粪便过于干硬、排便困难有关。

4. 组织完整性受损/有组织完整性受损的危险 与便秘所致肛周组织损伤有关。

5. 焦虑 与长期排便困难有关。

十一、呕血与黑粪

案例导学与思考

案例导学：

男性，45岁，反复黑便3周，呕血1d。3周前，自觉上腹部不适，偶有嗳气、反酸，口服西咪替丁有好转，但发现大便色黑，1~2次/d，仍成形，未予注意。一天前，进食辣椒及烤馒头后，觉上腹不适，伴恶心，并有便意如厕，排出柏油便约600ml，并呕鲜血约500ml，当即晕倒，被急送来医院，查Hb48g/L。

思考：

1. 导致该病人上述症状出现的原因是什么？

2. 在对该病人问诊时应注意哪些问题？

呕血（hematemesis）是上消化道疾病或全身性疾病导致急性上消化道出血（上消化道出血是指十二指肠悬韧带以上的消化器官，包括食管、胃、十二指肠、肝、胆道和胰管的出血），血液经口腔呕出的现象。黑粪（melena）是指上消化道出血时部分血液因血红蛋白在肠道内与硫化物结合成硫化亚铁，由于黑粪附有黏液而发亮，类似柏油，又称柏油样便。呕血和黑粪都是上消化道出血的常见症状，呕血一般都伴有黑粪，而黑粪不一定都伴有呕血。

知识链接

阿司匹林对胃黏膜的影响

阿司匹林是一种已在临床上应用了一百余年的药物，具有解热、镇痛、消炎、抗风湿、抗血小板凝聚等多种功效。迄今为止，全球已完成了近300余项的阿司匹林试验，有数十万人参与了这些试验。

大量的试验数据显示，每天服用100mg的阿司匹林可以有效地预防心脑血管栓塞事件的发生。因此，世界各国都已把阿司匹林列为抗血小板凝聚的基础药物。但是，该药对人体的胃肠道黏膜有直接的刺激和损伤作用，并可减少胃黏膜保护物质的生成，可诱发急性上消化道出血。

（一）病因

1. 消化系统疾病

（1）食管疾病：食管静脉曲张破裂、食管炎、食管癌、食管异物、食管贲门黏膜撕裂等。大量呕血常因门脉高压致食管静脉曲张破裂所引起。

（2）胃及十二指肠疾病：最常见为消化性溃疡、其次为服用非甾体抗炎药（如阿司匹林）和应激性急性胃、十二指肠黏膜损害。炎症病变刺激肥大细胞释放组胺等血管活性物质，以致有充血水肿、糜烂、出血甚至出现溃疡，当溃疡活动期侵蚀较大血管时，可引起大量出血。胃癌由于癌组织缺血性坏死、糜烂或溃疡侵蚀血管等也可引起出血。

（3）肝胆疾病：肝硬化门脉高压时，食管下段和胃底静脉曲张破裂可引起出血，肝癌、肝动脉瘤破裂、胆囊或胆道结石、胆道寄生虫、胆囊癌、胆管癌等常因感染糜烂或血管破裂而引起出血，大量血液流入十二指肠，造成呕血或黑便。

2. 上消化道邻近器官或组织的疾病　胆道结石、胆管癌、胆囊癌、胰腺癌、胰腺炎合并脓肿或囊肿等。

3. 全身性疾病　①血液疾病：血小板减少性紫癜、白血病、血友病、弥散性血管内凝血等；②感染性疾病：流行性出血热、急性重型肝炎、钩端螺旋体病等；③其他：尿毒症、呼吸功能衰竭、肺源性心脏病、系统性红斑狼疮等。

如上所述，呕血的原因甚多，但以消化性溃疡最常见，其次是食管或胃底静脉曲张破裂出血，再次为急性胃黏膜病变和胃癌。

（二）临床表现

1. 呕血与黑粪　呕血前常有上腹部不适及恶心，随后呕出血性胃内容物。呕血的颜色与出血量及血液在胃肠道内停留时间有关。出血量多、在胃肠道内停留时间短、出血位于食管则颜色鲜红或混有凝血块，或为暗红色；出血量少、在胃内停留时间长时，血红蛋白经胃酸作用形成酸化正铁血红蛋白，呕吐物呈棕褐色或咖啡渣样。呕血的同时因部分血液经肠道排出体外，可致便血或形成黑粪。

2. 失血性周围循环衰竭　出血量占循环血容量的 10% 以下时，病人一般无明显临床表现；出血量占循环血容量的 10%~20% 时，可有头晕、无力等症状，多无血压、脉搏等变化；出血量达循环血容量的 20% 以上时，则有冷汗、四肢厥冷、心慌、脉搏加快等急性失血症状；出血量达循环血容量的 30% 以上时，则可出现脉搏细弱、血压下降、呼吸急促、休克等。

3. 血液学改变　出血早期可无明显血液学改变，出血 3~4h 以后，随着组织液的渗出及输液治疗，血液被稀释，血红蛋白、红细胞、血细胞比容逐渐降低，可出现贫血表现。

4. 其他　大量呕血后可出现氮质血症、发热等表现。

（三）问诊要点

1. 确定是否为呕血与黑粪　判断呕血时应排除口腔、鼻腔、咽喉部出血，咯血也可以从口腔吐出。判断黑粪时，应排除因食用过多肉类、动物肝脏、动物血以及服用铁剂、铋剂、炭粉等所致的黑粪。

2. 评估出血量　呕血与黑粪的持续时间、次数、量、颜色及性状变化，以此可粗略判断出血量。粪便隐血试验阳性者提示每天出血量大于 5ml；黑粪提示出血量在每天 50~70ml 以上；呕血提示胃内积血量达 250~300ml。由于呕血与黑粪常混有呕吐物与粪便，失血量难以估计，临床常根据全身反应估计出血量。

3. 出血部位　幽门以上部位的出血多兼有呕血与黑粪，幽门以下部位的出血常引起黑粪。但与出血量多少及出血速度有关。

4. 出血是否停止　如全身症状渐趋好转，血压、脉搏稳定，粪便隐血试验转阴，表示已无活动性出血。注意排便次数、颜色的变化。排便次数增加，量增多，颜色变红，粪质变稀提示出血加重，反之减轻。若短期内排出柏油样便或暗红色便提示继续出血，出血停止后，黑粪会持续一段时间，持续时间与病人每日排便次数有关，每日 1 次者粪便颜色一般于 3d 后转为正常。

5. 病因与诱因　既往有无消化性溃疡、慢性肝炎病史、有无服用肾上腺皮质激素、吲哚美辛、水杨酸类药物史。出血前有无酗酒、进食粗硬或刺激性食物、精神刺激、剧烈呕吐等。

6. 呕血与黑粪对病人的影响　有无头晕、黑矇、心悸、口渴等循环血量不足的表现；有无紧张、焦虑等情绪改变。

（四）相关护理诊断

1. 外周组织灌注无效　与上消化道出血所致的血容量不足有关。

2. 活动无耐力　与呕血和黑粪所致的贫血有关。

3. 有皮肤完整性受损的危险　与排泄物对肛周所致的贫血有关。

4. 恐惧　与大量呕血与黑粪有关。

5. 潜在并发症：休克。

十二、便血

便血（hematochezia）是指消化道出血，血液自肛门排出，便血颜色可呈鲜红色、暗红色或黑色。少量出血不造成粪便颜色改变，须经隐血试验才能确定者，称为隐血便（stool with occult blood）。

（一）病因

1. 上消化道疾病　视出血量与出血速度不同，可出现便血，亦可形成黑粪。详见本节十一、呕血与黑粪内容。

2. 下消化道疾病

（1）小肠疾病：急性出血性坏死性肠炎、肠结核、肠伤寒、小肠肿瘤等。

（2）结肠疾病：急性细菌性痢疾、阿米巴痢疾、溃疡性结肠炎、结肠癌、结肠息肉、血吸虫病、缺血性结肠炎等。

（3）直肠肛管疾病：直肠息肉、直肠癌、痔、肛裂、肛瘘、肛管损伤等。

3. 全身性疾病　白血病、血小板减少性紫癜、再生障碍性贫血、血友病、肝脏疾病、流行性出血热、败血症等。

成人下消化道出血的病因及临床特点见表 3-3。

表 3-3　成人下消化道出血的病因及临床特点

病因	临床特点
痔疮	一般不会引起大量出血，可有直肠疼痛或瘙痒史，血液多与粪便混合在一起或粘在卫生纸上
憩室病	多发生于中年或老年人，有间歇性下腹部绞痛史。出血与炎症无关，病人多在出血时感到疼痛减轻
血管发育异常	常见于老年人，可能与主动脉瓣狭窄有关
瘤（癌或息肉）	排便习惯改变、体重减轻、粪便隐血试验阳性
炎症性肠病	多见于年轻人，体重减轻、腹痛、腹泻，可有全身性表现
缺血性大肠炎	多引起下消化道出血、腹部杂音、外周血管病变；“腹部绞痛”多为肠系膜血管病引起的餐后脐周疼痛、感染
感染	入侵的病原微生物（如大肠埃希菌、阿米巴、志贺菌、弯曲菌）可引起出血性腹泻，其他感染性腹泻的特征

（二）临床表现

1. 便血　下消化道出血量较多时呈鲜红色，若在肠道内停留时间长，则可为暗红色，可全为血液或与粪便混合。鲜红色附于粪便表面，或为便后有鲜血滴出，提示肛门或肛管疾病出血，如痔、肛裂或直肠肿瘤。上消化道或小肠出血，在肠道内停留时间较长，粪便可呈黑色或柏油样。急性出血性坏死性肠炎可有洗肉水样便，且有特殊腥臭味。急性细菌性痢疾为黏液血便或脓血便。阿米巴痢疾为暗红色果酱样便。

2. 全身表现　短时间大量出血，可有急性失血性贫血及周围循环衰竭的表现，临床较少见。出血速度缓慢、出血量较少时，表现为持续性或间断性肉眼可见的少量便血而无明显全身症状。长期慢性失血，可出现乏力，头晕、贫血等症状，病人常因此就诊。

（三）问诊要点

1. 相关健康史　有无与便血相关健康史或某些可致黑色便的食物、药物摄入史。

2. 确定是否为便血　须与下列情况鉴别：①因食用过多肉类、动物肝脏、动物血所致黑便，此类黑便隐血试验阳性，但素食后即转为阴性；②服用铋剂、碳粉或中药液所致黑便，此类黑便一般外观灰黑色无光泽，隐血试验阴性。

3. 便血的方式　注意便血是出现在排便前，还是排便后；血液滴下，还是喷出，还是与粪便混在一起。便血方式与病变部位、出血的速度及出血量等密切相关。

4. 评估出血量　便血的次数、量、颜色及其变化可作为估计失血量的参考。因受粪便量的影响，还应结合全身症状才能准确估计。

5. 身心反应　评估便血所致的全身反应和程度以及有无慢性失血性贫血的表现。了解诊断结果与治疗对病人产生的心理反应。

（四）相关护理诊断

1. 活动无耐力　与便血所致贫血有关。

2. 有体液不足的危险　与长期便血所致的周围循环衰竭有关。

3. 焦虑　与长期便血病因不明有关。

4. 有皮肤完整性受损的危险　与排泄物刺激肛周皮肤有关。

十三、黄疸

案例导学与思考

案例导学：

王某，女性，因“右上腹疼痛 2d，发热、皮肤黄染 1d”入院。病人 2d 前进食油煎蛋后出现右上腹剧烈疼痛，阵发性加剧。1d 后出现寒战、发热，体温达到 39.2℃，尿黄，皮肤黄染。经检查初步诊断为急性化脓性胆管炎。

思考：

1. 该病人突出的症状有哪些？

2. 该病人的主要护理诊断 / 问题是什么？

黄疸（jaundice）是由于胆红素代谢紊乱引起血清中胆红素水平升高致皮肤、黏膜和巩膜发黄的现象。正常血清总胆红素为 1.7~17.1μmol/L，当血清总胆红素升高至 17.1~34.2μmol/L，虽高于正常，但临床不易察觉，称隐性黄疸（occult jaundice）；超过 34.2μmol/L 时即出现皮肤、黏膜、巩膜黄染，称为显性黄疸。

（一）胆红素的正常代谢

体内的胆红素主要来源于血红蛋白，循环血液中衰老的红细胞经单核 – 巨噬细胞系统破坏和分解，生成非结合胆红素（unconjugated bilirubin，UCB）（又称游离胆红素），占总胆红素的 80%~85%。非结合胆红素与血清蛋白结合而被输送，由于 UCB 不溶于水，不能从肾小球滤出，所以尿液中不会出现 UCB。非结合胆红素通过血循环至肝后，被肝细胞所摄取，经葡萄糖醛酸转移酶的作用与葡萄糖醛酸结合，形成结合胆红素（conjugated bilirubin，CB），CB 为水溶性，可通过肾小球滤过从尿中排出。CB 随胆汁排入肠道，经肠道细菌的脱氢作用还原为尿胆原，大部分尿胆原进一步氧化为尿胆素从粪便排出称粪胆素。小部分尿胆原在肠道内被重吸收，经门静脉回到肝脏，其中大部分再转变为结合胆红素，又随胆汁排入肠内，形成"胆红素的肠肝循环"，被吸收回肝的小部分尿胆原经体循环由肾排出体外（图 3-7）。生理状态下，胆红素进入与离开血液循环的速度维持平衡，故血液中的胆红素浓度保持相对恒定。

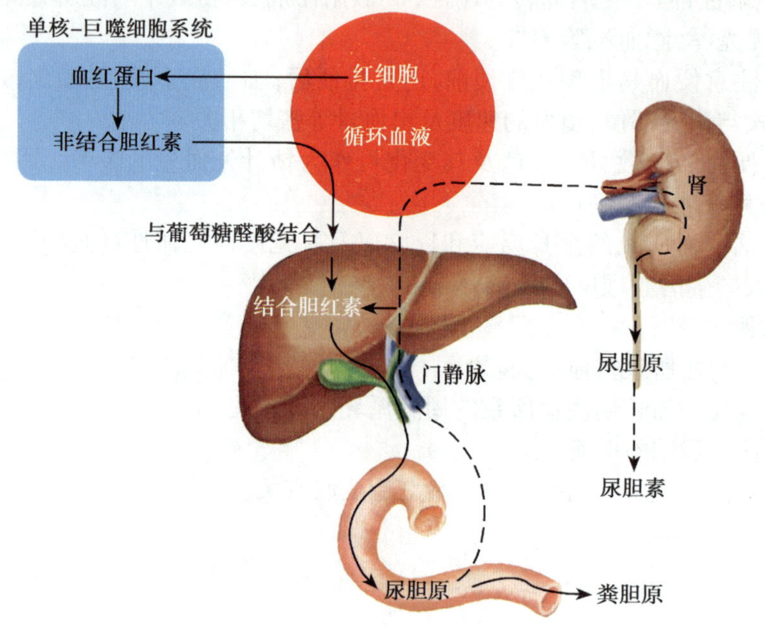

图 3-7 正常胆红素代谢过程图

视频：正常胆红素代谢

（二）病因与发病机制

胆红素生成过多，肝细胞对胆红素的摄取、结合、排泄障碍，或肝内外胆道阻塞等，都可以导致血清总胆红素浓度升高而发生黄疸。临床上根据黄疸的发生机制不同将其分为以下三种类型：

1. 溶血性黄疸（hemolytic jaundice） 由于红细胞破坏过多，形成大量的非结合胆红素，超过肝细胞的摄取、结合与排泌能力。另一方面，因为溶血导致贫血、缺氧和红细胞破坏产物的毒性作用，使肝细胞对胆红素的代谢功能降低，致非结合胆红素在血液中浓度升高而出现黄疸。常见于先天性溶血性贫血如海洋性贫血、遗传性球形红细胞增多症和后天获得性溶血性贫血如自身免疫性溶血性贫血、不同血型输血后的溶血、新生儿溶血等。

2. 肝细胞性黄疸（hepatocellular jaundice） 由于肝细胞损伤使其对胆红素的摄取、结合及排泄功能降低，使血中的非结合胆红素增加。未受损的肝细胞仍能将部分非结合胆红素转化为结合胆红素，但因肝细胞肿胀、坏死及小胆管内胆栓形成等，使部分结合胆红素不能顺利经胆管排出而反流入血，导致血中结合胆红素也增加而出现黄疸。常见于病毒性肝炎、中毒性肝炎、肝硬化、钩端螺旋体病、败血症等。

3. 胆汁淤积性黄疸（cholestasis jaundice） 由于胆道阻塞，阻塞上方胆管内的压力升高，胆管扩张，导致小胆管与毛细胆管破裂，胆汁中的胆红素反流入血，使血中结合胆红素升高。也可因肝内原因使胆汁生成和 / 或胆汁内成分排出障碍引起黄疸。胆汁淤滞可分为肝内性和肝外性，前者见于肝内泥沙样结石、毛细胆管型病毒性肝炎，后者多由胆总管结石、狭窄、肿瘤等引起。

（三）临床表现

1. 溶血性黄疸　一般黄疸较轻，皮肤黏膜呈浅柠檬色，无皮肤瘙痒。急性溶血时伴有发热、寒战、腰背痛，多有不同程度的贫血和血红蛋白尿（尿呈酱油色或茶色），重者出现急性肾功能衰竭；慢性溶血多为先天性，可伴有贫血和脾肿大。溶血性黄疸病人血中总胆红素升高，以非结合胆红素升高为主，尿结合胆红素定性试验阴性，尿胆原增加，尿液颜色加深。粪胆原升高，粪便颜色加深。

2. 肝细胞性黄疸　皮肤、黏膜浅黄色至深黄色不等，可有轻度皮肤瘙痒。常伴有肝脏原发病的表现，如乏力、食欲减退、厌油腻、恶心、呕吐、肝区不适或疼痛等。严重者有出血倾向、腹水等表现。肝细胞性黄疸者血中总胆红素升高，结合胆红素和非结合胆红素均升高，尿结合胆红素定性试验阳性，有肝功能受损的表现。

3. 胆汁淤积性黄疸　皮肤黄疸多较严重，呈暗黄色，完全阻塞者可黄绿色，常有皮肤瘙痒、心动过缓、尿色深如浓茶，粪便颜色变浅，完全梗阻时，粪便呈白陶土色等表现。因胆汁淤滞致脂溶性维生素 K 吸收障碍，常有出血倾向。胆汁淤积性黄疸者血中总胆红素增加，以结合胆红素升高为主，尿结合胆红素定性试验阳性，尿胆原和粪胆原减少或缺如，并有血清碱性磷酸酶及总胆固醇升高。

（四）问诊要点

1. 确认有无黄疸　注意与胡萝卜素血症、阿的平等药物所致皮肤发黄区别。

2. 黄疸的特点　起病缓急、持续时间、皮肤色泽、粪便与尿液的颜色、是否伴有皮肤瘙痒及其程度，有无其他伴随症状等。一般而言，黄染越深病情越重；梗阻越完全，皮肤瘙痒越严重，粪便颜色越浅；黄疸伴皮肤瘙痒常提示黄疸程度较重，瘙痒减轻则提示病情好转，黄疸在消退。

3. 病因与诱因　注意既往有无溶血性疾病、肝脏疾病、胆石症等健康史；有无与肝炎病人密切接触史或近期血制品输注史；有无长期用药或大量饮酒史；黄疸的发生与饮食有无关系，如葡萄糖 -6- 磷酸脱氢酶缺乏症病人食用蚕豆可诱发急性溶血等。

4. 黄疸对病人的影响　有无因皮肤瘙痒所致的睡眠与休息型态的改变；有无因皮肤、黏膜和巩膜发黄所致的自我概念型态的改变。

5. 诊疗及护理经过　发病以来已经接受的诊断性检查及结果，已采取的治疗与护理情况及效果。

（五）相关护理诊断

1. 舒适度减弱：皮肤瘙痒　与胆红素排泄障碍、血液胆盐升高所致的皮肤瘙痒有关。

2. 有皮肤完整性受损的危险　与皮肤瘙痒有关。

3. 体像紊乱　与黄疸所致皮肤、黏膜和巩膜发黄有关。

4. 睡眠型态紊乱　与胆红素过高所致皮肤瘙痒有关。

5. 焦虑　与皮肤严重黄染有关。

十四、意识障碍

意识障碍（disturbance of consciousness）是指人体对周围环境及自身状态的识别和察觉能力障碍的一种精神状态。任何原因引起高级中枢神经功能损害时均可出现意识障碍，可表现为嗜睡、意识模糊、昏睡、谵妄以及昏迷。

（一）病因

1. 颅内病变　①颅脑外伤：车祸、撞击、枪伤等造成颅骨骨折或脑实质损伤，导致颅内出血、脑水肿；②急性脑血管病：脑出血、脑梗死、高血压脑病等；③颅内感染：脑炎、脑膜脑炎等；④颅内占位性病变：脑肿瘤、脑脓肿等；⑤癫痫。

2. 内分泌及代谢性疾病 尿毒症、肝性脑病、肺性脑病、糖尿病、低血糖、甲状腺危象、水电解质平衡失调等。

3. 中毒 镇静安眠药、抗精神病药、麻醉镇痛药、有机磷农药、酒精、吗啡、一氧化碳中毒等。

4. 急性感染 败血症、中毒性菌痢、中毒性肺炎等。

5. 缺血、缺氧性脑病 高山病、窒息、休克、阿－斯综合征、DIC 等。

6. 其他 中暑、体温过高或过低、触电、子痫等。

（二）发病机制

意识由意识内容及其“开关”系统两部分组成。意识内容指大脑皮质功能活动，包括记忆、思维、定向力和情感等，以及通过视、听、语言和复杂运动等与外界保持密切联系的能力。意识状态的正常取决于大脑半球功能的完整性，急性广泛性大脑半球损害或半球向下移位压迫丘脑或中脑时，可引起不同程度的意识障碍。意识的“开关”系统包括感觉传导径路（特异性上行投射系统）和脑干网状结构（非特异性上行投射系统），可激活大脑皮质并使之维持一定水平的兴奋性，使机体处于觉醒状态而在此基础上产生意识的内容。“开关”系统不同部位、不同程度的损害，可致不同程度的意识障碍。

（三）临床表现

1. 嗜睡 最轻的意识障碍，是一种病理性倦睡，病人陷入持续的睡眠状态，可被唤醒，并能正确回答问题和做出各种反应，但当刺激去除后很快又再入睡。

2. 意识模糊 意识水平轻度下降，较嗜睡为深的一种意识障碍，病人能保持简单的精神活动，但对时间、地点、人物的定向能力发生障碍。

谵妄是一种以兴奋性增高为主的高级神经中枢急性活动失调状态，临床上表现为意识模糊、定向力丧失、感觉错乱（幻觉、错觉）、躁动不安、言语杂乱。部分病人可康复，部分病人可发展为昏迷。

3. 昏睡 病人处于熟睡状态而不易唤醒，在强刺激下如压迫眶上神经、摇动身体时可被唤醒，但很快又入睡，醒时答话含糊或答非所问。

4. 昏迷 是最严重的意识障碍，表现为意识持续的中断或完全丧失，按其程度可分为轻度昏迷、中度昏迷和深度昏迷。

（1）轻度昏迷：表现为意识大部分丧失，无自主运动，对声、光刺激无反应，对疼痛刺激尚可出现痛苦表情和肢体退缩等防御反应。角膜反射、瞳孔对光反射、眼球运动、吞咽反射等可存在。

（2）中度昏迷：表现为对周围事物及各种刺激无反应，对剧烈刺激可有防御反射，角膜反射减弱、瞳孔对光反射迟钝，无眼球运动。

（3）深度昏迷：表现为意识完全丧失，对各种刺激全无反应，全身肌肉松弛，深、浅反射均消失。

（四）问诊要点

1. 意识障碍的特点与程度 包括程度及其进展。可通过与病人交谈，评估思维、反应、情感活动、定向力等，必要时可通过痛觉实验、角膜反射、瞳孔对光反射等来判断意识障碍程度。也可按照 Glasgow 昏迷评分表（Glasgow coma scale，GCS）对其程度进行评估。评分项目包括睁眼反应、运动反应和语言反应，分别检测 3 个项目并予以计分，再将各个项目分值相加求其总分，即可得到意识障碍程度的客观评分（表 3–4）。GCS 总分为 3~15 分，14~15 分为正常，8~13 分为意识障碍，≤7 分为浅昏迷，<3 分为深昏迷。评估中注意运动反应的刺激部位应以上肢为主，并以其最佳反应计分。

表 3-4　Glasgow 昏迷评分表

评分项目	反应	得分
睁眼反应	正常睁眼（自动睁眼）	4
	对声音刺激有睁眼反应	3
	对疼痛刺激有睁眼反应	2
	对任何刺激无睁眼反应	1
运动反应	可按指令动作	6
	对疼痛刺激能定位	5
	对疼痛刺激有肢体退缩反应	4
	疼痛刺激时肢体过屈（去皮质强直）	3
	疼痛刺激时肢体过伸（去大脑僵直）	2
	疼痛刺激无反应	1
语言反应	能准确回答时间、地点、人物等定向问题	5
	能说话，但不能准确回答时间、地点、人物等定向问题	4
	用字不当，但字意可变	3
	言语模糊不清，字意难辨	2
	任何刺激语言反应	1

2. 相关的病史与原因　有无与意识障碍相关的疾病史或诱发因素。

3. 意识障碍对病人的影响　有无口腔炎、角膜炎、结膜炎、角膜溃疡、压疮等改变；有无肌肉萎缩、关节僵硬、肢体畸形；有无排便、排尿失禁；有无亲属无能力照顾病人的情况。

4. 诊断、治疗和护理经过　已接受的诊断性检查及结果，已采用的治疗及护理措施及效果。

（五）相关护理诊断

1. 急性意识障碍　与脑出血、肝性脑病有关等。
2. 清理呼吸道无效　与意识障碍致咳嗽、吞咽反射减弱或消失有关。
3. 口腔黏膜受损　与意识障碍所致的自理能力丧失及唾液分泌减少有关。
4. 排尿障碍　与意识障碍致排尿失控有关。
5. 排便失禁　与意识障碍致排便失控有关。
6. 有受伤的危险　与意识障碍所致的躁动不安有关。
7. 营养失调：低于机体需要量　与意识障碍不能正常进食有关。
8. 有皮肤完整性受损的危险　与意识障碍导致自主运动丧失、排粪或排尿失控有关。
9. 照顾者角色紧张　与照顾者负荷过重有关。
10. 潜在的并发症：肺部感染。

（王春桃　尹海鹰　王　华　付　静　谭　芳　王新颖）

自测题

第四章
身 体 评 估

学习目标

1. 掌握身体评估的基本方法及注意事项；全身状态检查、头颈部检查、胸部检查及腹部评估的方法、内容及阳性体征的临床意义。

2. 熟悉身体评估的目的；脊柱与四肢、肛门与直肠、生殖器检查及神经系统检查的方法、内容及阳性体征的临床意义。

3. 了解阳性体征的产生机制。

4. 学会运用规范的手法对被评估者进行系统的体格检查，能识别阳性体征并分析其临床意义，为护理诊断提供翔实的健康资料。

5. 具有尊重被评估者、爱护被评估者、保护被评估者隐私的意识；具有良好的沟通能力与团结协作的意识及临床逻辑思维能力，培养敬业精神和伦理道德行为。

第一节 一般评估

案例导学与思考

案例导学：

退休张大爷，66岁，因“乏力，大量腹水3d”，以“肝癌晚期”收治入院，护士小李已通过问诊了解了其健康史，现对其进行身体评估。

思考：

1. 如何对张大爷进行身体评估，其营养状态如何？

2. 张大爷皮肤颜色是否会改变？为什么会出现这样的改变？

一般评估是身体评估的第一步，评估以视诊为主，配合触诊和听诊或借助体温表、血压计、听诊器等仪器进行检查。评估内容包括全身状态、皮肤和浅表淋巴结检查。

一、全身状态

全身状态（general body state）评估是对病人一般状态的概括性观察，评估的内容包括性别、年龄、生命体征、意识状态、面容与表情、发育与体型、营养状态、体位、步态等。

（一）性别

性别（sex）不难判断，因正常成人的性征明显。生殖器与第二性征的发育情况是判断性别的主要依据，性征发育正常与否，对于女性与雌激素和雄激素有关，对于男性仅与雄激素有关。某些疾病或药物可使女性男性化或男性女性化以及出现其他第二性征等改变；有些疾病的发生与性别有一定的关系，如乳腺癌、系统性红斑狼疮多见于女性，肺癌、痛风多见于男性。

（二）年龄

年龄（age）与某些疾病的发生以及预后有着密切关系。如佝偻病、白喉、荨麻疹等多见于幼儿及儿童，风湿热、结核病多见于青少年，动脉粥样硬化则多见于老年人；一般青少年患病后预后较良好，老年人则预后较差。年龄大小一般可经问诊获得，但在某些特殊情况下，如昏迷、死亡或隐瞒年龄时则需要通过观察进行判断，如通过观察皮肤的弹性与光泽、肌肉状态以及毛发的颜色与分布等进行大概判断。

（三）生命体征

生命体征（vital sign）是评价生命活动存在与否及其质量的重要指标，包括体温、脉搏、呼吸、血压，为身体评估必须评估的项目之一（详尽内容见《护理学基础》相应内容）。

（四）发育与体型

1. 发育　发育为个体成熟之前机体发生的变化。发育是否正常，应以年龄、智力、体格成长状态（包括身高体重及第二性征等）之间的关系进行综合评价。发育正常者的年龄、智力与体格成长状态均衡一致。判断正常人发育正常的指标为：①头长为身高的 1/8~1/7；②胸围为身高的 1/2；③双上肢水平展开指尖距离约等于身高；④坐高等于下肢的长度。正常人各年龄组的身高与体重之间存在一定的对应关系。

机体的发育受种族遗传、内分泌、营养代谢、生活条件及体育锻炼等多种因素的影响。临床上的病态发育与内分泌的改变密切相关。在发育成熟前，如出现垂体前叶功能亢进，可致体格异常高大称为巨人症（gigantism）；如发生垂体功能减退，可致体格异常矮小称为垂体性侏儒症（pituitary dwarfism）。甲状腺对体格发育具有促进作用。发育成熟前，如患甲状腺功能亢进时，可因代谢增强、食欲亢进，导致体格发育有所改变；如发生甲状腺功能减退，可导致体格矮小和智力低下，称为呆小病（cretinism）。

性激素决定第二性征的发育，当性激素分泌受损，可导致第二性征的改变。男性病人出现“阉人”征（eunuchism），表现为上、下肢过长，骨盆宽大，无胡须、毛发稀少，皮下脂肪丰满，外生殖器发育不良，发音女声；女性病人出现乳房发育不良、闭经、体格男性化、多毛、皮下脂肪减少、发音男声。性激素对体格亦具有一定的影响，性早熟儿童，患病初期可较同龄儿童体格发育快，但常因骨骺过早闭合限制其后期的体格发育。婴幼儿时期营养不良亦可影响发育，如维生素 D 缺乏时可致佝偻病（rickets）。

2. 体型　体型（habitus）是身体各部发育的外观表现，包括骨骼、肌肉、脂肪分布的状态。临床上将成人体型分 3 种：

（1）正力型（匀称型）：身体各个部位结构匀称适中，腹上角约 90°，见于多数正常成人。

（2）超力型（矮胖型）：体格粗壮、颈粗短、肩宽平、胸围大、腹上角大于 90°。

（3）无力型（瘦长型）：体高肌瘦、颈细长、肩窄下垂、胸廓扁平、腹上角小于 90°。

（五）营养状态

营养状态（state nutrition）与食物的摄入、消化、吸收和代谢等因素密切相关，可作为评估健康和疾病程度的标准之一。营养状态应根据皮肤、毛发、皮下脂肪、肌肉的发育情况进行综合判断。最简便而迅速的方法是观察皮下脂肪充实的程度，最方便和最适宜的部位是脂肪分布个体差异最小的前臂屈侧或上臂背侧下 1/3 处。此外，在一定时间内监测体重的变化亦可反映机体的营养状态。

1. 营养状态的分级　临床上通常用良好、中等、不良三个等级对营养状态进行描述。

（1）良好：黏膜红润、皮肤光泽、弹性良好，皮下脂肪丰满而有弹性，肌肉结实，指甲、毛发润泽，肋间隙及锁骨上窝深浅适中，肩胛部和股部肌肉丰满。

（2）不良：皮肤黏膜干燥、弹性降低，皮下脂肪菲薄，肌肉松弛无力，指甲粗糙无光泽、毛发稀疏，肋间隙、锁骨上窝凹陷，肩胛骨和髂骨嶙峋突出。

（3）中等：介于良好与不良之间。

2. 营养状态的判断

（1）临床上常以计算标准体重或体重指数（body mass index，BMI）来判断营养状态。

1）标准体重根据身高计算，WHO 标准：男性，体重（kg）=［身高（cm）−80］×0.7；女性，体重（kg）=［身高（cm）−70］×0.6。简单粗略计算体重（kg）= 身高（cm）−105。通常认为超过标准体重的 10% 为超重，超过标准体重 20% 为肥胖，必须排除由于肌肉发达或水分潴留的因素；体重低于标准体重的 10% 为消瘦，但也有主张体重低于标准体重的 10% 为低体重，低于标准体重的 20% 为消瘦。

2）BMI= 体重（kg）/［身高（m）］^{2}，BMI 判断体重变化的标准见表 4-1。但是，年龄和性别对体重有一定影响，年长者骨骼、肌肉的重量有所下降，男性骨骼和肌肉的重量往往超过女性。

表 4-1　BMI 判断体重变化的标准（kg/m^2）

体重变化	WHO 亚洲人标准	国际通用标准	体重变化	WHO 亚洲人标准	国际通用标准
低体重	<18.5		肥胖前状态	23.0~24.9	
正常	18.5~22.9	20~24.9	一级肥胖	25.0~29.9	
超重	≥23	25~29.9	二级肥胖	≥30.0	
肥胖		>30			

（2）国际生命科学学会（International Life Science Institute，ILSI）中国办事处的“中国肥胖问题工作组”（Working Group on Obesity in China，WGOC）提出了中国人 BMI 标准，BMI=24kg/m^2 为中国成人超重的界限，BMI=28kg/m^2 为肥胖的界限；男性腰围≥85cm，女性腰围≥80cm 为腹部脂肪蓄积的界限。中华医学会糖尿病学分会建议代谢综合征中肥胖的定义为 BMI ≥25kg/m^2。

知识链接

腰臀比与不良健康事件的关系

研究表明，亚洲人体内的脂肪含量比相同体重的西方人高出许多，且亚洲人与体重相同的西方人相比更容易患上高血压、糖尿病、心血管病等与肥胖有关的疾病。因此，用一个标准不合适，亚洲人的 BMI 健康标准应该比欧洲人更严格。女性皮下脂肪较男性多，其增加的脂肪组织分布松散；中年男性发胖者增加的脂肪多见于内部脏器与网膜，因此，腰臀比已被用于判断脂肪分布的类型，女性腰臀比 >0.8（男性 >0.9）为不正常，腰臀比异常与不良健康事件的危险性相关，其预测价值大于 BMI。

3. 营养状态异常

（1）营养不良：由于摄食不足或／和消耗过多引起，极度消瘦者称为恶病质（cachexia）。

（2）营养过度：表现为超重或肥胖，是体内中性脂肪积聚过多的表现。分为：①外源性肥胖，主要与摄食过多、营养过剩有关，表现为全身脂肪分布均匀，身体各个部位无异常改变，常有一定的遗传倾向；②内源性肥胖，多由内分泌与代谢性疾病引起，如肥胖性生殖无能综合征、肾上腺皮质功能亢进（库欣综合征，Cushing syndrome）、甲状腺功能低下等，常伴有其他异常表现。

（六）意识状态

意识（consciousness）是大脑功能活动的综合表现，是人对自身状态和周围环境的识别和察觉能力，正常人意识清晰、定向力正常、反应敏锐精确、思维情感正常、语言流畅、准确，言能达意。凡能影响大脑功能活动的疾病均可引起不同程度的意识改变，称为意识障碍。

判断病人意识状态多采用问诊，通过交谈了解病人的思维、反应、情感、计算及定向力等方面的情况。对较为严重者，还应进行痛觉试验、瞳孔反射等评估，以确定病人意识障碍的程度。根据意识障碍的程度可将其分为嗜睡、意识模糊、谵妄、昏睡和昏迷。意识障碍的临床表现与评估内容详见第三章第二节常见症状评估相关部分。

（七）面容与表情

面容（facial feature）是指面部呈现的状态；表情（expression）是在面部或姿态上思想感情的表现。一般正常人表情自然，神态安怡；患病后可致痛苦、忧虑、疲惫等面容与表情。面容与表情是评价一个人情绪状态的重要指标。由于某些疾病会出现一些特征性面容与表情，对评估病人的健康状况具有重要的临床价值。通过视诊可确定病人的面容和表情，临床上常见的异常面容特点及临床意义见表 4-2 及图 4-1~ 图 4-4。

表 4-2　常见异常面容的特点及临床意义

面容	特点	临床意义
急性病容	面色潮红，兴奋不安，鼻翼扇动，口唇疱疹，表情痛苦	急性感染性疾病，如肺炎球菌肺炎、疟疾、流行性脑脊髓膜炎
慢性病容	面容憔悴，面色晦暗或苍白无华，目光暗淡	慢性消耗性疾病，如恶性肿瘤、严重结核病等
贫血面容	面色苍白，唇舌色淡，表情疲惫	各种原因所致的贫血
肝病面容	面色晦暗，额部、鼻背、双颊有褐色色素沉着	慢性肝脏疾病
肾病面容	面色苍白，眼睑、颜面水肿，舌色淡、舌缘有齿痕	慢性肾脏疾病
甲状腺功能亢进面容	面容惊愕，睑裂增宽，眼球凸出，目光炯炯，兴奋不安，烦躁易怒	甲状腺功能亢进症
黏液性水肿面容	面色苍黄，颜面水肿，睑厚面宽，目光呆滞，反应迟钝，眉毛、头发稀疏，舌色淡、肥大	甲状腺功能减退症
二尖瓣面容	面色晦暗、双颊紫红、口唇轻度发绀	风湿性心瓣膜病二尖瓣狭窄
肢端肥大症面容	头颅增大，面部变长，下颌增大、向前突出，眉弓及两颧隆起，唇舌肥厚，耳鼻增大	肢端肥大症
伤寒面容	表情淡漠，反应迟钝呈无欲状态	肠伤寒、脑脊髓膜炎、脑炎等高热衰竭病人
苦笑面容	牙关紧闭，面肌痉挛，呈苦笑状	破伤风
满月面容	面圆如满月，皮肤发红，常伴痤疮和胡须生长	Cushing 综合征
面具面容	面部呆板、无表情，似面具样	震颤麻痹、脑炎等

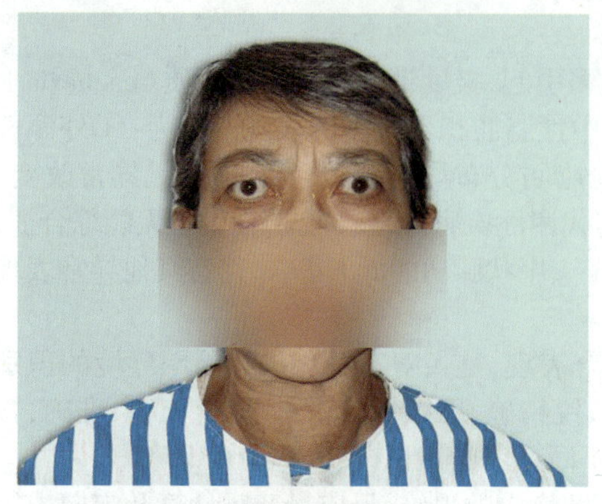

图 4-1 甲状腺功能亢进面容

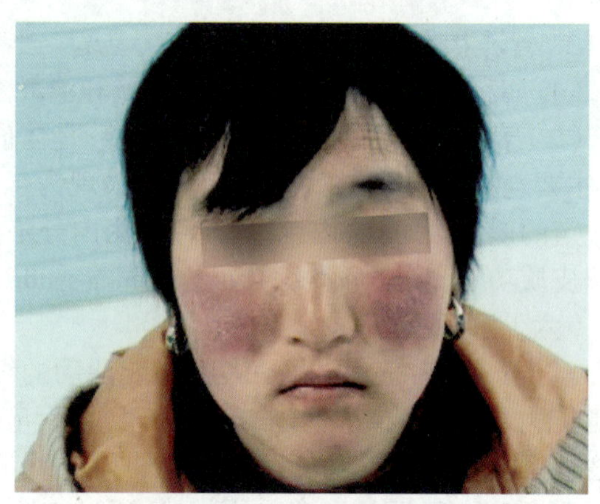

图 4-2 二尖瓣面容

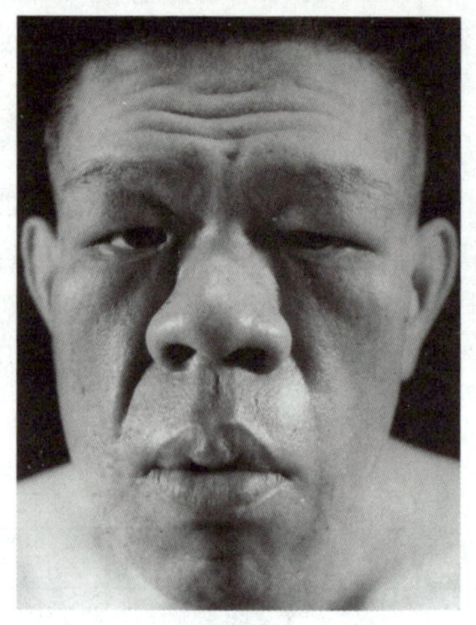

图 4-3 肢端肥大症面容

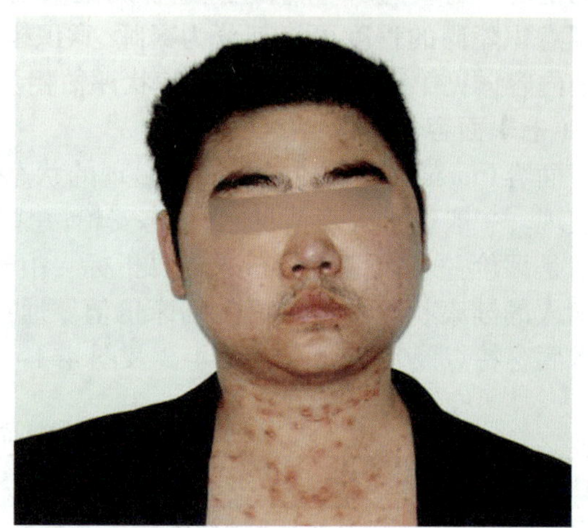

图 4-4 满月面容

（八）体位

体位（position）是指病人身体所处的状态。体位的改变对某些疾病的诊断具有一定意义。常见的体位如下：

1. 自动体位（active position） 身体活动自如，不受限制。见于正常人、轻症和疾病早期病人。

2. 被动体位（passive position） 病人不能自己随意调整或变换身体的位置，见于极度衰弱或意识丧失者。

3. 强迫体位（compulsive position） 病人为减轻痛苦而被迫采取的某种特殊体位。临床上常见的强迫体位特点及临床意义见表 4-3。

（九）姿势与步态

1. 姿势 姿势（posture）是指举止的状态。健康成人躯干端正，肢体活动灵活适度。正常的姿势主要依靠骨骼结构和各部分肌肉的紧张度来保持，但亦受机体健康状况及精神状态的影响，如疲劳和情绪低沉时可出现垂肩、弯背、拖拉蹒跚的步态。病人因疾病的影响，可出现姿势的改变。颈部活动受限提示颈椎疾病；充血性心力衰竭病人多愿采取坐位、当其后仰时可出现呼吸困难；腹部疼痛时可有躯干制动或弯曲，胃、十二指肠溃疡或胃肠痉挛性疼痛发作时，病人常捧腹而行。

表 4-3 常见强迫体位的特点及临床意义

体位	特点	临床意义
强迫仰卧位	病人仰卧，双腿蜷曲，借以减轻腹部肌肉的紧张程度	急性腹膜炎等
强迫侧卧位	有胸膜疾病的病人多采取患侧卧位，可限制患侧胸廓活动而减轻疼痛和有利于健侧代偿呼吸	一侧胸膜炎和大量胸腔积液的病人
强迫俯卧位	俯卧位可减轻脊背肌肉的紧张程度	脊柱疾病
强迫坐位	亦称端坐呼吸，病人坐于床沿上，以两手置于膝盖或扶持床边。该体位便于辅助呼吸肌参与呼吸运动，加大膈肌活动度，增加肺通气量，并减少回心血量和减轻心脏负担	心、肺功能衰竭
强迫蹲位	病人在活动过程中，因呼吸困难和心悸而停止活动并采用蹲踞位或膝胸位以缓解症状	先天性发绀型心脏病
强迫停立位	在步行时心前区疼痛突然发作，病人常被迫立刻站住，并以右手按抚心前部位，待症状稍缓解后才继续行走	心绞痛
辗转体位	病人辗转反侧，坐卧不安	胆石症、胆道蛔虫症、肾绞痛等
角弓反张位	病人颈及脊背肌肉强直，出现头向后仰，胸腹前凸，背过伸，躯干呈弓形	破伤风、小儿脑膜炎

2. 步态 步态（gait）是指走动时所表现的姿态，某些疾病可导致步态发生显著改变，并具有一定的特征性，有助于疾病的诊断。常见的异常步态的特点及临床意义见图 4-5 及表 4-4。

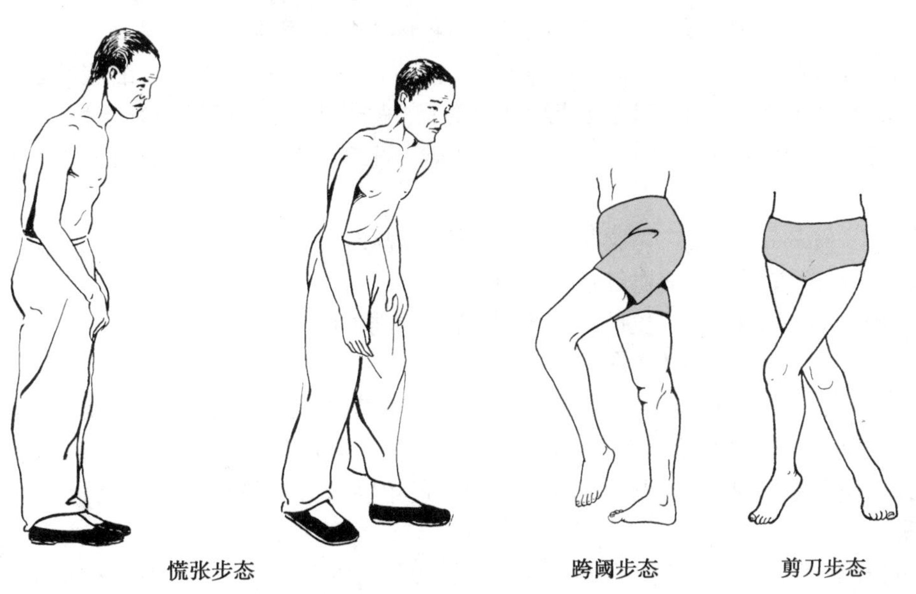

图 4-5 常见异常步态

表 4-4 常见异常步态的特点及临床意义

步态	特点	临床意义
蹒跚步态	走路时身体左右摇摆似鸭行	佝偻病、大骨节病、进行性肌营养不良或先天性双侧髋关节脱位
醉酒步态	行走时躯干重心不稳、步态紊乱如醉酒状	小脑疾病、乙醇及巴比妥中毒
共济失调步态	起步时一脚高抬、骤然垂落，且双目向下注视，两脚间距很宽，以防身体倾斜，闭目时则不能保持平衡	脊髓病变
慌张步态	起步后小步急速趋行，身体前倾，有难以止步之势	帕金森病
跨阈步态	由于踝部肌肉肌腱松弛，患足下垂，行走时必须抬高下肢才能起步	腓总神经麻痹
剪刀步态	由于双下肢肌力增高，尤以伸肌和内收肌肌张力增高明显，移步时下肢内收过度，两腿交叉呈剪刀状	脑性瘫痪与截瘫

二、皮肤

皮肤（skin）为身体与外界环境间的屏障，具有重要的生理功能。皮肤本身的疾病很多，全身许多疾病在病程中也可伴随着多种皮肤病变和反应。评估方法以视诊为主，必要时配合触诊。评估重点为皮肤颜色、温度、湿度、弹性、皮疹、皮下出血、蜘蛛痣与肝掌、水肿等。

（一）颜色

皮肤的颜色与种族和遗传有关，并受色素量、毛细血管分布、血液充盈度及皮下脂肪厚薄等因素有关。

1. 苍白（pallor） 与贫血、末梢毛细血管痉挛或充盈度不足有关。以面部、结膜、口腔黏膜和甲床最为明显。可见于寒冷、惊恐、虚脱、休克、贫血、主动脉瓣关闭不全等。仅见肢端苍白，可能与肢体痉挛或阻塞有关，见于雷诺病、血栓闭塞性脉管炎等。

2. 发红（redness） 与毛细血管扩张充血、血流加速、血量增加及红细胞数量增多相关。①生理情况：见于运动、饮酒、日晒或情绪激动等；②病理情况：见于发热性疾病（如猩红热、肺炎球菌性肺炎等）、某些中毒（如阿托品、一氧化碳中毒等），以及库欣综合征、真性红细胞增多症等。

3. 发绀（cyanosis） 皮肤黏膜呈青紫色，常出现在口唇、舌、耳廓、面颊、肢端等部位。可见于脱氧血红蛋白增多或异常血红蛋白血症。

4. 黄染（stained yellow） 皮肤黏膜发黄，常见的原因有：

（1）黄疸：由于血清内胆红素浓度升高使皮肤、黏膜和巩膜发黄称为黄疸。血清内胆红素浓度超过 34.2μmol/L 时，过多的胆红素沉积引起巩膜、黏膜和皮肤。其黄染的特点是：①黄疸首先出现于巩膜、软腭后部及软腭黏膜上，随着血中胆红素浓度的继续升高，黏膜黄染更明显时，才会出现皮肤黄染；②巩膜黄染是连续的，近角膜缘处黄染轻、黄色淡，远角膜缘处黄染重、黄色深。

（2）胡萝卜素升高：过多食用胡萝卜、南瓜、橘子、橘子汁等可引起血中胡萝卜素升高，当超过 2.5g/L 时，也可使皮肤黄染。其特点是：①黄染首先出现于手掌、足底、前额及鼻部皮肤；

②一般不出现巩膜和口腔黏膜黄染；③血中胆红素不高；④停止食用富含胡萝卜素的食品后，皮肤黄染逐渐消退。

（3）长期服用含有黄色素的药物：如米帕林、呋喃类等药物也可导致皮肤黄染。其特点是：①黄染首先出现于皮肤，严重者也可出现于巩膜；②巩膜黄染的特点是近角膜的巩膜缘处黄染重、黄色深，离角巩膜缘越远，黄染越轻、黄色越淡，是与黄疸的重要区别。

5. 色素沉着（pigmentation）　色素沉着是由于表皮基底层的黑色素增多所致的部分或全身皮肤色泽加深。生理情况下，身体的外露部分，以及乳头、腋窝、生殖器官、关节、肛门周围等处皮肤色素较深。如果这些部位的色素明显加深，或其他部位出现色素沉着，则提示为病理征象。常见于慢性肾上腺皮质功能减退，其他如肝硬化、晚期肝癌、肢端肥大症、黑热病、疟疾以及使用某些药物如砷剂和抗肿瘤药物等。另外，妊娠妇女面部、额部可出现棕褐色对称性色素斑称为妊娠斑，老年人全身或面部可有散在色素沉着称为老年斑。

6. 色素脱失（depigmentation）　正常皮肤均含有一定量的色素，当酪氨酸酶缺乏，表皮基底层的黑色素合成减少，导致皮肤丧失原有色素，形成脱色斑称为色素脱失。常见的有：①白癜（vitiligo）：呈多形性大小不等的色素脱失斑片，多出现于身体外露部位，发生后可逐渐扩大，但进展缓慢，无自觉症状及功能改变，常见于白癜风；②白斑（leukoplakia）：多为圆形或椭圆形色素脱失斑，面积不大，常见于口腔黏膜及女性外阴部，部分白斑有癌变的可能；③白化病（albinism）：为全身皮肤和毛发色素脱失，属遗传性疾病，为先天性酪氨酸酶合成障碍所致。

（二）湿度

皮肤湿度（moisture）与汗腺分泌功能、气温和湿度变化有关。在气温高、湿度大的环境中出汗增多是生理的调节功能。一般出汗多者皮肤较湿润，出汗少者皮肤较干燥。病理情况下，出汗可能增多、减少或无汗。甲状腺功能亢进症、佝偻病、风湿病、结核病常有多汗；夜间睡后出汗称盗汗，多见于结核病；手足皮肤发凉而大汗淋漓称为冷汗，见于休克和虚脱的病人。脱水、维生素 A 缺乏症、黏液性水肿、硬皮病、尿毒症等可表现为皮肤干燥无汗。

（三）弹性

皮肤弹性（elasticity）与年龄、营养状态、皮下脂肪、组织间隙所含液体量有关。儿童及青年皮肤紧张富有弹性；中年以后皮肤组织逐渐松弛，弹性减弱；老年人皮肤组织萎缩，皮下脂肪减少，弹性减退。评估皮肤弹性时，常选择手背或上臂内侧部位，以拇指和示指将皮肤捏起，松手后皮肤皱褶迅速平复为弹性正常，皱褶平复缓慢为弹性减弱，后者常见于长期消耗性疾病、严重脱水者。发热时血液循环加速、周围血管充盈，可使皮肤弹性增加。

（四）皮疹

皮疹（skin eruption）多为全身性疾病的表现之一，是临床诊断某些疾病的重要依据。常见于传染病、皮肤病、药物及其他物质所致的过敏反应等。其出现的规律和形态有一定的特异性，评估皮疹时应注意其出现与消失的时间、发展顺序、分布部位、形态大小、颜色及压之是否褪色、平坦或隆起、有无瘙痒及脱屑等。临床上常见的皮疹有以下几种：

1. 斑疹（macula）　其特点为局部皮肤发红，病灶不隆起皮肤表面。见于丹毒、斑疹伤寒、风湿性多形性红斑等。

2. 玫瑰疹（roseola）　其特点为鲜红色圆形斑疹，直径 2~3mm，为病灶周围血管扩张所致。评估时拉紧附近皮肤或以手指按压可使皮疹消退，松开时又出现，多见于胸腹部。为伤寒、副伤寒的特征性皮疹。

3. 丘疹（papule） 其特点为除局部颜色改变发红外，病灶隆起皮肤表面。见于药物疹、麻疹及湿疹等。

4. 斑丘疹（maculopapule） 其特点为丘疹周围有皮肤发红的底盘。见于风疹、猩红热、药物疹等。

5. 荨麻疹（urticaria） 其特点为稍微隆起皮肤表面的苍白或粉红色、大小不等、形态不一的局限性水肿，常伴瘙痒，消退后不留痕迹。为速发型皮肤变态反应所致。见于药物或各种过敏反应。

（五）脱屑

皮肤脱屑（desquamation）常见于正常皮肤表层不断角化和更新，但不易察觉。大量皮肤脱屑见于病理状态下。米糠样脱屑常见于麻疹，片状脱屑常见于猩红热，银白色鳞状脱屑见于银屑病。

（六）皮下出血

皮下出血（subcutaneous hemorrhage）常见于造血系统疾病、重症感染、某些血管损害性疾病及药物、食物中毒等。其特点为局部皮肤呈青紫色或黄褐色，压之不褪色，除血肿外一般不高出皮面。根据皮下出血的直径大小及伴随情况可分为：①瘀点（petechia）：直径 <2mm；②紫癜（purpura）：直径为 3~5mm；③瘀斑（ecchymosis）：直径 >5mm；④血肿（hematoma）：大片出血伴有皮肤显著隆起。较小的皮下出血应注意与红色的皮疹或小红痣鉴别：皮疹压之可褪色，皮下出血和小红痣受压后均不褪色，但小红痣于触诊时可感到稍高于皮肤表面，且表面光滑。

（七）蜘蛛痣与肝掌

蜘蛛痣（spider angioma）是皮肤小动脉末端分支性扩张所形成的形似蜘蛛的血管痣。其出现部位多在上腔静脉分布区，如面、颈、手背、上臂、前胸和肩部等处，其大小不等。评估时用棉签钝头等物压迫蜘蛛痣的中心，见其辐射状小血管网立即消失，去除压力后又出现。一般认为蜘蛛痣的发生与肝脏对雌激素的灭活作用减弱、体内雌激素水平升高有关，见于慢性肝炎和肝硬化，偶可见于健康人和妊娠妇女（图 4-6）。

慢性肝病病人手掌鱼际、小鱼际处常发红，加压后褪色，称为肝掌（图 4-7）。肝掌的出现与肝脏对雌激素的灭活作用减弱也有关。

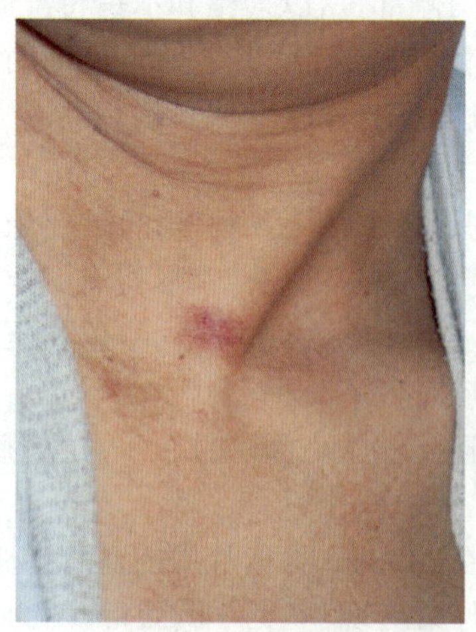

图 4-6 蜘蛛痣

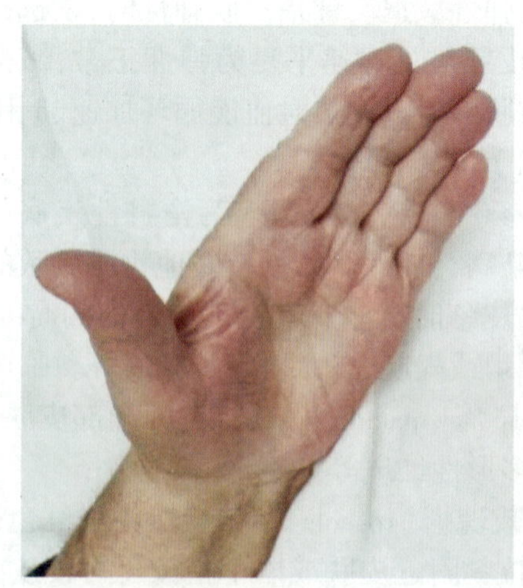

图 4-7 肝掌

（八）水肿

水肿（edema）是由于皮下组织细胞及组织间隙内液体积聚过多所致。轻度水肿单靠视诊不易发现，应配合触诊进行评估。指压局部组织后出现凹陷为凹陷性水肿，黏液性水肿及象皮肿尽管组织明显肿胀，但指压后并无组织凹陷，此水肿为非凹陷性水肿。临床上将全身性水肿的程度分为轻、中、重三度。

1. 轻度 仅见于眼睑、眶下软组织、胫骨前、踝部皮下组织。指压后轻度下陷，平复较快。

2. 中度 全身组织均可见明显肿胀，指压后出现明显凹陷，平复缓慢。

3. 重度 全身组织严重水肿，身体下垂部位皮肤紧张发亮，甚至有液体渗出。可见胸腔积液、腹腔积液，外阴部也可有水肿。

（九）皮下结节

皮下结节（subcutaneous nodule）无论大小结节均应进行触诊，评估时应注意其大小、硬度、部位、活动度及有无压痛等。①风湿结节：位于关节、骨隆突附近，圆形质硬无压痛的皮下结节，见于风湿热和类风湿关节炎等；②囊蚴结节：于躯干、四肢皮下肌肉表面，黄豆或略大，圆形或椭圆形，表面光滑、质地硬韧，与皮肤无粘连可推动，无压痛，数目多少不一，多为猪绦虫囊蚴结节，见于囊尾蚴病，也称囊虫病；③痛风结节：血液中尿酸浓度升高，尿酸盐结晶在皮下结缔组织沉积形成痛风结节，亦称痛风石，一般以耳廓、跖趾、指（趾）关节及掌趾关节等部位多见，为大小不一（直径 0.2~2.0cm）黄白色结节，为痛风特征性病变。

（十）瘢痕

瘢痕（scar）指皮肤外伤或病变愈合后结缔组织增生形成的斑块。外伤、感染及手术等均可在皮肤上遗留瘢痕，可作为患过某些疾病的证据。如患过皮肤疮疖者在相应部位可遗留瘢痕；颈淋巴结结核破溃愈合后的病人常遗留颈部皮肤瘢痕。某些特定部位的手术瘢痕，常提示被评估者的手术史。

（十一）毛发

毛发（hair）的颜色、曲直与种族有关，其分布、多少和颜色可因性别与年龄而有不同，亦受遗传、营养和精神状态的影响。正常人毛发的多少存在一定差异。一般男性体毛较多，阴毛呈菱形分布；女性体毛较少，阴毛呈倒三角形分布。中年以后因毛发根部的血运和细胞代谢减退，头发可逐渐减少和色素脱失，形成秃顶或白发。

毛发的多少及分布变化对临床诊断有辅助意义。毛发增多见于一些内分泌疾病，如Cushing综合征及长期使用肾上腺皮质激素及性激素者，女性病人还可生长胡须；毛发脱落多见于脂溢性皮炎、黏液性水肿、垂体功能减退症及应用抗癌药物后。

三、浅表淋巴结

淋巴结（lymph node）分布于全身，一般仅能评估身体各部分浅表的淋巴结。正常情况下，浅表淋巴结较小，直径多在 0.2~0.5cm，质地柔软，表面光滑，与毗邻组织无粘连，无压痛，不易触及。

表浅淋巴结呈组群分布，一个组群的淋巴结收集一定区域的淋巴液，局部炎症和肿瘤往往引起相应区域的淋巴结肿大。

（一）评估方法

评估淋巴结可采用视诊和触诊，以触诊为主。评估时，嘱被评估者取坐位或仰卧位，受检部位应充分放松。评估者将示、中、环三指并拢紧贴评估部位，由浅入深滑动触摸。评估顺序为：

耳前、耳后、乳突区、枕骨下区、颌下、颏下、颈前、颈后、锁骨上窝、腋窝、滑车、腹股沟、腘窝等。

触及肿大的淋巴结时应注意其部位、大小、数目、硬度、压痛、活动度，局部皮肤有无红肿、瘢痕、瘘管以及界限是否清楚等，同时注意寻找引起淋巴结肿大的原发病灶。

（二）淋巴结肿大的临床意义

淋巴结肿大按其分布可分为局限性淋巴结肿大和全身性淋巴结肿大。

1. 局限性淋巴结肿大

（1）非特异性淋巴结炎：由引流区域的急、慢性炎症所引起，如急性化脓性扁桃体炎、齿龈炎可引起颈部淋巴结肿大。急性炎症初始，肿大的淋巴结柔软、有压痛，表面光滑、无粘连，肿大至一定程度即停止。慢性炎症时，淋巴结较硬，最终淋巴结可缩小或消退。

（2）淋巴结结核：肿大的淋巴结常发生于颈部血管周围，呈多发性，质地稍硬，大小不等，可相互粘连，或与周围组织粘连，如发生干酪性坏死，则可触及波动感。晚期破溃后形成窦道，愈合后可形成瘢痕。

（3）恶性肿瘤淋巴结转移：恶性肿瘤转移所致肿大的淋巴结，质地坚硬，或有橡皮样感，表面可光滑或突起，与周围组织粘连，不易推动，一般无压痛。腋窝淋巴结肿大见于乳腺癌转移，胸部肿瘤如肺癌可向右侧锁骨上窝或腋窝淋巴结群转移；胃癌、食管癌多向左侧锁骨上窝淋巴结群转移，此处系胸导管进入颈静脉的入口，这种肿大的淋巴结称为 Virchow 淋巴结，常为胃癌、食管癌转移的标志。

2. 全身性淋巴结肿大

（1）感染性疾病：病毒感染见于传染性单核细胞增多症、艾滋病等；细菌感染见于布鲁氏菌病、血行播散型肺结核、麻风等；螺旋体感染见于梅毒、鼠咬热、钩端螺旋体病等；原虫与寄生虫感染见于黑热病、丝虫病等。

（2）非感染性疾病：①结缔组织疾病：如系统性红斑狼疮、干燥综合征、结节病等；②血液系统疾病：如急慢性白血病、淋巴瘤、恶性组织细胞病等。

（谢秋菊　王新颖）

第二节　头部评估

视频：头部评估

案例导学与思考

案例导学：

陈阿姨，60 岁，长期服用广谱抗生素，今日急诊入院，入院时出现双侧瞳孔散大伴对光反射消失。

思考：

1. 针对陈阿姨目前的情况，急诊护士当前应做什么准备？
2. 对陈阿姨进行身体评估时，应特别观察的内容有哪些？为什么？

头部及其器官是人体最重要的外形特征之一，是评估者最先和最容易见到的部分，仔细评估常常能提供很多有价值的信息。头部评估一般以视诊和触诊为主，检查内容包括头发和头皮、头颅、颜面及其器官。

一、头发和头皮

（一）头发

评估头发（hair）主要以视诊为主，注意观察头发的颜色、疏密度、有无脱发及脱发的特点。头发的颜色、曲直、疏密度因种族、遗传、年龄而有所差异。儿童和老年人头发较稀疏，随着年龄增长，头发会逐渐变白，这也是老年性改变。脱发可由疾病引起，如伤寒、甲状腺功能低下、斑秃、头癣、脂溢性皮炎等，也可由物理与化学因素引起，如放射治疗和肿瘤化疗后等均可引起脱发。评估时要注意脱发发生的部位、形状与头发改变的特点等。

（二）头皮

评估头皮（scalp）时需光线充足，分开头发观察头皮颜色、有无头屑、头癣、疖痈、炎症、外伤和瘢痕等。触诊头皮有无肿块和缺损。正常人头皮呈白色，有少量头皮屑。

二、头颅

评估头颅（skull）以视诊为主，配合触诊，通过视诊应注意其大小、外形和有无异常活动等。触诊时，需用双手仔细触摸头颅的每一个部位，了解其外形、有无压痛和异常隆起等。

头颅的大小以头围来衡量，测量时以软尺自眉间绕到颅后通过枕骨粗隆一周的长度。18 岁时头围可达 53cm 或以上，此后几乎不再变化。

知识链接

头围的变化

头围随年龄增长而增加，在不同发育阶段的变化为：出生时头围平均为 34cm，出生后的前半年增加 8~10cm，后半年平均增加 2~4cm，第二年增加 2cm，第三、四年内约增加 1.5cm，4~10 岁共增加约 1.5cm，到 18 岁可达 53cm 或以上，以后几乎不再变化。

矢状缝和其他颅缝大多在出生后 6 个月骨化，小儿囟门多在 12~18 个月内闭合。

（一）头颅大小与形态

头颅大小异常或畸形可成为一些疾病的典型体征，临床常见的有以下几种：

1. 小颅（microcephalia） 为囟门过早闭合所致的小头畸形，常伴有智力发育障碍。

2. 巨颅（large skull） 额、顶、颞及枕部突出膨大呈圆形，头颅明显增大，对比之下颜面较小。由于颅内压升高，压迫眼球，形成双目下视、巩膜外露的特殊表情，称为“落日现象（setting sun phenomenon）”，见于脑积水（图 4–8）。

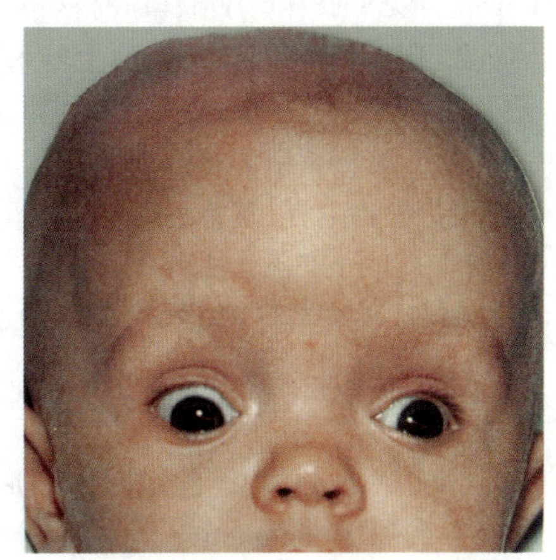

图 4-8 巨颅

3. 方颅（squared skull） 前额左右突出，头顶平坦呈方形，见于小儿佝偻病、先天性梅毒、先天性成骨不全等（图 4–9）。

4. 尖颅（oxycephaly） 亦称塔颅（tower skull），头顶部尖突高起，造成与颜面的比例异常，这是由于矢状缝与冠状缝过早闭合所致，见于先天性尖颅并指（趾）畸形，即 Apert 综合征（图 4–10）。

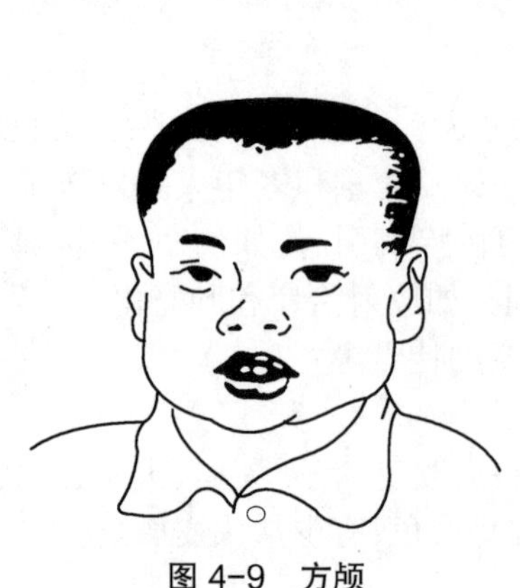
图 4-9 方颅

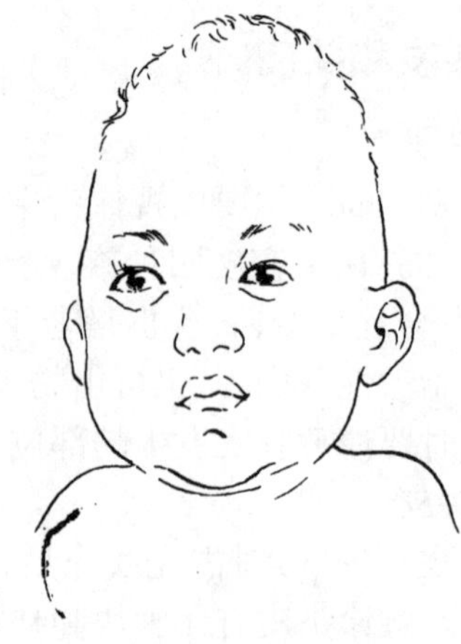
图 4-10 尖颅

5. 长颅（dolichocephalic） 自颅顶至下颌部的长度明显增大，见于 Marfan 综合征及肢端肥大症。

6. 变形颅（deforming skull） 发生于中年人，以颅骨增大变形为特征，同时伴有长骨的骨质增厚与弯曲，见于变形性骨炎（Paget 病）。

（二）头部异常运动

多采用视诊，正常人头部活动自如。头部活动受限，见于颈椎疾患；头部不随意地颤动，见于震颤麻痹（Parkinson 病）；与颈动脉搏动一致的点头运动，称 Musset 征，见于严重主动脉瓣关闭不全。

三、颜面及其器官

颜面（face）为头部前面不被头发遮盖的部分。面部肌群很多，有丰富的血管和神经分布，是构成表情的基础。各种面容已如前述，除面部器官本身的疾病外，许多全身性疾病在面部及其器官上有特征性改变，评估面部及其器官对某些疾病的诊断具有重要意义。评估项目包括眼、耳、鼻、口，按顺序依次进行。

（一）眼

1. 眼的功能评估 包括视力（visual acuity）、视野（visual fields）、色觉（color sensation）等评估（详见《眼耳鼻咽喉口腔科护理学》）。

2. 眼睑（eyelids） 分为上睑和下睑。正常睁眼时两侧睑裂相等，闭眼时上下眼睑闭合，无水肿、无包块、压痛、倒睫等。常见眼睑异常有：

（1）眼睑水肿：眼睑皮下组织疏松，轻度或初发水肿常出现在眼睑，常见病因为肾炎、慢性肝病、营养不良、贫血、血管神经性水肿等。

（2）上睑下垂：双侧睑下垂见于先天性上睑下垂、重症肌无力；单侧上睑下垂见于动眼神经麻痹，如蛛网膜下腔出血、白喉、脑脓肿、脑炎、脑外伤等。

（3）眼睑闭合障碍：双侧眼睑闭合障碍可见于甲状腺功能亢进症，单侧闭合障碍见于面神经麻痹。

（4）睑内翻：由于睑结膜瘢痕形成，使眼睑缘向内翻转，见于沙眼。

3. 结膜（conjunctiva） 结膜分睑结膜、穹窿部结膜与球结膜三部分。评估时重点观察结膜有无充血、出血、苍白等。评估上睑结膜时需翻转眼睑。翻转方法为：用示指和拇指捏住上睑中外1/3交界处的边缘，嘱被评估者向下看，此时轻轻向前下方牵拉，然后示指向下压迫睑板上缘，并与拇指配合将睑缘向上捻转即可将眼睑翻开。翻眼睑时动作要轻巧、柔和，以免引起被评估者的痛苦和流泪。评估后，轻轻向前下牵拉上睑，同时嘱被评估者往上看，即可使眼睑恢复正常位置（图4-11）。

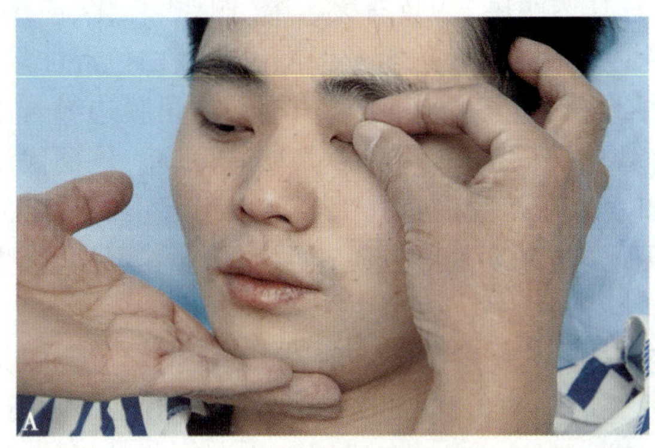

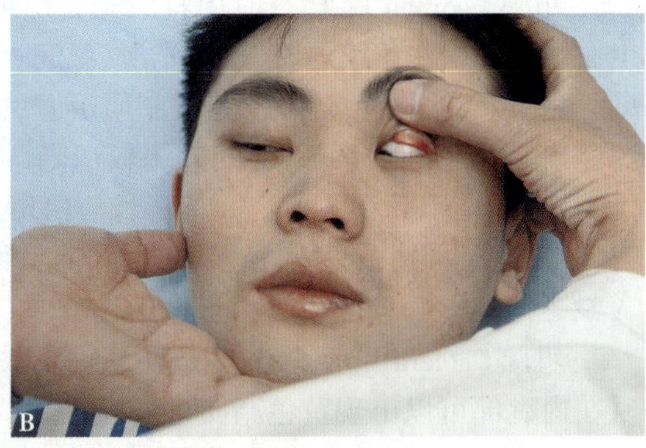

图4-11 翻转眼睑检查上睑结膜

正常结膜透明而有光泽，常见的结膜异常有：

（1）结膜充血：表现为黏膜发红、血管充盈，见于结膜炎、角膜炎。

（2）结膜颗粒与滤泡：见于沙眼。

（3）结膜苍白：见于贫血。

（4）结膜出血：当有数量不等的散在出血点时，见于感染性心内膜炎，如同时伴有充血和分泌物，见于急性结膜炎；如有大片的结膜下出血，可见于高血压、动脉硬化等。

4. 眼球（eyeball） 检查时注意眼球的外形与运动。正常人双侧眼球对称，无突出或凹陷。常见眼球异常表现包括：

（1）眼球突出：双侧眼球突出见于甲状腺功能亢进症，并有以下眼征：①Stellwag征：瞬目（即眨眼）减少；②Graefe征：眼球下转时上睑不能相应下垂；③Mobius征：表现为集合运动减弱，即目标由远处逐渐移近眼球时，两侧眼球不能适度内聚；④Joffroy征：上视时无额纹出现。单侧眼球突出，多由于局部炎症或眶内占位性病变所致，偶见于颅内病变。

（2）眼球下陷：双侧下陷见于严重脱水；老年人由于眶内脂肪萎缩亦有双眼眼球后退；单侧下陷，见于Horner综合征，表现为一侧上睑下垂、眼球下陷、瞳孔缩小及同侧面部无汗，见于同侧颈部交感神经麻痹。

（3）眼球运动：护士置目标物（棉签或手指尖）于被评估者眼前30~40cm处，嘱被评估者固定头部，眼球随目标方向移动，一般按水平向左、左上、左下，再水平向右、右上、右下6个方向的顺序进行。当动眼、滑车、外展等支配眼球运动的神经麻痹时，眼球运动受限伴有复视。由支配眼肌运动的神经核、神经或眼外肌本身器质性病变所产生的斜视，称为麻痹性斜视（paralytic squint），多由颅脑外伤、鼻咽癌、脑炎、脑膜炎、脑脓肿、脑血管病变所引起。

双侧眼球发生一系列有规律的快速往返运动，称为眼球震颤。运动方向以水平方向为常见，垂直和旋转方向较少见。检查方法是，嘱被评估者眼球随护士手指所示方向（水平和垂直）运动数次，观察是否出现震颤。自发的眼球震颤见于耳源性眩晕、小脑疾患和视力严重低下等。

5. 眼压 评估眼压可采用指压法和眼压计检测眼压。采用指压法时，嘱病人下视（不能闭眼),评估者把两手示指分别放在左、右上眼睑,并交替按压,判断其软硬度。如发现眼球张力异常,则需用眼压计进一步测量。常见的眼压异常有:

(1)眼压升高:见于眼压升高性疾病,如青光眼。

(2)眼压降低:见于眼球萎缩或脱水,一般除眼压降低外还伴有双侧眼球内陷。

6. 角膜(cornea) 检查时用斜照光更易观察其透明度,注意有无云翳、白斑、软化、溃疡、新生血管等。正常角膜透明,表面光滑、湿润、感觉灵敏。角膜边缘及周围出现灰白色混浊环,多见于老年人,故称为老年环,是类脂质沉着的结果,无自觉症状,不妨碍视力。角膜边缘若出现黄色或棕褐色的色素环,环的外缘较清晰,内缘较模糊,称为 Kayser-Fleischer 环,是铜代谢障碍的结果,见于肝豆状核变性。云翳与白斑如发生在角膜的瞳孔部位可以引起不同程度的视力障碍;角膜周边的血管增生可能为严重沙眼所造成。角膜软化见于婴幼儿营养不良、维生素 A 缺乏等。

7. 巩膜(sclera) 巩膜为不透明瓷白色。在皮肤黏膜发生黄染时,巩膜首先发黄。中年以后在内眦部可以出现黄色脂肪沉着斑块,这种斑块不均匀,应与黄疸鉴别。血液中胡萝卜、米帕林等黄色色素成分增多时也可见巩膜黄染,但一般只出现于角膜周围或在该处最明显,而黄疸则在远角膜处巩膜黄染更明显。

8. 虹膜(iris) 正常虹膜纹理近瞳孔部分呈放射状排列,周边呈环形排列。虹膜纹理模糊或消失见于虹膜炎症、水肿或萎缩;虹膜形态异常或有裂孔见于虹膜粘连、外伤、先天性虹膜缺损等。

9. 瞳孔(pupil) 瞳孔是虹膜中央的孔洞,可提供中枢神经的一般功能状况,是危重病人的重要监测项目。评估时应注意瞳孔的形状、大小、位置、双侧是否等圆、等大,对光反射及集合反射等。瞳孔缩小(瞳孔括约肌收缩),是由动眼神经的副交感神经纤维支配;瞳孔扩大(瞳孔扩大肌收缩),是由交感神经支配。

(1)瞳孔的形状与大小:正常瞳孔为圆形,直径 3~4mm,双侧等大。生理情况下,婴幼儿、老年人及在光亮处瞳孔较小;青少年、精神兴奋或在暗处瞳孔可扩大。病理情况下,瞳孔的大小、形状等也会发生改变,常见异常如下:

1)瞳孔形态改变:青光眼或眼内肿瘤时瞳孔呈椭圆形,虹膜粘连时形状可不规则。

2)双侧瞳孔缩小:见于虹膜炎、有机磷农药中毒和氯丙嗪、吗啡、毛果芸香碱、氯丙嗪等药物反应。

3)双侧瞳孔扩大:见于外伤、青光眼、视神经萎缩和阿托品、可卡因等药物的影响。

4)双侧瞳孔散大伴对光反射消失:常为濒死状态的表现。

5)双侧瞳孔大小不等:见于颅内病变,如脑外伤、脑肿瘤、脑疝等。

(2)瞳孔对光反射:包括直接对光反射和间接对光反射。直接对光反射,通常用手电筒直接照射瞳孔并观察其动态反应。正常人,当眼受到光线刺激后瞳孔立即缩小,移开光源后瞳孔迅速复原。间接对光反射是指以一手挡在被评估者两眼之间以免检查眼受照射而形成直接对光反射,光线照射一眼时,另一眼瞳孔立即缩小,移开光线,瞳孔复原。正常人瞳孔对光反射灵敏。瞳孔对光反射迟钝或消失,见于昏迷病人。两侧瞳孔散大并伴对光反射消失见于濒死状态的病人。

(3)调节与集合反射:评估时嘱病人注视 1m 外的目标(通常是评估者的示指),将目标迅速移近眼球(距眼球 5~10cm 处),正常人瞳孔逐渐缩小,称为调节反射;同时双侧眼球内聚,称为集合反射。调节反射和集合反射均消失,见于动眼神经功能损害。

10. 眼底检查 需借助检眼镜才能检查眼底。一般要求在不扩瞳、不戴眼镜的情况下检查（详见《眼耳鼻咽喉口腔科护理学》）。

（二）耳

耳是听觉和平衡器官，分外耳、中耳和内耳三个部分。

1. 外耳

（1）耳廓：评估耳廓的外形、大小、位置和对称性，注意耳廓是否有发育畸形、外伤瘢痕、红肿、瘘口等；观察是否有结节，痛风病人可在耳廓上触及痛性小结节，为尿酸钠沉着的结果。耳廓红肿并有局部发热和疼痛，见于感染。牵拉或触诊耳廓引起疼痛，常提示有炎症的可能。

（2）外耳道：注意评估外耳道皮肤是否正常，有无溢液。如有黄色液体流出并有痒痛者为外耳道炎；外耳道内有局部红肿疼痛，并有耳廓牵拉痛则为疖肿；有脓液流出并有全身症状，则应考虑急性中耳炎；有血液或脑脊液流出则应考虑为颅底骨折。此外对于耳鸣病人应注意是否存在外耳道瘢痕狭窄、耵聍或异物堵塞。

2. 中耳 注意观察鼓膜是否穿孔及其穿孔位置。正常鼓膜平坦，颜色灰白，呈圆形。如发现溢脓并有恶臭，可能为胆脂瘤。

3. 乳突 观察乳突有无皮肤红肿和压痛。乳突内腔与中耳道相连，患化脓性中耳炎引流不畅时可蔓延至乳突。正常乳突表面皮肤无红肿，触诊无压痛。评估时如发现耳廓后方皮肤有红肿，乳突有明显压痛，见于乳突炎，严重时可继发耳源性脑脓肿或脑膜炎。

4. 听力 常用粗测法了解被评估者的听力，方法为：在安静的环境中嘱被评估者闭目静坐，并用手指堵塞一侧耳道，护士持手表或以拇指与示指互相摩擦，自 1m 以外逐渐移近被评估者耳部，直到被评估者听到声音为止，测量距离，同样方法检查另一耳。正常人一般在 1m 处可听见机械表的嘀嗒声或捻指音。精测方法是使用规定频率的音叉或电测听设备所进行的一系列较精确的测试，对明确诊断更有价值。听力减退见于耳道有耵聍或异物、听神经损害、血管硬化、中耳炎等。

（三）鼻

鼻的主要评估方法为视诊和触诊，评估时应注意观察鼻的颜色、外形，鼻翼扇动，鼻腔是否通畅，有无分泌物及出血，鼻窦有无压痛。

1. 鼻的外形与颜色 评估者应注意观察鼻部皮肤颜色、外形有无变化。常见鼻部外形与颜色改变如下：

（1）酒渣鼻：表现为鼻尖鼻翼处皮肤发红变厚，伴毛细血管扩张及组织肥厚，见于螨虫病。

（2）蝶形红斑：表现为鼻梁部出现红色水肿性斑块，向两侧面颊部扩展，呈蝴蝶状，见于系统性红斑狼疮。

（3）蛙状鼻：表现为鼻腔部分或完全堵塞、鼻翼增大、鼻梁宽平似蛙状，见于鼻息肉。

（4）马鞍鼻：表现为鼻梁塌陷，见于鼻骨骨折、先天性梅毒或麻风病。

2. 鼻翼扇动 表现为吸气时鼻孔张大，呼气时鼻孔回缩，见于伴有呼吸困难的高热性疾病（如大叶性肺炎）、支气管哮喘和心源性哮喘发作时。

3. 鼻腔 评估鼻腔时评估者用左手将病人鼻尖轻轻上推，右手持手电筒分别照射左右鼻腔，观察鼻腔的颜色，有无肿胀或萎缩，鼻甲大小，鼻腔是否通畅，有无分泌物；鼻中隔有无偏曲及穿孔；有无鼻出血等。鼻腔异常变化如下：

（1）鼻中隔：正常成人的鼻中隔很少完全正中，多数稍有偏曲，如有明显的偏曲并产生呼吸障碍，称为鼻中隔偏曲。鼻中隔出现孔洞称为鼻中隔穿孔，可听到被评估者鼻腔中有哨声，用小型手电筒照射被评估者一侧鼻孔，可见对侧有亮光透入。穿孔多为鼻腔慢性炎症、外伤等引起。

（2）鼻出血：①单侧出血，见于外伤、感染、鼻咽癌等。②双侧出血：多由全身性疾病引起，如流行性出血热、高血压、肝脏疾病及血液系统疾病等。

（3）鼻黏膜：正常人鼻黏膜湿润呈粉红色，无充血、肿胀或萎缩。鼻黏膜改变有：①鼻黏膜肿胀，伴鼻塞和流涕，见于急性鼻炎。②鼻黏膜肿胀且组织肥厚，见于慢性鼻炎。③鼻黏膜萎缩、分泌物减少、嗅觉减退或丧失，见于慢性萎缩性鼻炎。

（4）鼻腔分泌物：正常情况下鼻腔无异常分泌物，当鼻腔黏膜受到各种刺激时会产生过多的分泌物。清稀无色的分泌物为卡他性炎症，黏稠发黄或发绿的分泌物为鼻窦的化脓性炎症所引起。

4. 鼻窦　鼻窦共4对（图4-12），包括上颌窦、额窦、筛窦和蝶窦，各鼻窦均有窦口与鼻腔相通，引流不畅时易发生鼻窦炎，表现为鼻塞、流涕、头痛和鼻窦压痛。各鼻窦压痛评估法如下：

（1）上颌窦：双手固定于病人的两侧耳后，两拇指置于左右颧部向后按压。

（2）额窦：双手固定于病人头部，两拇指分别置于左右眼眶上缘内侧，向后、向上按压。

（3）筛窦：双手固定于病人两侧耳后，两拇指分别置于鼻根部与眼内眦之间向后方按压。

（4）蝶窦：因解剖位置较深，不能在体表进行评估。

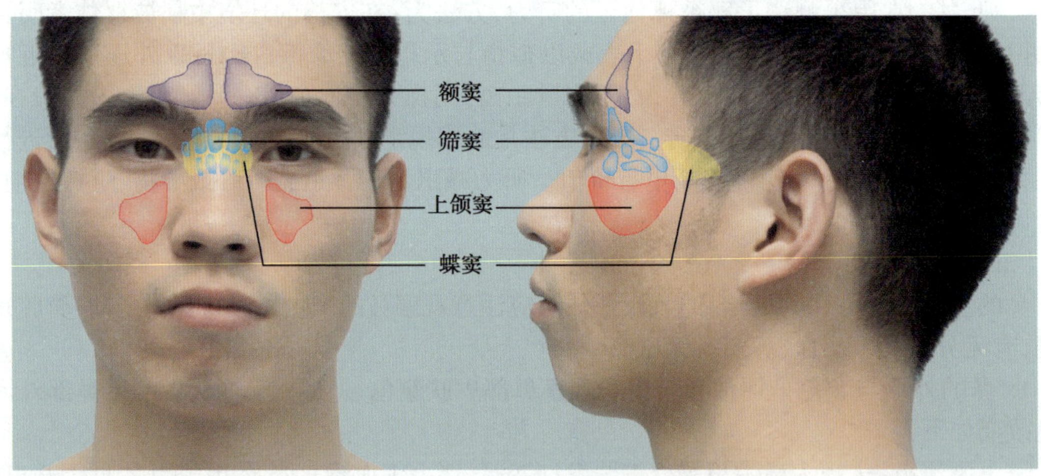

图4-12　鼻窦位置示意图

（四）口

口（mouth）的检查包括口唇、口腔黏膜、牙齿与牙龈、舌、咽部、扁桃体和腮腺等。

1. 口唇　评估口唇的颜色、有无干裂、疱疹、口角糜烂及歪斜等。健康人口唇红润有光泽。常见异常的口唇如下：

（1）口唇颜色异常

1）口唇苍白：见于贫血、虚脱、主动脉瓣关闭不全等。

2）口唇发绀：为血液中脱氧血红蛋白增多所致，见于心、肺功能不全。

3）口唇呈樱桃红色：见于一氧化碳中毒。

（2）口唇疱疹：是指口唇黏膜与皮肤交界处发生的成簇的小水疱，半透明，初发时有痒或刺激感，随后出现疼痛，1 周左右结棕色痂，愈后不留瘢痕，多为单纯疱疹病毒感染所引起，常伴发于感冒、大叶性肺炎、流行性脑脊髓膜炎、疟疾等。

（3）口角糜烂：见于核黄素缺乏症。

（4）口角歪斜：见于面神经瘫痪或急性脑血管疾病。

（5）口唇干燥并伴有皲裂：见于严重脱水。

（6）口唇肥厚增大：见于黏液性水肿、肢端肥大症及呆小症。

2. 口腔黏膜　评估时应在充分的自然光线下或借助手电筒光的照明进行。评估口腔黏膜的颜色、有无溃疡、出血点及真菌感染。正常口腔黏膜光洁呈粉红色。口腔黏膜常见异常包括：

（1）口腔黏膜斑片状蓝黑色色素沉着：见于肾上腺皮质功能减退症（Addison 病）。

（2）大小不等的黏膜下出血点或瘀斑：各种出血性疾病或维生素 C 缺乏所引起。

（3）麻疹黏膜斑（Koplik spot）：在相当于第二磨牙的颊黏膜处出现 0.5~1mm 针尖大小白点，周围有红晕，是麻疹的早期特征。

（4）雪口病：黏膜上有白色或灰白色乳凝块状物，为白色念珠菌感染，又称鹅口疮，多见于衰弱的患儿、老年人及长期使用广谱抗生素和抗肿瘤药物者。

（5）黏膜疹：黏膜充血、肿胀并有小出血点，称为黏膜疹（enanthema），多为对称性，见于猩红热、风疹和某些药物中毒。

（6）黏膜溃疡：可见于慢性复发性口疮。

3. 牙齿　评估时应注意观察牙齿的颜色、数目，有无龋齿、缺齿、义齿、残根等。若发现牙齿异常应按图 4-13 中的格式标明所在部位。正常牙齿为瓷白色，排列整齐。牙的色泽和形状也具有重要的评估意义：①斑釉牙：表现为牙齿呈黄褐色，为长期饮用含氟量过高的水所引起；②Hutchinson 齿：表现为中切牙切缘呈月牙形凹陷且牙间隙分离过宽，为先天性梅毒的重要体征之一；③单纯牙间隙过宽：见于肢端肥大症。

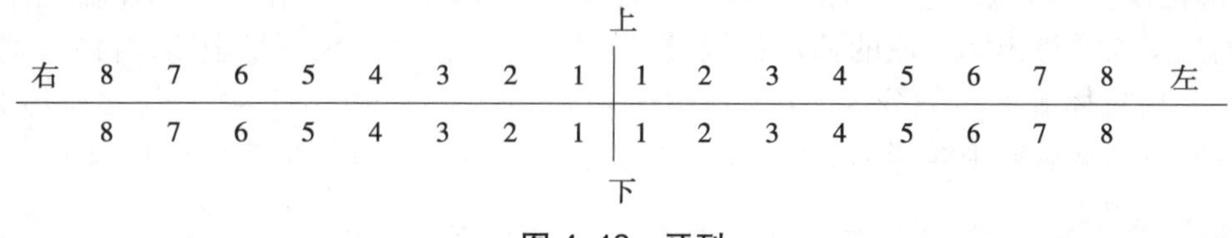

图 4-13　牙列

1. 中切牙；2. 侧切牙；3. 尖牙；4. 第一前磨牙；5. 第二前磨牙；6. 第一磨牙；7. 第二磨牙；8. 第三磨牙

如 1⌋ 为右上中切牙；4⌉ 为右下第一前磨牙；5⌋/⌈7 示右上第二前磨牙及左下第二磨牙为某种病变部位。

4. 牙龈　评估时应注意牙龈的颜色、有无肿胀、溢脓及出血等。正常牙龈呈粉红色，质坚韧与牙颈部紧密贴合，评估时经压迫无出血及溢脓。①铅线：牙龈的游离缘出现蓝灰色点线为铅线，是铅中毒的特征；②色素沉着：牙龈出现类似黑褐色点线状色素沉着，见于铋、汞、砷等金属中毒；③牙龈水肿：见于各种原因所致的牙龈炎；④牙龈萎缩：见于牙周病晚期；⑤牙龈溢脓：牙龈经挤压有脓液溢出，见于慢性牙周炎、牙龈瘘管等；⑥牙龈缘出血：见于口腔内局部病变或全身性疾病所致，如牙石、维生素 C 缺乏症、肝脏疾病或血液系统疾病等。

5. 舌　评估时应注意舌的颜色、位置与运动，舌苔颜色及薄厚。正常人舌质红润，表面湿润，舌苔薄白，舌体活动无震颤，伸舌居中。舌的常见异常变化有：

（1）干燥舌：轻度干燥不伴有外形的改变；明显干燥见于鼻部疾患、大量吸烟、阿托品药物作用或放射治疗后等；严重的干燥舌可见舌体缩小，并有纵沟，见于严重脱水者，可伴有皮肤弹性减退。

（2）地图舌：舌面上有不规则上皮隆起，存在时间不长，数日即可剥脱恢复正常，如再形成新的黄色隆起部分，称为移行性舌炎，这种舌炎多不伴随其他病变，发生原因尚不明确，也可由核黄素缺乏引起。

（3）草莓舌：舌乳头肿胀凸起，舌质发红类似草莓，见于猩红热或长期发热者。

（4）牛肉舌：舌面绛红如生牛肉状，见于糙皮病（烟酸缺乏）。

（5）镜面舌：亦称光滑舌，舌乳头萎缩，舌体较小，舌面光滑呈粉红色或红色，见于营养不良、缺铁性贫血、恶性贫血及慢性萎缩性胃炎。

（6）裂纹舌：舌面出现横向裂纹，见于先天愚型与核黄素缺乏，后者有舌痛，纵向裂纹见于梅毒性舌炎。

（7）毛舌：也称黑舌，舌面有黑色或黄褐色毛，为丝状乳头缠绕了真菌丝以及其上皮细胞角化所形成。见于久病衰弱或长期使用广谱抗生素（引起真菌生长）的病人。

（8）舌体增大：暂时性舌体增大见于舌炎、口腔炎、舌的蜂窝织炎、脓肿、血肿、血管神经性水肿等。长久的舌体增大见于黏液性水肿、呆小病、舌肿瘤等。

（9）舌的运动异常：伸舌震颤见于甲状腺功能亢进症，伸舌偏斜见于舌下神经麻痹。

6. 咽部及扁桃体　咽部可分为鼻咽、口咽及喉咽三个部分，正常人咽部无充血、红肿及黏液分泌增多，扁桃体不大。评估应注意观察咽部颜色、对称性，有无充血、肿胀、分泌物及扁桃体的大小。

咽部的评估方法：病人取坐位，头略后仰，张大口并发“啊”音，护士将压舌板在舌的前2/3与后1/3交界处迅速下压，见软腭上抬，在照明的配合下，可见软腭、腭垂、软腭弓、扁桃体、咽后壁等。

检查时发现咽部黏膜充血、红肿、黏膜腺分泌增多，多为急性咽炎；咽部黏膜充血、表面粗糙，并伴淋巴滤泡呈簇状增生，为慢性咽炎。扁桃体发炎时，腺体红肿、增大，在扁桃体隐窝内有黄白色分泌物或渗出物形成的苔片状假膜，但易剥离。白喉假膜不易剥离，若强行剥离则易引起出血。扁桃体肿大一般分为三度：扁桃体肿大，不超过腭咽弓者为Ⅰ度；扁桃体肿大，超过腭咽弓但不到咽后壁中线者为Ⅱ度；达到或超过咽后壁中线者为Ⅲ度（图4-14）。

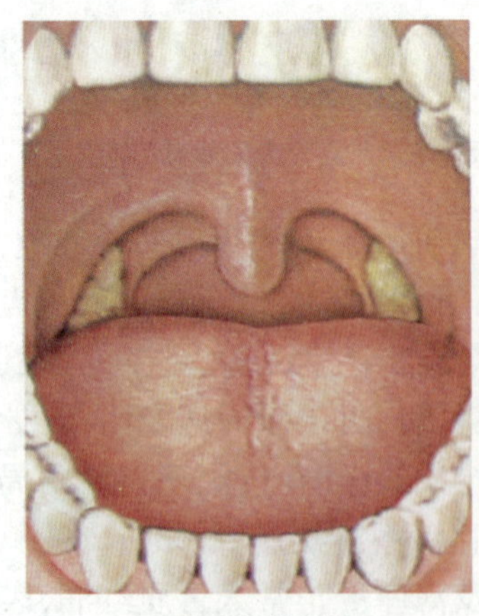
Ⅰ度扁桃体肿大

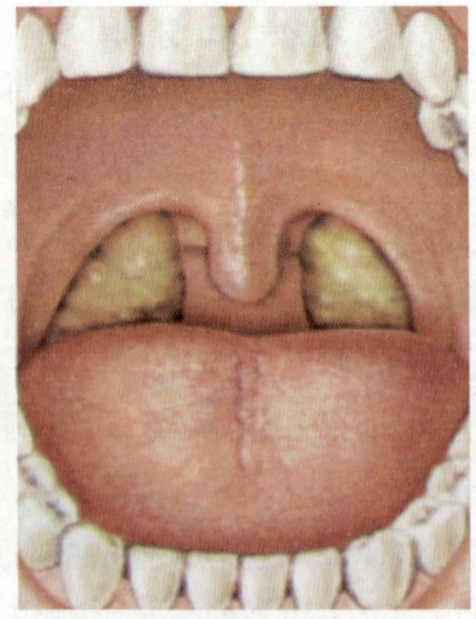
Ⅱ度扁桃体肿大

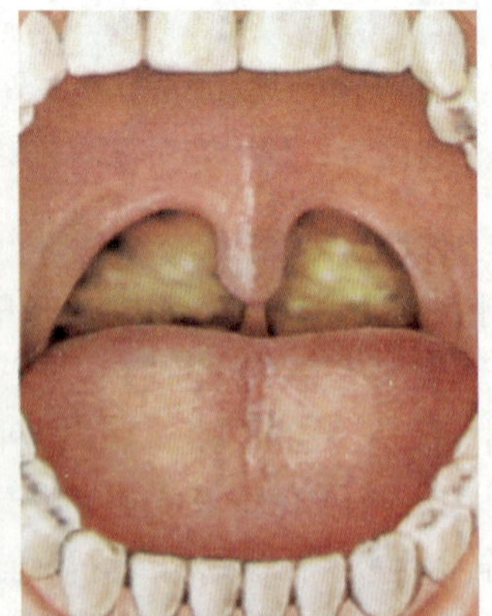
Ⅲ度扁桃体肿大

图4-14　扁桃体肿大分度示意图

7. 腮腺　腮腺位于耳屏、下颌角、颧弓所构成的三角区内，腮腺导管位于颧骨下 1.5cm 处，横过咀嚼肌表面，开口相当于上颌第二磨牙对面的颊黏膜上（图 4-15）。正常腮腺体薄而软，触诊时摸不出腺体轮廓。腮腺肿大时可见以耳垂为中心的隆起，并可触及边缘不明显的包块。检查时应注意腮腺有无肿大，导管口有无红肿及分泌物。腮腺肿大见于：

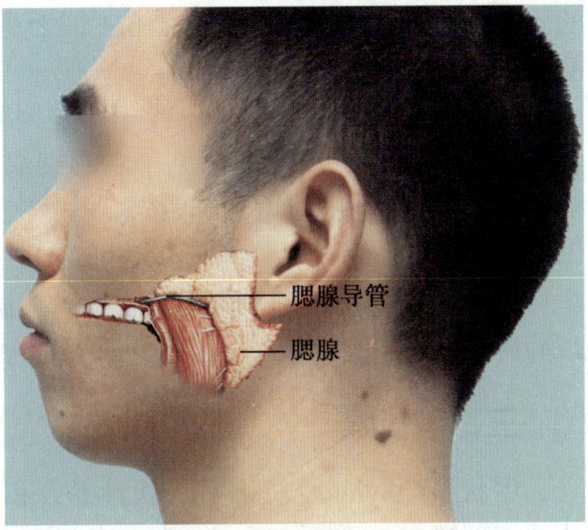

图 4-15　腮腺及腮腺导管位置图

（1）急性流行性腮腺炎：腮腺迅速胀大，先为单侧，继而可累及对侧，检查时有压痛，进食时肿胀和疼痛加重。急性期可能累及胰腺、睾丸或卵巢。

（2）急性化脓性腮腺炎：多为单侧性，按压后导管口处有脓性分泌物流出，多见于胃肠道术后及口腔卫生不良者或抵抗力低下的重症病人。

（3）腮腺肿瘤：以腮腺混合瘤多见，边界清楚，质韧呈结节状，可有移动性；恶性肿瘤质硬、有痛感，发展迅速，与周围组织有粘连，可伴有面瘫。

（谢秋菊　王新颖）

视频：颈部评估

第三节　颈部评估

颈部评估应在自然而平静的状态下进行，被评估者取坐位或仰卧位，充分暴露颈部及肩部。评估内容包括颈部外形与运动、颈部血管、甲状腺及气管。

一、颈部外形与运动

正常人颈部直立，两侧对称，活动自如。男性甲状软骨比较突出，女性则平坦不显著，转头时可见胸锁乳突肌突起。以胸锁乳突肌为界，将两侧颈部各分为两个大三角区域，即颈前三角和颈后三角。颈前三角为胸锁乳突肌内缘、下颌骨下缘与前正中线之间的区域；颈后三角为胸锁乳突肌后缘，锁骨上缘与斜方肌前缘之间的区域。

常见的运动异常改变：①头不能抬起，见于严重消耗性疾病的晚期、重症肌无力和进行性肌萎缩等；②头部向一侧偏斜，见于颈肌外伤、瘢痕收缩、先天性颈肌挛缩和斜颈；③颈部运动受限并伴疼痛，见于软组织炎症、颈肌扭伤、肥大性脊椎炎、颈椎结核或肿瘤等；④颈部强直，为脑膜受刺激的表现，见于各种脑膜炎、蛛网膜下腔出血等。

二、颈部血管

1. 颈动脉　正常人安静状态下不易看到颈动脉搏动，只在剧烈活动后可见，且很微弱。安静状态下出现颈动脉的明显搏动称为颈动脉搏动增强，多见于主动脉瓣关闭不全、甲状腺功能亢进及严重贫血者。因与颈静脉位置接近，需与颈静脉搏动鉴别，颈动脉搏动比较强劲、为膨胀性、触诊时搏动感明显，而颈静脉搏动柔和、范围弥散、触诊无搏动感。

2. 颈静脉　正常人去枕平卧时颈静脉稍见充盈，充盈的水平限于锁骨上缘至下颌角距离的下 2/3 以内。但在坐位或半坐位(即上身和水平面成 45°)时,颈静脉多不显露,也看不到颈静脉的搏动。

(1)颈静脉怒张:在坐位或半坐位时颈静脉明显充盈,或平卧位时充盈的颈静脉超过正常水平,提示静脉压升高,可见于右心衰竭、缩窄性心包炎、大量心包积液、上腔静脉阻塞综合征以及胸腔、腹腔压力增加等。

(2)颈静脉搏动:颈静脉搏动可见于三尖瓣关闭不全等。

(3)肝颈静脉反流征阳性:按压病人淤血性肿大的肝脏时,其颈静脉充盈更为明显,称肝颈静脉反流征阳性,是右心衰竭的重要征象之一,亦见于缩窄性心包炎、大量心包积液病人。

三、甲状腺

甲状腺(thyroid)位于甲状软骨下方和两侧(图 4-16),呈 H 形,由左右两侧叶和连接两侧叶的峡部组成,正常人表面光滑、柔软不易触及。

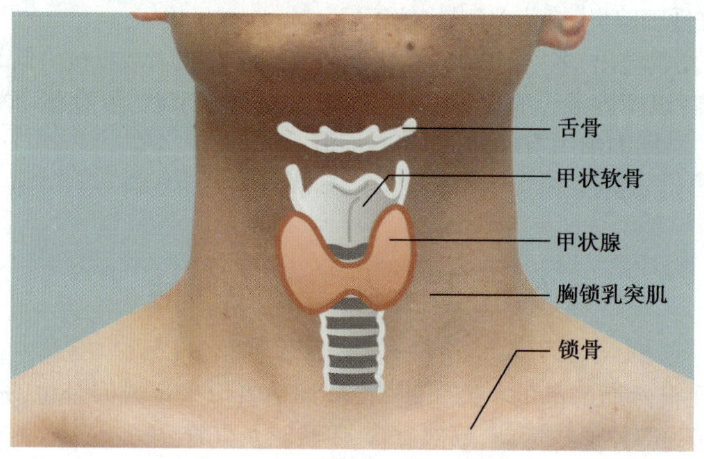

图 4-16 甲状腺位置示意图

评估方法:常采取视诊、触诊和听诊的方法综合评估,应注意甲状腺的大小、质地、是否对称,有无结节、压痛、震颤及杂音等。

1. 视诊 观察甲状腺的大小和对称性。正常人甲状腺外观不突出,女性在青春发育期可略增大。评估时嘱病人做吞咽动作,可见甲状腺随吞咽动作而向上移动。如不易辨认时,再嘱病人两手放于枕后,头向后仰,再进行观察。

2. 触诊 是甲状腺检查的主要方法。检查时应注意其大小、硬度、对称性、表面是否光滑,有无结节、压痛、震颤等。

(1)甲状腺峡部:位于环状软骨下方第 2~4 气管环前面。护士站于被评估者前面用拇指或站于其后面用示指从胸骨上切迹向上触摸,感触气管前软组织。

(2)甲状腺侧叶(图 4-17、图 4-18)

1)前面触诊:护士站在被评估者前面,一手拇指施压于一侧甲状软骨,将气管推向对侧,另一手示指、中指在对侧胸锁乳突肌后缘向前推挤甲状腺侧叶,拇指在胸锁乳突肌前缘触诊,让被评估者做吞咽动作,重复检查,可触及被推挤的甲状腺。用同样的方法检查另一侧的甲状腺。

2)后面触诊:护士站在被评估者后面,一手示指、中指施压于一侧甲状软骨,将气管推向对侧,另一手拇指在对侧胸锁乳突肌后缘向前推挤甲状腺,示、中指在其前缘触诊甲状腺,让被评估者做吞咽动作,重复检查。用同样方法检查另一侧的甲状腺。

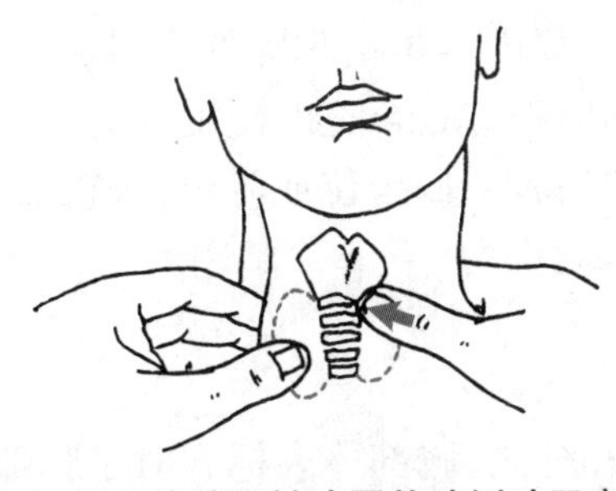

图 4-17 从前面触诊甲状腺侧叶示意图

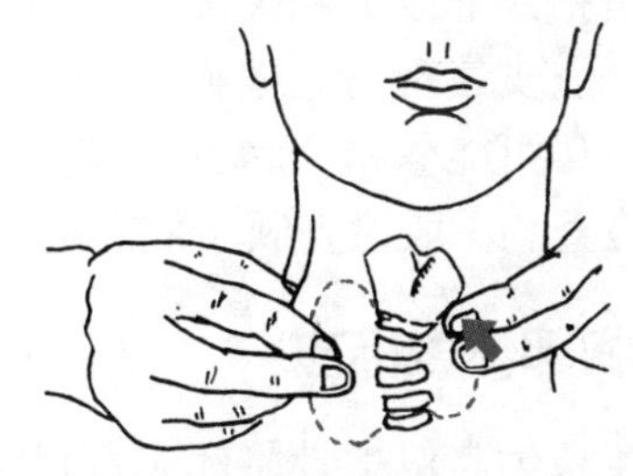

图 4-18 从后面触诊甲状腺侧叶示意图

（3）听诊：正常甲状腺区听不到血管杂音。甲状腺功能亢进时，将钟型听诊器放在肿大的甲状腺上可听到低调的连续性血管杂音。

3. 甲状腺肿大的分度及其临床意义

（1）甲状腺肿大分为三度

1）Ⅰ度：看不到肿大但能触及者。

2）Ⅱ度：能触及且能看到，但在胸锁乳突肌以内者。

3）Ⅲ度：超过胸锁乳突肌外缘者。

（2）甲状腺肿大的临床意义

1）单纯性甲状腺肿：多为轻中度肿大、表面光滑、质地柔软、呈弥漫性或结节性。不伴有甲状腺功能亢进体征。

2）甲状腺功能亢进症：肿大程度不等，表面光滑、质地柔软、呈弥漫性、对称性、无压痛，可触及震颤，闻及“嗡鸣”样血管杂音。

3）甲状腺癌：单发、不规则、质硬、触诊时有结节感。

四、气管

正常情况下，气管位于颈前正中部。评估气管时让被评估者取坐位或仰卧位，使颈部处于自然直立状态，护士将示指与环指分别置于左、右两侧胸锁关节上，中指置于气管之上，观察中指是否在示指与环指中间，以判断气管是否偏移。正常人两侧距离相等。当一侧胸腔积液、积气、纵隔肿瘤以及单侧甲状腺肿大时，可将气管推向健侧；当一侧肺不张、肺硬化、胸膜粘连时，气管被拉向患侧。

（谢秋菊　王新颖）

第四节 胸部评估

0403

视频：胸部评估

案例导学与思考

案例导学：

病人，女，25 岁。自述因受凉后出现寒战、高热、胸痛、咳嗽 2d 入院，今日病情加重，体温 39.9℃，痰呈铁锈色，并出现右下胸部刺痛，咳嗽、深呼吸后加重。

思考：

1. 如果考虑病人是大叶性肺炎，病人会出现哪些典型体征？

2. 右下胸部刺痛的原因是什么？这种情况会有什么体征表现？

胸部是指颈部以下和腹部以上的区域。胸部检查主要内容包括胸廓外形、胸壁、乳房、胸壁血管、纵隔、支气管、肺、胸膜、心脏和淋巴结等。胸部检查应在合适的温度和充足的光线环境中进行。尽可能暴露全胸，视病情或检查需要嘱被评估者采取坐位或卧位，按视、触、叩、听顺序进行检查。一般检查顺序依次是前胸部、两侧胸部、背部。

一、胸部体表标志

胸部体表标志包括骨骼标志、自然陷窝、人工画线和分区，胸部体表标志对于胸部检查非常重要。熟记这些胸部体表标志对标记正常胸廓内脏器的轮廓和位置、异常体征的部位和范围具有十分重要的意义。

（一）骨骼标志

1. 胸骨　位于前胸壁正中，自上而下可分为胸骨柄、胸骨体和剑突。

2. 胸骨角（sternal angle）　又称 Louis 角。位于胸骨上切迹下约 5cm 处，由胸骨柄与胸骨体的连接处向前突起而成。胸骨角的两侧分别与左右第 2 肋软骨连结，是用于计数肋骨和肋间隙顺序的主要标志。胸骨角也是上下纵隔的分界点，相当于左右支气管分叉的高度、左心房上缘、第 4 或第 5 胸椎水平。

3. 胸骨上切迹（suprasternal notch）　位于胸骨柄的上方。正常情况下气管位于切迹正中。

4. 腹上角（upper abdominal angle）　为左右肋弓（由两侧的第 7~10 肋软骨相互连接而成）在胸骨下端会合处所形成的夹角，又称胸骨下角，相当于横膈的穹窿部，正常为 70° ~110° 。胸骨角因体型不同而异，瘦长型角度较小，矮胖型较大，深吸气时可稍增宽。

5. 剑突（xiphoid process）　为胸骨体下端的突出部分，呈三角形，其底部与胸骨体相连。正常人剑突的长短有很大的差异。

6. 肋骨（rib）　共 12 对。在背部与相应的胸椎相连，由后上方向前下方倾斜，其倾斜度上方略小，下方稍大。第 1~7 肋骨在前胸部与各自的肋软骨连结，第 8~10 肋骨与其联合一起的肋软骨连结后，再与胸骨相连，构成胸廓的骨性支架。第 11~12 肋骨不与胸骨相连，其前端为游离缘，称为浮肋。

7. 肋间隙（intercostal space）　为两个肋骨之间的空隙，用以标记病变的水平位置。第 1 肋骨下面的间隙为第 1 肋间隙，第 2 肋骨下面的间隙为第 2 肋间隙，其余以此类推。第 1 对肋骨前部因与锁骨相重叠，常触不到。

8. 肩胛骨（scapula）　位于后胸壁第 2~8 肋骨之间。肩胛冈及其肩峰端均易触及。肩胛骨的最下端称肩胛下角。被评估者取直立位两上肢自然下垂时，肩胛下角相当于第 7 肋骨或第 8 肋骨水平，或平第 8 胸椎水平。

9. 脊柱棘突（spinous process）　是后正中线的标志。位于颈根部的第 7 颈椎棘突前屈时最为突出，其下即为胸椎的起点，常以此处作为计数胸椎的标志。

10. 肋脊角（costal spinal angle）　第 12 肋骨与脊柱的夹角，为肾脏和输尿管上端所在的区域（图 4-19）。

（二）自然陷窝和解剖区域

1. 腋窝（axillary fossa）　是上肢内侧与胸壁相连的凹陷部。

2. 胸骨上窝（suprasternal fossa）　是胸骨柄上方的凹陷部，正常气管位于其后。

3. 锁骨上窝（supraclavicular fossa）　是锁骨上方的凹陷部，相当于两肺上叶肺尖的上部。

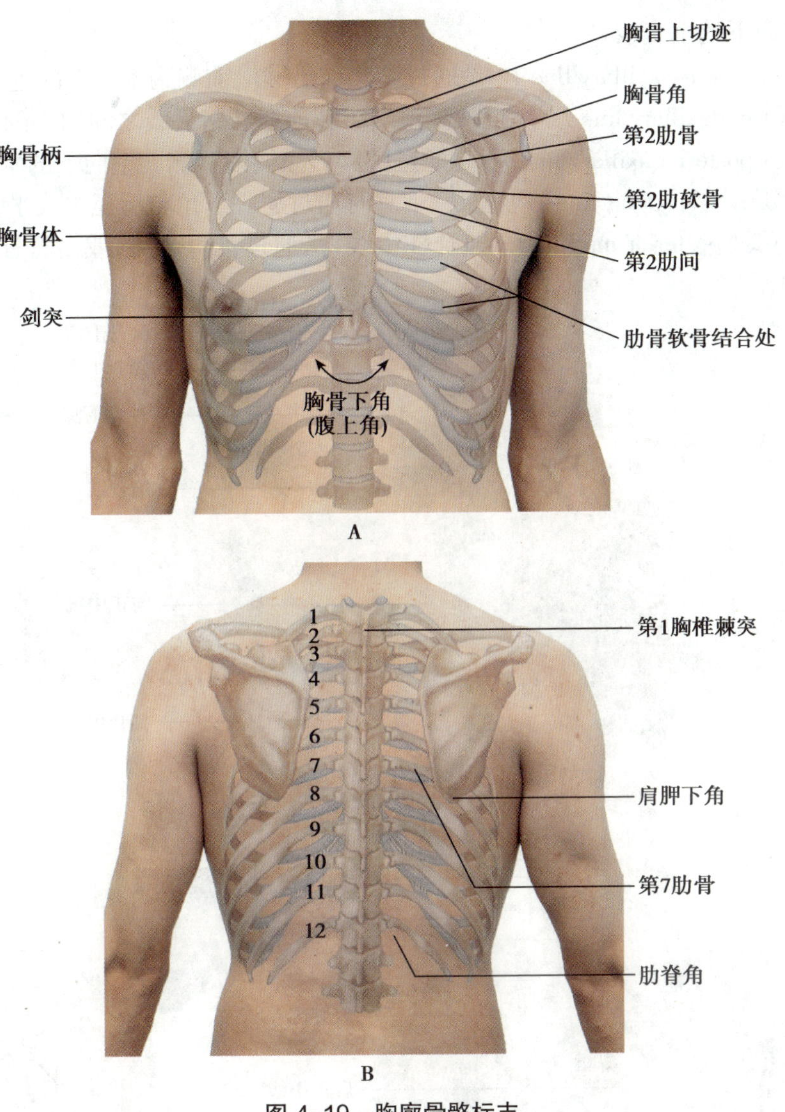

图 4-19 胸廓骨骼标志

A. 正面观；B. 背面观

4. 锁骨下窝（infraclavicular fossa） 是锁骨下方的凹陷部，下界是第 3 肋骨下缘。相当于两肺上叶肺尖的下部。

5. 肩胛上区（suprascapular region） 是肩胛冈以上的区域，其外上界是斜方肌的上缘。相当于上叶肺尖的下部。

6. 肩胛下区（infrascapular region） 是两肩胛下角的连线与第 12 胸椎水平线之间的区域。后正中线将此区分是左右两部。

7. 肩胛间区（interscapular region） 是两肩胛骨内缘之间的区域。后正中线将此区分是左右两部。

（三）人工画线

1. 前正中线（anterior midline） 即胸骨中线，是通过胸骨正中的垂直线。即其上端位于胸骨柄上缘的中点，向下通过剑突中央的垂直线。

2. 锁骨中线（midclavicular line） 是通过锁骨的肩峰端与胸骨端连线中点的垂直线。即通过锁骨中点向下的垂直线。

3. 腋前线(anterior axillary line) 是通过腋窝前皱襞沿前侧胸壁向下的垂直线。

4. 腋中线(midaxillary line) 是自腋窝顶端于腋前线和腋后线之间向下的垂直线。

5. 腋后线(posterior axillary line) 是通过腋窝后皱襞沿后侧胸壁向下的垂直线。

6. 肩胛下角线(scapular line) 是双臂下垂时通过肩胛下角与后正中线平行的垂直线。

7. 后正中线(posterior midline) 即脊柱中线,是通过椎骨棘突,或沿脊柱正中下行的垂直线(图 4-20)。

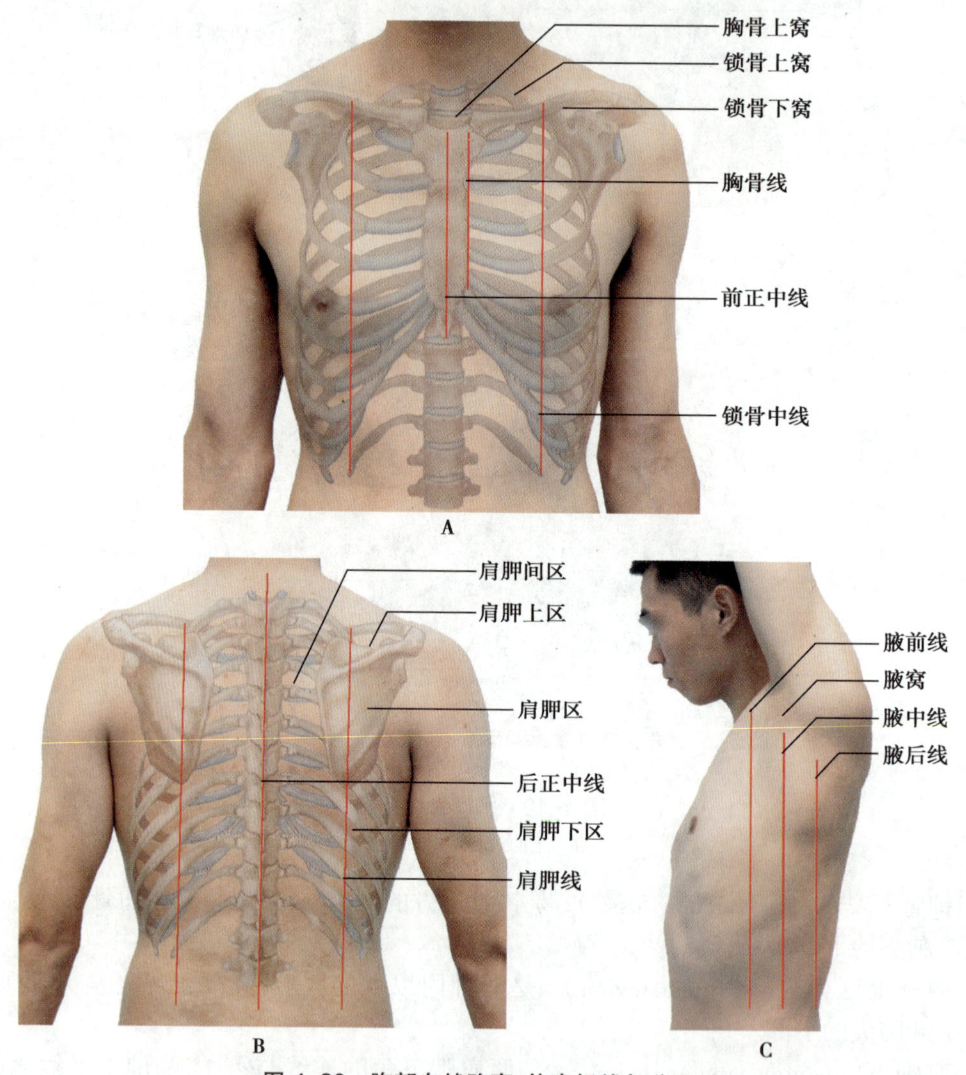

图 4-20 胸部自然陷窝、体表标线与分区

A. 正面观;B. 背面观;C. 侧面观

二、胸壁、胸廓与乳房

胸廓是由 12 个胸椎和 12 对肋骨、锁骨及胸骨组成的骨性轮廓,其上附有乳房等组织,胸廓前部较短,背部稍长。胸壁、胸廓与乳房的检查主要以视诊和触诊为主。

(一)胸壁

胸壁检查除应注意营养状态、皮肤、淋巴结和骨骼肌发育的情况外,更应着重检查胸壁静脉、皮下气肿及胸壁压痛。

1. 胸壁静脉　正常胸壁无明显静脉显露，当上腔静脉或下腔静脉血流受阻建立侧支循环时，胸壁静脉可充盈或曲张，前者静脉血流方向自上而下，后者静脉血流方向自下向上。

2. 皮下气肿　正常胸壁无皮下气肿。胸部皮下组织有气体积存时称为皮下气肿(subcutaneous emphysema)。视诊可见皮肤肿胀，触诊以手按压皮下气肿的皮肤，引起气体在皮下组织内移动，可出现捻发感或握雪感。用听诊器按压皮下气肿部位时，可听到类似捻动头发的声音。胸部皮下气肿多由于肺、气管或胸膜受损后，气体自病变部位逸出，积存于皮下所致。亦偶见于局部产气杆菌感染而发生。严重者气体可由胸壁皮下向颈部、腹部或其他部位的皮下蔓延。

3. 胸壁压痛　正常情况下胸壁无压痛。患肋间神经炎、肋软骨炎、带状疱疹、胸壁软组织炎、肋骨骨折及骨转移癌时，可有局部压痛。胸骨压痛或叩击痛可见于白血病、骨髓瘤。

(二)胸廓

正常人胸廓，两侧大致对称，两肩及两肩胛下角均各自在同一水平线上，其外形随年龄而变化。成人胸廓前后径较横径短，前后径与横径的比例约为1∶1.5。小儿和老人前后径略小于或等于横径或几乎相等，呈圆柱形。常见的胸廓的变形有以下几种(图4-21)。

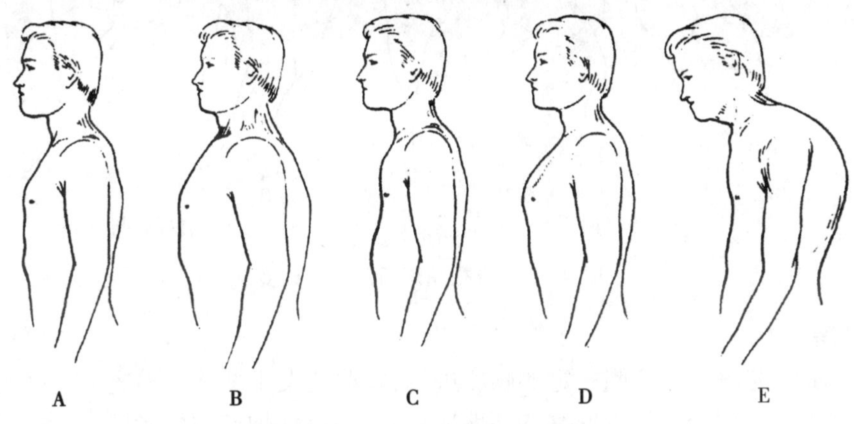

图4-21　常见胸廓外形改变

A. 正常胸；B. 桶状胸；C. 漏斗胸；D. 鸡胸；E. 脊柱后突

1. 扁平胸(flat chest)　胸廓呈扁平状，其前后径不及左右径的一半，腹上角小于90°。正常人见于瘦长体型者，病理状态下可见于慢性消耗性疾病，如肺结核等。

2. 桶状胸(barrel chest)　胸廓前后径增加，与左右径几乎相等，甚或超过左右径，呈圆桶状；肋骨的斜度变小，其与脊柱的夹角常大于45°；肋间隙增宽饱满；腹上角大于90°，且呼吸时改变不明显。见于严重肺气肿的病人，亦可见于正常老年人或矮胖体型者。

3. 佝偻病胸(rachitic chest)　为佝偻病所致的一组胸廓改变，多见于患有佝偻病的儿童。包括：

(1)佝偻病肋骨串珠(rachitic rosary)：沿胸骨两侧的各肋软骨与肋骨交界处隆起，形似串珠状。

(2)肋膈沟(Harrison groove)：下胸部前面的肋骨外翻，自剑突沿膈附着部位的胸壁向内凹陷形成的带状沟。

(3)漏斗胸(funnel chest)：胸骨在剑突处显著内陷，形似漏斗。

(4)鸡胸(pigeon chest)：胸廓的前后径略长于左右径，上下距离较短，胸骨下端常前突，胸廓前侧壁肋骨凹陷。

4. 胸廓单侧变形 胸廓一侧膨隆，多见于大量胸腔积液、气胸或一侧严重代偿性肺气肿。胸廓一侧平坦或凹陷，常见于肺不张、广泛性胸膜增厚和粘连等。

5. 胸廓局部隆起 见于心脏明显肿大、心包大量积液、主动脉瘤及胸内或胸壁肿瘤等。此外，还见于肋软骨炎和肋骨骨折等，前者于肋软骨突起处常有压痛，后者于前后挤压胸廓时，局部常出现剧痛，还可在骨折断端处查到骨擦音。

6. 脊柱畸形 当脊柱发生前凸、后凸或侧凸时，可导致胸廓两侧不对称，肋间隙增宽或变窄。胸腔内器官与表面标志的关系发生改变。严重脊柱畸形所致的胸廓外形改变可使呼吸、循环功能障碍。脊柱畸形常见于脊柱外伤、脊柱结核、脊柱的先天性畸形等（图 4–22）。

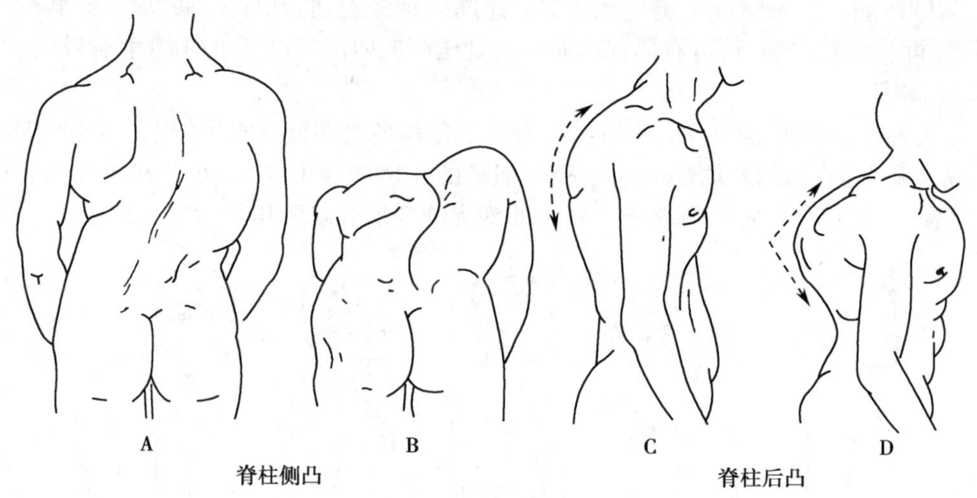

图 4–22 脊柱畸形所致胸廓改变

（三）乳房

乳房（breast）的检查应按照一定的顺序进行，以避免发生漏诊。检查乳房时，还应注意引流乳房部位淋巴结的检查。检查时室内照明应良好，注意保护被评估者隐私，嘱被评估者采取坐位或仰卧位，充分暴露胸部。乳房的检查常采用视诊和触诊。

1. 视诊 视诊时应嘱被评估者双手叉腰，挺胸抬头。正常儿童及男性乳房一般不明显，乳头位置大约位于锁骨中线第 4 肋间隙。正常女性乳房在青春期逐渐增大，呈半球形，乳头也逐渐长大呈圆柱形。孕妇及哺乳期妇女乳房明显增大，向前突出或下垂，乳晕扩大，色素加深，腋下丰满，乳房皮肤可见浅表静脉扩张。有时乳房组织肥大可扩展至腋窝顶部。

（1）对称性：正常女性坐位时两侧乳房基本对称，但亦有轻度不对称者。一侧乳房明显增大见于先天畸形、囊肿形成、炎症或肿瘤等。一侧乳房明显缩小则多因发育不全之故。

（2）乳房皮肤：正常乳房皮肤无红肿、下陷、溃疡、瘢痕或色素沉着等。

1）皮肤发红：乳房局部炎症时乳房皮肤发红，常伴局部肿、热、痛；乳腺癌累及浅表淋巴管引起的癌性淋巴管炎时，乳房局部皮肤多呈深红色，不伴局部热、痛，乳房常因血供增加，皮肤表面浅表血管可见。

2）乳房水肿：乳房水肿导致毛囊和毛囊开口变得明显可见。乳房的炎症水肿由于炎症刺激使毛细血管通透性增加，血浆渗出至血管外，并进入细胞间隙之故，常伴有皮肤发红；乳腺癌时癌细胞浸润阻塞皮肤淋巴管所致淋巴水肿时，因毛囊及毛囊孔明显下陷，引起受累处乳房的局部皮肤外观呈“橘皮”或“猪皮”样。

（3）乳头：乳头的检查应注意位置、大小，两侧是否对称，有无回缩及分泌物。乳头回缩如自幼发生，为发育异常；如近期发生，则乳腺癌的可能性较大。乳头出现分泌物提示乳腺导管有病变，分泌物可呈浆液性，黄色、绿色或血性。血性分泌物常见于导管内良性乳头状瘤、乳腺癌的病人；分泌物由清亮变为绿色或黄色，常见于慢性囊性乳腺炎。肾上腺皮质功能减退时乳晕可出现明显色素沉着。

知识拓展

有助于乳房皮肤或乳头回缩征象检查的体位

检查乳房时应请被评估者作出各种能使前胸肌收缩、乳房悬韧带拉紧的上肢动作，如双手上举超过头部，或相互推压双手掌面或双手推压两侧髋部等，均有助于查到乳房皮肤或乳头回缩的征象。

2. 触诊　触诊乳房时，被评估者采取坐位，先两臂下垂，然后双臂高举超过头部或双手叉腰。仰卧位时，垫以小枕以抬高肩部使乳房能较对称地位于胸壁上，以便进行详细地检查。以乳头为中心作一垂直线和水平线将乳房分为4个象限，以利于检查和便于记录病变部位（图4-23）。

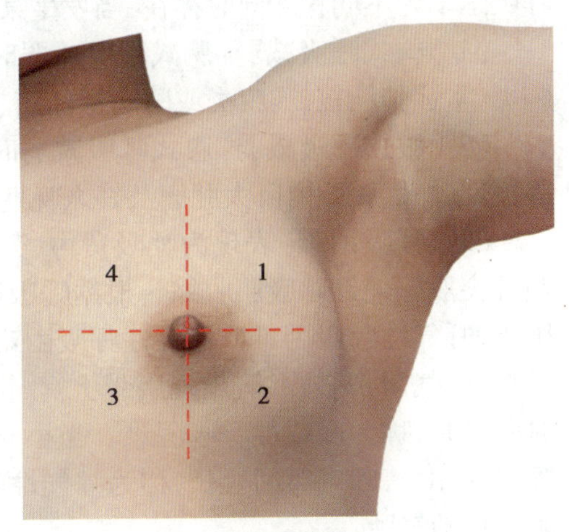

图4-23　乳房病变的定位与划区

触诊先由健侧乳房开始，后检查患侧。护士的手指和手掌应平置在乳房上，指腹轻施压力，以旋转或滑动的方式进行触诊。检查乳房时由外上象限开始，分别沿顺时针方向、逆时针方向由浅入深进行触诊，直至4个象限检查完毕，最后触诊乳头。此外，还应仔细触诊腋窝、锁骨上窝及颈部的淋巴结有否肿大或其他异常，乳腺炎症或恶性肿瘤扩展和转移此处最为常见。触诊乳房时应注意下列内容：

（1）硬度和弹性：正常乳房触诊呈模糊的颗粒感和柔韧感。皮下脂肪组织的多少，可影响乳房触诊的手感，青年人乳房柔软，质地均匀一致，而老年人则多呈纤维和结节感。乳房是由腺体组织的小叶所组成，当触及小叶时，切勿误认为肿块。月经期乳房小叶充血，乳房有紧张感，月经后充血迅即消退。妊娠期乳房增大并有柔韧感，而哺乳期则呈结节感。乳房硬度增加和弹性消失提示皮下组织被炎症或新生物所浸润。当乳晕下有癌肿存在时，该区域皮肤的弹性多数会消失。

（2）压痛：乳房局部压痛提示其下有炎症存在，月经期乳房较敏感，恶性病变较少出现压痛。

（3）包块：如触及包块应注意其部位、大小、外形、数目、硬度、活动度及有无压痛。乳房包块常见于炎症、增生性病变和肿瘤。

3. 乳房的常见病变的特点

（1）急性乳腺炎：乳房表现为红、肿、热、痛，常局限于一侧乳房的某一象限。触诊有硬结包块，伴寒战、发热及出汗等全身中毒症状，常发生于哺乳期妇女，但亦见于青年女性和男子。

（2）乳腺肿瘤：应注意区别良性或恶性，乳腺癌一般无炎症表现，多为单发质地较硬的包块，并与皮下组织粘连，局部皮肤呈橘皮样，乳头常回缩，并可从乳头分泌血性分泌物，晚期多伴有腋窝淋巴结转移，以中年以上的女性多见。乳房的良性肿瘤则质地软，界限清楚并有一定活动度，如乳腺囊性增生、乳腺纤维瘤等。

男性乳房增生常见于内分泌紊乱，如使用雌激素、肾上腺皮质功能亢进及肝硬化等。

三、肺与胸膜

肺与胸膜的检查应嘱被评估者取坐位或仰卧位，充分暴露胸部。检查时室内环境舒适温暖，可避免因寒冷诱发肌颤，造成视诊不满意或听诊音被干扰；光线良好，光线应从上方直接照射在被检查部位。肺和胸膜的检查由前向后，自上而下的顺序，按视、触、叩、听依次进行。

（一）视诊

1. 呼吸运动　正常成年男性和儿童的呼吸以腹式呼吸为主，即膈肌运动为主，胸廓下部及上腹部的动度较大；成年女性的呼吸以胸式呼吸为主，即肋间肌运动为主。正常人通常两种呼吸运动均不同程度同时存在，当发生某些疾病时这两种呼吸运动可发生改变。

（1）胸式呼吸减弱：胸式呼吸减弱时腹式呼吸增强，常见于肺或胸膜疾病或胸壁疾病，如肺炎、重症肺结核、胸膜炎或肋间神经痛、肋骨骨折等。

（2）腹式呼吸减弱：腹式呼吸减弱时胸式呼吸增强，常见于阑尾炎、腹膜炎、大量腹水、肝脾极度肿大、腹腔内巨大肿瘤及妊娠晚期等，因膈肌下降运动受限而引起。

（3）呼吸困难：表现为呼吸费力、劳累，如张口耸肩、端坐呼吸、两手撑床、满头大汗或胸锁乳突肌等辅助呼吸肌收缩。根据呼吸困难主要出现在吸气相还是呼气相，判定吸气性呼吸困难、呼气性呼吸困难或混合性呼吸困难。当喉、气管及大支气管部分梗阻时，气体进入肺部不畅，吸气肌加强收缩，出现胸骨上窝、锁骨上窝及肋间隙向内凹陷，称“三凹征”。由于吸气时间延长，称为吸气性呼吸困难。当小支气管部分梗阻或肺组织弹性减退时，气流呼出不畅，呼气时用力，呼气时间延长，称为呼气性呼吸困难。常见于支气管哮喘，以及各种原因引起的阻塞性肺气肿。

2. 呼吸频率和深度　正常成人静息状态下，呼吸频率为16~20次/min，呼吸与脉搏之比为1∶4。新生儿呼吸约44次/min，随着年龄的增长而逐渐减慢。某些疾病可使其发生改变（图4-24）。

（1）呼吸过速：成年人呼吸频率超过24次/min称为呼吸过速（tachypnea）。正常人在情绪激动、运动、进食、气温升高时呼吸频率增快，异常呼吸过速见于心肺疾病、发热、疼痛、贫血、甲状腺功能亢进等。一般体温升高1℃，呼吸大约增加4次/min。

（2）呼吸过缓：呼吸频率低于12次/min称为呼吸过缓（bradypnea）。正常成人睡眠时呼吸频率可减慢。异常呼吸浅慢见于麻醉剂或镇静剂过量和颅内压升高等。

（3）呼吸浅快：见于呼吸肌麻痹、严重鼓肠、腹腔积液和肥胖等，以及肺部疾病，如肺炎、胸膜炎、胸腔积液和气胸等。

（4）呼吸深快：见于剧烈运动时，因机体供氧量增加肺内气体交换之故。情绪激动或过度紧张时，亦常出现呼吸深快，同时出现过度换气现象，动脉血二氧化碳分压降低引起呼吸性碱中毒，病人常感口周及肢端发麻，严重时可发生手足搐搦及呼吸暂停。糖尿病酮症酸中毒和尿毒症酸中毒等严重代谢性酸中毒时，pH降低，H^+兴奋呼吸中枢化学感受器使呼吸兴奋，使通气增加排出CO_2进行代偿，以调节细胞外酸碱平衡，一般表现为深快，但有时也表现为单纯变深或深慢，称为Kussmaul呼吸，也称为酸中毒大呼吸。

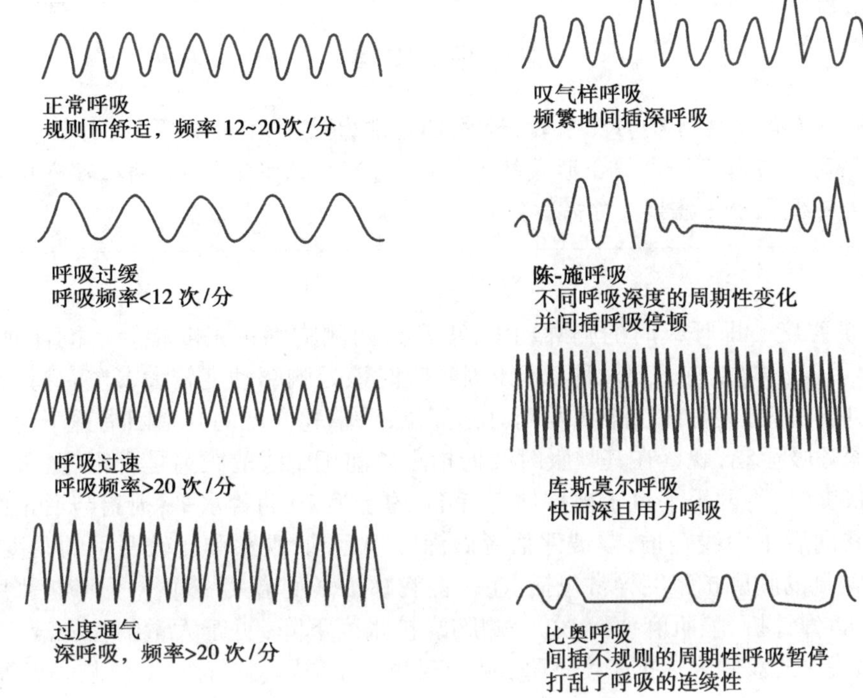

图 4-24　常见的呼吸类型及其特点

3. 呼吸节律的变化　正常成人静息状态下，呼吸的节律基本上是均匀而整齐的。在病理状态下，可出现各种呼吸节律的变化（图 4-24）。

（1）潮式呼吸（Cheyne-Stokes respiration）：又称陈－施呼吸，是一种呼吸由浅慢逐渐变为深快，然后再由深快转为浅慢，随之出现一段呼吸暂停后，如此周而复始。潮式呼吸周期可长达 30s 至 2min，暂停期可持续 5~30s，所以要较长时间仔细观察才能了解周期性节律变化的全过程。常见于药物引起的呼吸抑制，充血性心力衰竭，大脑损伤（通常于脑皮质水平）。

（2）间停呼吸（Biot respiration）：又称比奥呼吸，表现为有规律地呼吸几次后，突然出现时间长短不一的呼吸暂停，后又开始规则呼吸，如此周而复始。颅内压升高、药物引起呼吸抑制及脑损害（通常于延髓水平）。

这种呼吸节律的变化多发生于中枢神经系统疾病，如脑炎、脑膜炎、颅内压升高及某些中毒，如糖尿病酮中毒、巴比妥中毒等。间停呼吸较潮式呼吸更为严重，预后多不良，常在临终前发生。然而，必须注意有些老年人深睡时亦可出现潮式呼吸，此为脑动脉硬化导致中枢神经系统供血不足的表现。

（3）叹气样呼吸：表现为在一段正常呼吸节律中出现一次深大呼吸，常伴有叹气声。此多为功能性改变，见于神经衰弱、精神紧张或抑郁症。

4. 呼吸深度的变化　①呼吸变浅：见于呼吸肌麻痹、严重鼓肠、腹水和肥胖等，以及肺部疾病，如肺炎、胸膜炎、胸腔积液和气胸等；②呼吸变深：剧烈运动、情绪激动、过度紧张时，因机体供氧量增加需要增加肺内气体交换导致呼吸深快；糖尿病酮症酸中毒和尿毒症酸中毒等严重代谢性酸中毒时，pH 降低，H^+ 兴奋呼吸中枢化学感受器使呼吸兴奋，使通气增加排出 CO_2 进行代偿，以调节细胞外酸碱平衡，一般表现为深快，但有时也表现为单纯变深或深慢，称为 Kussmaul 呼吸，也称为酸中毒大呼吸。

知识拓展

呼吸性碱中毒

呼吸深快并有过度通气的现象时，造成 CO_2 排出过多，$PaCO_2$ 降低，引起呼吸性碱中毒，会导致钙离子与血浆蛋白结合形成结合钙，血清游离钙水平降低，病人可感口周及肢端发麻，严重者可发生手足搐搦及呼吸暂停。

（二）触诊

1. 胸廓扩张度　即呼吸时的胸廓动度，正常人两侧胸廓扩张度相等。检查前胸廓扩张度时，护士两手置于胸廓前下部对称部位（因呼吸时该处胸廓动度较大），左右拇指分别沿两侧肋缘指向剑突，拇指尖在前正中线两侧对称部位，手掌和伸展的其余四指置于前侧胸壁，嘱被评估者做深呼吸运动，观察在其呼吸时两拇指距离前正中线的距离是否相等（图 4-25）；检查后胸廓扩张度时，将两手平置于被评估者背部，约于第 10 肋骨水平，拇指与后正中线平行，并将两侧皮肤向后正中线轻推，嘱被评估者做深呼吸运动，观察和比较两手的动度是否一致（图 4-26）。常见的胸廓扩张度异常包括：①一侧胸廓扩张度增大：多因对侧肺扩张度受限，如对侧肺不张、肋骨骨折、膈肌麻痹等；②一侧胸廓扩张度下降：见于大量胸腔积液、气胸、胸膜增厚和肺不张等；③双侧胸廓扩张度下降：见于双侧胸膜增厚、肺气肿、双侧胸膜炎等。

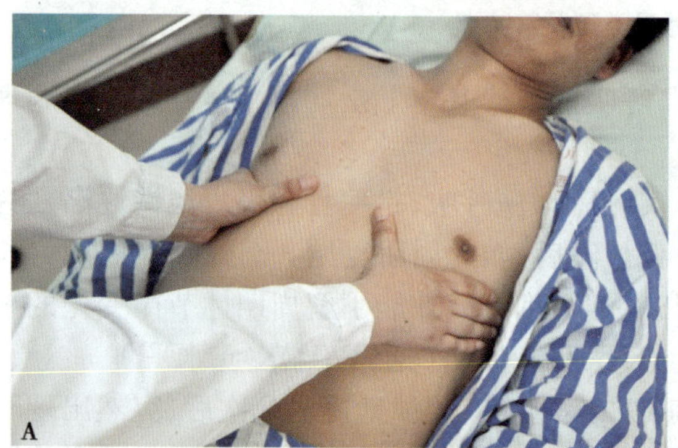
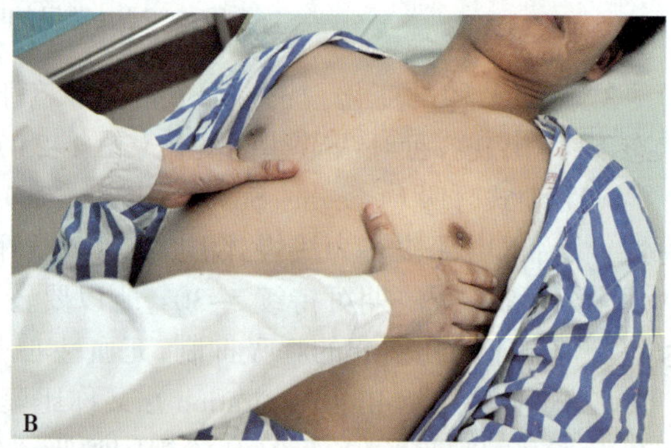

图 4-25　胸廓扩张度检查（前胸部）

A. 前胸部呼气相；B. 前胸部吸气相

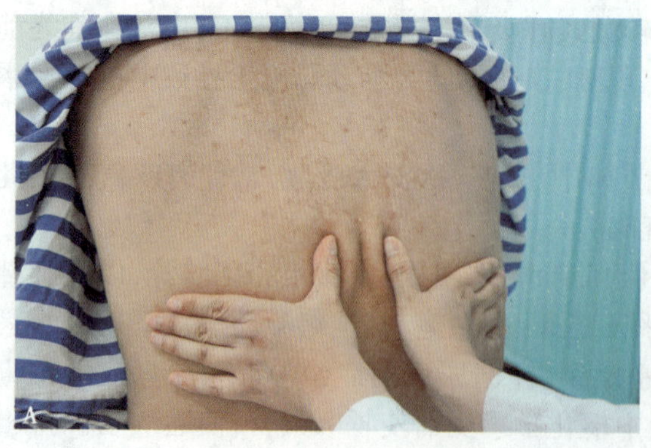
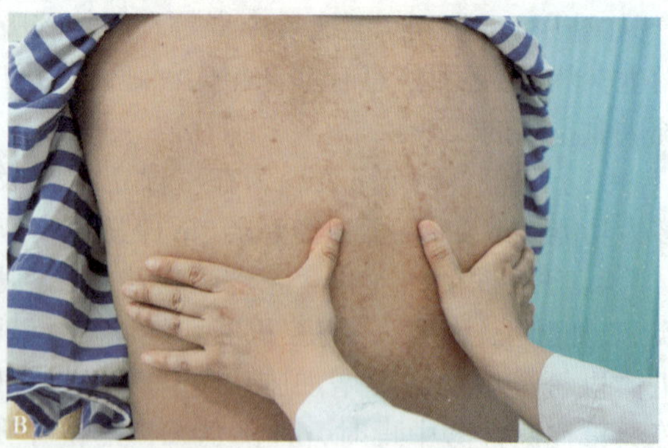

图 4-26　胸廓扩张度检查（后胸部）

A. 后胸部呼气相；B. 后胸部吸气相

2. 语音震颤 语音震颤(vocal fremitus)是被评估者发音时，声带振动产生的声波沿着气管、支气管及肺泡传至胸壁引起共鸣产生的振动，可由检查者的手掌触及，故又称触觉语颤(tactile fremitus)。根据其振动的强度变化，可判断胸内病变的性质。

检查时将左右手掌的尺侧缘或掌面轻放于被评估者两侧胸壁的对称部位，嘱被评估者用同等的强度重复发低音调长音"yi"，并双手交叉在原对称部位重复一次。自上至下，从内到外，按前胸、侧胸、背部的顺序，比较两侧对称部位语音震颤的异同，注意有无增强、减弱或消失(图 4-27)。

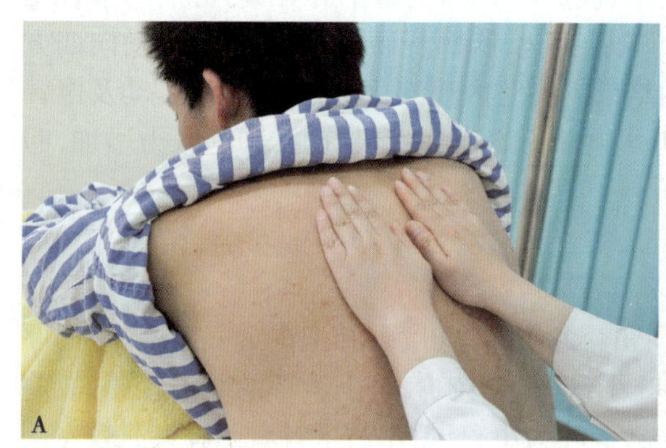

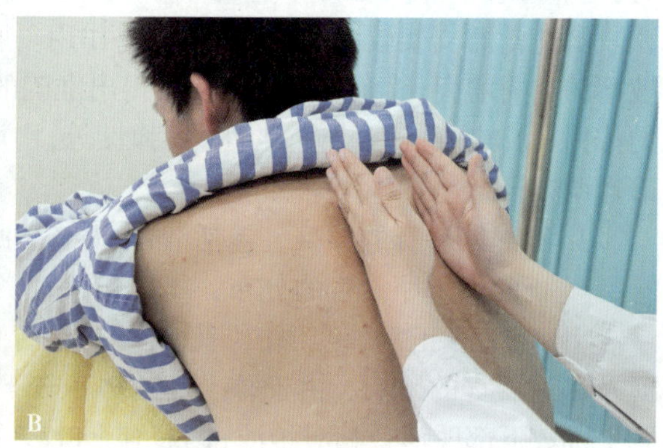

图 4-27 语音震颤检查手法

正常人双侧语音震颤基本一致。语音震颤的强度受发音的强弱、音调的高低、胸壁的厚薄以及支气管至胸壁距离的差异等因素的影响。通常语音震颤在肩胛间区及左右胸骨旁第 1、2 肋间隙部位最强，于肺底最弱。正常成年男性和消瘦者较儿童、女性和肥胖者为强；前胸上部较下部强，右胸上部较左胸上部强。语音震颤异常可表现为：

(1)语音震颤减弱或消失主要见于：①支气管阻塞，如阻塞性肺不张；②肺泡内含气量过多，如肺气肿；③大量胸腔积液或气胸；④胸膜高度增厚粘连；⑤胸壁皮下气肿。

(2)语音震颤增强主要见于：①肺泡内含气量减少或消失，声波传导良好，如压迫性肺不张；②肺组织实变使语颤传导良好，如大叶性肺炎实变期、大片肺梗死等；③接近胸膜的肺内巨大空腔，声波在其大空腔产生共鸣，特别是其周围有炎性浸润并与胸壁靠近时，如空洞型肺结核、肺脓肿等。

3. 胸膜摩擦感 正常人胸膜光滑，腔内有少量浆液起润滑作用，呼吸时不产生摩擦。检查时护士的双手平置于被评估者胸壁上，嘱被评估者做深呼吸，若有如皮革相互摩擦的感觉，即为胸膜摩擦感，是干性胸膜炎的重要体征。常于胸廓的前下侧部或腋中线第 5 至 7 肋间触及，因该处为呼吸时胸廓动度最大的区域；呼、吸两相均可触及，但有时只能在吸气相末触到。见于急性胸膜炎、胸膜高度干燥、胸膜肿瘤。

(三)叩诊

1. 叩诊的方法 胸廓及肺部的叩诊方法有间接叩诊法和直接叩诊法两种，间接叩诊法最常用。

(1)间接叩诊法：被评估者取坐位或仰卧位，放松肌肉，呼吸均匀。叩诊顺序为先前胸，后侧胸，再背部。自肺尖开始，自上而下，由外向内，左右对比，同时注意双侧叩诊音的变化。叩诊前胸壁时，两臂垂放，胸部稍向前挺；叩诊侧胸壁时，双臂抱头；叩诊背部时，上身略前倾，头稍低，双手交叉放在对侧肩上。叩诊时以左手中指第2指节为板指，平贴于肋间隙并与肋骨平行；叩诊肩胛间区时，指板与脊柱平行。右手中指指端以垂直方向叩击指板，每次叩击2~3下。叩击力量均匀，轻重适宜。

（2）直接叩诊法：护士右手指并拢，以指腹对胸壁进行直接叩击。主要适用于大范围的病变。

2. 影响叩诊音的因素　与胸壁组织增厚、胸壁骨骼支架的改变、肺组织的密度等因素有关。胸壁组织增厚，如皮下脂肪较多、肌肉层较厚、乳房较大和胸壁水肿等，均可使叩诊音变浊。胸壁骨骼支架较大者，可加强共鸣作用。肋软骨钙化，胸廓变硬，可使叩诊的震动向四方散播的范围增大，因而定界叩诊较难得出准确的结果。胸腔内积液，可影响叩诊的震动及声音的传播。肺内含气量、肺泡的张力、弹性等，均可影响叩诊音。如深吸气时，肺泡张力增加，叩诊音调亦升高。

3. 胸部叩诊音的类型　包括清音、鼓音、浊音、实音和过清音。

4. 正常胸部叩诊音的分布

（1）清音：正常肺泡部位叩诊音均为清音（图4-28）。其响度受肺泡内含气量、胸壁的厚薄及邻近器官的影响。由于肺上叶的体积较下叶小，含气量较少，且上胸部的肌肉较厚，故前胸上部较下部叩诊音相对稍浊；因右肺上叶较左肺上叶为小，且惯用右手者右侧胸大肌较左侧为厚，故右肺上部叩诊音较左肺上部稍浊；由于背部的肌肉、骨骼层次较多，故背部的叩诊音较前胸部稍浊；右侧腋下部因受肝脏的影响叩诊音较左腋下部稍浊。

（2）浊音：在肺与肝或心脏交界之重叠区域，叩诊时为浊音，又称心或肝的相对浊音区。

（3）实音：叩诊未被肺组织遮盖的心或肝时，即得实音，又称心或肝的绝对浊音区。

（4）鼓音：左腋前线下方可叩得一个半月状鼓音区（Traube鼓音区）。其上界为肺下缘，右界为肝左叶，左界为脾，下界为肋弓，为胃泡所在位置。其鼓音区的大小，随胃内含气量的多少而变化；当左侧胸腔大量积液或脾显著肿大时，可引起此鼓音区的缩小。

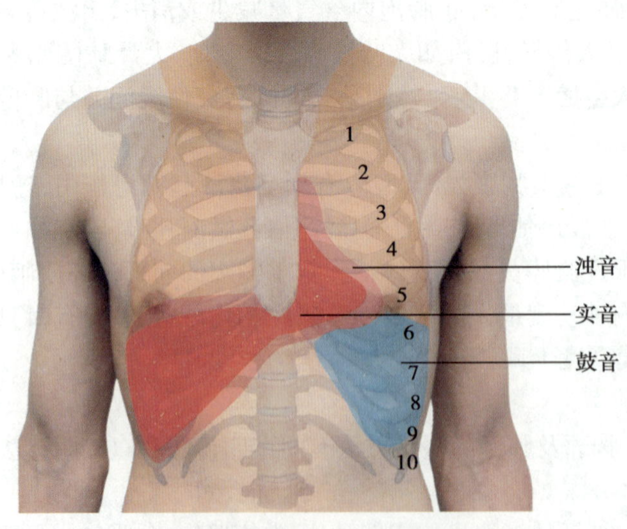

图4-28　正常前胸部叩诊音

5. 肺界的叩诊

（1）肺上界：即肺尖的宽度，其内侧为颈肌，外侧为肩胛带。叩诊时，自斜方肌前缘中央开始逐渐叩向外侧，由清音变为浊音时，标记该点。然后再自斜方肌前缘中央叩向内侧，清音变为浊音，再标记该点。两标记点之间的距离即为肺尖的宽度，又称 Kronig 峡。正常肺尖的宽度为 4~6cm。因右肺尖位置较低，且右侧肩胛带的肌肉较发达，故右侧较左侧稍窄。肺上界变窄或叩诊浊音常见于肺结核所致的肺尖浸润，纤维性变及萎缩。肺上界变宽常见于肺气肿。

（2）肺前界：正常的肺前界相当于心脏的绝对浊音界。右肺前界相当于胸骨线的位置。左肺前界则相当于胸骨旁线自第 4 至第 6 肋间隙的位置。当心脏扩大、心肌肥厚、心包积液、主动脉瘤、肺门淋巴结明显肿大时，可使左、右两肺前界间的浊音区扩大，反之，肺气肿时则可使其缩小。

（3）肺下界：嘱被评估者平静呼吸，依次沿锁骨中线、腋中线、肩胛下角线，自肺野的清音区开始由上向下叩至实音即为肺下界。正常人平静呼吸时两侧肺下界大致相同，即于锁骨中线第 6 肋间隙，腋中线第 8 肋间隙，肩胛下角线第 10 肋间隙。正常肺下界的位置可因体型、发育情况的不同而有所差异，如矮胖者肺下界可上升 1 肋间隙，瘦长者可下降 1 肋间隙。疾病状态下，肺下界降低见于肺气肿、腹腔内脏下垂等；肺下界上升见于肺不张、腹水、气腹、肝脾肿大、腹腔内巨大肿瘤及膈肌麻痹等。

（4）肺下界移动范围：相当于呼吸时膈肌的移动范围。叩诊时，先在平静呼吸时于肩胛线上叩出肺下界的位置，作一标记，然后分别在深吸气和深呼气后屏住呼吸，沿该线重新叩出肺下界的位置并作标记，最高至最低两点间的距离即为肺下界的移动范围（图 4–29）。正常人肺下界的移动范围为 6~8cm。

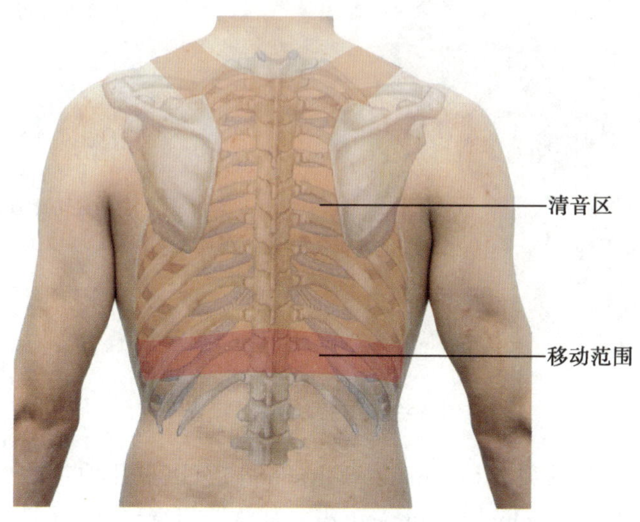

图 4–29 正常肺尖宽度与肺下界移动范围

肺下界移动范围减小，见于：①肺组织弹性消失，如肺气肿等；②肺组织萎缩，如肺不张、肺纤维化等；③肺组织炎症和水肿。肺下界及其移动范围不能叩出，见于胸腔大量积液、积气及广泛胸膜增厚粘连。肺下界移动范围消失，见于膈神经麻痹。

6. 胸部异常叩诊音　正常胸部的清音区内出现浊音、实音、过清音或鼓音时则为异常叩诊音，提示肺、胸膜、膈肌或胸壁有病理改变。

知识拓展

异常叩诊音的类型取决于病变的性质、范围的大小及部位的深浅。一般叩诊可达到的深度为 5~7cm。距胸部表面 5cm 以上的深部病灶、直径小于 3cm 的小范围病灶或少量胸腔积液时，常不易发现叩诊音的改变。

（1）浊音或实音：见于肺部大面积含气量减少的病变，如肺炎、肺不张、肺结核、肺梗死、肺水肿及肺硬化等；肺内不含气的占位病变，如肺肿瘤、肺包虫或囊虫病、未液化的肺脓肿等；以及胸腔积液，胸膜增厚等病变。

（2）鼓音：见于胸膜腔积气，如气胸。当肺内空腔性病变直径大于 3~4cm，且靠近胸壁时，也可出现鼓音。如空洞型肺结核、液化了的肺脓肿和肺囊肿等。

（3）过清音：提示肺组织弹性减弱而含气量增多，主要见于肺气肿、支气管哮喘发作时等。

（四）听诊

肺部听诊时，被评估者取坐位或卧位，微张口作均匀呼吸，必要时可做深呼吸或咳嗽，便于察觉呼吸音及附加音的改变。听诊的顺序一般由肺尖开始，按前胸、侧胸和背部的顺序，自上而下，左右交替逐一肋间进行，注意上下、左右对称部位进行对比（图 4–30）。

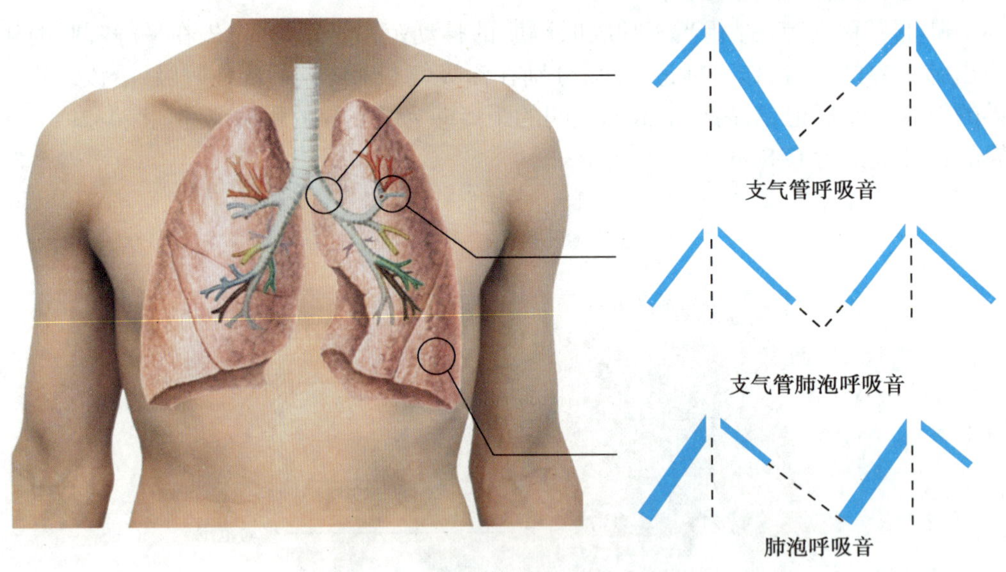

图 4–30 三种正常呼吸音

1. 正常呼吸音 正常呼吸音（normal breath sound）有以下几种：

（1）支气管呼吸音（bronchial breath sound）：为吸入的空气在声门、气管或主支气管形成湍流所产生的声音，颇似将舌抬起经口腔呼气所发出 “ha” 的音响。听诊特点：该呼吸音音响强而调高，呼气音较吸气音的音响强、音调高且时间较长，正常人在喉部、胸骨上窝、背部第 6、7 颈椎及第 1、2 胸椎附近可闻及支气管呼吸音。

（2）肺泡呼吸音（bronchovesicular breath sound）：为呼吸气流在细支气管和肺泡内进出所致。吸气时气流经支气管进入肺泡，使肺泡壁由松弛变为紧张，呼气时肺泡由紧张变为松弛，这种肺泡壁的一张一弛以及气流的震动形成肺泡呼吸音。肺泡呼吸音颇似上齿咬下唇吸气时所发出的"fu"的声音。听诊特点：叹息样或柔和吹风样，吸气时音响较强，音调较高，时相较长，呼气时音响较弱，音调较低，时相较短。听诊部位：正常人除支气管呼吸音和支气管肺泡呼吸音以外部位，其余均为肺泡呼吸音的听诊区。其强弱与性别、年龄、呼吸的深浅、肺组织弹性的大小及胸壁皮下脂肪厚薄等有关。男性肺泡呼吸音较女性为强；儿童的肺泡呼吸音较老年人强。乳房以下胸部肺泡呼吸音最强，其次为肩胛下部，再次为腋窝下部，而肺尖及肺底处最弱。

（3）支气管肺泡呼吸音（bronchovesicular breath sound）：又称混合性呼吸音，兼有支气管呼吸音和肺泡呼吸音特点。听诊特点：吸气音与正常肺泡呼吸音相似，但音调较高且较响亮；呼气音与支气管呼吸音相似，但强度稍弱，音调稍低，呼气相短。支气管肺泡呼吸音的吸气相与呼气相大致相同。正常人在胸骨两侧第1、2肋间隙，肩胛间区第3、4胸椎水平以及肺尖前后部可听到支气管肺泡呼吸音。

正常人肺泡呼吸音的强弱与性别、年龄、呼吸的深浅、肺组织弹性的大小及胸壁的厚薄等有关。男性肺泡呼吸音较女性强，儿童较老年人强。矮胖体型者肺泡呼吸音较瘦长者弱。肺泡组织较多，胸壁肌肉较薄的部位，如乳房下部及肩胛下部肺泡呼吸音最强，其次为腋窝下部，肺尖及肺下缘区域较弱。

2. 异常呼吸音　异常呼吸音是指肺泡呼吸音的强度、时相、性质发生变化，或在肺泡呼吸音的区域听到了支气管呼吸音、支气管肺泡呼吸音。

（1）异常肺泡呼吸音（abnormal breath sound）

1）肺泡呼吸音减弱或消失：与肺泡内的空气流量减少、进入肺内的空气流速减慢、呼吸音传导障碍有关。可在局部、单侧或双肺出现。常见于：①胸廓活动受限，如胸痛、肋软骨骨化和肋骨切除等；②呼吸肌疾病，如重症肌无力、膈肌瘫痪和膈肌升高等；③支气管阻塞，如阻塞性肺气肿、支气管狭窄等；④压迫性肺不张，如胸腔积液、气胸等；⑤腹部疾病，如大量腹水、腹部巨大肿瘤等。

2）肺泡呼吸音增强：双侧肺泡呼吸音增强，与呼吸运动及通气功能增强，进入肺泡的空气流量增多或流速加快有关。常见于：①机体需氧量增加，引起呼吸深快，如运动、发热或代谢亢进等；②缺氧兴奋呼吸中枢，导致呼吸运动增强，如贫血等；③血液酸度升高，刺激呼吸中枢，使呼吸深长，如代谢性酸中毒等。一侧肺泡呼吸音增强，见于一侧肺胸病变引起肺泡呼吸音减弱，健侧肺代偿性肺泡呼吸音增强。

3）呼气音延长：由于小支气管痉挛或狭窄、肺组织弹性减弱所致，如支气管炎、支气管哮喘等，导致呼气的阻力增加，或慢性阻塞性肺气肿导致肺组织弹性减退，使呼气的驱动力减弱。

4）断续性呼吸音：又称齿轮呼吸音，因肺内局部炎症或支气管狭窄，使空气不能均匀地进入肺泡，出现不规则断续的呼吸音所致，常见于肺结核和肺炎等。必须注意，当寒冷、疼痛和精神紧张时，可听到断续性肌肉收缩的附加音，但其与呼吸运动无关，应予鉴别。

5）粗糙性呼吸音：为支气管黏膜轻度水肿或炎症浸润造成不光滑或狭窄，使气流进出不畅所致，见于支气管或肺部炎症的早期。

（2）异常支气管呼吸音：若在正常肺泡呼吸音部位听到支气管呼吸音，即为异常支气管呼吸音，或称管样呼吸音（tubular breath sound）。其临床意义同触觉语颤增强。主要见于：

1）肺组织实变：如大叶性肺炎的实变期。异常支气管呼吸音的部位、范围和强弱与病变的部位、大小和深浅有关。实变的范围越大、位置越浅，其声音越强，反之则较弱。

2）肺内大空腔：当肺内大空腔与支气管相通，且周围肺组织又有实变存在时，音响在空腔内共鸣，并通过实变组织良好的传导，故可闻及清晰的支气管呼吸音。常见于肺脓肿或空洞型肺结核。

3）压迫性肺不张：胸腔积液压迫肺脏，发生压迫性肺不张，因肺组织较致密，有利于支气管音的传导，故于积液区上方可听到支气管呼吸音，但强度较弱而且遥远。

（3）异常支气管肺泡呼吸音：在正常肺泡呼吸音的区域内听到的支气管肺泡呼吸音。其产生机制为肺实变区域较小且与正常含气肺组织混合存在，或肺实变部位较深并被正常肺组织覆盖所致。常见于支气管肺炎、肺结核、大叶性肺炎初期或胸腔积液上方肺膨胀不全的区域。

3. 啰音　啰音（rale）是呼吸音以外的附加音，正常情况下不存在。按啰音的性质不同可分为下列几种：

（1）湿啰音（moist rale）

1）发生机制：由于吸气时气体通过呼吸道内的稀薄分泌物如渗出液、痰液、血液、黏液或脓液等，使形成的水泡破裂所产生的声音，故又称水泡音（bubble sound）；或由于小支气管壁因分泌物粘着而陷闭，当吸气时突然张开重新充气所产生的爆裂音（图 4-31）。

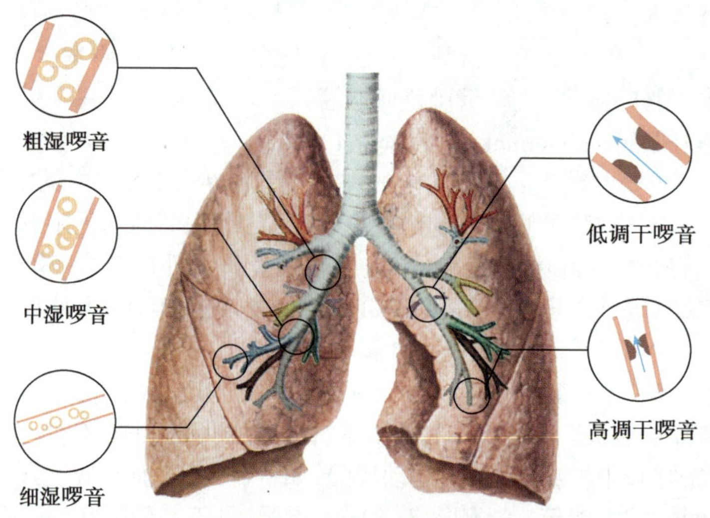

图 4-31　啰音的发生机制

2）听诊特点：湿啰音为呼吸音外的附加音，断续而短暂，一次常连续多个出现，于吸气时或吸气终末较为明显，有时也出现于呼气早期，部位较恒定，性质不易变，中、小湿啰音可同时存在，咳嗽后可减轻或消失。

3）分类：按其发生的呼吸道直径不同分为粗、中、细湿啰音和捻发音。①粗湿啰音（coarse rale）：又称大水泡音，发生于气管、主支气管或空洞部位，多出现在吸气早期，见于支气管扩张、肺水肿及肺结核或肺脓肿空洞，昏迷或濒死者因无力排出呼吸道分泌物，于气管处可听及粗湿啰音，有时不用听诊器亦可听到，谓之痰鸣；②中湿啰音（medium rale）：又称中水泡音，发生于中等支气管，多出现于吸气中期，见于支气管炎、支气管肺炎等；③细湿啰音（fine rale）：又称小水泡音，发生于小支气管，多出现在吸气后期，常见于细支气管炎、支气管肺炎、肺淤血和肺梗死等；④捻发音（crepitus）：是一种极细而均匀一致的湿啰音。多在吸气末听及，颇似在耳边用手捻搓一束头发时所发出的声音。此系由于细支气管和肺泡壁因分泌物存在而互相粘着陷闭，当吸气时被气流冲开重新充气，所发出的高音调、高频率的细小爆裂音。常见于细支气管和肺泡炎症或充血，如肺淤血、肺炎早期和肺泡炎等。但正常老年人或长期卧床者，在肺底听到捻发音的在数次深呼吸或咳嗽后可消失，一般无临床意义。

4）临床意义：肺组织局限性湿啰音，提示该处的局部病变，如肺炎、肺结核或支气管扩张等；两侧肺底湿啰音，见于左心衰所致的肺淤血和支气管肺炎等；两肺野满布湿啰音，则多见于急性肺水肿和严重支气管肺炎。

（2）干啰音（dry rale）

1）发生机制：由于气管、支气管或细支气管狭窄或部分阻塞，空气吸入或呼出时发生湍流所产生的声音。引起呼吸道狭窄或不完全阻塞的原因有：①炎症引起的黏膜充血水肿和分泌物增加；②支气管平滑肌痉挛；③管腔内肿瘤或异物阻塞；④管壁被管外肿大的淋巴结或纵隔肿瘤压迫等（图4-32）。

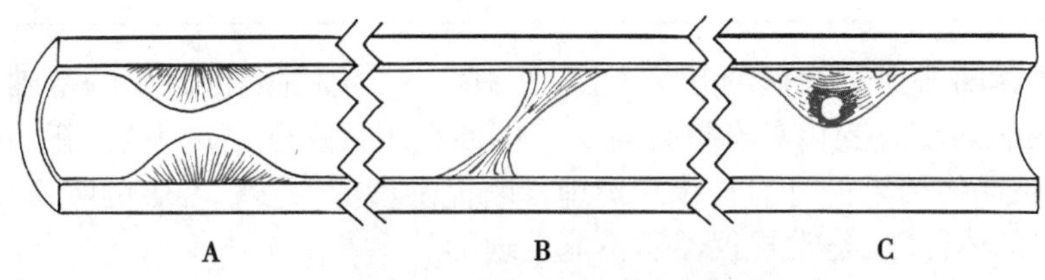

图4-32　干啰音的发生机制

A. 管腔狭窄；B. 管腔内有分泌物；C. 管腔内有新生物或受压

2）特点：干啰音为一种持续时间较长带乐性的呼吸附加音，音调较高，持续时间较长，吸气及呼气时均可听及，但以呼气时为明显，干啰音的强度和性质易改变，部位易变换，在瞬间内数量可明显增减。

3）分类：根据音调的高低可分为高调和低调两种。①高调干啰音：又称哨笛音，类似于鸟鸣、飞箭或哨笛音，多发生于较小的支气管或细支气管；②低调干啰音：又称鼾音，听诊时如同呻吟声或鼾声，多发生于气管或主支气管。发生于主支气管以上大气道的干啰音，有时不用听诊器亦可听及，谓之喘鸣。

4）临床意义：发生于双侧肺部的干啰音，常见于支气管哮喘、慢性支气管炎和心源性哮喘等。局限性干啰音，是由于局部支气管狭窄所致，常见于支气管内膜结核或肿瘤等。

4. 语音共振　又称听觉语音，其产生方式与语音震颤基本相同，但较触诊更敏感。嘱被评估者用较弱的同一强度重复发长音"yi"，喉部发音产生的振动经气管、支气管、肺泡传至胸壁，由听诊器听及。正常情况下，听到的语音共振言词柔和而不清晰，音节亦含糊难辨。语音共振一般在气管和大支气管附近听到的声音最强，在肺底则较弱，听诊时应注意上下、左右的对比。临床意义同语音震颤。

5. 胸膜摩擦音　正常胸膜表面光滑，胸膜腔内有微量液体存在，呼吸时胸膜脏层和壁层之间相互滑动并无音响发生。当胸膜发生炎症、纤维素渗出而变得粗糙时，随着呼吸出现胸膜摩擦音（pleural friction rub），其特征颇似用一手掩耳，以另一手指在其手背上摩擦时所听到的声音。胸膜摩擦音一般于吸气末或呼气初较为明显，屏气时即消失。深呼吸或听诊器体件上加压时声音可增强。胸膜摩擦音最常听到的部位是前下侧胸壁，因呼吸时该区域的呼吸动度最大；可随体位的变动而消失或复现。当胸腔积液较多时，因两层胸膜被分开，摩擦音可消失，在积液吸收过程中当两层胸膜又接触时可再出现。常发生于纤维素性胸膜炎、肺梗死、胸膜肿瘤及尿毒症等。

文档：肺与胸膜常见疾病的体征

四、心脏

案例导学与思考

案例导学：

陈女士，32岁，活动后心慌、气短1年，面色晦暗，双颊紫红，口唇轻度发绀，来医院检查。既往有反复发作的双膝关节肿痛史10余年。

思考：

1. 李女士是什么特殊面容？
2. 心脏评估会有哪些异常？如何评估？
3. 该病人目前主要的护理诊断有哪些？

心脏评估是诊断心血管疾病的基本方法，在对病人详细询问健康史的基础上进行心脏评估对了解心脏疾病的动态变化具有重要意义。即便在现代医学高度发展、新的检查方法不断出现的今天，心脏评估结果仍可为临床和护理诊断提供参考，另外，心脏的听诊如心音的改变、心脏杂音等重要的体征，也是常规仪器所不能发现的。

心脏评估时，周围环境应安静、温暖，光源位于被评估者左侧为宜，护士位于被评估者右侧，被评估者多取卧位或坐位，充分暴露胸部，两上肢自然平放或下垂置于躯干两侧，有时也需要被评估者取多个体位反复检查。一般情况下，按视诊、触诊、叩诊、听诊的顺序进行，以全面了解心脏情况；如确定某一异常体征时，可使用两种以上的方法交替进行。心脏的听诊是重点。

（一）视诊

护士站在被评估者右侧，视线与被评估者胸廓同高或与搏动点呈切线位置，以便观察心前区有无隆起和凹陷、心尖搏动和心前区异常搏动。

1. 胸廓畸形　正常人胸廓左右侧应基本对称，检查时着重注意与心脏相关的胸廓畸形情况。

（1）心前区隆起：表现为胸骨下段及胸骨左缘第3、4、5肋间的局部隆起，多为儿童生长发育完成前心脏肥大影响胸廓正常发育而形成，常见于法洛四联症、肺动脉瓣狭窄等的右心室肥大；少数情况系儿童期风湿性心瓣膜病的二尖瓣狭窄导致的右心室肥大或伴有大量渗出液的儿童期慢性心包炎所致。位于胸骨右缘第2肋间及其附近局部隆起，多为主动脉弓动脉瘤或升主动脉扩张所致，常伴有收缩期搏动。

（2）心前区饱满：成人大量心包积液时可出现心前区肋间隙饱满。

（3）鸡胸、漏斗胸、脊柱畸形：一方面严重胸廓畸形可能使心脏位置受到一定影响，另一方面这些畸形也提示存在某种心脏疾病可能。如脊柱后凸畸形可引起肺源性心脏病，Marfan综合征可表现为鸡胸。

2. 心尖搏动　心脏收缩时，心尖向前撞击心前区胸壁，相应部位向外搏动，形成心尖搏动。正常人坐位时的心尖搏动一般位于左侧第5肋间锁骨中线内0.5~1.0cm处，搏动范围直径为2.0~2.5cm。胸壁较厚或女性乳房悬垂时，心尖搏动不易看到，需要结合触诊进一步判断。

（1）心尖搏动位置变化：心尖搏动位置与生理性因素及病理性因素有关。

1）生理因素：仰卧位时心尖搏动较坐位略向上移，左侧卧位时可向左移2.0~3.0cm，右侧卧位时可向右移1.0~2.5cm。婴儿和儿童、超力型体型者以及妊娠时，横膈位置高，心脏呈横位，心尖搏动向左上移位，可在第4肋间左锁骨中线外，而无力型体型者则可移向内向下，可达第6肋间。

2）病理性因素：左心室增大时，心尖搏动向左下移位；右心室增大时，因心脏呈顺钟向转位，心尖搏动向左移位，甚至略向上；全心增大时，心尖搏动向左下移位，并伴心界向两侧扩大；单侧胸膜粘连或肺不张，心尖搏动可移向患侧；单侧气胸或胸腔积液，心尖搏动随之移向健侧；另外，腹腔巨大肿瘤、肠胀气或大量腹水时可使横膈抬高，心尖搏动则向上移位。

（2）心尖搏动强弱及范围变化：剧烈运动、情绪激动、发热、左心室肥大、甲状腺功能亢进症、重症贫血时，心尖搏动可增强。心肌炎、心肌病时，心尖搏动减弱，范围弥散；心包积液、肺气肿、左侧气胸或胸腔积液时，心尖搏动可减弱甚至消失。

（3）心前区异常搏动：心脏收缩时，心尖向内凹陷，称为负性心尖搏动，见于粘连性心包炎心包与周围组织有广泛粘连时；胸骨左缘第 2 肋间明显搏动可见于肺动脉高压；胸骨左缘第 3、4 肋间收缩期搏动，见于右心室肥大；胸骨左缘第 2、3 肋间明显收缩期搏动可见于肺动脉高压伴肺动脉扩张；胸骨右缘第 2 肋间或胸骨上窝的收缩期搏动，见于升主动脉或主动脉弓的动脉瘤；剑突下搏动见于右心室肥大、腹主动脉搏动。

（二）触诊

心脏触诊主要用于进一步确定视诊的心尖搏动和心前区异常搏动外，尚可发现心脏疾病特有的震颤及心包摩擦感。触诊时应先用右手全手掌置于心前区，而后缩小至用手掌尺侧（小鱼际）或者中指、示指指腹并拢触诊。具体方法：

1. 手掌或手掌尺侧触诊法　触诊有无震颤和心包摩擦感，确定其位置及判断震颤处于收缩期或舒张期。

2. 中指、示指指腹并拢触诊法　用指腹确定心尖搏动的准确位置、强度和范围。

知识链接

心尖搏动产生的机制

由于心室肌收缩时是向心底运动的，能将血液挤入大血管，部分心肌纤维呈螺旋状走行，收缩时其合力可使心尖作顺时针方向旋转，造成心室收缩时向心尖前顶击，因此在体表可看到或扪及心尖搏动。

触诊时心尖搏动开始冲击手掌或手指指膜的时间标志着心室收缩期的开始，因此可利用触诊心尖搏动来确定心脏震颤、心音和心脏杂音出现的时期。

3. 心尖搏动和心前区搏动　触诊能更准确的判断心尖搏动和心前区其他搏动的位置、强度和范围，尤其是确定视诊所不能发现的心尖搏动及心前区搏动。

（1）心尖区搏动：①了解心率和心律；②判断有无抬举性心尖搏动：抬举性心尖搏动是指触诊心尖搏动时心尖部徐缓、搏动强而有力，并可出现较大范围的外向运动，将手指指尖抬起且持续至第二心音开始，为左心室肥大的可靠体征；③确定第一心音：心尖搏动冲击胸壁的时间标志着心脏收缩期的开始，与第一心音同步，同时也可判断震颤或杂音出现的时期。

（2）心前区其他部位搏动：胸骨左下缘收缩期抬举性搏动是右心室肥大的可靠体征，多由先天性心在胸骨脏病所致；二尖瓣狭窄肺动脉高压时在左侧心底部（胸骨左缘第 2 肋间）触及短促的振动感，同时伴肺动脉瓣区第二心音亢进；如在心前区触及收缩期双重心脏搏动，第一部分为心尖搏动，第二部分为收缩晚期的急性心肌梗死心室膨胀瘤搏动，提示心室膨胀瘤在心前壁。

（3）剑突下搏动：剑突下搏动可以是心脏搏动或腹主动脉搏动，其鉴别方法是：将手指平放在剑突下，指尖指向剑突，向上后方加压，如搏动冲击指尖，且深吸气时增强，则为右心室搏动，提示右心室肥大；如搏动冲击指腹，且深吸气时减弱，则为腹主动脉搏动，见于消瘦者或提示腹主动脉瘤。

4. 心前区震颤　又称为猫喘，是心脏搏动时，血液经口径较狭窄的部位或循异常方向流动形成涡流，造成瓣膜、血管或心腔壁震动传至胸壁，用手触诊心前区或心尖部而感觉到的一种细小振动，为器质性心血管病的特征性体征之一。

一般情况下，震颤见于某些先天性心脏病和狭窄性心脏瓣膜病，而瓣膜关闭不全时，则较少有震颤。临床上凡触及震颤均可认为心脏有器质性病变。触诊有震颤者，多数可听到响亮的杂音。震颤的发生机制与杂音相同，但听到杂音不一定触到震颤，这是因为触觉对频率较低声波的振动较敏感，而听诊对高频振动较灵敏，所以听到音调较高的杂音时，可能触不到震颤。如二尖瓣狭窄可产生音调较低的舒张期杂音，可能该杂音不响亮或几乎听不到，但仍可触及震颤。心脏各种震颤的临床意义见表4-5。

表4-5　心前区震颤的部位、产生机制及临床意义

部位	时期	临床意义
胸骨右缘第2肋间 胸骨左缘第2肋间 胸骨左缘第3、4肋间	收缩期	主动脉瓣狭窄 肺动脉瓣狭窄 室间隔缺损
心尖部	舒张期	二尖瓣狭窄
胸骨左缘第2肋间及附近	连续性	动脉导管未闭

5. 心包摩擦感　心包膜发生急性炎症时，渗出的炎性纤维蛋白使心包膜粗糙，当心脏搏动时，脏层、壁层心包膜发生摩擦产生振动，并经胸壁传导至体表，即可触到心包摩擦感。一旦触及，即可诊断为急性纤维蛋白性心包炎。当渗出液体增多时，心包的脏层、壁层逐渐分离，心包摩擦感则会消失。心包摩擦感在胸骨左缘第3、4肋间最易触及，以收缩期、被评估者取前倾坐位、呼气末更明显，屏住呼吸时心包摩擦感仍存在，以此区别于胸膜摩擦感。

（三）叩诊

心脏叩诊可以确定心界，用以确定心脏的大小、形状和位置。心浊音界包括相对及绝对浊音界两部分，心脏两侧被肺掩盖的区域叩诊呈相对浊音，其边界为相对浊音界，反映的是心脏的实际大小（图4-33）；心脏表面未被肺掩盖的区域叩诊呈实音（又称绝对浊音），其边界为绝对浊音界，实际反映的是肺的边界（肺前界）。注意分辨这两种心浊音界有一定的临床意义。

1. 叩诊方法和顺序　心脏浊音界叩诊采用间接叩诊法，叩诊时，板指平置于心前区拟叩诊的部位，以右手中指借助右腕关节活动均匀叩击板指。被评估者取仰卧位时，左手板指与肋间平行；被评估者取坐位时，左手板指与肋间垂直（板指与心缘平行）；沿肋间隙从外向内、自下而上、先叩诊左心界，再叩诊右心界。通常测定左侧的心浊音界用轻叩法较准确，右侧用较重的叩诊法，注意根据病人的胖瘦程度等调整力度，移动板指时每次距离不宜过大。

叩诊左心界时，从心尖搏动外2~3cm处开始，逐渐向内叩诊，叩诊音由清音变浊音时的部位为心界标记点，然后自下而上，叩诊至第2肋间；叩诊右心界时，先沿右锁骨中线自上而下叩出肝上界，与其上一肋间（一般为第4肋间）由外向内叩出浊音界，逐渐向上至第2肋间，分别做标记，用直尺测量其与前正中线的垂直距离，并测量左锁骨中线距前正中线的距离。

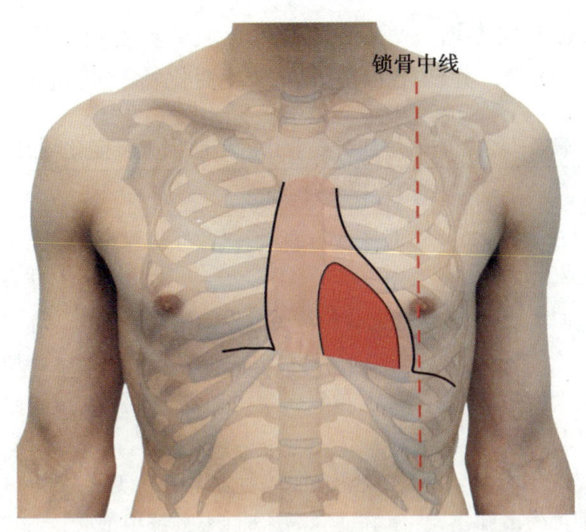

图 4-33　心绝对浊音界和相对浊音界

2. 心脏相对浊音界及其各部的组成　正常成人心脏相对浊音界见表 4-6。左界：第 2 肋间相当于肺动脉段，第 3 肋间为左心耳，第 4、5 肋间为左心室，左心室和血管交接处向内凹陷称为心腰；右界：第 2 肋间相当于升主动脉和上腔静脉，第 3 肋间以下为右心房（图 4-34）。

表 4-6　正常成人心脏相对浊音界

右界（cm）	肋间	左界（cm）	右界（cm）	肋间	左界（cm）
2~3	Ⅱ	2~3	3~4	Ⅳ	5~6
2~3	Ⅲ	3.5~4.5		Ⅴ	7~9

注：左锁骨中线距前正中线的距离为 8~10cm

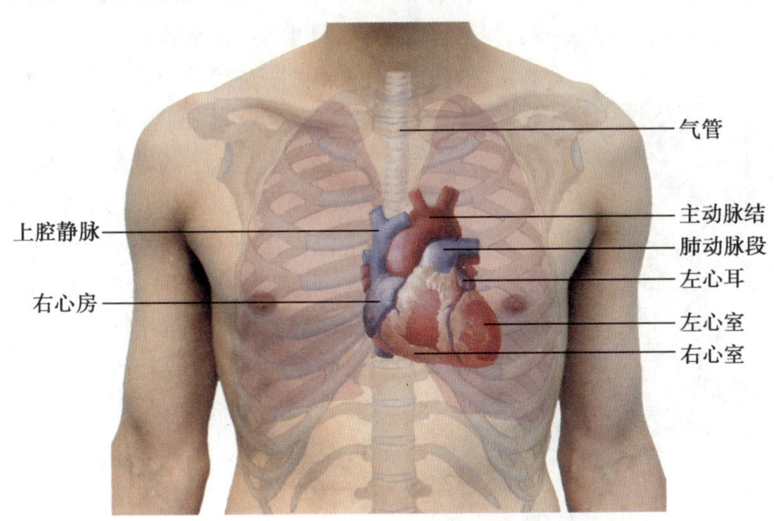

图 4-34　心脏各部位在胸壁的投影

3. 心脏浊音界的变化及意义　心脏浊音界改变主要与心脏疾病有关，也与心外因素有关。常见的心外因素可造成心脏移位或心浊音界改变，如一侧大量胸腔积液或气胸可使心界移向健侧，一侧胸膜粘连、增厚与肺不张则使心界移向病侧；大量腹水或腹腔巨大肿瘤可使横膈抬高、心脏移位，以致心界向左增大等；肺气肿时心浊音界变小。心脏因素包括心房、心室增大与心包积液等；影响心脏浊音界变化的心脏因素及变化特点见表 4-7。

表 4-7 影响心脏浊音界变化的心脏因素及变化特点

心脏因素	心脏浊音界变化	常见疾病
左心室增大	心左界向左下扩大，心腰部呈直角，心脏浊音界呈靴形（主动脉型）	主动脉瓣关闭不全，高血压性心脏疾病
右心室增大	轻度增大时无变化，显著增大时相对浊音界向两侧扩大	肺源性心脏疾病、房间隔缺损
双心室扩大	向两侧扩大，左界向左下扩大，呈普大型	扩张型心肌病、重症心肌炎、全心衰竭
左心房增大	左心房显著增大时，心左界第 3 肋间心脏浊音界扩大，使心腰部消失或膨出；伴有肺动脉高压时，心腰部更饱满或膨出，心脏浊音界呈梨形（二尖瓣型心脏）	二尖瓣狭窄
心包积液	有一定量积液时，心脏浊音界向两侧扩大，其相对浊音界和绝对浊音界几乎相同，心脏浊音界具有随体位变化的特点（坐位时呈三角烧瓶样，仰卧位时心底部增宽）	结核性心包炎

（四）听诊

听诊是心脏评估中最重要的方法，其听诊内容主要包括心率、心律、心音、杂音、额外心音和心包摩擦音等。

1. 心脏瓣膜听诊区　心脏瓣膜开放与关闭时所产生的声音传导至体表最易听清的部位，称为心脏瓣膜听诊区。传统的心脏瓣膜听诊区为 4 个瓣膜 5 个区，即①二尖瓣区：心尖部，即心尖搏动最强点；②主动脉瓣区：胸骨右缘第 2 肋间；③主动脉瓣第二听诊区：胸骨左缘第 3 肋间，又称 Erb 区；④三尖瓣区：胸骨体下端左缘，即胸骨左缘第 4、5 肋间；⑤肺动脉瓣听诊区：胸骨左缘第 2 肋间（图 4-35）。这些瓣膜听诊区与其解剖位置不完全一致。需要注意的是，这些听诊区域是假定心脏结构和位置正常的情况下设定的，当心脏疾病导致心脏结构与位置出现变化时，听诊也需要根据变化适当移动听诊部位、扩大听诊范围，对于某些心脏结构异常的心脏病尚可取特定的听诊区域。

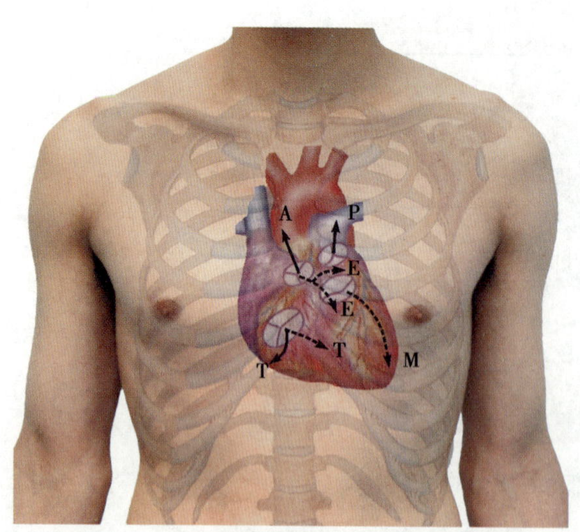

图 4-35 心脏瓣膜解剖部位及瓣膜听诊区

M：二尖瓣区；A：主动脉瓣区；E：主动脉瓣第二听诊区（Erb 区）；P：肺动脉瓣区；T：三尖瓣区

2. 听诊方法和内容

（1）听诊方法：心脏听诊时，让被评估者取适当的体位，平卧位适合全面的心脏听诊，左侧卧位主要用于听取二尖瓣区低调杂音，坐位和前倾坐位适合听取主动脉瓣区高调反流性杂音；应避免隔衣听诊，听诊器胶管不能打折；听取高调声音时选择膜型体件，可稍用力使体件紧贴胸壁皮肤，听取低调声音时选择钟型体件。

心脏瓣膜听诊顺序多按逆时针方向依次进行，从二尖瓣听诊区开始（二尖瓣病变最常见，且辨别第一、第二心音最清楚），依次是肺动脉瓣听诊区、主动脉瓣听诊区、主动脉瓣第二听诊区、三尖瓣听诊区。

（2）听诊内容：主要包括心率、心律、心音、额外心音、心脏杂音和心包摩擦音。

3. 心率（heart rate）　心率系指每分钟心跳的次数。正常成人心率多为 60~100 次 /min。老年人偏慢，儿童稍快，3 岁以下的儿童多在 100 次 /min 以上。成人心率大于 100 次 /min，婴幼儿心率超过 150 次 /min 称为心动过速；成人心率低于 60 次 /min 称为心动过缓。心动过速与心动过缓与生理性因素、病理性因素及药物等因素均有关。

4. 心律（cardiac rhythm）　系指心脏跳动的节律。正常成人心律基本规整，青年和儿童稍有不齐，如吸气时心率加快、呼气时心率减慢，这种随着呼吸而出现的心律失常称为窦性心律不齐，一般无临床意义。常见的异常心律不齐有期前收缩（premature beat）和心房颤动（atrial fibrillation）。

（1）期前收缩：也称为早搏，其特点为在规整的心跳基础上，突然提前出现一次心跳，其后有较长的代偿间歇。提前出现的心跳的第一心音增强，第二心音减弱或消失，而期前收缩后的第一次心跳的第一心音减弱，第二心音增强。当期前收缩规律出现时，可形成联律。连续每一次窦性心搏后出现一次期前收缩，称为二联律；连续每两次窦性心搏后出现一次期前收缩，称为三联律。偶发期前收缩无重要意义，各种器质性心脏病均可引起期前收缩，心脏手术、心导管检查等也可出现期前收缩。另外，非器质性心脏病由于精神刺激、过度疲劳、过量饮酒或浓茶、某些药物作用、电解质紊乱等也可诱发期前收缩。

（2）心房颤动：简称房颤。由于心房内异位起搏点发出极高频率的冲动引起心房快速而不规则的活动，快速的心房冲动部分不规则下传至心室导致心跳不规则。其听诊特点为：①心律绝对不齐，心率快、慢不一致；②第一心音强弱不等；③相同时间内脉率小于心率，称为脉搏短绌。房颤常见的病因包括风湿性心瓣膜病二尖瓣狭窄、高血压病、冠心病、心脏外科手术、心力衰竭、先天性心脏病、肺动脉栓塞、甲状腺功能亢进症等，与饮酒、精神紧张、水电解质紊乱、严重感染等有关。

5. 心音（heart sound）　按其在心动周期中出现的次序（图 4-36），可依次命名为第一心音（first heart sound，S_1）、第二心音（second heart sound，S_2）、第三心音（third heart sound，S_3）和第四心音（fourth heart sound，S_4）。通常状况下只能听到 S_1、S_2，在部分青少年中可闻及 S_3。第四心音正常听不到，如果听到 S_4，则为病理性。

（1）心音的产生及特点：区分第一心音（S_1）与第二心音（S_2）是心脏听诊最基本的技能，是进一步确定收缩期、舒张期、额外心音和杂音时期的关键。

第一心音（S_1）：主要是由于二尖瓣和三尖瓣关闭，瓣叶突然紧张引起的振动所致。S_1 标志着心室收缩（收缩期）的开始。

第二心音（S_2）：主要是由于主动脉瓣和肺动脉瓣关闭引起的瓣膜振动所致。S_2 标志着心室舒张（舒张期）的开始。S_2 由主动脉瓣成分（A_2）和肺动脉瓣成分（P_2）组成，A_2 在主动脉瓣区最清楚，P_2 在肺动脉瓣区最清楚。

S_1 和 S_2 的主要鉴别点为：①S_1 音调较低，声音较响，性质较钝，时间较长（持续约 0.1s），听诊以心尖部最强、最清楚，S_2 音调高、声音较低，性质较清脆，时间较短（持续约 0.08s），在心底部最响；②S_1 至 S_2 的时间间距（收缩期）较 S_2 至下一心动周期 S_1 的时间间距（舒张期）短；③S_1 与心尖搏动和颈动脉搏动同步或基本同步，S_2 在心尖搏动之后出现。

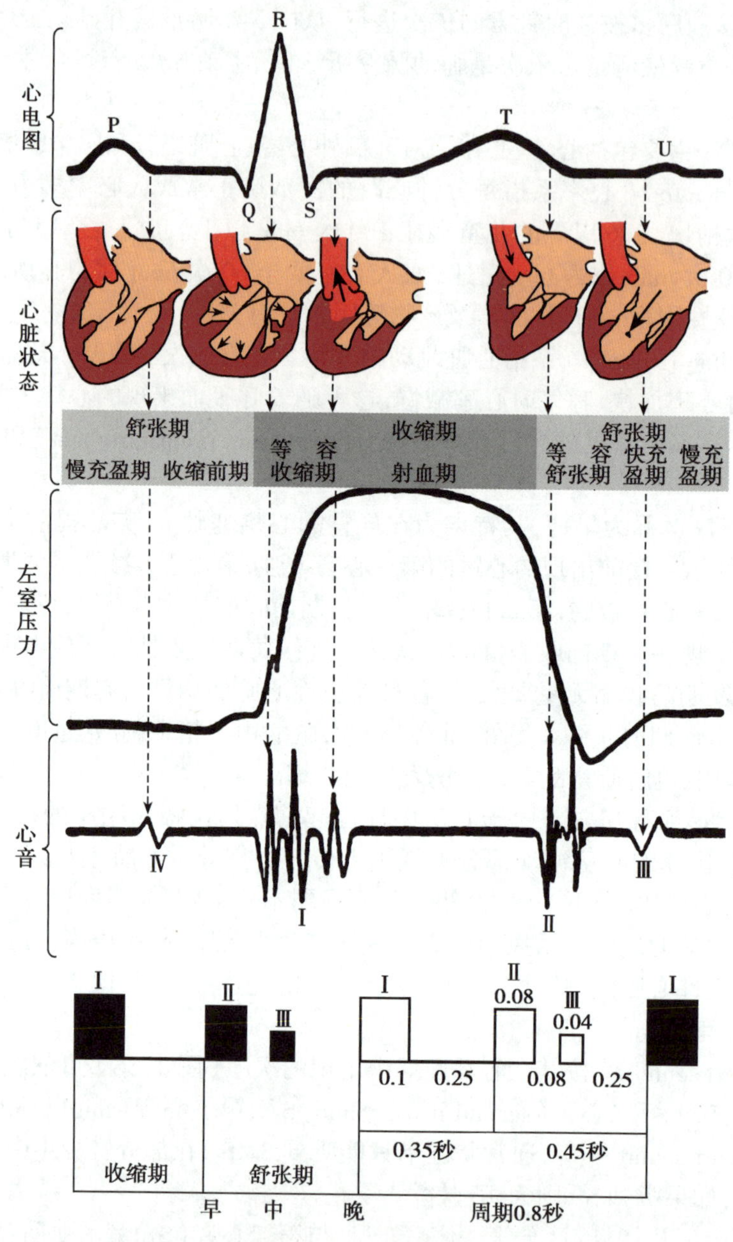

图 4-36 心动周期图

第三心音（S_3）：可能是由于心室舒张早期血流快速流入心室，使心室壁、乳头肌和腱索紧张、振动所致。S_3 出现在心室舒张早期，听诊以心尖部及其内上方最清楚，音调轻而低，时间更短（持续约 0.04s），取左侧卧位、呼气末易听到。部分正常儿童和青少年可以听到 S_3，40 岁以上听到多属病理性的。

第四心音（S_4）：与心室舒张末期心房收缩，使房室瓣及相关组织如瓣叶、瓣环、腱索等突然紧张和振动有关。

（2）心音改变及其临床意义：包括心音强度改变、心音性质改变及心音分裂。心脏外因素如胸壁厚度、肺的含气量、胸腔与心脏的距离可影响心音的强度。

1）第一心音强度改变：影响 S_1 强度心脏的主要因素有心肌收缩力、心室舒张末期充盈度

（影响心室收缩期室内压增加的速率）、心室舒张末期房室瓣所处位置的高低、房室瓣弹性（影响活动性）。

第一心音增强：见于运动、情绪激动、发热、贫血、二尖瓣狭窄、甲状腺功能亢进等。如二尖瓣狭窄时，由于心室充盈减慢减少，心室开始收缩时二尖瓣位置低垂；另一方面，心室充盈量减少使得心室收缩时左心室内压上升加速和收缩时间缩短，瓣膜关闭振动幅度增大，导致 S_1 亢进。

第一心音减弱：S_1 减弱见于二尖瓣关闭不全、主动脉瓣关闭不全发生心力衰竭时。其机制为二尖瓣关闭不全时左心室舒张期过度充盈使二尖瓣漂浮，以致在心室收缩前二尖瓣位置较高，关闭时振动幅度减小，因而 S_1 减弱。

第一心音强弱不等：常见于心房颤动和完全性房室传导阻滞。

2）第二心音强度改变：体循环或肺循环阻力的大小和半月瓣的状态是影响 S_2 的主要因素。S_2 有两个主要成分，即主动脉瓣部分（A_2）和肺动脉瓣部分（P_2），通常 A_2 在主动脉瓣区最清楚，P_2 在肺动脉瓣区最清晰。一般情况下，青少年 $P_2>A_2$，中年人 $P_2=A_2$，而老年人 $P_2<A_2$。

第二心音增强：体循环阻力升高或血流增多时，主动脉压升高，主动脉瓣关闭有力，振动大，以致 S_2 的主动脉瓣部分（A_2）增强或亢进，可呈高调金属撞击音；亢进的 A_2 可向心尖及肺动脉瓣区传导，如高血压、动脉粥样硬化。同样，肺循环阻力升高或血流量增多时，肺动脉压升高，S_2 的肺动脉瓣部分（P_2）亢进，可向胸骨左缘第 3 肋间传导，但不向心尖传导，如肺源性心脏病、左向右分流的先天性心脏病（如房间隔缺损、室间隔缺损、动脉导管未闭等）、二尖瓣狭窄伴肺动脉高压等。

第二心音减弱：由于体循环或肺循环阻力降低、血流减少、半月瓣钙化或严重纤维化时均可分别导致第二心音的 A_2 或 P_2 减弱，如低血压、主动脉瓣狭窄或肺动脉瓣狭窄等。

3）心音性质变化：S_1 失去原有的特征，与 S_2 相似，当心率加快时，舒张期与收缩期的时限几乎相等，心音酷似钟摆的“di–da”音，称为钟摆律，此音调常见于胎儿心音，当心率 >120 次 /min 时又称为“胎心律”或胎心样心音，是心肌受损严重的标志，常见于大面积心肌梗死、重症心肌炎、扩张型心肌病等。

4）心音分裂：心室收缩时二尖瓣与三尖瓣关闭不完全同步，三尖瓣晚于二尖瓣 0.02~0.03s，心室舒张时肺动脉瓣关闭则晚于主动脉瓣关闭 0.03s。但这种差别人耳不能区分，听诊时 S_1、S_2 为单一心音，当心音两个成分间的间隔延长，听诊时出现 2 个成分的现象时，称为心音分裂。当左右心室收缩明显不同步时，S_1 的两个成分相距 0.03s 以上时，可出现 S_1 分裂，在心尖或胸骨左下缘可闻及。S_1 分裂可见于正常儿童及青少年，病理情况下常见于完全性右束支传导阻滞等。S_2 分裂临床上较常见，以肺动脉瓣区明显，在健康儿童及青少年，深吸气末可闻及 S_2 分裂，由于肺动脉瓣关闭延迟所致，称为生理性 S_2 分裂。

病理 S_2 分裂包括：①通常分裂（general splitting），是临床上最常见的 S_2 分裂，也受呼吸影响，深吸气末出现，见于某些使右心室排血时间延长的情况，如二尖瓣狭窄伴肺动脉高压、肺动脉瓣狭窄等，也可见于左心室射血时间缩短，使主动脉瓣关闭时间提前，如二尖瓣关闭不全、室间隔缺损等；②固定分裂（fixed splitting），指 S_2 分裂不受吸气、呼气的影响，S_2 分裂的两个成分时距较固定，见于先天性心脏病房间隔缺损；③S_2 反常分裂，又称逆分裂，指主动脉瓣关闭迟于肺动脉瓣，吸气时分裂变窄，呼气时变宽，深呼气末出现，见于完全性左束支传导阻滞、主动脉瓣狭窄等。

6. 额外心音（extra cardiac sound） 在原有心音之外出现的病理性附加音，与心脏杂音不同。多数为病理性因素所致，大部分额外心音出现在 S_2 之后的舒张期，与原有的 S_1、S_2 构成三音律，如奔马律、开瓣音和心包叩击音；也可出现在 S_1 之后即收缩期，如收缩期喷射音。少数可出现两个附加心音，则构成四音律。

（1）舒张期额外心音

1）舒张期奔马律：是由于舒张早期心室负荷过重，心肌张力降低，心室壁顺应性减退，当血液自心房注入心室时，使过度充盈的心室壁产生振动而形成的附加音，犹如马奔跑时的蹄声，故称奔马律。奔马律是心肌严重损害的体征。按其出现的早晚可分为以下三种：

舒张早期奔马律：最为常见，是病理性的 S_3，常伴有心率加快，此音出现在 S_2 之后，音调较低，强度较弱，与原有的 S_1、S_2 构成三音律，同时有心率加快，三个心音性质相近、间距大致相同，犹如马奔跑时的蹄声，故称舒张早期奔马律，也称为室性奔马律，提示有器质性心脏疾病严重心肌损害，如急性心肌梗死、重症心肌炎、扩张型心肌病等致心力衰竭时。它与生理性 S_3 的主要区别是后者多见于健康人，尤其是儿童和青少年，在心率不快时易发现，S_3 与 S_2 的间距短于 S_1 与 S_2 的间距，左侧卧位及呼气末明显，且在坐位或立位时 S_3 可消失。根据来源不同又可分为左心室奔马律与右心室奔马律，以左心室占多数。

舒张晚期奔马律：又称为收缩期前奔马律或房性奔马律，为增强的 S_4。该奔马律是由于心室舒张末期压力增加或顺应性减退，以致心房为克服心室的充盈阻力而加强收缩所产生的异常心房音，多见于高血压性心脏病、肥厚性心肌病、主动脉瓣狭窄等。

重叠型奔马律：为舒张早期和晚期奔马律在快速性心率或房室传导时间延长时在舒张中期重叠出现引起。当心率较慢时，两种奔马律可没有重叠，则听诊为 4 个心音，称舒张期四音律，常见于心肌病或心力衰竭。

2）开瓣音：又称二尖瓣开放拍击音，常出现于第二心音后 0.05~0.06s，见于二尖瓣狭窄而瓣膜尚柔软时，由于舒张早期血液自高压力的左心房迅速流入左心室，导致弹性尚好的瓣叶迅速开放后又突然停止，使瓣叶振动引起的拍击样声音。其特点为高调、短促、响亮而清脆，于心尖部及其内上方听诊清楚。开瓣音的存在可作为二尖瓣瓣叶弹性及活动尚好的间接指标，是二尖瓣分离术适应证的重要参考条件。

3）心包叩击音：主要见于缩窄性心包炎。其特点为短促而响亮，常于第二心音后 0.09~0.12s 后出现，为舒张早期心室快速充盈时，由于心包增厚，阻碍心室舒张以致心室在舒张过程中被迫骤然停止，导致室壁振动而产生的声音，在心尖部和胸骨下端左缘听诊较清楚。

4）肿瘤扑落音：见于心房黏液瘤病人，在心尖或其内侧胸骨左缘第 3、4 肋间，在第二心音后 0.08~0.12s，出现时间较开瓣音晚，声音类似，但音调较低，且随体位改变。

（2）收缩期额外心音：可分别发生于收缩早期或中、晚期。

收缩早期喷射音：又称为收缩早期喀喇音，为高频爆裂样声音，高调、短促而清脆，紧接于 S_1 后 0.05~0.07s，在心底部听诊最清楚。根据发生部位可分为肺动脉收缩期喷射音和主动脉收缩期喷射音。①肺动脉收缩期喷射音：在肺动脉瓣区最响，吸气时减弱，呼气时增强，见于肺动脉高压、原发性肺动脉扩张、轻中度肺动脉瓣狭窄和房间隔缺损等疾病；②主动脉收缩期喷射音：在主动脉瓣听诊区最响，可向心尖传导，不受呼吸影响，见于高血压、主动脉瘤、主动脉瓣狭窄等。当瓣膜钙化和活动减弱时，此喷射音可消失。

7. 心脏杂音（cardiac murmur） 系指心音和额外心音之外，在心脏收缩或者舒张过程中出现的非心音性的具有不同频率、不同强度、持续时间较长的嘈杂声音。正常的血流呈层流状态，在血流加速、异常通道、血管管径异常等情况下，可使层流转变为湍流或旋涡而冲击心壁、大血管壁、瓣膜、腱索等使之振动而在相应部位产生杂音（图 4-37）。

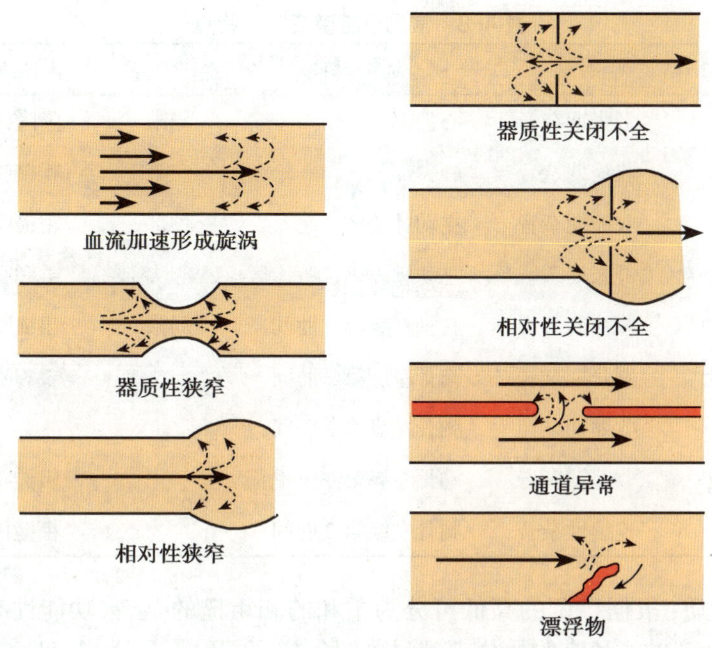

图 4-37 杂音的产生机制示意图

（1）产生的机制

1）血流加速：血流速度越快，就越容易产生旋涡，杂音也越响。例如剧烈运动、严重贫血、高热、甲状腺功能亢进症等，即使没有瓣膜或血管病变也可产生杂音。

2）瓣膜口狭窄：血流通过狭窄处会产生湍流而形成杂音，是形成杂音的常见原因。如二尖瓣狭窄、主动脉瓣狭窄等。此外，也可由于心腔或大血管扩张导致的瓣口相对狭窄，血流通过时可产生旋涡，形成湍流而出现杂音。

3）瓣膜关闭不全：心瓣膜由于器质性病变如畸形、粘连或穿孔等形成的关闭不全或心腔扩大导致的相对性关闭不全，血液反流经过关闭不全的部位会产生旋涡而产生杂音。

4）异常血流通道：在心腔内或大血管间存在异常通道，如动静脉瘘、室间隔缺损等，血流经过这些异常通道时会形成旋涡而产生杂音。

5）心或血管腔内漂浮物：可能扰乱血液层流而出现杂音。

6）大血管瘤样扩张：如动脉瘤等，血液在流经动脉瘤时会形成涡流而产生杂音。

（2）杂音的听诊要点：某些心脏疾病具有特征性杂音，对于诊断心脏病具有重要的价值。杂音听诊的难度较大，听诊时应注意其最响部位、出现时期、性质、强度（响度）、传导方向，以及与呼吸、体位和运动的关系。

1）最响部位与传导方向：杂音最响部位与病变部位密切相关，在某瓣膜区听诊杂音最响，则提示病变部位位于对应的瓣膜，如杂音在心尖部最响，则提示二尖瓣病变。杂音可沿血流方向传导，也可经由周围组织传导。杂音越响，则传导越广。一定的杂音向一定的方向传导，故可根据杂音的最响部位和传导方向来判断杂音的来源及性质，其传导特点见表 4-8。

2）出现时期：根据杂音出现的时期可分为收缩期杂音（systolic murmur，SM）、舒张期杂音（diastolic murmur，DM）、连续性杂音（continuous murmur，CM）和收缩期与舒张期均出现但不连续的双期杂音。临床常见器质性心脏杂音出现的时期见表 4-8。一般认为，舒张期和连续性杂音为器质性杂音，而收缩期杂音则可能是器质性或功能性杂音。

表 4-8 常见心脏杂音听诊特点

病变	时期	最响部位	传导	性质	强度
二尖瓣狭窄	舒张期杂音	心尖部	局限	隆隆样	
二尖瓣关闭不全	收缩期杂音	心尖部	左腋下	粗糙吹风样	3/6 以上
主动脉瓣狭窄	收缩期杂音	主动脉瓣区	颈部	粗糙喷射样	
主动脉瓣关闭不全	舒张期杂音	主动脉瓣第二听诊区	心尖部	柔和叹气样	
肺动脉瓣狭窄	收缩期杂音	胸骨左缘第 2 肋间	局限	粗糙喷射样	3/6 以上
肺动脉瓣关闭不全	舒张期杂音	胸骨左缘第 2 肋间		柔和吹风样	
房间隔缺损	收缩期杂音	胸骨左缘第 2 肋间			
室间隔缺损	收缩期杂音	胸骨左缘第 3、4 肋间		粗糙吹风样	
动脉导管未闭	连续性杂音	胸骨左缘第 2 肋间		粗糙机器样	

3）杂音的性质：根据音调的高低可分为柔和的和粗糙的杂音，功能性杂音较柔和，器质性杂音较粗糙。杂音的音色有吹风样、隆隆样、叹气样、乐音样、器声样、鸟鸣样、喷射样等。二尖瓣区的收缩期吹风样杂音提示二尖瓣关闭不全，二尖瓣区的舒张期隆隆样杂音提示二尖瓣狭窄，主动脉瓣第二听诊区舒张期叹息样杂音是主动脉瓣关闭不全的特征；乐音样杂音提示感染性心内膜炎、梅毒性心脏病；肺动脉瓣听诊区连续性机器样杂音则见于动脉导管未闭。

4）杂音的强度：杂音的强度取决于瓣膜口的狭窄程度、血流速度、瓣膜口或异常通道两侧压力差、心肌收缩力等。收缩期杂音一般按 Levine 6 级法进行分级，如强度为 2 级的杂音则记录为 2/6 级杂音。心脏杂音强度分级及听诊特点见表 4-9。3 级以上的心脏杂音可伴有震颤。由于舒张期杂音和连续性杂音为病理性杂音，所以不进行分级。

表 4-9 心脏杂音强度分级及听诊特点

级别	强度	评价
1	最轻	很弱，所占时间很短，须在安静环境下仔细听诊才能听到
2	轻度	弱，但较易听到
3	中度	较响亮，容易听到
4	响亮	响亮
5	很响	更响亮，且向四周甚至背部传导，但听诊器离开胸壁则听不到
6	最响	极响亮，震耳，甚至听诊器离开胸壁一定的距离也可听到

5）与体位、呼吸运动和应用药物的关系：采取一些特殊体位、深吸气、深呼气和适当运动，可使杂音增强或减弱，有助于判断病变部位和性质。

体位：左侧卧位时二尖瓣狭窄的舒张期隆隆样杂音增强；前倾坐位主动脉瓣关闭不全的舒张期叹气样杂音增强；仰卧位时则二尖瓣、三尖瓣与肺动脉瓣关闭不全的舒张期杂音更明显；由卧位或下蹲位迅速站立时二尖瓣、三尖瓣、主动脉瓣关闭不全及肺动脉瓣狭窄与关闭不全的杂音均减弱，而肥厚型梗阻性心肌病的杂音则增强。

呼吸：深吸气时三尖瓣、肺动脉瓣狭窄与关闭不全的杂音增强；深呼气时二尖瓣、主动脉瓣狭窄与关闭不全的杂音增强；深吸气后、紧闭声门、并用力作呼气动作（Valsalva 动作）时，梗阻性肥厚型心肌病的杂音增强。

运动：使心率加快，心搏增强，可使器质性杂音增强。

（3）杂音的临床意义：杂音的听取对心血管病的诊断和鉴别诊断有重要价值。但是，有杂音不一定有心脏病，有心脏病也可无杂音。根据产生杂音的心脏部位有无器质性病变，可分为器质性杂音和功能性杂音。器质性杂音是指杂音产生部位有器质性病变存在，而功能性杂音包括：①生理性杂音；②全身性疾病造成的血流动力学改变产生的杂音（如甲状腺功能亢进症可使血流速度明显增加产生的杂音）；③有心脏病理意义的相对性关闭不全或狭窄引起的杂音（也可称相对性杂音）。尽管相对性杂音心脏局部无器质性病变，但它与器质性杂音又可合称为病理性杂音。值得注意的是，生理性杂音需满足以下条件：仅出现在收缩期、无心脏增大、杂音性质柔和、呈吹风样，不伴有震颤。生理性与器质性收缩期的杂音的鉴别如表 4-10。

表 4-10 生理性与器质性收缩期的杂音的鉴别

鉴别点	生理性	器质性
年龄	儿童、青少年多见	不定
部位	肺动脉瓣区和 / 或心尖区	不定
性质	柔和、吹风样	粗糙，风吹样，常呈高调
持续时间	短促	较长，多为全收缩期
强度	≤2/6 级	≥3/6 级
震颤	无	3/6 级以上常伴有震颤
传导	局限	沿血流方向传导较远
心脏大小	正常	有心房或心室增大

根据杂音出现在心动周期中的时期和部位，将杂音的特点和临床意义分述如下：

1）收缩期杂音：发生在第一心音和第二心音之间的杂音称为收缩期杂音。

二尖瓣区：包括功能性、相对性和器质性收缩期杂音。①功能性杂音：多见于运动、发热、贫血、妊娠与甲状腺功能亢进等，杂音性质柔和、吹风样、强度 2/6 级以下，时间短，较局限；②相对性杂音：是指由心脏病理意义的功能性杂音，如左心室增大引起的二尖瓣相对性关闭不全、高血压性心脏病、冠心病等，杂音较粗糙、吹风样，强度 2/6~3/6 级，持续时间长；③器质性杂音：见于风湿性二尖瓣关闭不全、二尖瓣脱垂综合征等，杂音粗糙，吹风样，高调、响亮，强度在 3/6 级以上，时限长，可占全收缩期，甚至遮盖第一心音，并向左腋下传导，呼气或左侧卧位时明显。

主动脉瓣区：以主动脉瓣膜狭窄引起的器质性杂音多见。①功能性杂音见于升主动脉扩张如高血压、主动脉粥样硬化等，杂音柔和，常伴有主动脉瓣区第二心音亢进；②器质性杂音见于主动脉瓣狭窄，杂音为喷射样，响亮且粗糙，并向颈部传导，常伴有震颤及主动脉瓣区第二心音减弱。

肺动脉瓣区：以功能性杂音多见。①功能性杂音常见于儿童及青少年，杂音柔和、吹风样，强度在 2/6 级以下，持续时间短；②相对性杂音：心脏病理情况下的功能性杂音见于肺动脉扩张产生的相对性肺动脉瓣狭窄，多由肺淤血或肺动脉高压引起，杂音较响，伴肺动脉瓣区第二心音亢进；③器质性杂音：见于肺动脉瓣狭窄，杂音为经典的收缩中期杂音，呈喷射样，粗糙，强度在3/6级以上，常伴有收缩期震颤及肺动脉瓣区第二心音减弱。

三尖瓣区：功能性杂音见于右心室扩大引起的三尖瓣相对性关闭不全，如二尖瓣狭窄、肺源性心脏病。杂音为吹风样，柔和，吸气时增强，3/6级以下。器质性杂音极少见。

其他部位：①功能性杂音：常见于部分青少年，在胸骨左缘第2、3、4肋间可闻及生理性杂音，主要是由左或右心室将血液排入主动脉或肺动脉产生的紊乱血流所致，杂音柔和，无传导，一般为1/6~2/6级，平卧位吸气时杂音清楚，坐位时杂音减轻或消失；②器质性杂音：在胸骨左缘第3、4肋间出现的响亮而粗糙的收缩期杂音伴震颤提示为器质性杂音，见于室间隔缺损或肥厚型梗阻性心肌病。

2）舒张期杂音：发生在第二心音与下一个心动周期第一心音之间的杂音为舒张期杂音。

二尖瓣区：相对性二尖瓣狭窄引起的功能性舒张期杂音，可发生于主动脉瓣关闭不全时，又称Austin Flint杂音，不伴有第一心音亢进或开瓣音，主要由于舒张期从主动脉反流左心室的血液将二尖瓣前叶冲起形成。该杂音应注意与二尖瓣狭窄引起的杂音鉴别。风湿性二尖瓣狭窄引起的器质性杂音，在心尖部闻及，出现于舒张中晚期，调低，隆隆样，递增性，不传导，左侧卧位呼气末较清楚，常伴第一心音亢进、二尖瓣开瓣音及舒张期震颤。

主动脉瓣区：各种原因引起的主动脉瓣关闭不全所致的器质性杂音，为舒张早期递减型，柔和，叹气样，可像胸骨左缘及心尖部传导，在主动脉瓣第二听诊区较清楚，前倾、坐位、呼吸末屏气，更易听到。常见于风湿性主动脉瓣关闭不全、先天性主动脉瓣关闭不全等。

肺动脉瓣区：多为功能性杂音。肺动脉扩张导致相对性肺动脉瓣关闭不全的杂音称为Graham Steel杂音，杂音为递减型，柔和，吹风样，平卧或吸气末增强，较局限，多伴肺动脉瓣区第二心音增强，常见于二尖瓣狭窄伴明显肺动脉高压。

三尖瓣区：局限于胸骨左缘第4、5肋间，低调，隆隆样，深吸气末增强，见于三尖瓣狭窄。

3）连续性杂音：多见于先天性心脏病动脉导管未闭。杂音粗糙、响亮，似机器转动样，故又称机器样杂音（machinery murmur），持续于整个收缩期与舒张期，掩盖第二心音，在胸骨左缘第2肋间稍外侧闻及，常伴震颤。此外。先天性心脏病主动脉与肺动脉间隔缺损、冠状动静脉瘘，冠状动脉窦瘤破裂等也可出现连续性杂音。

8. 心包摩擦音（pericardial friction sound） 指脏层和壁层心包由于生物性或理化因素致纤维蛋白沉积而粗糙，以致在心脏搏动时产生摩擦而出现的声音。音质粗糙、音调高、比较表浅，类似于纸张摩擦的声音。病人取坐位、身体前倾时，在胸骨左缘第3、4肋间较易听到。可呈三相（心房收缩期 – 心室收缩期 – 心室舒张期）摩擦音，但多数表现为双期摩擦音（心室收缩期 – 心室舒张期）。与胸膜摩擦音的区别主要是看其是否与心搏一致、屏气时是否消失。见于各种感染性心包炎，也可见于急性心肌梗死、尿毒症、心脏损伤后综合征和系统性红斑狼疮等非感染性情况。当心包腔有一定积液量后，心包摩擦音可消失。

【附】血管检查

血管检查是心血管检查的重要组成部分。本节重点阐述周围血管检查，包括脉搏、血压、血管杂音和周围血管征。

（一）脉搏

检查脉搏主要用于触诊，也可用脉搏计描记波形。检查时可选择桡动脉、肱动脉、颈动脉及足背动脉等。检查时须对比两侧脉搏情况，正常人两侧脉搏差异较小，不易察觉。某些疾病如缩窄性大动脉炎、无脉症时，两侧脉搏则明显不同。评估内容包括：脉率、节律、紧张度和动脉壁弹性、强弱和波形变化（详见《护理学基础》相应内容）。

（二）血压

血压的测量方法、注意事项及血压水平判断标准、血压变化的临床意义见《护理学基础》。

（三）血管杂音及周围血管征

1. 静脉杂音　静脉由于压力低，不易出现涡流，一般不出现杂音。较有意义的静脉杂音为颈静脉营营声，尤其是右侧颈根部近锁骨处，可闻及低调、柔和的连续性杂音，坐位及站立位明显，为颈静脉血流快速回流入上腔静脉所致。用手指压迫颈静脉暂时中断血流，则杂音消失，属于无害性杂音。

2. 动脉杂音　常见的周围动脉杂音有：①甲状腺功能亢进症时，甲状腺区有时可闻及连续性杂音；②多发性大动脉炎的狭窄部位可出现收缩期杂音；③肾动脉狭窄时可在上腹部和腰背部闻及收缩期杂音；④外周动静脉瘘时则在病变部位出现连续性杂音。

3. 周围血管征　周围血管征是由于脉压增大引起的一组异常征象，包括水冲脉、颈动脉搏动增强、与颈动脉搏动一致的点头运动（de Musset 征）、动脉枪击音、Duroziez 双重杂音和毛细血管搏动征。主要是由于脉压增大所致，常见于主动脉瓣关闭不全、动脉导管未闭、严重贫血和甲状腺功能亢进症等。

（1）动脉枪击音（pistol shot sound）：在四肢较大动脉，特别是股动脉处，听到一种与心跳一致、短促如射枪的声音。

（2）Duroziez 双重杂音（Duroziez murmur）：以听诊器的膜型体件稍加压力于股动脉上，可闻及收缩期与舒张期双期吹风样杂音。

（3）毛细血管搏动征（capillary pulsation）：用手指轻压病人指甲末端或用清洁的玻片轻压病人的口唇黏膜，使局部发白，可见到随心脏搏动而有规则的红白交替现象。

文档：循环系统常见疾病体征

（迟玉香　周方方）

第五节　腹部评估

案例导学与思考

案例导学：

李先生，56 岁，进食油腻食物后突然出现右上腹疼痛，恶心、呕吐，呕吐出进食物质，家人急忙送入医院就诊。

思考：

1. 作为急诊科的护士，你应该重点检查李先生的什么部位？如何检查？
2. 李先生目前的护理诊断有哪些？

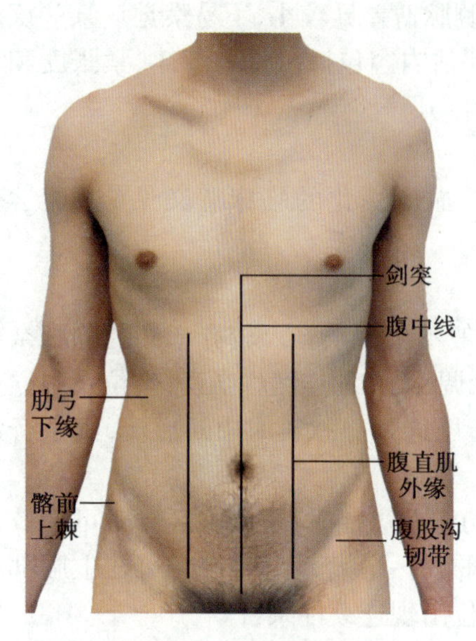

图 4-38 腹部体表标志

腹部主要由腹壁、腹腔和腹腔内脏器组成，腹部上起横膈，下至骨盆。腹部体表上以两侧肋弓下缘和胸骨剑突与胸部为界，下至两侧腹股沟韧带和耻骨联合，前面和侧面由腹壁组成，后面为脊柱和腰肌。

一、腹部的体表标志与分区

为了准确描写脏器病变和体征的部位和范围，常借助腹部的自然体表标志，可人为地划分为几个区。

（一）体表标志

常用腹部体表标志（图 4-38，表 4-11）

（二）腹部分区

1. 四区分法 即十字形法，通过脐划一水平线与一垂直线，两线相交将腹部分为左上腹、右上腹、左下腹和右下腹四区（图 4-39）。

表 4-11 腹部的体表标志

标志	部位及意义
肋弓下缘	由第 8~10 肋软骨连结形成的肋缘和第 11、12 浮肋构成，是腹部体表的上界，常用于腹部分区、肝、脾的测量和胆囊的定位
剑突	胸骨下端的软骨。腹部体表的上界，常作为肝脏测量的标志
腹上角	两侧肋弓至剑突根部的交角，常用于判断体型及肝的测量
脐	位于腹部中心，向后投影相当于第 3~4 腰椎之间，腹部四区分法的标志
髂前上棘	髂嵴前方突出点，腹部九区分法的标志和骨髓穿刺的部位
腹直肌外缘	常为手术切口和胆囊点的定位
腹中线	胸骨中线的延续，腹部四区分法的垂直线
腹股沟韧带	腹部体表的下界，寻找股动脉、股静脉的标志，常是腹股沟疝的通过部位
耻骨联合	两耻骨间的纤维软骨连结，共同组成腹部体表下界
肋脊角	两侧背部第 12 肋骨与脊柱的交角，为检查肾叩痛的位置

2. 九区分法 即井字形分区，由两侧肋弓下缘连线和两侧髂前上棘连线为两条水平线，左、右髂前上棘至腹中线连线的中点为两条垂直线，四线相交将腹部划分为左、右上腹部（季肋部）、左、右侧腹部（腰部）、左、右下腹部（髂窝部）及上腹部、中腹部（脐部）和下腹部（耻骨上部）九区（图 4-40）。

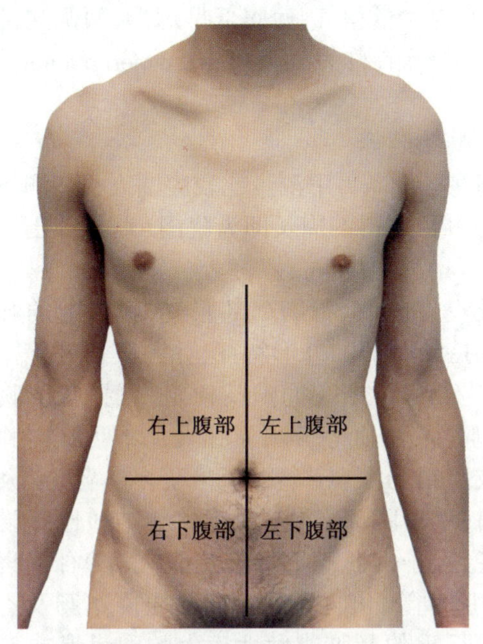

图 4-39 腹部体表分区(四区分法)

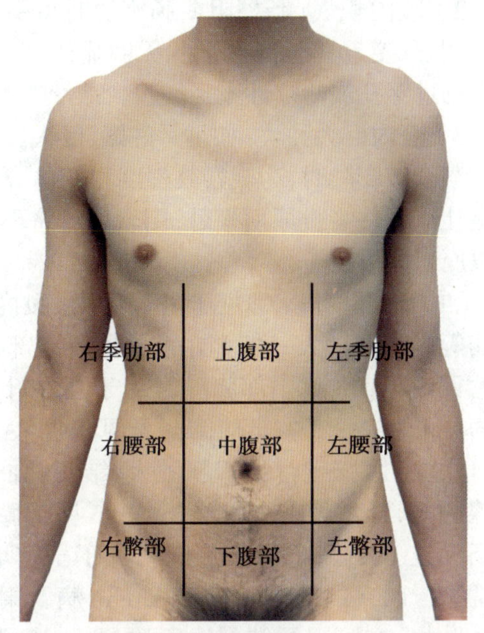

图 4-40 腹部体表分区(九区分法)

二、视诊

腹部视诊时,环境要温暖,最好采取自然光线,被评估者排空膀胱,取低枕仰卧位,两手自然置于身体两侧,充分暴露全腹,躯体其他部分应遮盖,暴露时间不宜过长,以免腹部受凉引起不适。护士应站立于被评估者右侧,按一定顺序自上而下地观察腹部,为了更好地观察腹部表面的器官轮廓、肿块、肠型和蠕动波等。光线宜充足而柔和,应从前侧方射入视野,有时为了检查细小隆起或蠕动波,应将视线降低至腹平面,从侧面呈切线方向进行观察。

腹部视诊的主要内容有腹部外形、呼吸运动、腹壁静脉、胃肠型和蠕动波以及腹壁其他情况。

(一)腹部外形

注意是否对称,有无全腹或局部的膨隆或凹陷,有腹水或腹部肿块时,还应测量腹围的大小。

健康正常成年人腹部两侧对称,外形平坦,即仰卧时前腹壁与肋缘至耻骨联合大致在同一平面或略为低凹,坐起时脐以下部分稍前凸。肥胖者或小儿(尤其餐后)前腹壁稍高于肋缘与耻骨联合的平面,称为腹部饱满。老年人及消瘦者,前腹壁稍低于肋缘与耻骨联合的平面,称为腹部低平。

1. 腹部膨隆　仰卧时前腹壁明显高于肋缘与耻骨联合的平面,外观呈凸起状。视情况不同又可分为:

(1)全腹膨隆:弥漫性膨隆呈球形或椭圆形,常见于下列情况:

1)腹腔积液:仰卧位时液体下沉于腹腔两侧,侧腹部明显膨出扁而宽,称为蛙腹(frog belly),侧卧或坐位时,下腹部膨出明显,常见于肝硬化门静脉高压症、结核性腹膜炎、心力衰竭、腹膜癌转移(肝癌、卵巢癌多见)。腹膜炎症或有肿瘤浸润时,腹部常呈尖凸型,称为尖腹(apical belly)。

2）腹内积气：肠梗阻或肠麻痹时可引起胃肠道内大量积气，使腹部呈球形，两侧腰部膨出不明显，变动体位时其形状无明显改变。积气在腹腔内，称为气腹（pneumoperitoneum），见于胃肠道穿孔或治疗性人工气腹。

3）腹内巨大肿块：如足月妊娠、巨大卵巢囊肿、畸胎瘤等。

当全腹膨隆时，为观察其程度和变化，常需定期在同样条件下测量比较腹围大小。测量方法是让被评估者排尿后平卧，用软尺经脐环绕腹部一周，测得的周长即为腹围（脐周腹围），通常以厘米为单位。

（2）局部膨隆：常见于脏器肿大、腹内肿瘤或炎性肿块、胃肠局部胀气、腹壁上的肿物和疝等。脏器肿大一般都在该脏器所在部位，并保持该脏器的外形特征，如脾脏切迹等。常见原因有：①上腹中部膨隆常见于肝左叶肿大、胃癌、胃扩张（如幽门梗阻、胃扭转）、胰腺肿瘤或囊肿等；②右上腹膨隆常见于肝大（肿瘤、脓肿、淤血等），胆囊肿大及结肠肝曲肿瘤等；③左上腹膨隆常见于脾肿大、结肠脾曲肿瘤或巨结肠；④腰部膨隆见于多囊肾，巨大肾上腺肿瘤，肾盂大量积水或积脓；⑤脐部膨隆常因脐疝、腹部炎症性肿块（如结核性腹膜炎致肠粘连）引起；⑥下腹膨隆常见于子宫增大（妊娠、子宫肌瘤等），膀胱胀大；⑦右下腹膨隆常见于回盲部结核或肿瘤、Crohn 病及阑尾周围脓肿等；⑧左下腹膨隆见于降结肠及乙状结肠肿瘤，亦可因干结粪块所致，此外还可因游走下垂的肾脏或女性病人的卵巢癌或囊肿所致。

2. 腹部凹陷　仰卧时前腹壁明显低于肋缘与耻骨联合的平面。

（1）全腹凹陷：仰卧时前腹壁明显凹陷，见于脱水病人和消瘦者。严重时前腹壁凹陷几乎贴近脊柱，肋弓、髂嵴和耻骨联合显露，使腹外形呈舟状，称舟状腹（图 4-41），见于结核病、恶性肿瘤等慢性消耗性疾病所致的恶病质。吸气时出现腹凹陷见于膈肌麻痹和喉、气管及大支气管梗阻。

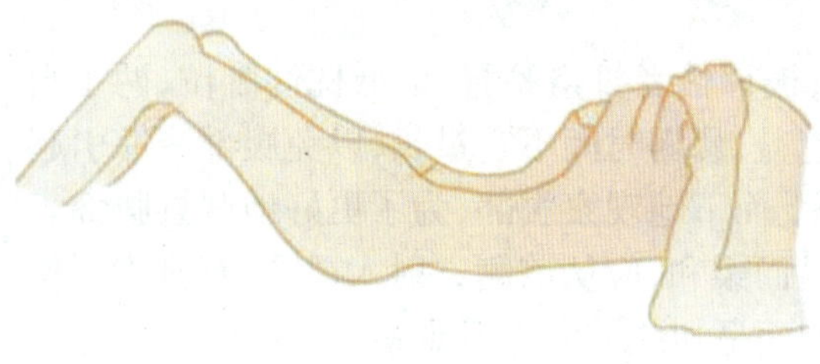

图 4-41　舟状腹

（2）局部凹陷：较少见，多由于外伤或手术后形成的腹壁瘢痕收缩所致，立位或加大腹压时，凹陷可更明显。

（二）呼吸运动

正常人呼吸时腹壁上下起伏，吸气时上抬，呼气时下陷，称为腹式呼吸运动，小儿及男性以腹式呼吸为主，成年女性以胸式呼吸为主。

1. 腹式呼吸增强　不多见，常为癔症性呼吸或胸腔疾病（大量积液）等。

2. 腹式呼吸减弱　常因大量腹水、腹膜炎症、急性腹痛、腹腔内巨大肿物或妊娠等所致。

3. 腹式呼吸消失　常见于胃肠道穿孔所致急性腹膜炎或膈肌麻痹等。

（三）腹壁静脉

正常人腹壁皮下静脉一般不显露，在皮肤白皙或较瘦的人才隐约可见，皮肤较薄而松弛的老年人也可见，但并不迂曲，常为较直条纹。其他使腹压增加的情况（腹水、妊娠、腹腔巨大肿物等）也可见静脉显露。

腹壁静脉曲张时，腹壁静脉可显而易见或迂曲变粗，常见于门静脉高压或上、下腔静脉回流受阻而有侧支循环形成时。为辨别腹壁静脉曲张的来源，需要检查其血流方向。正常时脐水平线以上的腹壁静脉血流自下向上经胸壁静脉和腋静脉进入上腔静脉，脐水平以下的腹壁静脉自上向下经大隐静脉流入下腔静脉。

1. 门静脉高压　腹壁曲张静脉常以脐为中心向四周伸展，显著时形如水母头，血流方向不变（图 4-42）。

2. 上腔静脉阻塞　上腹壁或胸壁的浅静脉曲张血流方向均自上向下。

3. 下腔静脉阻塞　曲张的静脉大都分布在腹壁两侧，有时在臀部及股部外侧，脐以下的腹壁浅静脉血流方向也自下向上（图 4-43）。

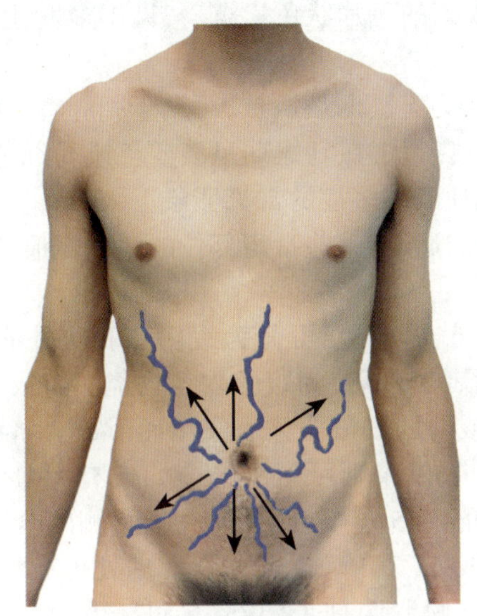

图 4-42　门静脉高压时腹壁浅静脉血流分布和方向

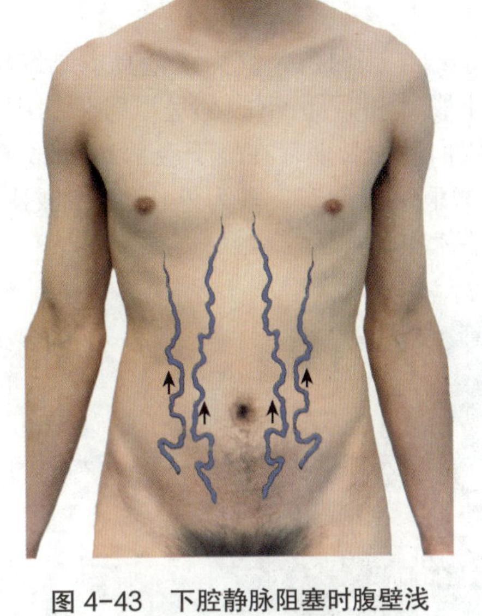

图 4-43　下腔静脉阻塞时腹壁浅静脉血流分布和方向

血流方向判断方法：选择一段没有分支的腹壁静脉，评估者将右手示指和中指并拢压在静脉上，然后一只手指紧压静脉向外滑动，挤出该段静脉内血液，至一定距离后（7.5~10cm）放松该手指，另一手指紧压不动，看静脉是否充盈，如迅速充盈，则血流方向是从放松的一端流向紧压手指的一端。再同法放松另一手指，观察静脉充盈速度，即可看出血流方向（图 4-44）。

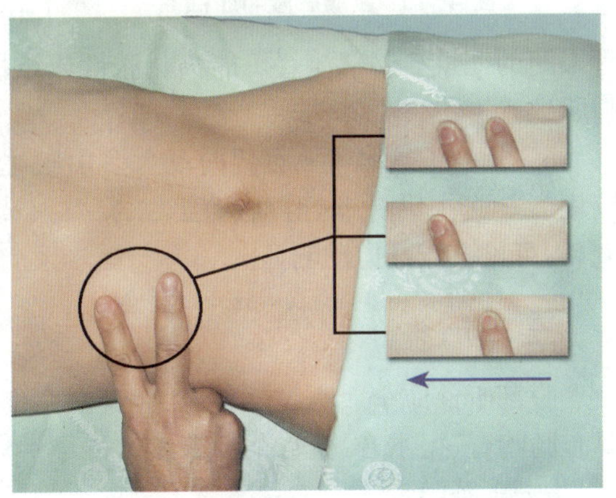

图 4-44　检查静脉血流方向手法示意图

（四）胃肠型和蠕动波

正常人腹部一般看不到胃和肠的轮廓及蠕动波形，但在腹壁菲薄或松弛的老年人、极度消瘦者或经产妇可能见到。当胃肠道梗阻时，梗阻近端的胃或肠段因饱满而隆起，可显出各自的轮廓，称为胃型（gastral pattern）或肠型（intestinal pattern），常伴有阵发性蠕动增强，可以看到蠕动波（peristalsis）。幽门梗阻时，胃蠕动波自左肋缘下开始，向右缓慢推进的较大的蠕动波，至幽门区消失，为正蠕动波。有时也可见到自右向左的逆蠕动波。小肠梗阻所致的蠕动波多见于脐部；结肠远端梗阻时，其宽大的肠型多位于腹部周边；

视频：肠型及肠蠕动波

肠麻痹时蠕动波消失。

（五）腹壁其他情况

1. 色素　正常情况下，腹部皮肤颜色较暴露部位稍淡。散在点状深褐色色素沉着常为血色病。皮肤皱褶处（如腹股沟及系腰带部位）有褐色素沉着，可见于肾上腺皮质功能减退。左腰部皮肤呈蓝色，为血液自腹膜后间隙渗到侧腹壁的皮下所致 Grey-Turner 征可见于急性出血坏死型胰腺炎。脐周围或下腹壁皮肤发蓝为腹腔内大出血的征象（Cullen 征），见于宫外孕破裂或急性出血坏死型胰腺炎。腹部和腰部不规则的斑片状色素沉着，见于多发性神经纤维瘤。

2. 腹纹　银白色条纹为腹壁真皮结缔组织因张力升高断裂所致，可见于肥胖者。妊娠纹出现于下腹部和髂部，下腹部呈以耻骨为中心略呈放射状，在妊娠期呈淡蓝色或粉红色，产后则转为银白色而长期存在。下腹部和臀部紫纹是皮质醇增多症的常见征象。

3. 瘢痕　腹部瘢痕多为外伤、手术或皮肤感染的遗迹，某些特定部位的手术瘢痕，常提示病人的手术史。

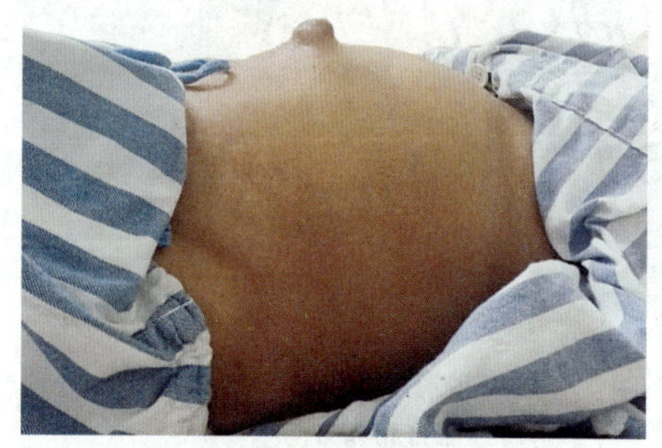

图 4-45　全腹膨隆与脐疝

4. 疝　腹部疝可分为腹内疝和腹外疝，前者少见，后者较多见，为腹腔内容物经腹壁或骨盆壁的间隙或薄弱部分向体表突出而形成。脐疝多见于婴幼儿，成人则可见于经产妇或有大量腹水的病人（图 4-45）。先天性腹直肌两侧闭合不良者可有白线疝。手术瘢痕愈合不良处可有切口疝。股疝位于腹股沟韧带中部，多见于女性。腹股沟疝则偏于内侧。男性腹股沟斜疝可下降至阴囊。

5. 脐部　脐凹分泌物呈浆液性或脓性，有臭味，多为炎症所致。分泌物呈水样，有尿味，为脐尿管未闭的征象。脐部溃烂可能为化脓性或结核性炎症。脐部溃疡若坚硬、固定而突出，多为癌肿所致。

6. 上腹部搏动　上腹部搏动大多由腹主动脉搏动传导而来，可见于正常人较瘦者。腹主动脉瘤、肝血管瘤、二尖瓣狭窄和三尖瓣关闭不全引起右心室增大，均可见上腹部搏动明显。

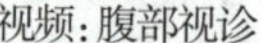

视频：腹部视诊

三、听诊

腹部听诊应全面听腹部各区，尤其注意上腹部、脐部、右下腹部及肝、脾各区。听诊内容主要有肠鸣音、振水音、血管杂音等。

（一）肠鸣音

肠蠕动时，肠管内气体和液体随之而流动，产生一种断断续续的咕噜声（或气过水声）称为肠鸣音（bowel sound）。通常右下腹部或脐周作为肠鸣音听诊区，在正常情况下，肠鸣音为 4、5 次 /min，其频率、声响和音调变异较大。异常肠鸣音的特点及临床意义：

1. 肠鸣音活跃　肠鸣音达每分钟达 10 次以上，音调不特别高亢，见于急性胃肠炎、服泻药后或胃肠道大出血。

2. 肠鸣音亢进：肠鸣音达每分钟达 10 次以上，伴有音调响亮的高亢金属音调，见于机械性肠梗阻。

3. 肠鸣音减弱：数分钟才听到一次，称为肠鸣音减弱，见于腹膜炎、老年性便秘、低血钾及胃肠动力低下等。

4. 肠鸣音消失：持续听诊 3~5min 未听到肠鸣音，用手轻叩或搔弹腹部仍无肠鸣音，见于麻痹性肠梗阻或急性腹膜炎。

（二）振水音

胃内若有大量气体与液体相撞击而发出的声音称振水音（succussion splash）。被评估者取仰卧位，护士以一耳凑近上腹部，同时以冲击触诊法振动胃部，即可听到气、液撞击的声音，亦可将听诊器膜型体件放在上腹部进行听诊。正常人餐后或饮大量液体后可有振水音。清晨空腹或餐后 6~8h 以上仍能听到振水音，则提示胃排空障碍，见于幽门梗阻或胃扩张。

视频：振水音检查

（三）血管杂音

血管杂音有动脉性和静脉性杂音。动脉性杂音常在腹中部或腹部两侧。腹中部的杂音常提示腹主动脉瘤或腹主动脉狭窄；在左、右上腹的常提示肾动脉的狭窄；在下腹两侧的应考虑髂动脉狭窄。当左叶肝癌压迫肝动脉或腹主动脉时，也可在肿块部位听到吹风样杂音或连续性杂音。静脉性杂音为连续性嗡鸣声，无收缩期与舒张期性质，常出现于脐周或上腹部，尤其是腹壁静脉曲张严重时，提示门静脉高压时的侧支循环形成。

四、叩诊

腹部叩诊的主要作用在于叩出某些脏器的大小和叩击痛、胃肠道充气情况、腹腔内有无积气、积液和肿块等。腹部叩诊方法有直接叩诊法和间接叩诊法，但一般多采用间接叩诊法。

（一）腹部叩诊音

正常情况下，胃、小肠、结肠中有气体，故腹部叩诊大部分区域均为鼓音，只有肝、脾所在部位，增大的膀胱和子宫占据的部位，以及两侧腹部近腰肌处叩诊为浊音或实音。当肝、脾或其他脏器极度肿大，腹腔内肿瘤或大量腹水时，病变部位可出现浊音或实音，鼓音范围缩小。当胃肠高度胀气、人工气腹和胃肠穿孔致气腹时，则鼓音范围明显增大或出现在不应有鼓音的部位（如肝浊音界内）。

（二）肝脏及胆囊叩诊

1. 肝脏叩诊

（1）肝界的叩诊

1）确定肝上界时，沿右锁骨中线、右腋中线和右肩胛线，由肺区叩向腹部。当由清音转为浊音时，即为肝上界（肝相对浊音界）。再向下叩 1~2 肋间，则浊音变为实音，则为肝绝对浊音界（肺下界）。

2）确定肝下界时，由腹部鼓音区沿右锁骨中线或正中线向上叩，由鼓音转为浊音处即是，一般叩得的肝下界比触得的肝下缘高 1~2cm。

3）正常范围：匀称体型者肝脏上下界在右锁骨中线上分别是第 5 肋间、右季肋下缘，肝上下径为 9~11cm；在右腋中线上分别为第 7 肋间、第 10 肋骨水平；在右肩胛线肝上界为第 10 肋间；矮胖或瘦长体型者可高一肋间或低一肋间。

视频：肝界叩诊

4）肝浊音界变化：肝浊音界扩大见于肝癌、肝脓肿、肝炎、肝淤血和多囊肝等；肝浊音界缩小见于急性重型肝炎、肝硬化和胃肠胀气等；肝浊音界消失代之以鼓音者，是急性胃肠穿孔的一个重要征象，但也可见于胃肠胀气、间位结肠、全内脏转位；肝浊音界向上移位见于右肺纤维化、右下肺不张及气腹鼓肠等；肝浊音界向下移位见于肺气肿、右侧张力性气胸等。

（2）肝区叩击痛：护士左手掌置于右前胸下部，右手握拳叩击左手背，正常肝脏无叩击痛，急性肝炎、肝脓肿或肝癌时可出现叩击痛。

视频：肝区叩击痛

2. 胆囊叩诊　胆囊被肝脏遮盖，不能用叩诊检查其大小，仅能检查胆囊区有无叩击痛，胆囊区叩击痛为胆囊炎的重要体征。

（三）胃泡鼓音区及脾脏叩诊

1. 胃泡鼓音区叩诊　胃泡鼓音区（Traube 区）位于左前胸下部肋缘以上，约呈半圆形，为胃底穹窿含气而形成。其上界为横膈及肺下缘，下界为肋弓，左界为脾脏，右界为肝左缘。正常情况下胃泡鼓音区存在，大小则受胃内含气量的多少和周围器官组织病变的影响。此区明显缩小或消失可见于中、重度脾肿大，左侧胸腔积液、心包积液、肝左叶增大。

2. 脾脏叩诊　叩诊宜采用轻叩法，在左腋中线上进行。正常时在左腋中线第 9~11 肋之间叩到浊音，长度为 4~7cm，前方不超过腋前线。脾浊音区扩大见于各种原因的脾肿大。脾浊音区缩小见于左侧气胸、胃扩张、肠胀气等。

（四）肾脏叩诊

主要指肾区叩击痛，被评估者采取坐位或侧卧位，护士用左手掌平放在其肾区（肋脊角处），右手握拳用由轻到中等的力量叩击左手背。正常时无叩击痛，当有肾炎、肾盂肾炎、肾结石、肾结核及肾周围炎时，肾区有不同程度的叩击痛。

（五）膀胱叩诊

叩诊可用来判断膀胱膨胀的程度。在耻骨联合上方进行，从上向下叩。膀胱空虚时，叩诊呈鼓音。当膀胱内有尿液充盈时，耻骨上方叩诊呈圆形浊音区。女性在妊娠时子宫增大、子宫肌瘤或卵巢囊肿时也可呈浊音。排尿或导尿后浊音区转为鼓音，即为尿潴留所致膀胱增大。腹水时，耻骨上方叩诊也可有浊音区，但此区的弧形上缘凹向脐部，而膀胱肿大时浊音区的弧形上缘凸向脐部。

视频：膀胱叩诊

（六）移动性浊音

当腹腔内有 1000ml 以上的液体时，因重力作用，液体多积聚在腹腔的低处，故在低处叩诊呈浊音，而肠管内有气体浮在液面上，叩诊呈鼓音。因体位不同而出现浊音区变化即呈上鼓下浊变化的现象，称移动性浊音（shifting dullness）。这是发现有无腹腔积液的重要检查方法。

视频：腹部移动性浊音检查方法

易误为腹水的情况是：①肠梗阻时肠管内有大量液体潴留，可因病人体位的变动，出现移动性浊音，但常伴有肠梗阻的征象；②巨大的卵巢囊肿，腹部可出现大面积浊音，鉴别点如下：卵巢囊肿所致浊音，于仰卧时常在腹中部，鼓音区则在腹部两侧；卵巢囊肿的浊音不呈移动性；卵巢囊肿尺压试验阳性，腹水呈阴性。

视频：腹部叩诊

知识链接

尺压试验

被评估者取仰卧时，护士将一个硬尺横置于腹壁上，两手将尺下压，若为卵巢囊肿，则腹主动脉的搏动可经囊肿壁传到硬尺，使尺发生节奏性跳动，即为阳性；若为腹水，则搏动不能被传导，硬尺无此种跳动。

五、触诊

触诊是腹部检查的主要方法，对腹部体征的认知和疾病的诊断具有重要意义，可以进一步确定视诊所见，又可为叩诊、听诊提示重点。在腹部触诊时，各种触诊手法都能用到。触诊时，被评估者应排尿后取低枕仰卧位，两手自然置于身体两侧，两腿屈起并稍分开，以使腹肌尽量松弛，作微张口缓慢腹式呼吸，护士应站立于被评估者右侧，面对被评估者，前臂应与腹部表面在同一水平，检查时手要温暖，指甲剪短，先以全手掌放于腹壁上部，使被评估者适应片刻，并感受腹肌紧张度。然后以轻柔动作按顺序触诊，一般自左下腹开始逆时针方向至右下腹，再至脐部，依次检查腹部各区。原则是先触诊健康部位，逐渐移向病变区域。边触诊边观察被检查者的反应与表情，对精神紧张或有痛苦者给予安慰和解释。亦可边触诊边与被评估者交谈，转移其注意力而减少腹肌紧张，以保证顺利完成检查。

（一）腹壁紧张度

正常人腹壁有一定张力，但触之柔软，较易压陷，称腹壁柔软，某些病理情况可使全腹或局部腹肌紧张度增加或减弱。

1. 腹壁紧张度增加

（1）全腹壁紧张度增加

1）肠胀气或气腹、腹腔内大量腹水：触诊腹部张力可增加，但无肌痉挛和压痛。

2）急性弥漫性腹膜炎：急性胃肠穿孔或脏器破裂所致，腹膜受刺激而引起腹肌痉挛，腹壁明显紧张，甚至强直硬如木板，称板状腹（board-like rigidity）。

3）结核性腹膜炎、癌性腹膜炎或其他慢性病变时：由于腹膜炎症发展较慢，且有腹膜增厚和肠管、肠系膜的粘连，故触诊时腹壁柔韧而具有抵抗力，不易压陷，称揉面感或柔韧感。

（2）局部腹壁紧张度增加：常见于局部脏器炎症波及腹膜而引起，如上腹或左上腹肌紧张常见于急性胰腺炎，右上腹肌紧张常见于急性胆囊炎，右下腹肌紧张常见于急性阑尾炎。

2. 腹壁紧张度减低　多因腹肌张力降低或消失所致，腹壁松软无力，失去弹性。全腹紧张度减低，见于慢性消耗性疾病或大量放腹水后、经产妇、年老体弱、脱水病人。脊髓损伤所致腹肌瘫痪和重症肌无力可使腹壁紧张度消失。

（二）压痛及反跳痛

1. 压痛　正常腹部触诊时不引起疼痛，如由浅入深按压腹部发生疼痛，称为压痛（tenderness）。出现压痛的部位多表示所在腹内脏器或腹壁有病变存在，腹壁病变比较表浅，抓捏腹壁或仰卧位做屈颈抬肩时使腹肌紧张而压痛更明显，而有别于腹腔内病变引起者。腹腔内脏器的炎症、淤血、破裂、肿瘤、扭转以及腹膜的刺激（炎症、出血）等均可引起压痛。局限性压痛见于局限性腹膜炎或局部脏器的病变；广泛性压痛见于弥漫性腹膜炎。若压痛局限于一点时，称为压痛点。明确而固定的压痛点，是诊断某些疾病的重要依据，腹部常见疾病的压痛位置见图 4-46。

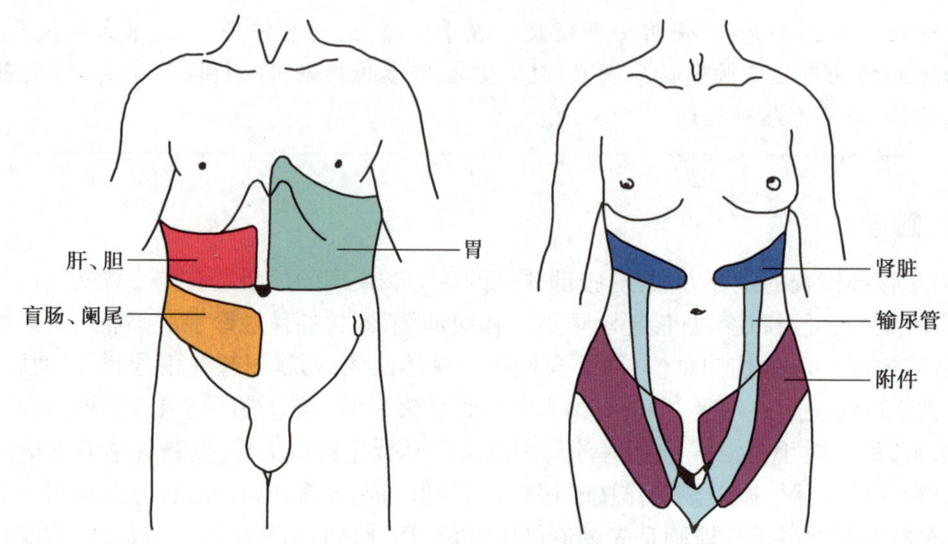

图 4-46 腹部常见疾病的压痛部位

2. 反跳痛 当评估者用手触诊腹部出现压痛后，用并拢的 2 个或 3 个手指（示、中、无名指）压于原处稍停片刻，使压痛感觉趋于稳定，然后将手迅速抬起，如此时被评估者感觉腹痛骤然加重，并常伴有痛苦表情或呻吟，称为反跳痛（rebound tenderness），表示炎症已波及腹膜壁层，提示局部或弥漫性腹膜炎。临床上将腹肌紧张、压痛与反跳痛合称为腹膜刺激征（peritoneal irritation sign），是急性腹膜炎的可靠体征。当炎症尚未累及壁腹膜时，可仅有压痛而无反跳痛。

（三）肝脏触诊

1. 触诊方法 触诊肝脏可用单手触诊法（图 4-47）、双手触诊法（见图 2-3）和钩指触诊法。单手触诊法较为常用，钩指触诊法适用于儿童和腹壁薄软者，触诊时护士站于被评估者右肩旁，面向其足部，将右手掌搭在其右前胸下部，右手第 2~5 指并拢弯曲成钩状，嘱被评估者做深腹式呼吸动作，护士随深吸气而更进一步屈曲指关节，这样指腹容易触到下移的肝下缘。

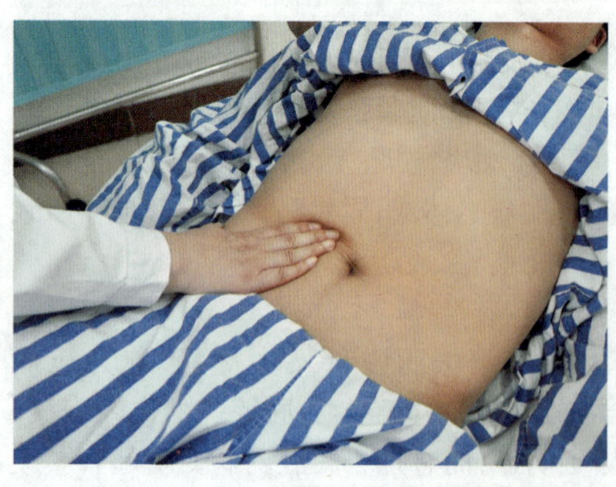

图 4-47 单手触诊法检查肝脏

2. 注意事项 ①以示指前外侧指腹触诊肝脏；②触诊腹肌发达者，右手宜置于腹直肌外缘稍外处向上触诊；③触诊时须配合呼吸动作，吸气时手指上抬速度一定要落后于腹壁的抬起，而呼气时应在腹壁下陷前提前下压；④从髂前上棘水平开始触诊；⑤有大量腹水时，应使用冲击触诊法；⑥横结肠、腹直肌腱划、右肾下极易误为肝下缘。

肝大与肝下移鉴别：肝下移多因肺气肿、右侧大量胸腔积液、膈下脓肿和内脏下垂等，肝下缘超过正常范围，但同时伴有肝上界下移，并且在右锁中线上肝脏上下径正常（9~11cm）。

3. 触诊内容　触及肝脏时，应详细体会并描述下列内容：

（1）大小：正常成人的肝脏，一般在肋缘下触不到，但腹壁松软的瘦长体型，于深吸气时可于肋弓下触及肝下缘，在1cm以内，在剑突下可触及肝下缘，多在3cm以内，如超出上述标准，排除肝下移后，则提示肝大。①弥漫性肿大：见于病毒性肝炎、肝淤血、脂肪肝、早期肝硬化、Budd-Chiari综合征、白血病、血吸虫病，华支睾吸虫病等；②局限性肝大：见于肝脓肿、肝肿瘤及肝囊肿（包括肝棘球蚴病）等。肝脏缩小：见于急性和亚急性肝坏死，门脉性肝硬化晚期，病情极为严重。

（2）质地：一般将肝脏质地分为质软、质韧（中等硬度）和质硬。正常肝脏质地柔软，如触口唇；急性肝炎及脂肪肝时肝质地稍韧，慢性肝炎及肝淤血质韧如触鼻尖；肝硬化质硬，肝癌质地最坚硬，如触前额。肝脓肿或囊肿有液体时呈囊性感，大而表浅者可能触到波动感。

（3）边缘和表面状态：触及肝脏时应注意肝脏边缘的厚薄，是否整齐，表面是否光滑、有无结节。正常肝脏边缘整齐、且厚薄一致、表面光滑。①肝边缘圆钝常见于脂肪肝或肝淤血；②肝边缘锐利，表面扪及细小结节，多见于肝硬化；③肝边缘不规则，表面不光滑，呈不均匀的结节状，见于肝癌、多囊肝和肝棘球蚴病；④肝表面呈大块状隆起者，见于巨块型肝癌或肝脓肿。

（4）压痛：正常肝脏无压痛。如果肝包膜有炎性反应或因肝大受到牵拉，则有压痛。轻度弥漫性压痛见于肝炎、肝淤血等；局限性剧烈压痛见于较表浅的肝脓肿，若伴有叩击痛见于深部肝脓肿。

（5）搏动：正常肝脏以及因炎症、肿瘤等原因引起的肝脏肿大并不伴有搏动。当肝大压迫到腹主动脉，或右心室增大向下挤压肝脏时，可出现肝脏的搏动。

（6）肝区摩擦感：护士将右手的掌面轻贴于肝区，让被评估者作腹式呼吸。正常时未触及摩擦感。肝周围炎时，肝表面和邻近的腹膜可因有纤维素性渗出物而变得粗糙，相互摩擦可用手触知，为肝区摩擦感。

知识链接

肝颈静脉反流征

当右心衰竭或缩窄性心包炎、大量心包积液引起肝淤血肿大时，用手压迫肝脏可使颈静脉怒张更加明显，称为肝颈静脉反流征（hepatojugular reflux sign）阳性。检查方法是被评估者取坐位或半坐位，仔细观察颈静脉有无怒张，然后将右手手掌平放于右肋下肝区部位，并逐渐适当加压持续10s，同时观察颈静脉怒张程度。若此时颈静脉逐渐充盈怒张或原怒张更加明显，停止按压肝脏后下降，称肝颈静脉反流征阳性。

（四）胆囊触诊

可用单手滑行触诊法或钩指触诊法进行，正常时胆囊在肝之后，不能触及。

1. 胆囊肿大　胆囊肿大超过肝缘及肋缘时，可在右肋缘下、腹直肌外缘处触到。肿大的胆囊一般呈梨形或卵圆形，张力较高常随呼吸上下移动，常有触痛。①肿大胆囊呈囊性感，且压痛明显者，常见于急性胆囊炎；②胆囊肿大呈囊性感，无压痛并伴有黄疸进行性加深者，见于胰头癌；③胆囊肿大，有实性感者，见于胆囊结石或胆囊癌。

2. 胆囊触痛 有时胆囊有炎症，但未肿大到肋缘以下，不能触及时，可用Murphy征检查胆囊触痛，护士左手掌平放于被评估者右胸下部，拇指指腹勾压于胆囊点（腹直肌外缘与右肋缘交界处），然后嘱被评估者缓慢深吸气，如因剧烈疼痛而致吸气突然中止并有痛苦表情称Murphy征阳性（图4-48），提示胆囊有炎症。

视频：Murphy征检查

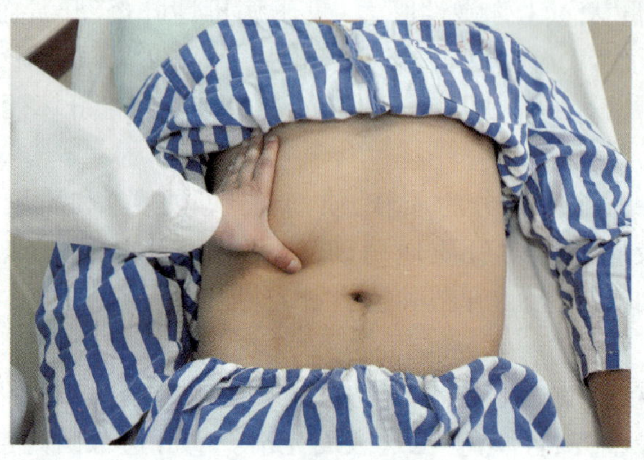

图4-48 Murphy征检查方法

（五）脾脏触诊

正常情况下脾脏不能触及。内脏下垂或左侧胸腔积液、积气时可使脾向下移位。除此以外，若能触及脾脏则提示脾肿大，但应与腹部其他器官或包块鉴别，如增大的左肾、肿大的肝左叶、结肠脾曲肿物、胰尾部囊肿等。常用双手触诊法（图4-49），也可用钩指触诊法。脾脏明显肿大而位置又较表浅者，用单手浅部触诊法就可以触到。

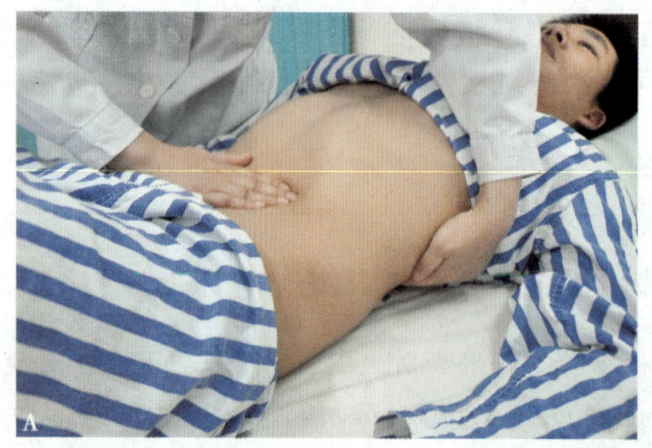

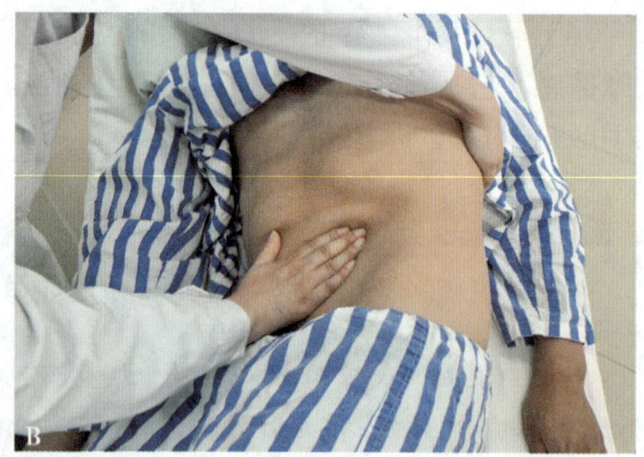

图4-49 脾脏触诊法

A. 仰卧位；B. 右侧卧位

触到脾脏后应注意大小、质地、边缘和表面情况，有无压痛及摩擦感等。脾脏切迹为其形态特征，有助于鉴别诊断。

脾脏肿大的测量法如下（图4-50）：

第Ⅰ线测量（甲乙线）：测量左锁骨中线与左肋缘交点至脾下缘的距离。

第Ⅱ线测量（甲丙线）：左锁骨中线与左肋缘交点至脾脏是最远点的距离（应大于第Ⅰ线测量）。

第Ⅲ线测量（丁戊线）：表示脾右缘与前正中线的垂直距离，如脾脏高度肿大向右越过前正中线，则测量脾右缘至前正中线的最大距离，以“+”表示，未超过前正中线则测量脾右缘与前正中线的最短距离，以“－”表示。

脾脏轻度肿大时只作第Ⅰ线测量。脾脏高度肿大时，应加测第Ⅱ、第Ⅲ线，并作图表示。

临床上，常将脾肿大分为轻、中、高三度。①轻度肿大：脾缘不超过肋下 2cm，常见于急慢性肝炎、伤寒、急性疟疾等，一般质地柔软；②中度肿大：脾缘超过 2cm，在脐水平线以上，常见于肝硬化、慢性淋巴细胞性白血病、系统性红斑狼疮等，质地一般较硬；③高度肿大：脾缘超过脐水平线或前正中线，即巨脾，可见于慢性粒细胞性白血病、淋巴肉瘤和恶性组织细胞病等。

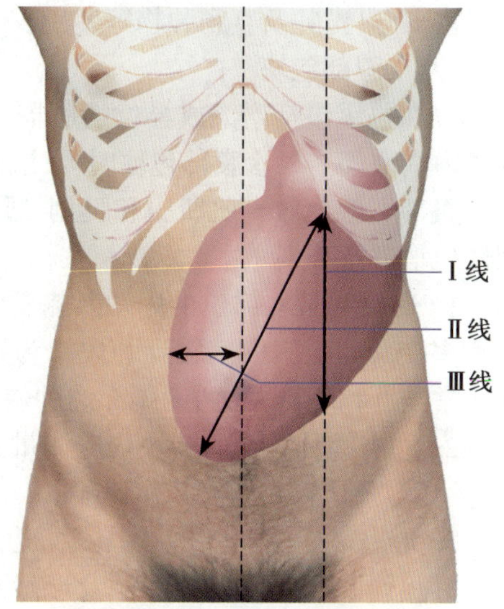

图 4-50 脾脏肿大测量法

（六）肾脏触诊

触诊肾脏一般用双手触诊法，也可采用单手触诊法。被评估者采取平卧位或立位。当肾下垂或游走肾时，立位较易触到。正常人肾脏一般不易触及，有时可触到右肾下极。身材瘦长者，肾下垂、游走肾或肾脏代偿性增大时，肾脏较易触到。在深吸气时能触到 1/2 以上的即为肾下垂；如肾下垂明显并能在腹腔各个方向移动时称为游走肾。肾脏肿大见于：①肾盂积水或积脓：肾脏的质地柔软而富有弹性，有时有波动感；②多囊肾：一侧或两侧肾脏不规则形增大，有囊性感；③肾肿瘤：增大的肾脏表面不平，质地坚硬。

当肾脏和尿路有炎症或其他疾病时，可在相应部位出现压痛点（图 4-51）：①肋脊点：背部第 12 肋骨与脊柱的交角（肋脊角）的顶点；②肋腰点：第 12 肋骨与腰肌外缘的交角（肋腰角）顶点；③季肋点（前肾点）：第 10 肋骨前端，右侧位置稍低，相当于肾盂位置；④上输尿管点：在脐水平线腹直肌外缘；⑤中输尿管点：在髂前上棘水平腹直肌外缘，相当于输尿管第二狭窄处。

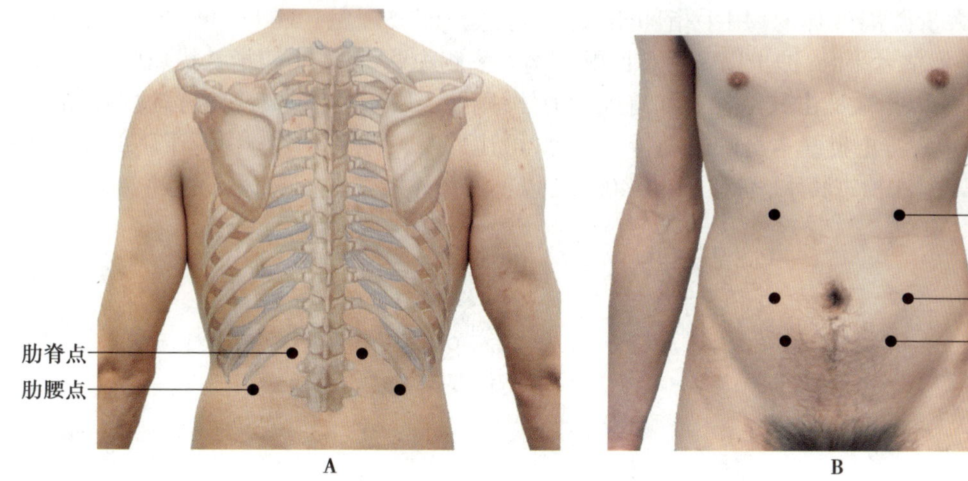

图 4-51 肾脏和尿路疾病压痛点

（七）膀胱触诊

膀胱触诊一般采用单手滑行触诊法。正常膀胱空虚时隐于盆腔之内，不易触到。只有当膀胱充盈胀大时，超出耻骨上缘而在下腹中部触到。膀胱增大最常见于尿道梗阻（如前列腺增生或前列腺癌）、脊髓病（如截瘫）所致的尿潴留。若膀胱增大由积尿所致，膀胱呈扁圆形或圆形，触之囊性感，不能用手推移。按压时憋胀有尿意，排尿或导尿后缩小或消失，借此可与妊娠子宫、卵巢囊肿及直肠肿物等鉴别。

（八）腹部包块

腹部包块包括增大或异位的脏器、肿瘤、囊肿或脓肿、炎性肿物、肿大的淋巴结、胃内结石或肠内粪块等。触诊腹部包块时要注意其部位、大小、形态、质地、有无压痛、移动度等。此外，正常腹部可触及腹直肌肌腹和腱划、腰椎椎体、骶岬、乙状结肠粪块、横结肠及盲肠，需要与病理性包块进行区别。

1. 部位　某些部位的肿块常来源于该部的脏器，但带蒂的包块或肠系膜、大网膜的包块位置多变。如上腹中部触到肿块常为胃或胰腺的肿瘤、囊肿或胃内结石（可以移动）；右肋下肿块常与肝和胆有关；两侧腹部的肿块常为结肠的肿瘤。

2. 大小　凡触及的肿块均应测量其上下、左右和前后径的长度。也可以用拳头、鸡蛋、核桃、黄豆等公认大小的实物作比喻。

3. 形态　应注意其形状、轮廓、边缘和表面是否规则。若触及表面光滑的圆形肿块多为良性，以囊肿或淋巴结居多；触及形态不规则，表面凹凸不平且坚硬者，应多考虑恶性肿瘤、炎性肿物或结核性肿块；如在右上腹触到边缘光滑的卵圆形肿物，应疑为胆囊积液；肿大的脾脏内侧可有明显的切迹。

4. 质地　囊性肿块，其质地柔软，见于囊肿、脓肿；实质性肿块，可能柔韧、中等硬或坚硬，见于肿瘤、炎性或结核。

5. 压痛　炎性肿块有明显压痛，无痛性包块多为肿瘤性。

6. 移动度　随呼吸而上下移动，多为肝、脾、胃、肾、胆或其肿物；如果能用手推动，可能来自胃、肠或肠系膜；移动度大的多见于带蒂的肿物或游走的脏器；腹腔后壁的肿瘤及局部炎性肿块或脓肿，一般无移动性。

（九）液波震颤

腹腔内有大量游离液体时，用手指叩击腹部，可感到液波震颤（fluid thrill），或称波动感（fluctuation）。被评估者平卧，护士以一手掌面贴于病人一侧腹壁，另一手四指并拢屈曲，用指端叩击对侧腹壁（或以指端冲击式触诊），如有大量液体，则贴于腹壁的手掌有被液体波动冲击的感觉，即波动感。为防止腹壁本身的震动传至对侧，可让另一人将手掌尺侧缘压于脐部腹中线上，即可阻止之。此法检查腹水，需有3000~4000ml以上液量才能查出，不如移动性浊音敏感。

视频：腹部触诊

视频：腹部检查

（王春桃）

第六节　肛门、直肠与生殖器评估

肛门、直肠及生殖器检查是身体评估的组成部分，但是由于部位比较特殊，某些病人在接受检查时可能会紧张，有的可能不配合，甚至拒绝检查，因此，医务人员应给予充分的人文关怀，说明目的、方法和重要性，注意保护其隐私，尤其提醒的是男医务人员检查女病人应有女医务人员在场。

一、肛门、直肠

肛门与直肠的检查以视诊、触诊为主，辅以内镜检查。被评估者的体位对检查很重要，若体位不当可能引起疼痛或遗漏病情，因此检查时，应根据被评估者身体状况和检查要求，选择合适的体位，常用体位如下。

1. 肘膝位　最常用，被评估者双膝关节屈曲或直角跪于检查台，两肘关节和胸部紧贴台面，臀部抬高。适用于前列腺、精囊及内镜检查，病重或年老体弱者不宜采用（图 4-52）。

2. 左侧卧位　被评估者取左侧卧位，左腿伸直，右腿向腹部屈曲，臀部靠近检查台右边。适用于病重、年老体弱或女性病人（图 4-53）。

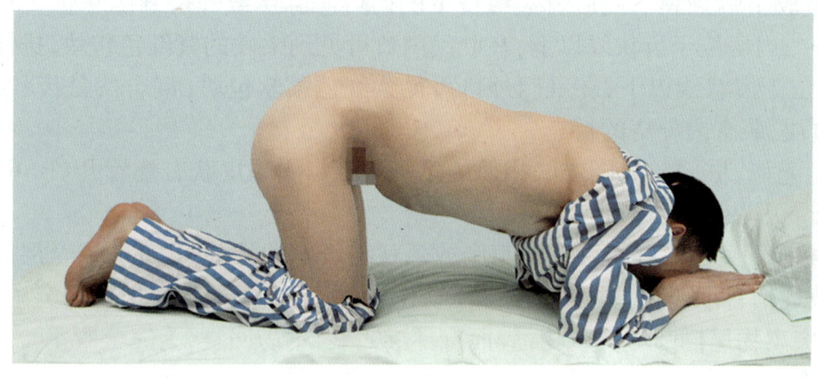

图 4-52　肘膝位

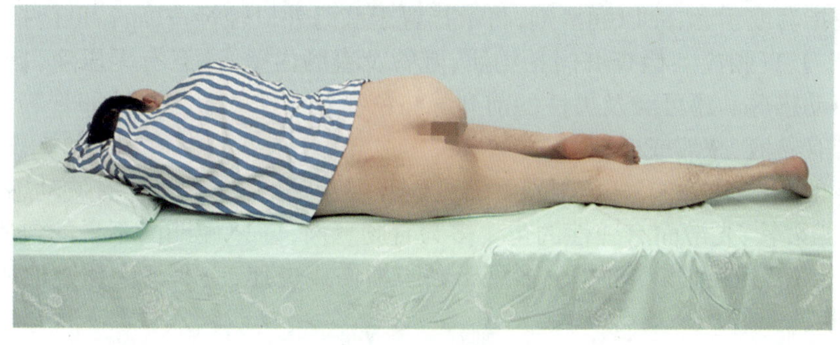

图 4-53　左侧卧位

3. 仰卧位或截石位　被评估者仰卧，臀部垫高，两腿屈曲、抬高并外展，充分暴露肛门。适用于重症体弱病人、膀胱直肠窝检查及直肠双合诊检查。

4. 蹲位　被评估者下蹲屏气向下做排便动作。适用于检查直肠脱出、内痔及直肠息肉等。

知识链接

时钟位标记法

肛门与直肠检查所发现的病变如溃疡、肿块等应按时针方向进行记录，并注明检查时被评估者所取体位。截石位时肛门后正中点为 6 点钟位，前正中点为 12 点钟位，而肘膝位的时钟位则与此相反。

（一）视诊

正常肛门周围皮肤颜色较深，皱褶呈放射状。观察肛门及其周围皮肤颜色及皱褶，注意有无皮肤损伤、脓血、黏液、瘢痕、肛裂、外痔、脓肿、溃疡及瘘管口等。

1. 肛门闭锁与狭窄　多见于新生儿先天性畸形；因感染、外伤或手术引起的肛门狭窄，常可在肛周发现瘢痕。

2. 肛门瘢痕与红肿　瘢痕多见于外伤或手术后；肛门周围有红肿及压痛，常为肛门周围炎症或脓肿。

3. 肛裂　肛管下段（齿状线以下）深达皮肤全层的纵行及梭形裂口或感染性溃疡。肛门常可见裂口，有明显触痛。

4. 痔　直肠下端黏膜下或肛管边缘皮下的内痔静脉丛或外痔静脉丛扩大和曲张所致的静脉团称为痔。内痔位于齿状线以上，在肛门内口可见到柔软的紫红色包块，排便时可突出肛门口外；外痔位于齿状线以下，在肛门外口可见紫红色柔软包块；混合痔是齿状线上、下均可发现紫红色包块，兼有内外痔的特点。

5. 肛瘘　直肠、肛门与周围皮肤相通的瘘管。肛门周围皮肤有瘘管开口，可触及硬结，多为肛管或直肠周围脓肿或结核所致。

6. 直肠脱垂　又称脱肛，是肛管、直肠或乙状结肠下端的肠壁，部分或全层向外翻而脱出于肛门外。被评估者取蹲位，并屏气作排便动作，可见紫红色球状突出物。突出物可回复，为部分脱垂；若突出物呈椭圆形块状物，表面有环形皱襞，不易回复，为完全脱垂。

（二）触诊

肛门、直肠触诊通常称为肛诊或直肠指诊。被评估者取肘膝位、左侧卧位或仰卧位等，护士右手示指戴指套或手套，涂以润滑剂，将示指置于肛门外口轻轻按摩，待肛门括约肌放松后，再慢慢插入肛门、直肠内。检查肛门括约肌、肛管及直肠内壁，注意有无压痛，黏膜是否光滑，有无肿块及搏动感等。还可触及男性的前列腺与精囊及女性的子宫与输卵管等。指诊后检查指套上是否带有黏液、脓液或血液等。

直肠指诊的异常改变：①直肠剧烈触痛见于肛裂及感染；②触痛伴有波动感见于肛门、直肠周围脓肿；③柔软、光滑而有弹性的包块多为直肠息肉；④坚硬凹凸不平的包块多见于直肠癌；⑤指套上带有黏液、脓液或血液，多见于黏膜损伤或炎症，应取其涂片镜检或作细菌学检查，以明确诊断。

二、男性生殖器

男性生殖器包括阴茎、阴囊、前列腺和精囊等。阴囊内有睾丸、附睾及精索等。检查时应让被评估者充分暴露下身，先取仰卧位，再取站立位，视诊与触诊相结合。

（一）视诊

1. 阴茎

（1）包皮：阴茎的皮肤在阴茎颈前向内翻转覆盖于阴茎表面称为包皮。成年人包皮不应掩盖尿道口。翻起后应露出阴茎头，若翻起后仍不能露出尿道外口或阴茎头者称为包茎，见于先天性包皮口狭窄或炎症、外伤后粘连；若长度超过阴茎头，但翻起后能露出尿道口或阴茎头，称包皮过长。

（2）阴茎头与阴茎颈：将包皮上翻可暴露全部阴茎头及阴茎颈，观察其色泽、有无充血、破损、水肿、分泌物及结节等。正常阴茎头红润、光滑、无红肿和结节。若有硬结并伴有暗红色溃疡、易出血或融合成菜花状，多见于阴茎癌；颈部发现单个椭圆形质硬溃疡称为下疳，对诊断梅毒有重要价值；头部若出现淡红色小丘疹融合成蕈样，呈乳突状突起，应考虑为尖锐湿疣。

（3）尿道口：护士用示指与拇指，轻轻挤压龟头使尿道张开，观察尿道口有无红肿、分泌物、溃疡、有无狭窄。正常尿道外口黏膜红润、无分泌物。如尿道外口红肿、有分泌物或有溃疡，并有触痛，见于淋球菌或其他病原体感染所致的尿道炎。尿道外口狭窄见于先天性畸形或炎症引起的粘连；尿道下裂时尿道口位于阴茎腹面。

（4）阴茎大小与形态：正常成人阴茎长 7~10cm。成人阴茎过小呈婴儿型阴茎，见于垂体功能或性腺功能不全病人；在儿童期阴茎过大呈成人型阴茎，见于性早熟。

2. 阴囊　正常阴囊皮肤呈深暗色，多皱褶。常见皮肤病变有：

（1）阴囊湿疹：皮肤增厚呈苔藓样，并有小片鳞屑；或皮肤呈暗红色、糜烂，有大量浆液渗出，有时形成软痂，伴有顽固性奇痒。

（2）阴囊水肿：皮肤常因水肿而紧绷，可为全身性水肿的一部分或局部炎症、过敏反应、静脉血或淋巴液回流受阻等。

（3）阴囊象皮肿：皮肤水肿粗糙、增厚如象皮样，多为血丝虫病引起的淋巴管炎或淋巴管阻塞所致。

（二）触诊

1. 阴囊　护士将双手的拇指置于被评估者阴囊前面，其余手指放在阴囊后面，起托护作用，拇指作来回滑动触诊，可双手同时进行，也可用单手触诊。

（1）阴囊疝：是肠管或肠系膜经腹股沟管下降至阴囊内所致；一侧或双侧阴囊肿大，触之有囊样感，仰卧位可消失，站立或腹压升高时可再降入。

（2）鞘膜积液：阴囊肿大触之有水囊样感。透光试验显示阴囊呈橙红色均质的半透明状，而阴囊疝或睾丸肿瘤则不透光。

2. 精索　左、右阴囊腔内各有一条，位于附睾上方，用拇指和示指从附睾触到腹股沟环触诊。正常精索呈柔软的索条状，无压痛。①若呈串珠样肿胀，见于输精管结核；②若有挤压痛且局部皮肤红肿多为精索急性炎症；③靠近附睾的精索触及硬结，常由丝虫病所致；④精索有蚯蚓团样感多为精索静脉曲张所致。

3. 前列腺　正常成人呈栗子大小，质韧而有弹性，左、右两叶之间有正中沟，表面光滑，无结节和压痛。被评估者取肘膝卧位或右侧卧位，护士示指戴指套（或手套），指端涂以润滑剂，徐徐插入肛门，向腹侧触诊。检查前被评估者应排空膀胱。①良性前列腺增生：前列腺肿大，正中沟消失，表面光滑有韧感，无压痛及粘连，多见于老年人；②急性前列腺炎：前列腺肿大且有明显压痛；③前列腺癌：前列腺肿大无压痛，质地坚硬，表面有硬结节。

三、女性生殖器

女性生殖器包括内外两部分，一般情况下不作常规检查，若病情需要应由妇科医生协助进行。检查前被评估者应排空膀胱，暴露下身，仰卧于检查台上，取截石位。未婚女性一般行肛腹诊。

（一）视诊

1. 阴毛　成熟女性呈倒三角形分布，上缘为一水平线，止于耻骨联合上缘处。阴毛稀少或缺如见于希恩综合征或性腺功能减退症。阴毛明显增多，多见于肾上腺功能亢进。

2. 大阴唇　未生育妇女自然合拢遮盖外阴；经产妇常分开；老年人或绝经后则常萎缩。局部受伤易形成血肿。

3. 小阴唇 炎症时常有红肿疼痛。局部色素脱失见于白斑症；若有结节、溃烂应考虑癌变可能。

4. 阴蒂 阴蒂过小见于性发育不全；过大应考虑两性畸形；红肿见于外阴炎症。

5. 阴道前庭 如有炎症则局部红、肿、热、痛并有脓液溢出。肿大明显而压痛轻，可见于前庭大腺囊肿。

6. 阴道 正常阴道黏膜呈浅红色，柔软、光滑。检查时应注意其紧张度，有无瘢痕、肿块、分泌物、出血等并观察宫颈有无溃烂及新生物形成。在阴道外口周围有处女膜，处女膜外形有不同类型，未婚女性一般不进行阴道检查。

（二）触诊

1. 阴道 注意阴道的紧张度。

2. 子宫 触诊子宫应以双合诊法进行检查。正常成年未孕子宫长约 7.5cm × 4.2cm；产后妇女子宫增大，触之较韧，光滑无压痛，子宫体积匀称性增大见于妊娠；非匀称性增大见于各种肿瘤。

3. 输卵管 正常不能触及。输卵管肿胀、增粗或有结节，弯曲或僵直，且常与周围组织粘连、固定，明显触压痛者，多见于急、慢性炎症或结核。明显肿大可为输卵管积脓或积水。

4. 卵巢 成人女性的卵巢约 4cm × 3cm × 1cm 大小，表面光滑、质软，有时可以触及。绝经后萎缩变小、变硬；增大有压痛常见于卵巢炎症；卵巢囊肿常可出现卵巢不同程度肿大。

（梁宏霞 王新颖）

第七节 脊柱与四肢评估

一、脊柱

脊柱是维持身体平衡的重要支柱及躯体活动的枢纽。由 7 个颈椎、12 个胸椎、5 个腰椎、4 个骶椎组成。脊椎发生病变时会表现出局部疼痛、姿势改变、形态异常以及活动受限等。脊柱检查时病人可取站立位或者坐位，按照视、触、叩的顺序进行检查。

（一）脊柱弯曲度

1. 生理性弯曲 正常人直立时，脊柱从侧面观察有四个生理弯曲，即颈段稍向前凸，胸段稍向后凸，腰椎明显向前凸，骶椎则明显向后凸。检查时，让被评估者取站立位或坐位，护士从后面观察脊柱有无侧弯，对于轻度侧弯者可进一步用示、中指或拇指沿脊椎的棘突以适当的压力往下划压，划压后皮肤出现一条红色充血痕，以此痕为标准，观察脊柱有无侧弯；同时还需要从侧面观察脊柱有无前后突出畸形。正常人脊柱无侧弯及前后突出畸形。

视频：脊柱弯曲度检查

2. 病理性变形

（1）颈椎变形：颈椎检查可通过观察自然姿势有无异常，被评估者立位或坐位时有无侧偏、前屈、过度后伸和僵硬感。颈侧偏见于先天性斜颈，病人头偏向一侧，患侧胸锁乳突肌常隆起。

（2）脊柱后凸：脊柱过度后弯，也称为驼背，多发生于脊柱胸段（图 4-54）。脊柱后凸时前胸凹陷，头颈部前倾。脊柱后凸的原因很多，表现也不尽相同，常见原因如下：①小儿脊柱后凸多见于佝偻病，坐位时胸段呈明显均匀性向后弯曲，仰卧时消失；②青少年多见于脊柱结核，胸椎下段或腰段有成角畸形；③成年人胸椎呈弧形（或弓形）后凸，见于强直性脊柱炎，仰卧位时不能伸直；④老年人常见脊椎退行性变，胸、腰椎后凸曲线增大；⑤外伤致脊椎骨折、青少年脊椎骨软骨炎等也可造成脊柱后凸。

（3）脊柱前凸：脊柱过度向前凸出性弯曲，多发生于腰椎部位，表现为腹部明显向前突出，臀部明显向后突出，见于晚期妊娠、大量腹水、腹腔巨大肿瘤、第5腰椎向前滑脱、水平骶椎（腰骶角 >34°）、髋关节结核及先天性髋关节后脱位等。

（4）脊柱侧凸：脊柱离开后正中线向左或右偏曲（图4-55）。侧凸严重时可出现肩部及骨盆畸形。根据发生部位不同，分为胸段侧凸、腰段侧凸及胸腰段联合侧凸；又根据性状分为姿势性侧凸和器质性侧凸两种，姿势性侧凸无脊柱结构的异常，常见于儿童发育期坐位姿势不良、代偿性、椎间盘突出致坐骨神经性侧凸、脊髓灰质炎后遗症等；器质性侧凸的特点是改变体位不能使侧凸纠正，见于先天性脊柱发育不全、慢性胸膜肥厚、肌肉麻痹、营养不良、胸膜粘连、肩部或胸廓畸形等。

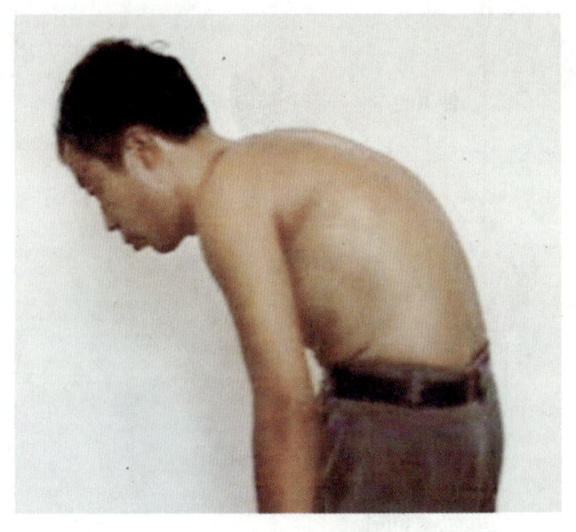

图4-54　脊柱后凸

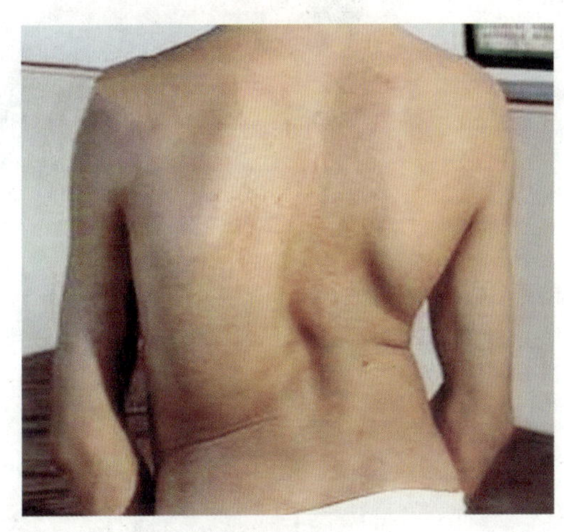

图4-55　脊柱侧凸

（二）脊柱活动度

1. 正常活动度　正常脊柱有一定活动度，各个部位活动范围不同。其中颈椎段和腰椎段的活动范围最大；胸椎段活动范围最小；骶椎和尾椎融合在一起几乎无活动性。检查时，让被评估者直立、骨盆固定的条件下，作前屈、后伸、侧弯和旋转等动作，以观察脊柱的活动度及有无变形。已有脊柱外伤可疑骨折或关节脱位时，应避免脊柱活动，以防止损伤脊髓。正常人脊柱各部位活动度范围如图4-56。

视频：脊柱活动度检查

2. 活动受限　检查脊柱颈段活动度时，护士固定被评估者肩部，嘱其做前屈、后仰、侧弯及左右旋转的动作，颈部软组织有病变时，活动常不能达以上范围，否则有疼痛感，严重时出现僵直。颈椎段活动受限常见于颈部肌纤维织炎及韧带受损、颈椎病、结核或肿瘤浸润、颈椎外伤、骨折或关节脱位等。

检查脊柱腰椎段活动度时，护士固定被评估者臀部，嘱其做腰部的前屈、后伸、侧屈及左右旋转的动作，腰椎有病变时，活动常不能达以上范围，有疼痛感，严重时出现僵直。腰椎段活动受限常见于腰部肌纤维织炎及韧带受损、腰椎椎管狭窄、椎间盘突出、腰椎结核或肿瘤、腰椎骨折或脱位等。

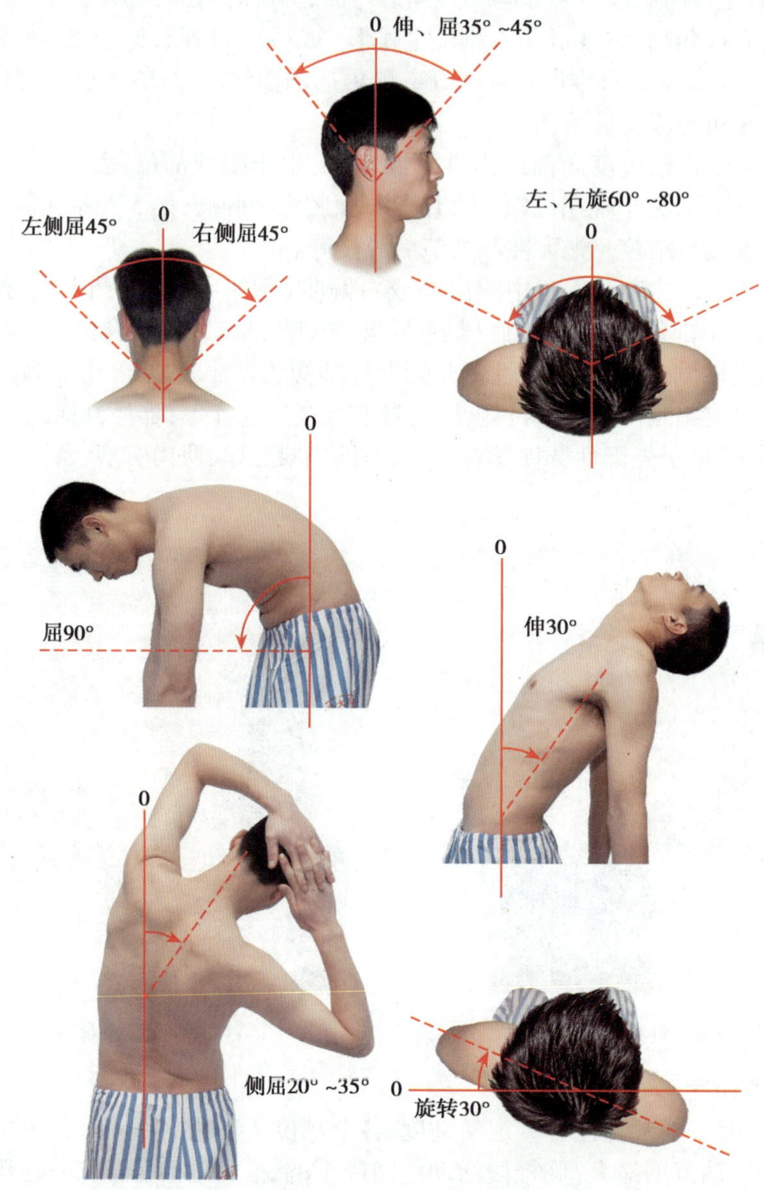

图 4-56 脊柱活动度示意图

（三）脊柱压痛与叩击痛

1. 压痛 检查脊柱压痛时，嘱被评估者取坐位，身体稍前倾，护士用右手拇指从枕骨粗隆开始自上而下逐个按压脊柱棘突和椎旁肌肉，正常人无压痛。如脊椎有压痛，提示压痛部位可能有病变，并以第七颈椎棘突为标志计数病变椎体的位置。除颈椎外，颈旁组织的压痛也提示相应部位的病变，如落枕时斜方肌中点处有压痛；颈肋综合征及前斜角肌综合征的压痛点在锁骨上窝和颈外侧三角肌内；颈部肌纤维组织炎的压痛点在颈肩部。腰椎病变多见于脊椎结核、椎间盘突出及脊椎外伤或骨折等；如椎旁肌肉有压痛，多见于腰背肌纤维炎或劳损。

视频：脊柱压痛、叩击痛检查

2. 叩击痛 脊柱叩击痛的检查方法有两种：①直接叩击法：用中指或叩诊锤直接叩击各

棘突，多用于检查胸椎和腰椎，因颈椎位置深，故一般不用此法；②间接叩击法：被评估者取坐位，护士左手掌置于被评估者头顶部，右手半握拳以小鱼际肌部位叩击左手背，了解脊柱各部位有无疼痛。正常人脊柱无叩击痛。叩击痛阳性多见于脊柱结核、骨折或椎间盘突出等。叩痛部位常为病变部位。

二、四肢与关节

四肢及其关节的检查通常运用视诊与触诊，两者相互配合，特殊情况下采用叩诊和听诊。四肢检查除大体形态与长度外，应以关节检查为主。

（一）上肢

1. 长度 双上肢长度可用目测，嘱被评估者双上肢向前、手掌并拢比较其长度，也可用卷尺测量肩峰至桡骨茎突或中指指尖的距离，为全上肢长度。上臂长度则从肩峰至尺骨鹰嘴的距离。前臂长度测量是从鹰嘴突至尺骨茎突的距离。双上肢长度正常情况下等长，长度不等常见于先天性短肢畸形，骨折重叠和关节脱位等，如肩关节脱位时，患侧上臂长于健侧，肱骨颈骨折时患侧短于健侧。

视频：双上肢运动检查

2. 肩关节 正常双侧对称，双肩呈弧形。护士评估时要注意其外形、运动情况及有无压痛。

（1）外形：嘱被评估者脱去上衣，取坐位，在良好的照明情况下，观察双肩的外形有无改变。正常双肩对称，双肩呈弧形，如肩关节弧形轮廓消失肩峰突出，呈“方肩”，见于肩关节脱位或三角肌萎缩。两侧肩关节一高一低，颈短耸肩，见于先天性肩高耸症及脊柱侧弯。锁骨骨折，远端下垂，使该侧肩下垂，肩部突出畸形如戴肩章状，见于外伤性肩锁关节脱位，锁骨外端过度上翘所致（图 4–57）。

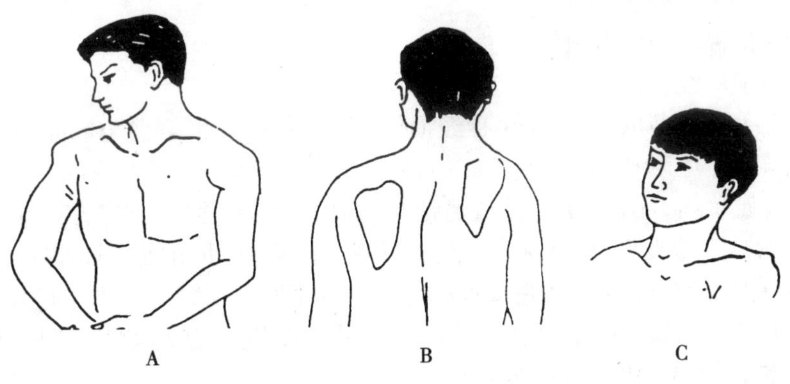

图 4–57 肩关节外形异常

A. 方肩；B. 耸肩；C. 肩章状肩

（2）运动：嘱被评估者做自主运动，观察有无活动受限，或护士固定肩胛骨，另一手持前臂进行多个方向的活动。肩关节外展可达 90°，内收 45°，前屈 90°，后伸 35°，旋转 45°。肩关节周围炎时，关节各方向的活动均受限，称冻结肩。冈上肌腱炎时肩关节外展达 60° 范围时感到疼痛，超过 120° 时则消失。肩关节外展开始即痛，但仍可外展，见于肩关节炎；轻微外展即感觉疼痛，见于肱骨或锁骨骨折；肩肱关节或肩锁关节脱位，搭肩试验常为阳性（Dugas 征阳性）。做法是嘱病人用患侧手掌平放于对侧肩关节前方，如不能搭上而前臂不能自然贴紧胸壁，提示肩关节脱位。

（3）压痛点：肩关节周围不同部位的压痛点，对鉴别诊断很有帮助，肱骨结节间的压痛见于肱二头肌长头腱鞘炎，肱骨大结节压痛可见于冈上肌腱损伤。肩峰下内方有触痛，可见于肩峰下滑膜炎。

3. 肘关节 正常双侧对称、伸直时肘关节前臂与上臂纵轴呈 10°~15° 轻度外翻，称携物角。护士评估此角时，嘱被检查者伸直双上肢，手掌向前，左右对比。此角 >15° 为肘外翻；此角 <0° 为肘内翻。肘部骨折，脱位可引起关节外形改变，如髁上骨折时，可见肘窝上方突出，为肱骨下端向前移位所致；桡骨头脱位时，肘窝外下方向桡侧突出；肘关节后脱位时，鹰嘴向肘后方突出，Hüter 线及 Hüter 三角（肘关节伸时肱骨内外上髁及尺骨鹰嘴形成的连线，和屈肘时形成的三角）解剖关系发生改变。同时注意观察双侧肘关节及肘窝部是否饱满、肿胀。肘关节积液和滑膜增生常出现肿胀。肘关节活动正常时屈 135° ~150°，伸 10°，旋前（手背向上转动）80° ~90°，旋后（手背向下转动）80° ~90°。触诊时注意肘关节周围皮肤温度，有无肿块，肱动脉搏动情况，桡骨小头是否有压痛，滑车淋巴结是否肿大。

4. 腕关节及手

（1）外形：手的功能位置为腕背伸 30° 并稍偏尺侧，拇指于外展时掌屈曲位，其余各指屈曲，呈握茶杯姿势。手的自然休息姿势呈半握拳状，腕关节稍背伸约 20°，向尺侧倾斜约 10°，拇指尖靠达示指关节的桡侧，其余四指呈半屈曲状，屈曲程度由示指向小指逐渐增大，且各指尖均指向舟骨结节处。

（2）局部肿胀与隆起：腕关节可因外伤、关节炎、关节结核而肿胀，腕关节背侧或旁侧局部隆起见于腱鞘囊肿，腕背侧肿胀见于腕肌腱腱鞘炎或软组织损伤。下桡尺关节半脱位可使尺骨小头向腕背侧隆起。手指关节出现梭形肿胀见于类风湿关节炎，骨性关节炎也出现指关节梭形肿胀，但有特征性的 Heberden 结节。如单个指关节出现梭形肿胀，可能为指骨结核或内生软骨瘤，手指侧副韧带损伤可使指间关节侧方肿胀。

（3）畸形：腕部手掌的神经、血管、肌腱及骨骼的损伤或先天性因素及外伤等均可引起畸形，常见的有如下几种表现（图 4-58）：

1）腕垂症：桡神经损伤所致。

2）猿掌：正中神经损伤所致。

3）爪形手：手指呈鸟爪样，见于尺神经损伤、进行性肌萎缩、脊髓空洞症和麻风等。

4）餐叉样畸形：见于 Colles 骨折。

5）杵状指（趾）（acropachy）：手指或足趾末端增生、肥厚、增宽、增厚，指甲从根部到末端拱形隆起呈杵状，常见于呼吸系统疾病（如慢性肺脓肿、支气管扩张和支气管肺癌）、某些心血管疾病（如发绀型先天性心脏病和亚急性感染性心内膜炎）、营养障碍性疾病（如肝硬化）（图 4-58）。

6）匙状甲（koilonychia）：又称反甲，特点为指甲中央凹陷，边缘翘起，指甲变薄，表面粗糙有条纹，常见于缺铁性贫血和高原疾病（图 4-59）。

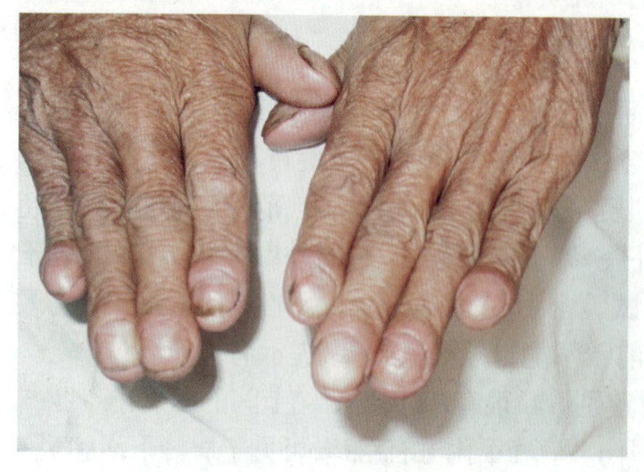

图 4-58 杵状指

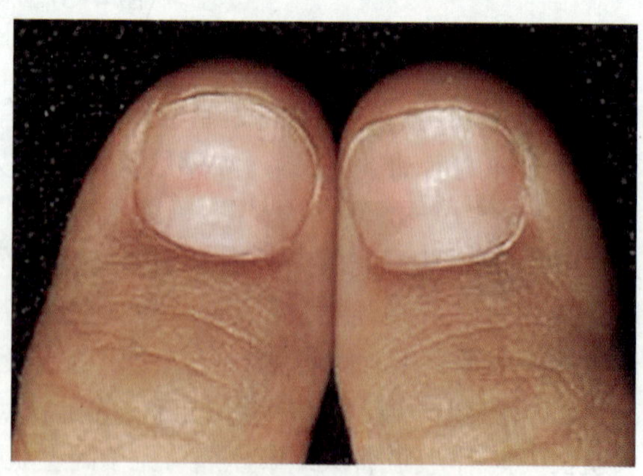

图 4-59 匙状甲

（二）下肢

下肢包括臀、大腿、膝、小腿、踝和足。评估下肢时应充分暴露以上部位，双侧对比，观察外形。测量双下肢长度是否一致，一侧肢体缩短见于先天性短肢畸形、骨折或关节脱位；观察双下肢外形是否对称，有无静脉曲张和肿胀。一侧肢体肿胀见于深静脉血栓形成，肿胀并伴有皮肤灼热、发红，见于蜂窝织炎或血管炎。然后作下肢各关节的检查。

视频：双下肢形态检查

视频：双下肢运动检查

1. 髋关节　要注意步态、畸形、肿胀、皮肤褶皱、肿块、窦道和瘢痕等情况。

（1）髋关节疾病引起的常见步态异常

1）跛行：由于髋关节疼痛不敢负重行走，患肢膝部微屈，轻轻落下足尖着地，然后迅速改换健肢负重，步态短促不稳，见于髋关节结核，暂时性滑膜炎，股骨头无菌性坏死等，另外，一侧肢体缩短也可以出现跛行。

2）鸭步：走路时两脚分开的距离宽，左右摇摆，如鸭子行走，见于先天性双侧髋关节脱位及小儿麻痹等。

（2）髋关节的常见畸形

1）内收畸形：正常时双下肢可伸直并拢，如一侧下肢超越躯干中线向对侧偏移，而且不能外展。

2）外展畸形：下肢离开中线，向外侧偏移，不能内收。

3）旋转畸形：仰卧位时，正常髌骨及踇趾指向上方，若向内外侧偏斜，为髋关节内外旋畸形。如果有畸形多为髋关节脱位，股骨干及股骨头骨折错位。

髋关节肿胀，腹股沟表现为异常饱满；臀肌是否丰满，如髋关节病变时臀肌萎缩；臂部皱褶不对称，常提示一侧髋关节脱位。另外，要注意观察髋关节周围皮肤有无肿块、窦道及瘢痕，髋关节结核时常有此改变。

2. 膝关节　要注意膝关节是否有畸形、肿胀以及活动度、压痛等情况。膝关节常见的畸形见图 4-60。

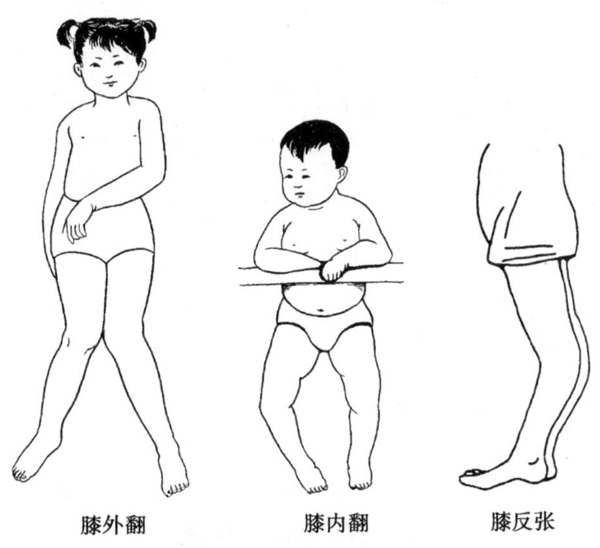

图 4-60　常见膝关节畸形

（1）膝外翻（genu valgum）：直立时双腿并拢，双侧股骨内髁及胫骨内踝可同时接触，若两踝距离增宽，一小腿向外偏斜，双下肢呈“X”状，称“X 形腿”，见于佝偻病。

（2）膝内翻（genu varum）：直立时双腿并拢，双股骨内髁间距离增大，小腿向内偏斜，膝关节向内形成角度，双下肢形成“O”状，称“O 形腿”，见于小儿佝偻病。

（3）膝反张：膝关节过度后伸形成向前的反屈状，见于小儿麻痹后遗症、膝关节结核。

膝关节肿胀：①膝关节匀称性胀大，双侧膝眼消失并突出，见于膝关节积液；②髌骨上方明显隆起见于髌上囊内积液；③髌骨前面明显隆起见于髌前滑囊炎；④膝关节呈梭形膨大，见于膝关节结核；⑤关节间隙附近有突出物常为半月板囊肿。

知识链接

浮髌试验

被评估者取平卧位，下肢伸直放松，护士一手虎口卡于其髌骨上极，并加压压迫髌上囊，使关节液集中于髌骨底面，另一手示指垂直按压髌骨并迅速抬起时髌骨与关节面有碰触感，松手时髌骨浮起，即为浮髌试验阳性，提示有中等量以上关节积液（50ml）。

3. 踝关节与足　要注意踝关节周围是否有肿胀及足部畸形等情况。正常踝关节两侧可见内外踝轮廓，跟腱两侧各有一凹陷区，踝关节肿胀或积液时凹陷消失或隆起，见于踝关节扭伤、结核、化脓性关节炎及类风湿关节炎。

足部常见畸形有（图 4-61）：①扁平足（flat foot），足纵弓塌陷，足跟外翻，前半足外展，形成足旋前畸形，横弓塌陷，前足增宽，足底前部形成胼胝；②弓形足（clawfoot），足纵弓高起，横弓下陷，足背隆起，足趾分开；③马蹄足，踝关节跖屈，前半足着地，常因跟腱挛缩或腓总神经麻痹引起；④跟足畸形，足不能跖屈，踝关节背伸，行走和站立时足跟着地；⑤足内翻，跟骨内旋，前足内收，足纵弓高度增加，站立时足不能踏平，外侧着地，常见于小儿麻痹后遗症；⑥足外翻，跟骨外旋，前足外展，足纵弓塌陷，舟骨突出，扁平状，跟腱延长线落在跟骨内侧，见于胫前胫后肌麻痹。

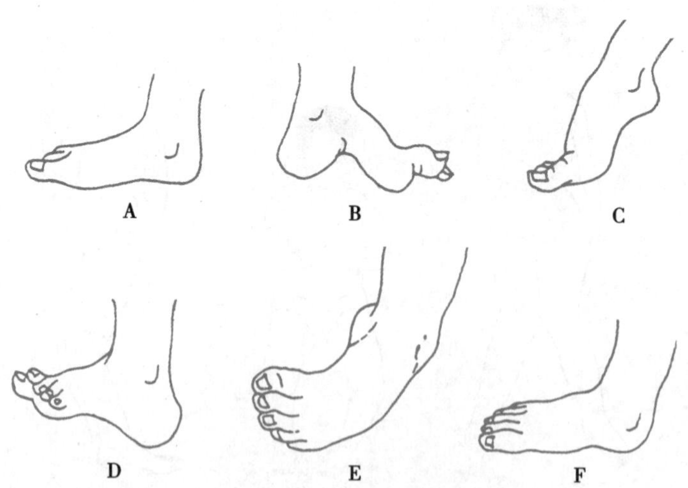

图 4-61　常见足部畸形

A. 扁平足；B. 弓形足；C. 马蹄足；D. 跟足畸形；E. 足内翻；F. 足外翻

（梁宏霞　王新颖）

第八节　神经系统评估

案例导学与思考

案例导学：

张先生，62 岁，有高血压病史 10 余年，今晨起床后感到头昏，右侧肢体麻木、活动失灵，说话时口齿不清。随后被家人送往医院就诊。

思考：

1. 如何进行感觉功能、运动功能的评估？
2. 病理反射包括哪些？如何评估？
3. 该病人目前主要的护理诊断有哪些？

神经系统评估包括脑神经、感觉功能、运动功能、神经反射和自主神经功能的评估，通过准确评估，能获取对疾病的定位与定性诊断信息。本节主要阐述感觉功能、运动功能、神经反射的评估。

一、感觉功能

检查时被评估者必须意识清醒，首先向被评估者解释检查的目的与方法，以取得充分合作；应在被评估者闭目情况下检查，受到感觉刺激后立即回答，以避免主观或暗示作用；应注意从感觉异常区域向正常区域逐步移动，各关节上下和四肢内外侧面及远近端均要查到，并两侧对比。

（一）浅感觉检查

1. 痛觉　用大头针的针尖轻刺被评估者皮肤以检查痛觉，两侧对比并记录感觉障碍类型（正常、过敏、减退或消失）与范围。

2. 触觉　用棉签或软纸片轻触病人的皮肤或黏膜。触觉障碍见于脊髓后索病损。

3. 温度觉　用分别盛有热水（40~50℃）及冷水（5~10℃）的试管交替测试病人皮肤，让其陈述自己的感受。正常人能明确辨别冷热的感觉。温度觉障碍见于脊髓丘脑侧束损伤。

（二）深感觉检查

1. 运动觉　检查时嘱被评估者闭目，护士用示指和拇指轻持被评估者手指或足趾两侧，做被动伸或屈的动作，让被评估者根据感觉说出“向上”或“向下”。

2. 位置觉　嘱被评估者闭目，评估者将被评估者肢体放置在某种位置上，嘱被评估者说出肢体所放位置，或用另一侧肢体模仿。

3. 振动觉　用振动的音叉放置在被评估者的骨隆起处（如内、外踝，胫骨、膝盖、髂嵴、腕关节、桡尺骨茎突等），询问有无振动感觉，并判断两侧有无差别。正常人两侧有基本一致的共鸣性震动感。

深感觉障碍见于脊髓后索病变。

（三）复合感觉检查

包括皮肤定位觉、两点辨别觉、实物辨别觉和体表图形觉。这些感觉是大脑综合分析和判断的结果，又称皮质感觉。正常人闭目情况下可正确辨别，皮质病变时发生障碍。

1. 皮肤定位觉　护士以手指或棉签轻触被评估者体表某处皮肤，让其指出被触部位。皮肤定位觉功能障碍见于皮质病变。

2. 两点辨别觉　以分开的钝脚分规同时轻触被评估者皮肤上的两点（注意不要造成疼痛）；如被评估者能分辨为两点，则再逐步缩小双脚间距，直到感觉为一点时，测其实际距离，两侧比较。正常时全身不同部位的分辨能力不同，舌尖、鼻端、指尖敏感度最高，四肢近端和躯干最差。触觉正常而两点辨别觉障碍见于额叶病变。

3. 实体觉　嘱被评估者用单手触摸熟悉的物体，如钢笔、钥匙、硬币等，并说出物体的名称。先测功能差的一侧，再测另一侧。实体觉障碍见于皮质病变。

4. 体表图形觉　嘱被评估者闭目，以钝物在其皮肤上画方形、圆形、三角形等简单图形或写一、二、十等简单的字，观察其能否辨别。如有障碍，常为丘脑水平以上病变。

二、运动功能

运动包括随意运动和不随意运动。随意运动由锥体束管理，受大脑皮层运动区支配；不随意运动（不自主运动）由锥体外系和小脑共同支配。

（一）肌力

肌力指肌肉随意运动的最大收缩力。

1. 评估方法　评估时让被评估者做肢体伸屈动作，护士从相反的方向施加阻力，测试被评估者对阻力的克服力量，注意两侧肢体对比。

2. 评估内容　肌力通常分为6级：

0级　完全瘫痪，无肌肉收缩。

1级　可见肌肉收缩，但不能产生运动。

2级　肢体能在床面上水平移动，但不能抬离床面。

3级　肢体能抬离床面，但不能对抗阻力。

4级　能作对抗阻力运动，但较正常差。

5级　正常肌力。

3. 瘫痪的类型　随意运动功能丧失即为瘫痪。

（1）瘫痪的程度：依据肌力减退的程度分为不完全性瘫痪（肌力减退者）和完全性瘫痪（肌力消失者）。

（2）瘫痪的性质：依据瘫痪的性质分为上运动神经元性（中枢性）瘫痪和下运动神经元性（周围性）瘫痪。上运动神经元性瘫痪，又名中枢性瘫痪、痉挛性瘫痪、硬瘫，瘫痪分布范围较广，包括有偏瘫、单瘫、截瘫、四肢瘫等，检查发现一般无肌萎缩、无肌束震颤，但可发现腱反射亢进、肌张力增高、病理反射阳性。下运动神经元性瘫痪又名周围性瘫痪、弛缓性瘫痪、软瘫，瘫痪分布范围多局限，以肌群为主，或为四肢瘫，检查发现有显著的肌萎缩，可有肌束震颤，腱反射减弱或消失，肌张力减低，病理反射阴性。

（3）瘫痪的形式：依据瘫痪的形式不同分为以下4种类型。

1）单瘫：单一的肢体的上运动神经元瘫痪，见于大脑皮质运动区损害。

2）偏瘫：为一侧（病灶对侧）肢体（上、下肢）瘫痪及脑神经损害，见于脑出血、脑梗死、脑肿瘤等。

3）截瘫：为双侧下肢或四肢瘫痪，见于脊髓横贯性损害。

4）交叉瘫：病灶同侧脑神经损害及病灶对侧肢体瘫痪，见于一侧脑干病变。

（二）肌张力

肌张力是指静息状态下的肌肉紧张度。护士根据触摸被评估者肌肉的硬度及被动伸屈其肢体时感知其阻力来判断。肌张力异常可表现有：

1. 肌张力增高　触诊被评估者时肌肉坚实，伸屈其肢体时阻力增高。多为锥体束及锥体外系损害现象。锥体系损害时肌张力呈痉挛性增高，即被动伸屈其肢体时，起始阻力大，终末阻力突然减弱称为“折刀”现象。锥体外系病损时肌张力呈强直性增高，即伸屈肢体时阻力始终增加，称“铅管状样”强直，见于帕金森病病人。

2. 肌张力减低　肌肉松软，肢体被动运动时阻力减低，可表现为关节过伸。见于下运动神经元病变（如周围神经炎、脊髓灰质炎等）、小脑病变和肌源性病变等。

（三）不随意运动

不随意运动又称为不自主运动，随意肌不自主收缩所产生的一些无目的的异常动作，多数为锥体外系损害的表现。

1. 震颤　为两组拮抗肌交替收缩引起的不自主动作，可有以下几种类型：

（1）静止性震颤：静止时表现明显，而在作意向性动作时则减轻或消失，常伴有肌张力增高，见于帕金森病。

（2）动作性震颤：系动作时发生，愈近目的物愈明显，见于小脑疾患。

（3）老年性震颤：与震颤麻痹类似，为静止性震颤，发生于老年人，常表现为点头或手抖，通常肌张力不高。

2. 舞蹈样运动　为肢体大关节的快速、无目的、不对称的运动，类似舞蹈，睡眠时可减轻或消失。该运动也可发生在面部，犹如做鬼脸，多见于儿童期脑风湿性病变。

3. 其他　尚有手足徐动，见于脑性瘫痪、肝豆状核变性和脑基底节变性。手足搐搦见于低钙血症等。

（四）共济运动

机体任一动作的完成均依赖于某组肌群协调一致的运动，称为共济运动，这种协调运动主要通过小脑的功能完成。前庭神经、视神经、深感觉及锥体外系均参与作用。

1. 指鼻试验　嘱被评估者将前臂外旋、伸直，用示指触及自己的鼻尖，先慢后快，先睁眼后闭眼，重复做上述动作。正常人动作准确，共济失调者指鼻动作笨拙、失准。

2. 指指试验　嘱被评估者伸直示指、屈肘，然后伸直前臂以示指触对面护士的示指，先睁眼后闭眼。正常人可准确完成。如总是偏向一侧，提示该侧小脑或迷路有病变。

3. 轮替试验　嘱被评估者伸直手掌并反复做快速旋前、旋后动作。共济失调被评估者动作缓慢，不协调。

4. 跟－膝－胫试验　嘱被评估者仰卧，先抬起一侧下肢，然后将足跟置于另一侧膝部下端，再沿胫骨前缘向下移动至足背。共济失调病人出现动作不稳或失误。

5. Romberg 征　又称闭目难立征。嘱被评估者直立，两臂前伸，双足并拢，然后闭目，如出现身体摇晃或倾斜为阳性。仅闭眼时站不稳而睁眼时能站稳提示两下肢有深感觉障碍，为感觉性共济失调。闭目睁目皆不稳提示小脑蚓部病变。

三、神经反射

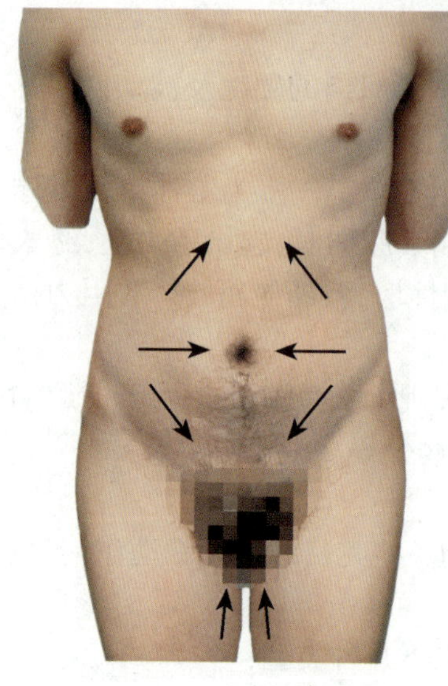

图 4-62 腹壁反射及提睾反射检查示意图

(一) 浅反射

为刺激皮肤、黏膜引起的快速肌肉收缩反应。

1. 角膜反射 用捻成细束的棉絮轻触角膜外侧，正常反应为被刺激侧眼睑迅速闭合，同时对侧也出现眼睑迅速闭合。前者称为直接角膜反射，后者称为间接角膜反射。见于三叉神经和面神经病变。

2. 腹壁反射 用棉签杆迅速轻划腹部皮肤（图 4-62），正常情况下腹壁迅速收缩，反映胸髓相应节段的病损情况。上、中、下腹壁反射消失分别见于胸髓 7~8 节、9~10 节、11~12 节受损。

3. 提睾反射 用棉签杆轻划大腿内上侧皮肤，正常情况下睾丸上提。提睾反射消失反映腰髓 1~2 节受损（图 4-62）。

4. 跖反射 用棉签杆由足跟到小趾轻划足底外侧缘，至近小趾跖关节处转向踇趾侧，正常情况下足趾向跖面屈曲。跖反射减弱消失见于骶髓第 1、2 节受损（图 4-63）。

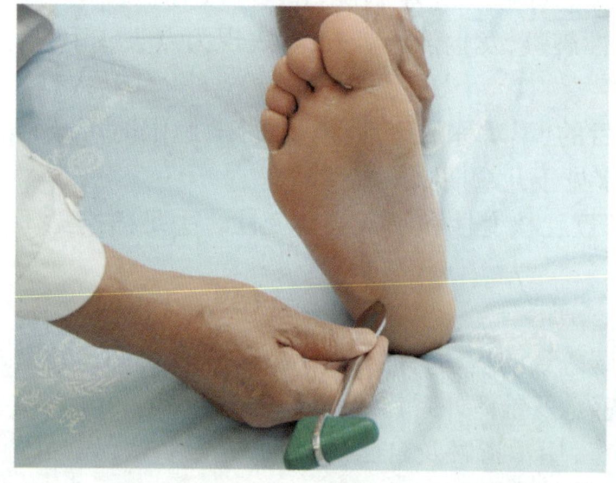

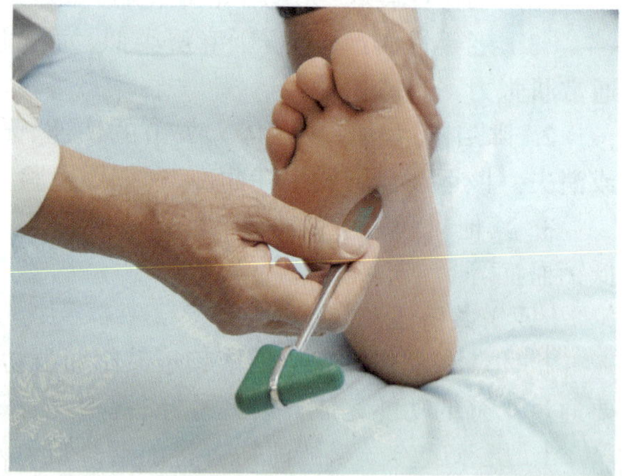

图 4-63 跖反射检查

(二) 深反射

深反射又称腱反射，是指刺激肌腱、骨膜引起的肌肉收缩反应，其反射弧通过深感觉感受器。

1. 肱二头肌反射 被评估者肘部屈曲，前臂稍前旋，评估者将左手拇指置于其肱二头肌肌腱上，其余四指托住肘关节，然后用右手持叩诊锤直接叩击左手拇指，正常反应为肱二头肌收缩，前臂快速屈曲（图 4-64）。反射中枢为颈髓 5~6 节。

2. 肱三头肌反射 评估者以左手托住被评估者的肘部，被评估者前臂放在评估者左前臂上，上臂稍外展，评估者右手持叩诊锤直接叩击鹰嘴上方的肱三头肌肌腱，正常反应为肱三头肌收缩，前臂伸展（图 4-65）。反射中枢为颈髓 6~7 节。

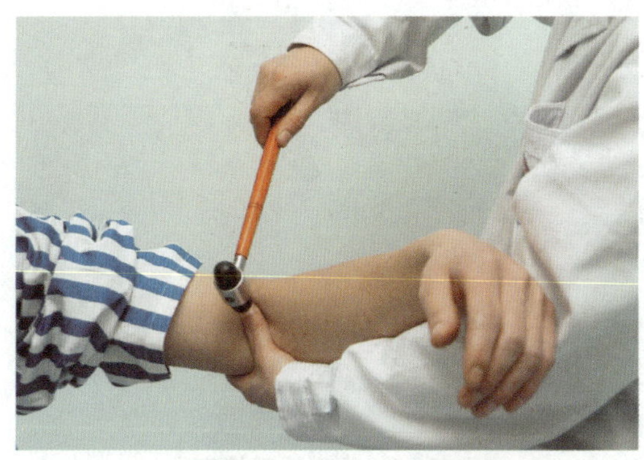

图 4-64 肱二头肌反射检查

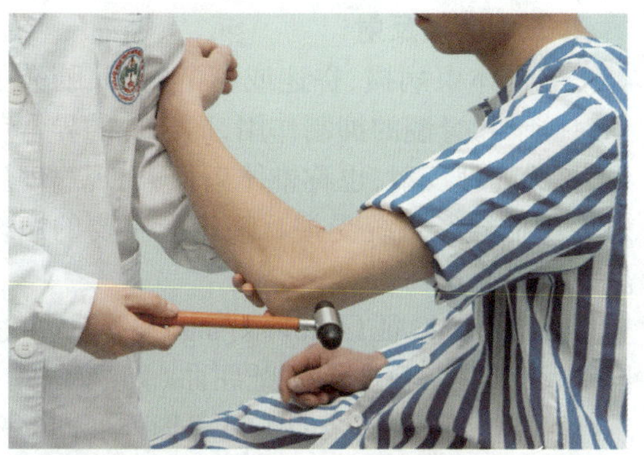

图 4-65 肱三头肌反射

3. 桡骨膜反射 被评估者前臂置于半屈半旋前位，评估者以左手托住其腕部，使其腕关节自然下垂，以叩诊锤叩击桡骨茎突，正常反应为肱桡肌收缩，前臂屈曲、旋前（图 4-66）。反射中枢在颈髓 5~6 节。

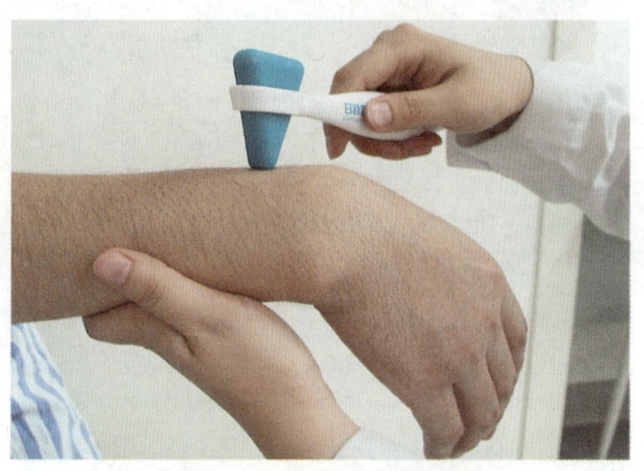

图 4-66 桡骨膜反射检查

4. 膝腱反射 坐位检查时，被评估者小腿自然下垂、完全松弛；卧位检查时，被评估者仰卧，评估者左手在腘窝处托起其膝关节使之屈曲，足跟不离开床面，然后用右手持叩诊锤叩击股四头肌腱，正常反应为小腿伸展（图 4-67）。其反射中枢为腰髓 2~4 节。

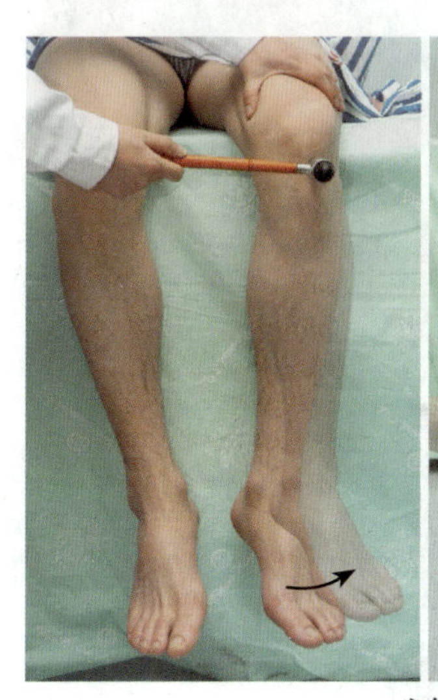

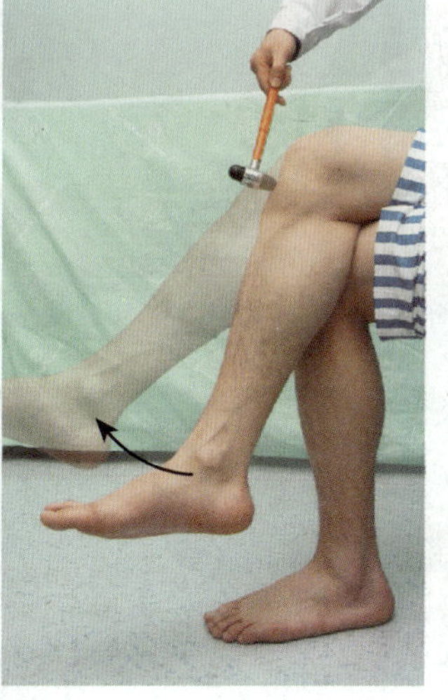

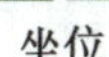

坐位

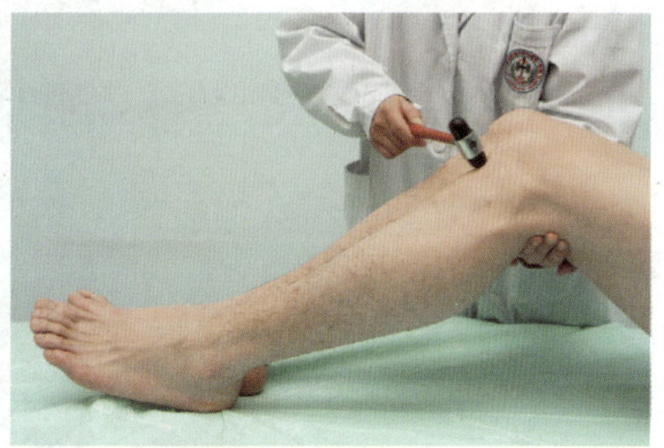

卧位

图 4-67 膝腱反射检查

5. 跟腱反射 又称踝反射。被评估者仰卧，髋及膝关节屈曲，下肢外旋外展，评估者左手托起被评估者足掌，将足趾面推向足背，使足呈过伸位，然后用右手持叩诊锤叩击跟腱，正常反应为腓肠肌和比目鱼肌收缩，足向跖面屈曲（图 4-68）。反射中枢为骶髓 1~2 节。

（三）病理反射

当锥体束病损、昏迷或麻醉时，大脑失去了对脑干和脊髓的抑制作用，而出现的异常反射，称为病理反射，也称锥体束征，出现病理反射为中枢神经系统受损。临床上主要的病理反射有以下几种。

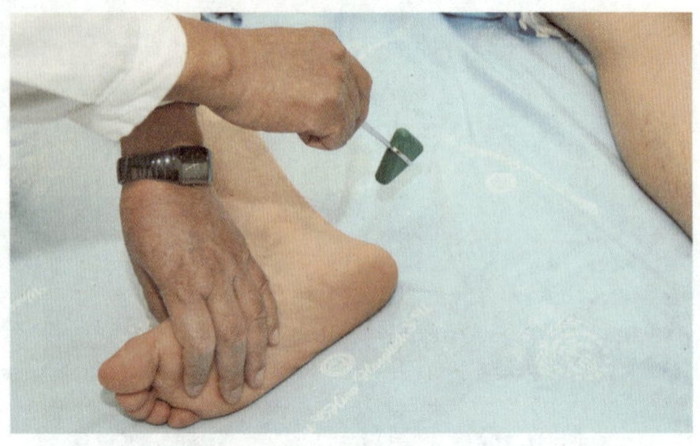

图 4-68 跟腱反射检查

1. Babinski 征（Babinski sign） 检查方法同跖反射，正常反应为足趾屈曲（跖屈），如出现蹞趾缓慢背屈，其余四趾呈扇形外展即为阳性（图 4-69）。

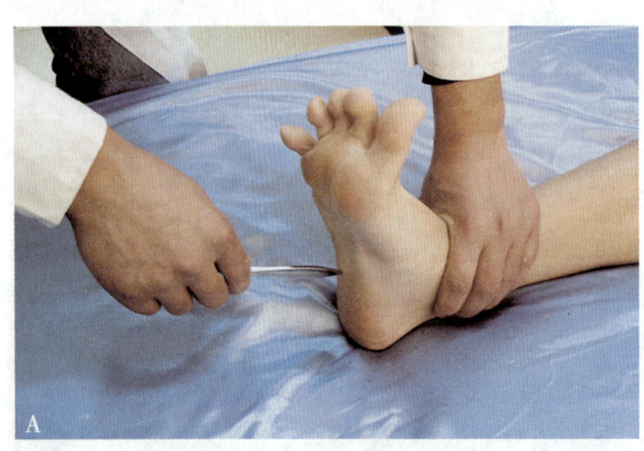

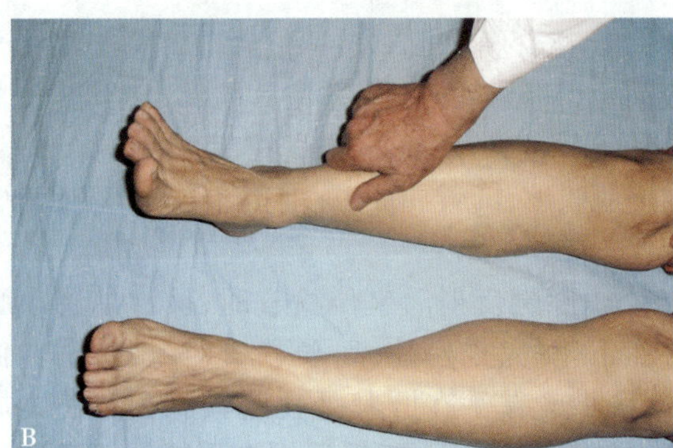

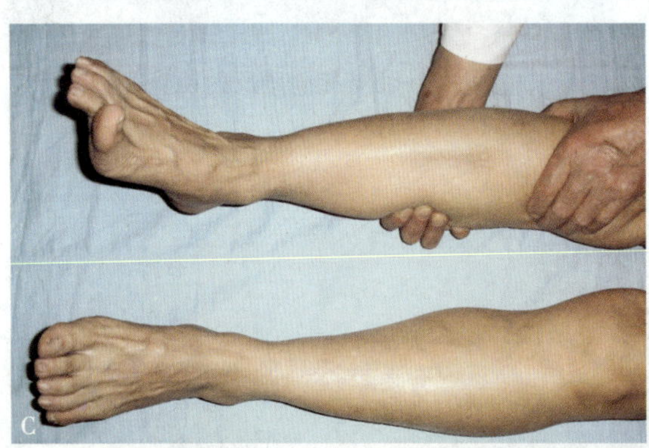

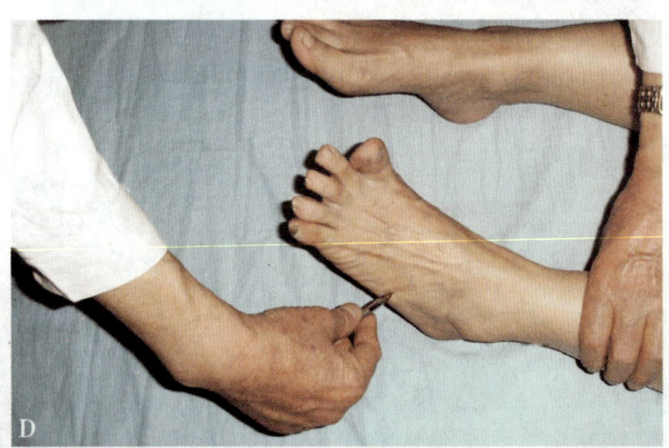

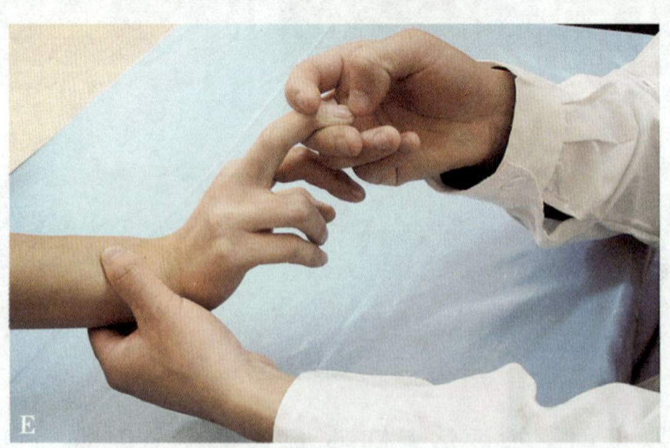

图 4-69 病理反射检查

A. Babinski 征；B. Oppenheim 征；C. Gordon 征；D. Chaddock 征；E. Hoffmann 征

知识链接

锥体束征

锥体束征属于原始的脑干和脊髓反射，1岁半以内的婴幼儿由于神经系统发育尚未完善，也可出现，不属于病理性。

2. Oppenheim 征（Oppenheim sign） 护士用拇指及示指沿被评估者胫骨前缘向下滑压至踝部。阳性表现及临床意义同 Babinski 征。

3. Gordon 征（Gordon sign） 护士用右手拇指和其余四指以适当的力量捏压被评估者的腓肠肌。阳性表现和临床意义同 Babinski 征。

4. Chaddock 征（Chaddock sign） 护士用钝竹签划被评估者外踝下方及足背外缘，阳性表现及临床意义同 Babinski 征。

5. Hoffmann 征（Hoffmann sign） 护士用左手托住被评估者一侧腕部，并使腕关节略背屈，各手指轻度屈曲，护士以右手食、中两指夹住被评估者中指使其稍背屈，以拇指迅速向下弹刮其中指甲，正常时无反应，如出现拇指内收其余各指也呈屈曲动作即为阳性。在部分正常人可出现双侧对称性阳性，并无诊断意义。

四、脑膜刺激征

脑膜刺激征是指脑膜受刺激时所出现的体征。见于脑膜炎、蛛网膜下腔出血和颅内压升高等。

1. 颈强直 被评估者去枕仰卧，颈部放松，两下肢伸直，护士以右手置于被评估者胸前，左手托其枕部，做屈颈动作，以测试颈肌抵抗力。如颈部阻力增强有抵抗感并有痛苦表情则为颈项强直。在排除颈椎及颈部肌肉的病变后，即可认为有颈项强直。

2. Kernig 征（Kernig sign） 被评估者仰卧，一侧下肢伸直，另一侧下肢髋、膝关节屈曲呈直角，评估者将其小腿抬高。正常人膝关节可被伸展至135°以上，如伸展受限并伴有屈肌疼痛、痉挛则为阳性（图4-70）。

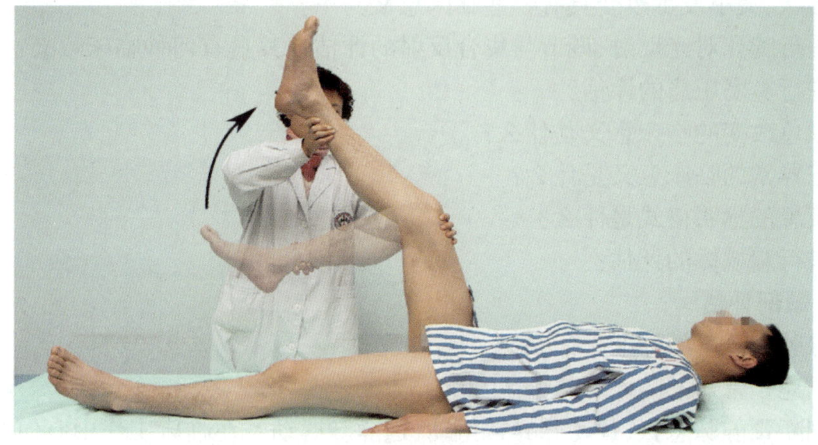

图 4-70 Kernig 征

3. Brudzinski 征(Brudzinski sign) 被评估者仰卧两下肢伸直,护士以手托起头部使其下颌接近前胸部,如颈部有抵抗及颈后疼痛感,同时两下肢膝髋关节反射性屈曲即为阳性(图 4-71)。

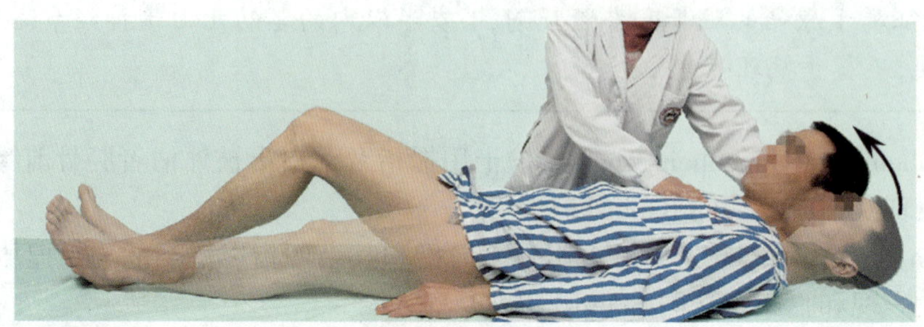

图 4-71 Brudzinski 征

(王新颖 董 楠 胡建刚)

思考题

第一节 一般评估

1. 全身状态检查包含哪些具体内容?
2. 如何判断营养状态并进行分级?
3. 临床常见异常面容有何特点及临床意义?
4. 常见体位如何分类?常见强迫体位有何特点及临床意义?
5. 临床常见异常步态有何特点及临床意义?
6. 常见的皮肤黏膜颜色改变有哪些?有何临床意义?
7. 浅表淋巴结的检查方法是什么?全身或局部浅表淋巴结肿大有何临床意义?

第二节 头部评估

1. 常见的头颅大小异常或畸形有哪些?具有何种临床意义?
2. 如何进行眼球运动的评估?眼球运动障碍具有哪些临床意义?
3. 瞳孔形状、大小发生改变具有哪些临床意义?
4. 如何进行瞳孔对光反射、调节与集合反射的评估?其具有何种临床意义?
5. 如何进行鼻窦压痛的评估?
6. 口唇颜色改变的临床意义是什么?
7. 舌形态异常的临床意义是什么?
8. 牙齿疾患的标明格式是什么?
9. 如何进行扁桃体的评估?

第三节 颈部评估

1. 甲状腺肿大分度的标准是什么?
2. 如何描述正常颈部的外形与分区?
3. 如何判断颈静脉怒张、颈动脉异常搏动、颈静脉搏动?在临床工作中有何意义?
4. 甲状腺的评估方法及内容有哪些?甲状腺肿大如何分度?常见甲状腺肿大的病因有哪些?

5. 气管的评估方法有哪些？发生气管偏移时有何临床意义？

第四节 胸部评估

1. 如何确定胸壁静脉曲张血流方向及阻塞部位？
2. 胸壁及胸骨压痛的常见病因有哪些？
3. 常见异常胸廓的特点及意义有哪些？
4. 胸式呼吸和腹式呼吸减弱的意义有哪些？
5. 吸气性和呼气性呼吸困难的特点及临床意义有哪些？
6. 呼吸频率、节律、深度改变的临床意义有哪些？
7. 语音震颤减弱或消失、增强的临床意义有哪些？
8. 正常肺上界、肺下界、肺下界移动度及其改变的临床意义有哪些？
9. 肺部异常叩诊音有哪几种？出现后具有哪些临床意义？
10. 正常呼吸音有哪几种？各自的发生机制、听诊特点及部位是什么？
11. 异常肺泡呼吸音、异常支气管呼吸音及异常支气管肺泡呼吸音的临床意义有哪些？
12. 湿啰音、干啰音的分类、发生机制、听诊特点及临床意义有哪些？
13. 心尖搏动的正常位置在哪里？位置、强弱及范围变化有何临床意义？
14. 心脏震颤的概念是什么？有何临床意义？
15. 心脏绝对浊音界和相对浊音界概念是什么？有何临床意义？
16. 心脏瓣膜听诊区及听诊顺序是什么？
17. 心脏听诊的内容包括什么？
18. 期前收缩、心房颤动的听诊特点是什么？
19. S_1 和 S_2 有何区别？
20. 舒张早期奔马律、二尖瓣开放拍击音的临床意义是什么？
21. 心脏杂音的分析要点及常见器质性杂音的听诊特点是什么？
22. 心包摩擦音的临床意义是什么？
23. 周围血管征检查内容有哪些？有何临床意义？

第五节 腹部评估

1. 腹部视诊包括哪些主要内容？
2. 何为蛙腹、尖腹、舟状腹？
3. 如何检查腹壁静脉曲张的血流方向？肝硬化门脉高压时腹壁静脉曲张的血流方向如何？如何测定？
4. 腹部触诊的主要内容有哪些？何为腹部饱满、板状腹及腹壁揉面感？
5. 解释 Murphy 征。
6. 触诊时发现肝肿大或缩小分别见于哪些疾病？
7. 腹部叩诊主要有哪些内容？
8. 如何叩诊肝相对浊音界与绝对浊音界？
9. 肝浊音界扩大或缩小时见于哪些疾病？
10. 叩诊时发现腹腔积液最重要的方法是什么？如何操作？
11. 如何通过叩诊鉴别大量腹腔积液与巨大卵巢囊肿？
12. 耻骨上方叩诊浊音多见于哪些情况？
13. 腹部听诊的主要内容有哪些？

14. 何为肠鸣音活跃、肠鸣音亢进、肠鸣音减弱、肠鸣音消失？听诊时肠鸣音亢进或肠鸣音减弱常见于哪些疾病？

15. 腹部听诊时在中腹部、左右上腹及两侧下腹听及血管杂音有何临床意义？

16. 在肿大肝脏表面听及血管杂音有何意义？

第六节 肛门、直肠与生殖器评估

1. 肛门、直肠检查时常用体位有哪些？
2. 肛门、直肠病变视诊特点有什么？
3. 直肠指诊的方法及意义有哪些？

第七节 脊柱与四肢评估

1. 如何检查脊柱弯曲度及活动度？检查结果异常的临床意义包括什么？
2. 如何进行脊柱压痛及反跳痛检查？阳性有何临床意义？
3. 四肢及关节运动、形态如何检查？检查结果异常的临床意义包括什么？

第八节 神经系统评估

1. 浅感觉检查内容有哪些？
2. 瘫痪、单瘫、偏瘫、交叉瘫、截瘫的概念及意义？上、下运动神经元瘫痪的特点是什么？
3. 浅反射检查内容及临床意义是什么？
4. 病理反射内容及临床意义是什么？
5. 脑膜刺激征检查内容及临床意义是什么？

自测题

第五章
心理评估与社会评估

学习目标

1. 掌握心理评估的内容、社会评估的内容。
2. 熟悉认知评估、情绪与情感评估、应激评估、健康行为评估、自我概念评估的内容与方法；角色与角色适应评估、文化评估、家庭评估、环境评估的内容与方法。
3. 了解心理评估的目的、社会评估的目的。
4. 学会心理评估的方法、社会评估的方法。
5. 具有尊敬病人，与病人换位思考的意识和基本能力。

案例导学与思考

案例导学：

小张，女，18岁，高三学生。自述心慌、紧张、害怕、注意力无法集中伴有睡眠障碍4个月。平时学习很刻苦，成绩一直是前三名，父母、老师和同学都觉得其很大希望争取考上重点大学，现在不能集中注意力听课，脑子里一片空白，一见到同学注意力集中听课而自己不能就心慌，认为这样下去考不上理想的大学，会让大家失望。这样越想越心慌，越慌越想，白天晚上都控制不住自己的想法，所以晚上怎么也睡不着，白天没有精神，头昏脑涨，心跳越来越快，注意力越来越差。小张父亲在工厂上班，母亲下岗在家，家庭经济困难。从小性格内向，朋友少，与大人沟通不多。

思考：

应如何对小张进行心理评估和社会评估？

健康评估的对象是人，而在人类疾病发生、发展、治疗、护理、康复和预防的过程中存在着生理、心理、社会等方面的诸多影响，这就意味着健康评估除了关注生理方面的变化，还必须包括心理评估和社会评估。

第一节 心理评估

心理评估（pyschological assessment）是采用心理学的理论与方法，对人的心理、行为及精神、价值观进行评估的过程。心理评估可以帮助护士更好地理解被评估者对周围环境和事物的反应，以及这些反应对被评估者产生的正面或负面的影响。心理评估是对被评估者全面评估的需要，也是护士对被评估者进行心理护理的基础，是实施整体护理的重要部分。

一、心理评估的目的与注意事项

（一）心理评估的目的

1. 评估被评估者在疾病发生发展过程中的心理活动，以发现现存的或潜在的心理或精神健康问题。

2. 作为心理护理和选择护患沟通方式的科学依据。

3. 评估被评估者的应激源、应激反应及应对方式，指导制定护理干预计划。

（二）心理评估的注意事项

1. 重视心理评估的作用　心理评估结果对于制定个体化护理方案是十分重要的，因此要及时、准确、全面地进行心理评估，切不可因为强调对被评估者的生理评估而忽略心理评估。

2. 强化评估中的沟通技巧　能否建立相互信任的护患关系直接影响到心理评估的质量，因此护士有必要采用有效的沟通方法和技巧。

知识链接

有效的沟通技巧

有效的沟通技巧包括：①积极地倾听；②与被评估者保持友好的目光交流；③语言友好，不要随意打断被评估者的诉说；④建立良好的护患关系；⑤保持耐心，给被评估者足够的时间去思考和表达；⑥保护被评估者的隐私；⑦评估完毕，要感谢被评估者的配合。

3. 以被评估者目前的心理状态为重点　心理评估不应与生理评估完全分开。护士可在进行生理评估的同时，通过观察被评估者的语言和行为，着重评估其目前的心理状态。

4. 注意主观资料与客观资料的比较　心理评估时，护士应同时采集并比较主观资料和客观资料，以便分析被评估者的心理状况。如评估被评估者有无焦虑时，护士不能仅依据“我最近容易紧张、着急”等主诉即下结论，而应结合所观察到的颤抖、语速等与焦虑有关的生理反应进行综合判断。

5. 根据被评估者的个体差异选择合适的评估方法　护士在选择心理评估方法时，需从被评估者的年龄、文化背景、生活环境等方面考虑，注意心理评估方法的针对性和有效性，不可选用同一种方法评估所有被评估者。在分析评估结果时，护士应尽可能基于被评估者的角度，避免自身态度、观念和偏见对评估结果的影响。

二、心理评估的方法

（一）会谈法

会谈法，也被称作“交谈法”“访谈法”等，是心理评估最常用的基本方法，通过面对面的谈话方式进行。通过会谈可使交谈双方建立相互合作和信任的关系，以及获得被评估者对其心理状况和问题的自我描述。会谈的形式包括自由式会谈和结构式会谈。

1. 自由式会谈　又被称为“非正式交谈”，是指无固定的访谈问题，或者所提问题无预先设定的程序，鼓励被评估者发表自己的看法，其目的是最大限度地获取被评估者的信息。通常发生在日常生活或工作中，被评估者较少受约束，能自由地表达见解，交谈气氛轻松，收集的信息量大。但由于话题比较松散且费时，可影响评估的效率。

2. 结构式交谈　又被称为“正式交谈”，是指事先通知被评估者，按照设计好的会谈提纲或主题有目的、有计划、有步骤的交谈。由于谈话内容有所限定，因此结构式会谈省时、高效、切题。但容易遗漏一些信息，有时会使被评估者感到拘谨或有例行公事的感觉。

（二）观察法

观察法是指由护士直接观察和记录被评估者的外显行为、精神状态、面部表情和衣着等，从而获得心理健康资料的方法。对儿童、不合作、言语交流困难者以及一些精神障碍者的心理评估，使用观察法显得尤为实用。观察法包括自然观察和控制观察。

1. 自然观察　是指在自然条件下，护士根据观察目的及自身经验，在日常护理过程中对被评估者心理活动的外在表现进行观察。自然观察法可观察到的行为范围较广，但需要较多的时间与被评估者接触，同时要求观察者要具有深刻的洞悉力。

2. 控制观察　又称实验观察，是指在特殊的实验环境下观察个体对特定刺激的反应，需预先设计，并按既定程序进行，每个被评估者都接受同样的刺激。控制观察法可获得具有较强可比性和科学性的结果，但因受实验条件、实验环境和程序中人为因素的影响，以及被评估者意识到正在接受实验，可能会干扰实验结果的客观性。因此，护理心理评估以自然观察法为宜。

（三）作品分析法

作品分析法是指通过分析被评估者的作品，对其心理发展水平、心理特征、行为模式以及当时的心理状态等内容进行评估，并且作为护理诊断的客观依据。所谓的“作品”，既包括被评估者在日常生活中创作的日记、书信、图画和手工艺品等，也包括生活和劳动中所做的事情和生产的其他物品。

（四）心理测量学方法

心理测量学方法是心理评估常用的标准化手段之一，是指依据一定的法则，用数量化手段对被评估者的心理现象或行为加以确定和测定。测量时让被评估者对测量内容做出回答或反映，然后根据一定标准计算得分，从而得出结论。常用的心理测量学方法如下：

1. 心理测验法　是在标准情形下，采用器材或量表等统一的测量手段测试被评估者对测量项目所做出的行为反应的方法。心理测验法避免了主观因素的影响，所以评估结果较为客观，有助于了解被评估者心理活动的规律和特征。

2. 评定量表法　是指用一套预先已标准化的测试项目（量表）来测量某种心理品质的方法。基本形式包括自评量表和他评量表。自评量表是被评估者根据量表的题目和内容自行选择答案做出判断的评定量表，可较真实地反映被评估者内心的主观体验。他评量表是由护士根据对被评估者的行为观察或交谈所进行的客观评定，对使用者的专科知识以及量表使用经验有较高的要求。评定量表法强调简便、易操作、使用方便，编制时不要求严格的理论指导，使用者无需经过特殊培训即可使用，应用也比较广泛，但应注意根据测量目的及被评估者的具体情况进行选择。

（五）医学检验法

医学检测法包括对被评估者进行体格检查和实验室检查，如测量体温、脉搏、呼吸、血压，测定血液中肾上腺皮质激素浓度等。检测结果可作为会谈法、观察法或心理测量学方法采集的主观资料的补充，用于验证资料的真实性和准确性。

三、心理评估的内容

（一）认知评估

1. 基础知识

（1）认知的定义：是指人们根据自身感知的外界刺激与信息，推测和判断客观事物的心理过程。

（2）认知的组成：认知活动是在过去的经验及对有关线索进行分析的基础上形成的对信息的理解、分类、归纳、演绎及计算，包括感觉、知觉、注意、记忆、思维、语言、定向力等，其中思维是认知过程的核心。

2. 认知的评估内容与方法

（1）感知觉评估

1）会谈：可通过询问被评估者问题了解其有无感知觉异常，如“您觉得最近视力有变化吗？”。

2）医学检测：可通过相应的视力、听力、味觉和嗅觉检查验证经会谈获取的主观资料。

（2）注意力评估

1）无意注意评估：可通过观察被评估者对周围环境的变化有无反应等评估无意注意，如对所住病室来新病人有无反应等。

2）有意注意评估：通过指派某些任务请被评估者完成，同时观察其执行任务时的专注程度。

（3）记忆评估

1）回忆法：是评估记忆最常用的一种方法，可用于测量短时记忆和长时记忆。评估短时记忆时，可让被评估者重复听到一句话或一组由 5~7 个数字组成的数字串如电话号码；评估长时记忆时，可让被评估者说出当天进食过哪些食品或叙述孩提时代的重要事件等。

2）再认法：也是评估记忆最常用的一种方法，可用于测量感觉记忆、短时记忆和长时记忆 3 种不同的记忆类型，如试卷中的是非题或选择题，在性质上均属以再认法测量学过的知识。尤其当在学习时练习程度不够，或在学到的经验为时已久、记忆模糊的情况下，不适合使用回忆法，此时可用再认法弥补回忆法的不足。

3）评定量表测定：在记忆测验中常用于神经心理研究，尤其适用于脑损伤、老年痴呆、智力低下等的研究，多为成套测验，如韦氏记忆量表等。

（4）思维评估：主要针对思维形式和思维内容进行评估。

1）概念化能力评估：对被评估者概念化能力的评估可在日常护理过程中进行，如请经过数次健康教育后的被评估者总结概括所患疾病的特征、所需的自理知识等，从而判断被评估者对这些知识进行概念化的能力。

2）判断力评估：可询问被评估者有关日常生活或工作中可能出现的情况并请其作出判断，评估其有无判断能力受损，如“您感到疼痛时怎么处理？”。

3）理解力评估：请被评估者按指示做一些从简单到复杂的动作，如要求其关上门，坐在椅子上，将右手放在左手的手心里，然后按顺时针方向搓擦手心，观察被评估者能否理解和执行指令。

4）推理能力评估：根据被评估者年龄提出问题，如让成年人解释一些成语的意义，如坐井观天等。

5）思维内容评估：可询问被评估者“有没有人对您不友好，对您暗中使坏？”等问题来评估有无思维内容障碍。

（5）语言能力评估：可通过提问、复述、自发性语言、命名、阅读和书写等方法进行语言能力评估，如发现语言能力异常，应进一步明确语言障碍类型（表5-1）。

表5-1　语言障碍的类型及评价

类型	评　价
运动型失语	由语言运动中枢病变所致。不能说话，或只能讲一两个简单的字，并用词不当，但对他人的言语和书面文字能理解
感受性失语	自述流利，但内容不正常，不能理解他人的语言，也不能理解自己所言，发音用词错误，严重时别人完全听不懂
命名性失语	称呼原熟悉的人名、物名的能力丧失，但他人告知名称时，能辨别对、错，能说出物品使用方法
失写	能听懂他人语言及认识书面文字，但不能书写或写出的句子有错误，尚有抄写能力
失读	丧失对视觉符号的认识能力，因此不识词句、图画，常与失写同时存在
构音困难	由发音器官病变或结构异常所致，表现为发音不清，但用词准确

（6）定向力评估：定向力评估需按照一定的顺序进行：首先评估时间定向力，可询问“现在是几点钟？今天是星期几？今年是哪一年？”；其次评估地点定向力，可询问“您现在在什么地方？您家住在哪里？”；再次评估空间定向力，可先让被评估者找到一个参照物，然后问“我站在您的左边还是右边？床旁桌在床的左边还是右边？”；最后评估人物定向力，可问“您叫什么名字？您知道我是谁吗？”。定向力障碍者不能将自己与时间、空间、地点联系起来。

（7）智能评估：常通过一些有目的的简单提问和操作了解被评估者的常识、理解能力、分析判断能力、记忆力和计算力等，从而对被评估者智能是否有损害及其损害的程度做出粗略的判断。此外，简明智能状态检查是目前公认的一种用于认知功能初步筛查和评价的方法。

3. 相关护理诊断

（1）急性意识障碍/慢性意识障碍　与感觉器官疾病、精神性疾病、药物滥用等有关。

（2）记忆功能障碍　与脑部器质性疾病、应激事件、注意力不集中等有关。

（3）语言沟通障碍　与思维障碍、意识障碍、言语发育障碍等有关。

（4）感知觉紊乱　与感觉器官疾病、精神病性疾病、药物滥用等有关。

（二）情绪与情感评估

1. 基础知识

（1）情绪与情感的定义：是个体对客观事物是否满足自身需要的内心体验与反映。当需要获得满足就会引起满意、愉快等积极的情绪与情感；反之则引起不满意、苦闷等消极的情绪与情感。

（2）情绪与情感的区别与联系：情绪与情感既有区别又相互联系。一方面，情绪是动物与人共同具有的心理现象，是与生理需求满足与否有关的体验，具有较强的情境性、冲动性和暂时性；而情感是人类所特有的高级心理现象，是在稳定情绪的基础上建立和发展起来的，是与社会性需求满足与否有关的体验，具有较强的稳定性、深刻性和持久性；另一方面，情绪与情感相互联系，彼此依存。情绪是情感的外在表现，情感是情绪的内在本质。

2. 情绪与情感评估的内容与方法 可运用会谈、观察与测量、评定量表测评等多种方法对情绪与情感进行综合评估。

（1）会谈：是评估情绪与情感最常用的方法，用于收集有关情绪、情感的主观资料。可通过询问问题进行，如"您如何描述您此时与平时的情绪？"等，并将问诊结果向被评估者的家属、配偶、同事、朋友等核实。

（2）观察与测量

1）情绪与情感的外部表现：又被称为表情，包括面部表情、身体表情和言语表情。①面部表情：是情绪在面部肌肉上的表现，不同的眼神和口部肌肉的变化以及整个面部肌肉的协调活动可以显示出人类丰富多彩的情绪状态，如高兴时眉开眼笑、哭泣时口角向下等；②身体表情：是情绪在身体动作上的表现，身体姿势随不同的情绪状态发生不同的变化，以手势最为重要；③言语表情：是情绪在语言的音调、速度和节奏等方面的表现，言语不仅是交流思想的工具，也是表达情绪的手段，如喜悦时音调高亢、语速较快等。

2）情绪与情感的生理表现：情绪过程总伴随着一系列的生理变化，可观察被评估者的呼吸频率、心率、血压等作为客观资料，并注意对会谈所收集的主观资料进行印证，如观察紧张时有无面色苍白、呼吸和心率加快等。

3）评定量表测评：评定量表测评是评估情绪与情感较为客观的方法。常用的有 Avillo 情绪与情感形容词量表（表 5-2）、Zung 焦虑自评量表（表 5-3）和 Zung 抑郁自评量表（表 5-4）。

表 5-2 Avillo 情绪与情感形容词量表

1	2	3	4	5	6	7	1	2	3	4	5	6	7
变化的					稳定的		冷淡的					热情的	
举棋不定的					自信的		被动的					主动的	
沮丧的					高兴的		淡漠的					有兴趣的	
孤立的					合群的		孤僻的					友好的	
混乱的					有条理的		不适的					舒适的	
漠不关心的					关切的		神经质的					冷静的	

评估说明：该表共有 12 对意思相反的形容词，嘱被评估者从每一组形容词中选出符合其目前情绪与情感的词，并给予相应得分。总分在 84 分以上，提示情绪与情感积极；否则，提示情绪与情感消极

表 5-3 Zung 焦虑自评量表（SAS）

评定项目	没有或很少有时间有（1分）	小部分时间有（2分）	相当多时间有（3分）	绝大多数时间有或全部时间有（4分）
1. 我感到比往常更加神经过敏和焦虑				
2. 我无缘无故感到担心				
3. 我容易心烦意乱或感到恐慌				
4. 我感到我的身体好像被分成几块，支离破碎				

续表

评定项目	没有或很少有时间有（1分）	小部分时间有（2分）	相当多时间有（3分）	绝大多数时间有或全部时间有（4分）
5. 我感到事事都很顺利，不会有倒霉的事情发生				
6. 我的四肢抖动和震颤				
7. 我因头痛、颈痛、背痛而烦恼				
8. 我感到无力且容易疲劳				
9. 我感到很平静，能安静坐下来				
10. 我感到我的心跳较快				
11. 我因感到阵阵眩晕而不舒服				
12. 我有要昏倒的感觉				
13*. 我呼吸时进气和出气都不费力				
14. 我的手指和脚趾感到麻木和刺痛				
15. 我因胃痛和消化不良而苦恼				
16. 我必须时常排尿				
17*. 我的手总是很温暖而干燥				
18. 我觉得脸发烧发红				
19*. 我容易入睡，晚上休息很好				
20. 我做噩梦				

评估说明：

1. 评定时间为过去一周内。
2. 评定采用1~4计分制。
3. 把20题的得分相加得总分，把总分乘以1.25，四舍五入取整数，即得标准分。
4. 焦虑评定的分界值为50分，50分以上，就可诊断为有焦虑倾向。分值越高，焦虑倾向越明显。
5. 标有“*”的为反向计分项目

表5-4　Zung抑郁自评量表

	没有或很少有时间有（1分）	小部分时间有（2分）	相当多时间有（3分）	绝大多数时间有或全部时间有（4分）
1. 我觉得闷闷不乐，情绪低沉				
2*. 我觉得一天中早晨最好				
3. 我一阵阵哭出来或觉得想哭				
4. 我晚上睡眠不好				
5*. 我吃得跟平常一样多				
6*. 我与异性密切接触时和以往一样感到愉快				
7. 我发觉我的体重在下降				

续表

	没有或很少有时间有（1分）	小部分时间有（2分）	相当多时间有（3分）	绝大多数时间有或全部时间有（4分）
8. 我有便秘的苦恼				
9. 我心跳比平常快				
10. 我无缘无故地感到疲乏				
11*. 我的头脑跟平常一样清楚				
12*. 我觉得经常做的事情并没有困难				
13. 我觉得不安而平静不下来				
14*. 我对将来抱有希望				
15. 我比平常容易生气激动				
16*. 我觉得做出决定是容易的				
17*. 我觉得自己是个有用的人，有人需要我				
18*. 我的生活过得很有意思				
19. 我认为如果我死了，别人会生活得好些				
20*. 平常感兴趣的事我仍然照样感兴趣				

评估说明：

1. 评定时间为过去一周内。
2. 评定采用 1~4 计分制。
3. 把 20 题的得分相加得总分，把总分乘以 1.25，四舍五入取整数，即得标准分。
4. 焦虑评定的分界值为 50 分，50 分以上，就可诊断为有抑郁倾向。分值越高，抑郁倾向越明显。
5. 标有“*”的为反向计分项目

3. 相关护理诊断

（1）焦虑　与需要未得到满足、过度担心、自责、不适应环境等因素有关。

（2）疲乏　与缺乏兴趣、精力不足等有关。

（3）恐惧　与躯体部分残缺或功能丧失、疾病晚期、环境因素、恐怖症等有关。

（4）绝望　与情绪抑郁、无价值感有关。

（5）睡眠型态紊乱　与疾病因素、心理应激、情绪抑郁、兴奋状态、环境改变等有关。

（6）有自伤 / 自杀的危险　与情绪抑郁、无价值感、沮丧等有关。

（7）有对他人施行暴力的危险　与易激惹、自控能力下降等有关。

（三）个性评估

1. 基础知识　个性是指具有一定倾向性的各种心理特征的总和。个性心理包括个性心理特征和个性心理倾向两个方面。个性心理特征包括能力、气质和性格；个性心理倾向包括需要、动机、理想、信念、兴趣及个体的世界观。其中性格是个性的核心成分。性格是指个体对客观现实的稳定的态度和习惯化了的行为方式中所表现出的个性心理特征，如内外倾向型性格、功能型性格、场独立型与场依赖型性格等。性格分类为：

（1）内外倾向型：外向型者活泼、开朗、情感外露、办事果断、善于社交、反应快，但较轻率，难于接受批评与进行自我批评；内向型者感情深藏、待人接物谨慎、不善交际，但一旦下定决心，却能锲而不舍，善于自我分析与自我批评。

（2）功能型：即以理智、情绪、意志三种心理功能中哪一种占优势来确定其性格类型，理智型者处于处事稳重、明事理、讲道理，能理智地看待一切并以此支配自己的行为。情绪型者情绪体验深刻，较冲动、脆弱，言行举止易受情绪左右。意志型者顽强、执着，行为活动有较强的目的性、主动性、持久性和坚定性。

（3）场独立型与场依存型：场独立型者能主动适应环境和应对生活中负性事件，善于克制冲动。场依存型者被动接受环境，自控力差，易产生自卑、抑郁等不良心理以及依赖行为。

2. 个性评估的内容与方法

（1）会谈与观察法

1）观察个体的言行、情感、意志，态度的外部表现。如开朗或活泼，情感外露或内隐，意志脆弱或坚强，作决定时依赖别人获得独立完成。

2）与被评估者交谈以了解其在各种情况下的态度和行为表现。

3）收集被评估者的书信、日记等，分析其对各种事物所持的观点、态度。

4）询问与被评估者有重要关系的他人，了解他们对被评估者性格特征的看法。

（2）评定量表测评：通过艾森克个性问卷、卡特尔 16 因素个性问卷等检测表进行测评。

3. 相关护理诊断

（1）有孤独的危险　与性格内向、喜欢独处、身体被隔离有关。

（2）娱乐活动缺失　与性格内向、不善交际、疾病治疗限制等有关。

（3）应对无效　与严重躯体疾病、重大环境改变、个人处境不佳、性格脆弱、缺乏自信、缺乏有效社会支持系统等有关。

（四）应激评估

1. 基础知识

（1）应激：是个体“察觉”各种刺激对其生理、心理及社会系统威胁时的整体现象，所引起的反应可以是适应或适应不良。

（2）应激源：凡能够引起个体产生应激的各种因素均可视为应激源（表 5–5）。

表 5–5　常见的应激源

分类	应　激　源
生理性	各种机体功能失调或组织结构残缺，如饥饿、疼痛、疲劳、失眠、疾病、手术、外伤、内分泌失调、衰老等
心理性	各种心理挫折或心理冲突，如孤独、无助、缺乏自信、焦虑、恐惧等
环境性	寒冷、炎热、射线、噪声、空气污染、生活环境改变等
社会文化性	家庭功能失调、职业压力、经济困难、角色改变、文化差异等

（3）应激反应：是指应激源引起的机体非特异性适应反应，包括生理、情绪、认知和行为等方面的反应（表 5–6），通常称为应激的心身反应。

（4）应激心理中介因素：应激源是否能引起应激反应与刺激因素的强度和类型有关，也与个体对刺激因素的认知评价、应对方式、社会支持和个性等应激心理中介因素有关，这些因素可直接影响个体应激反应的大小。

表 5-6 应激反应与评价

反应	评 价
生理反应	有畏食或多食、疲乏、头痛、气短、失眠或睡眠过多、心率加快、收缩压升高、心律失常、应激性溃疡等
认知反应	有无感知能力下降、记忆力下降、思维混乱、解决问题能力下降等
情绪反应	有无焦虑、抑郁、无助和愤怒等，可根据个体的面部表情、言语表达及其行为加以判断
行为反应	有无闭门不出、哭闹、伤人或自杀、吸烟、酗酒等

2. 应激的评估内容与方法

（1）会谈法：会谈重点包括应激源、应激心理中介因素及应激反应。

1）应激源：通过询问下列问题了解被评估者近 1 年内是否经历重大生活事件和日常生活困扰及其对个体影响的主次顺序。包括重大时间、环境方面、家庭关系、职业方面、经济方面等问题。

2）应激心理中介因素：通过询问评估被评估者对其所面临的应激源的认知评价、应对方式、社会支持及个性特征。

3）应激反应：通过询问问题了解被评估者应对的有效性及应激的心身反应，如“通常您能否解决您的问题和烦恼？”等。

（2）评定量表测评

1）应激源强度的评估：目前对应激源的评定常用量表有“社会再适应评定量表”（表 5-7）和“住院病人压力评定量表”（表 5-8）。

表 5-7 社会再适应评定量表

生活事件	生活事件单位	生活事件	生活事件单位
1. 配偶去世	100	18. 工作性质改变	36
2. 离婚	73	19. 夫妻不和	35
3. 夫妻分居	65	20. 中量借贷	31
4. 拘禁	63	21. 归还借贷	30
5. 家庭成员去世	63	22. 职位改变	29
6. 自己受伤或生病	53	23. 子女离家	29
7. 结婚	50	24. 司法纠纷	29
8. 被老板解雇	47	25. 个人突出成就	28
9. 复婚	45	26. 妻子开始工作或离职	26
10. 退休	45	27. 上学或转业	26
11. 家庭成员患病	44	28. 生活条件变化	25
12. 怀孕	40	29. 个人习惯改变	24
13. 性生活问题	39	30. 与上级矛盾	23
14. 家庭添员	39	31. 工作时间或条件改变	20
15. 工作变动	39	32. 搬家	20
16. 经济状况的改变	38	33. 转学	20
17. 好友去世	37	34. 娱乐改变	19

续表

生活事件	生活事件单位	生活事件	生活事件单位
35. 宗教活动改变	19	40. 饮食习惯改变	15
36. 社交活动改变	18	41. 休假	13
37. 小量借贷	17	42. 过节	12
38. 睡眠习惯改变	16	43. 轻微违法行为	11
39. 家庭成员数量改变	15		

评估说明：生活事件单位总和超过 300 分者，80% 可能患病；生活事件单位总和超过 150 分者，30% 可能患病

表 5-8 住院病人压力评定量表

生活事件	权重	生活事件	权重
1. 和陌生人同住一室	13.9	26. 担心给医护人员增添负担	24.5
2. 不得不改变饮食习惯	15.4	27. 想到住院后收入会减少	25.9
3. 不得不睡在陌生床上	15.9	28. 对药物不能耐受	26.0
4. 不得不穿病人衣服	16.0	29. 听不懂医护人员的话	26.4
5. 四周有陌生机器	16.0	30. 想到将长期用药	26.4
6. 夜里被护士叫醒	16.9	31. 家人没来探视	26.5
7. 生活上不得不依赖别人帮助	17.0	32. 不得不手术	26.9
8. 不能随时读报、看电视、听收音机	17.7	33. 因住院而不得不离开家	27.1
9. 同室病友探访者太多	18.1	34. 毫无预测而突然住院	27.2
10. 四周气味难闻	19.1	35. 按呼叫器无人应答	27.3
11. 不得不整天睡在床上	19.4	36. 不能支付医疗费用	27.4
12. 同室病友病情严重	21.4	37. 有问题得不到解答	27.6
13. 排便排尿需他人帮助	21.5	38. 思念家人	28.4
14. 同室病人不友好	21.6	39. 靠鼻饲进食	29.2
15. 没有亲友探视	21.7	40. 用镇痛药无效	31.2
16. 病房色彩太鲜艳、太刺眼	21.7	41. 不清楚治疗目的和效果	31.9
17. 想到外貌会改变	22.7	42. 疼痛时未用镇痛药	32.4
18. 节日或家庭纪念日住院	22.3	43. 对疾病缺乏认识	34.0
19. 想到手术或其他治疗可能带来的痛苦	22.4	44. 不清楚自己的诊断	34.1
20. 担心配偶疏远	22.7	45. 想到自己可能再也不能说话	34.5
21. 只能吃不对胃口的食物	23.1	46. 想到可能失去听力	34.5
22. 不能与家人、朋友联系	23.4	47. 想到自己患了严重疾病	34.6
23. 对医生护士不熟悉	23.4	48. 想到会失去肾脏或其他器官	39.2
24. 因事故住院	23.6	49. 想到自己可能得了癌症	39.2
25. 不知接受治疗护理的时间	24.2	50. 想到自己可能失去视力	40.6

评估说明：此表用于测评住院病人所经历的应激，累计分数越高，压力越大

2）应激心理中介因素的评估：用于评估应对方式的常用量表为“Jaloviee应对方式量表”（表5-9）和评估社会支持的“社会支持问卷”。

表5-9　Jaloviee应对方式量表

应对方式	从不	偶尔	有时	经常	总是
1. 担心					
2. 哭泣					
3. 干体力活					
4. 相信事情会变好					
5. 一笑了之					
6. 寻求其他解决问题的办法					
7. 从事情中学会更多东西					
8. 祈祷					
9. 努力控制局面					
10. 紧张，有些神经质					
11. 客观、全面地看待问题					
12. 寻找解决问题的最佳办法					
13. 向家人、朋友寻求安慰或帮助					
14. 独处					
15. 回想以往解决问题的办法并分析是否仍有用					
16. 吃食物，如瓜子、口香糖					
17. 努力从事情中发现新的含义					
18. 将问题暂时放在一边					
19. 将问题化解					
20. 幻想					
21. 设立解决问题的具体目标					
22. 做最坏的打算					
23. 接受事实					
24. 疯狂、大喊大叫					
25. 与相同处境的人商讨解决问题的办法					
26. 睡一觉，相信第二天事情就会变好					
27. 不担心，凡事终会有好结果					
28. 主动寻求改变处境的方式					
29. 回避					
30. 能做什么就做些什么，即使并无效果					
31. 让其他人来处理这件事					
32. 将注意力转移至他人或他处					

续表

应对方式	从不	偶尔	有时	经常	总是
33. 饮酒					
34. 认为事情已经无望而听之任之					
35. 认为自己命该如此而顺从					
36. 埋怨他人使你陷入此困境					
37. 静思					
38. 服用药物					
39. 绝望、放弃					
40. 吸烟					

评估说明：用于测评普通人群面对挫折或压力时所采取的应对方式

3）应激反应的评估：由于应激经常导致焦虑和抑郁情绪的产生，因此测量焦虑和抑郁的量表可作为测量应激反应的有效工具。

（3）观察与医学检测

1）一般状态与行为：观察有无胃痛、多食等应激所致的生理反应；有无记忆力下降、思维混乱等应激所致的认知改变；有无焦虑、抑郁等情绪反应；有无行为退化或敌对等应激所致的行为反应。

2）全身各系统的变化：注意评估有无心率、心律、血压改变；呼吸频率和呼吸型态的变化；消化道功能；肌张力和身体活动情况；皮肤的温度、湿度和完整性情况。

3. 相关护理诊断

（1）应对无效　与没有自信、无助感有关。

（2）精神困扰　与感觉超负荷、认识障碍、支持系统不足等有关。

（3）创伤后综合征　与重大创伤或事故有关。

（4）社会交往障碍　与疾病所致活动受限、行为异常、家庭和社会支持缺乏有关。

（5）有对他人施暴的危险　与酒精或药物依赖、过度焦虑、情绪不稳有关。

（五）健康行为评估

1. 基础知识

（1）行为：是机体在环境因素下发生的内在生理和心理活动的反应。

（2）健康行为：是指人们为了增强体质、维持与促进心身健康和避免疾病而进行的各种活动。

2. 健康行为的评估内容与方法

（1）会谈法：通过询问问题了解被评估者是否存在不良的生活方式与习惯、是否有危害健康的行为和在疾病过程中的行为，以及是否存在危害健康的行为模式等。

（2）观察：包括被评估者的健康行为或损害健康行为发生的频率、强度和持续时间等，如饮食的量、种类，有无节食或暴食行为；日常运动类型、频次；就诊过程中出现的行为；有无吸烟、酗酒、吸毒行为或皮肤注射痕迹；是否存在致病行为模式等。

（3）评定量表测评：常用的有“健康促进生活方式问卷”。

3. 相关护理诊断

（1）健康维护能力低下　与健康知识缺乏、个人应对无效等有关。

（2）不依从行为　与健康知识缺乏、不能耐受药物不良反应、对健康人员不信任等有关。

（3）调节障碍、精神困扰　与无能力改变生活方式、认识障碍、支持系统不足等有关。

（六）自我概念评估

1. 基础知识

（1）自我概念：是人格结构的重要成分，为人们通过对自己内在和外在特征，以及他人对其反应的感知与体验而形成的对自我的认识与评价，是个体在于其所处的心理和社会环境的相互作用过程中形成的动态的、评价性的“自我肖像”。

（2）自我概念的组成：包括身体意象、社会认同、自我认同和自尊。

1）身体意象：为自我概念主要的组成部分之一，是个体对自己身体外形以及身体功能的认识与评价。

2）社会认同：是个体对自身社会人口特征如年龄、性别、职业或社会团体会员资格以及社会名誉、地位的认识与感受。

3）自我认同：是个体对自身的智力、能力、性情、道德水平等的感受与评价。

4）自尊：是个体尊重自己、维护个人尊严和人格，不容他人任意歧视与侮辱的一种心理意识和情感体验。

视频：用会谈法对自我概念进行评估

2. 自我概念的评估内容与方法

（1）会谈与观察：通过询问一些问题对身体意象、社会认同、自我认同、自尊等方面进行评估，自我概念评估的观察内容表 5-10。

表 5-10　自我概念评估的观察内容

1. 外表是否整洁？穿着打扮是否得体？身体哪些部位有改变？
2. 是否与护士有目光交流？面部表情如何？是否与其主诉一致？
3. 是否有不愿意见人想隐退、不愿照镜子、不愿与他人交往、不愿看体貌有改变的部位、不愿与人讨论伤残或不愿听到这方面谈论的表现？
4. 是否有“我真没用”等语言流露？

（2）画人测验：是让被评估者画自画像并对其进行解释，从中了解被评估者对身体意向改变的理解和认识。此法常用于不能很好地描述自己以及理解和回答问题有困难者，尤其是儿童。

（3）评定量表测评：常用的有 Rosenberg 自尊量表（表 5-11）、Pieer-Harries 儿童自我概念量表、Michigan 青少年自我概念量表等。每个量表都有其特定的使用范围，应用时应仔细选择。

3. 相关护理诊断

（1）体像紊乱　与身体功能变化等有关。

（2）自我认同紊乱　与人格障碍等有关。

（3）长期性低自尊　与事业失败、家庭矛盾等有关。

（4）情境性低自尊　与疾病导致的躯体功能下降等有关。

表 5-11　Rosenberg 自尊量表

项目	评分			
1. 总的来说，我对自己满意	SA	A	D*	SD*
2. 有时，我觉得自己一点都不好	SA*	A*	D	SD
3. 我觉得我有不少优点	SA	A	D*	SD*
4. 我和绝大多数人一样能干	SA	A	D*	SD*
5. 我觉得我没什么值得骄傲的	SA*	A*	D	SD
6. 有时，我真觉得自己没用	SA*	A*	D	SD
7. 我觉得我是个有价值的人	SA	A	D*	SD*
8. 我能多一点自尊就好了	SA*	A*	D	SD
9. 无论如何我都觉得自己是个失败者	SA*	A*	D	SD
10. 我总以积极的态度看待自己	SA	A	D*	SD*

评估说明：此表含 10 个有关测评自尊的项目，回答方式为非常同意（SA）、同意（A）、不同意（D）、很不同意（SD）。凡选择标有 * 号的答案表示自尊低下

（薛　元）

第二节　社会评估

作为一个"社会人"，人的社会功能对其生理健康产生着重要的影响。因此，在健康评估的学习及护理实践中，不仅要重视对病人的生理评估和心理评估，还应对其进行社会评估，这样才能获得更为全面、系统和准确的健康资料，以利于提供整体化护理。

一、社会评估的目的与意义

1. 评估病人的角色功能　了解其有无角色功能紊乱和角色适应不良，以帮助其适应角色变化。尤其当发生病人角色适应不良时，护士需采取适当护理措施及方法让其接受病人角色，并执行病人角色所要求的行为。

2. 评估病人的文化背景　了解其文化特征，理解其健康行为，以便提供符合病人文化需求的护理，并避免在护理过程中发生文化强加。

3. 评估病人的家庭　有助于护士发现影响病人健康的家庭因素并寻找干扰家庭正常运转的因素，制定有针对性的家庭护理计划。

4. 评估病人的环境　明确环境中有无现存的或潜在的影响健康的危险因素，指导其制定环境干预的措施。

二、社会评估的方法

心理评估的会谈法、观察法、量表评定法、医学检查法、心理测量学技术以及社会学等学科的手段均可用于社会评估。此外，环境评估，特别是物理环境的评估，还应进行实地考察和抽样检查，以了解环境中是否存在有害因素。多种方法综合应用，可使收集的资料更为全面，结果更具有科学性。

三、社会评估的内容

（一）角色与角色适应评估

1. 基础知识

（1）角色的定义：是个人在特定的社会环境中相应的社会身份和社会地位，并按照一定的社会期望，运用一定权力来履行相应社会职责的行为。

（2）角色的分类

1）第一角色：又称基本角色，直接决定个体的主体行为，是由每个人的年龄、性别所赋予的角色，如儿童角色、妇女角色、老人角色等。

2）第二角色：又称一般角色，是个体为完成每个生长发育阶段中的特定任务，由所处的社会情形所确定的角色，如母亲角色、护士角色等。

3）第三角色：又称独立角色，是为完成某些暂时性发展任务而临时承担的角色。有时可自由选择，如护理学会会员。有时却不能自由选择，如病人角色。

以上 3 种角色的分类是相对的，在不同的情况下可相互转换。如病人角色，如果疾病是暂时的，可视为第三角色，然而当疾病变成慢性病时，病人角色也就随之成为第二角色。

（3）角色的形成：角色形成经历了角色认知和角色表现两个阶段。

1）角色认知：是个体通过自己有意识的观察或者学校、家庭和社会教育等途径，逐渐认识自己和他人的身份、地位以及各种社会角色的区别与联系的过程。模仿是角色认知的基础，先对角色产生总体印象，然后深入角色的各个部分认识角色的权利和义务。

2）角色表现：是个体为达到自己所理解的角色要求而采取行动的过程，也是角色的成熟过程。

（4）角色适应不良：当个体的角色表现与角色期望不协调或无法达到角色期望的要求时，由来自社会的外在压力所引起的主观情绪反应。类型包括：

1）角色冲突：指角色期望与角色表现间差距太大，使个体难以适应而发生的心理冲突与行为矛盾。引起角色冲突的原因有：个体需同时承担 2 个或 2 个以上在时间或精力上相互冲突的角色；对同一角色有不同的角色期望标准。

2）角色模糊：指因个体对角色期望不明确，不知道承担这个角色应该如何行动而造成的不适应反应。

3）角色匹配不当：指个体的自我概念、自我价值观或自我能力与其角色期望不匹配。

4）角色负荷过重：指个体角色行为难以达到过高的角色期望。

5）角色负荷不足：是对个体的角色期望过低，不能完全发挥其能力。

（5）病人角色：个体患病后，便无可选择地进入了病人角色，其原有的社会角色部分或全部被病人角色所替代，以病人的行为来表现自己。病人角色适应不良的类型包括：

1）病人角色冲突：指个体在适应病人角色过程中与其常态下的各种角色发生心理冲突和行为矛盾。

2）病人角色缺如：指个体患病后没有进入病人角色，不承认自己有病或对病人角色感到厌倦，也就是不接纳和否认病人角色，以致不能很好地配合治疗和护理。多见于年轻人、初诊为癌症或其他预后不良疾病的病人。

3）病人角色强化：指个体已恢复健康，当需要从病人角色向日常角色转化时，仍然沉溺于病人角色，对自我能力怀疑、失望，对常态下承担的角色感到恐惧。

知识链接

病人角色的特点

1. 脱离或减轻日常生活中的其他角色，减轻或免除相应的责任和义务。

2. 对于自身陷入的疾病状态没有责任，处于一种需要照顾的状态，同时也免除了因疾病所造的问题的责任。

3. 有享受健康服务、知情同意、寻求健康保健信息和要求保密的权利。

4. 有寻求治疗、配合医疗和护理及恢复健康的义务。

4）病人角色消退：指某些原因使一个已适应了病人角色的病人必须立即转入常态角色，在承担相应的义务与责任时，使已具有的病人角色行为退化甚至消失。

5）病人角色行为异常：个体可能因对所患疾病认识不足，或因病痛的折磨感到悲观失望，而出现较严重的抑郁，恐惧，产生轻生念头和自杀行为。

2. 角色与角色适应评估方法

（1）会谈：重点是确认病人在家庭、工作和社会生活中所承担的角色、对角色的感知与满意情况，以及有无角色适应不良。

1）角色数量与任务：可通过询问病人“目前在家庭、工作和社会生活中所承担的角色与任务有哪些？”进行评价。

2）角色感知：可通过询问病人“你觉得自己所承担的角色数量和责任是否合适？”进行评价。

3）角色满意度：通过询问病人对自己角色的满意情况、与自己的角色期望是否相符等，了解其有无角色适应不良。

4）角色紧张：通过询问了解病人有无角色紧张的心理和生理表现。

（2）观察：有无角色适应不良的身心表现，如疲乏、头痛、失眠、焦虑、愤怒和沮丧等；有无忽略自己和疾病以及缺乏对治疗护理的依从性等情况存在。

3. 相关护理诊断

（1）父母角色冲突　与慢性疾病导致父母与子女分离有关。

（2）无效性角色行为　与疾病导致对角色的认识发生改变有关。

（二）文化评估

1. 基础知识

（1）文化的定义：是一个社会及其成员所特有的物质和精神财富的总和，即特定人群为适应社会环境和物质环境而共有的行为和价值模式。

（2）文化的要素：即文化所包含的各种基本成分，如知识、信仰、艺术、道德、法律、风俗、技能、社会关系、社会组织、价值观、行为规范和模式、语言符号、人造物品、物品的式样等，其中与健康密切相关的核心要素包括价值观、信念与信仰及习俗等。

1）价值观：是指社会或群体中的人们在长期社会化过程中通过后天学习逐步形成和共有的对于区分事物的好与坏、对与错、符合或违背人的愿望、可行与不可行的观点、看法与准则。价值观是信念、态度和行为的基础，通过形成人的思想、观点、立场、建立目标与需要的优先顺序指导人的行为，对人的社会生活起着重要作用。

价值观与健康保健有密切的关系，它可影响人们对健康的认识及对疾病与治疗的态度，并左右人们对解决健康问题轻重缓急的决策。

2）信念与信仰：信念是个体认为可以确信的看法，是个体在自身经历中积累起来的认识原则，是与个性和价值观相联系的一种稳固的生活理想。信仰则是人们对某种事物或思想、主义的极度尊崇与信服，并将其作为自己的精神寄托和行为准则。信念是信仰形成过程的终结和最高阶段，是认识的成熟阶段，是情感化了的认识。

个体对健康和疾病所持有的信念可直接影响其健康行为和就医行为，当人们从主观上判断其有病还是无病时，很大程度上受到文化的影响。不同信仰也与人的精神健康密切相关，尤其是宗教信仰与健康关系较为密切。宗教信仰是个体精神生活的一部分，虽然带有唯心色彩，但在使人们精神有所寄托方面有一定作用，也是健康评估中不可缺少的内容之一。

3）习俗：一个群体或民族在生产、居住、饮食、沟通、婚姻与家庭、医药、丧葬、节日、庆典、礼仪等物质文化生活上的共同喜好、习尚和禁忌。与健康相关的习俗主要有饮食、沟通、传统医药、居住、婚姻与家庭等。

2. 评估内容与方法　可通过交谈或观察，评估其人生、价值观、健康信念与信仰、文化程度、宗教、民族习俗等文化要素。

（1）会谈法

1）价值观：价值观不能直接观察、很难言表、目前无现成的评估工具，主要通过提问间接获取，如“什么对你最重要？你一般从何处寻求力量和帮助？”等。

2）健康信念：目前应用最为广泛的是 Kleinman 等人提出的“健康信念评估模式（表 5-12）。该模式通过询问相关问题，了解病人对其自身健康问题的认识程度。

表 5-12　Kleinman 等人提出的“健康信念评估模式”

问　题
1. 对你来说，健康指什么？不健康又指什么？
2. 通常你在什么情况下才认为自己有病并就医？
3. 你认为导致你健康问题的原因是什么？
4. 你怎样、何时发现你有该健康问题的？
5. 该健康问题对你的身心造成了哪些影响？
6. 严重程度如何？发作时持续时间长还是短？
7. 你认为你该接受何种治疗？
8. 你希望通过治疗达到哪些效果？
9. 你的病给你带来的主要问题有哪些？
10. 对这种病你最害怕什么？

3）宗教信仰：可通过询问病人问题完成评估（表 5-13）。

4）习俗：主要评估的内容包括饮食、语言沟通和传统医药等方面（表 5-14）。

表 5-13　有关宗教信仰的提问

问　　题
1. 你有宗教信仰吗？何种类型的宗教信仰？
2. 平日你参加哪些宗教活动？
3. 住院对你在以上宗教活动参与方面有何影响？内心感受如何？有无恰当人选替你完成？需要我们为你做些什么？
4. 你的宗教信仰对你在住院、检查、治疗、饮食等方面有否特殊限制？

表 5-14　有关习俗的提问

项目	问　　题
饮食方面	1. 你平常进食哪些食物？主食为哪些？喜欢的食物又有哪些？有何食物禁忌？ 2. 你常采用的食物烹调方式有哪些？常用的调味品是什么？ 3. 每日进几餐？都在哪些时间？ 4. 你认为哪些食物对健康有益？哪些食物对健康有害？ 5. 哪些情况会增加你的食欲？ 6. 哪些情况会使你的食欲下降？
语言沟通	1. 你讲何种语言？ 2. 你喜欢的称谓是什么？ 3. 语言禁忌有哪些？
传统医药	1. 你常采用哪种民间疗法？ 2. 上述疗法的疗效如何？

（2）观察法：配合观察法，可对会谈法进行补充，使获得的资料更为全面；通过观察病人言行与外表评估价值观；通过观察日常进食情况评估病人的饮食习俗；通过观察病人与他人交流时的表情、眼神、手势、坐姿等评估其非语言沟通文化；通过观察病人的外表、服饰，有否宗教信仰活动改变或宗教信仰改变，获取有关其文化和宗教信仰的信息。宗教信仰活动改变或宗教信仰改变多提示病人存在精神困扰。

3. 相关护理诊断

（1）精神困扰　与对治疗的道德和伦理方面的含义有疑问或由于强烈的病痛，其信仰的价值系统面临挑战有关。

（2）有精神安适增进的趋势　与有自我意识，有自觉性及内在的动力，有超越感，希望自己的精神状态更加健康向上有关。

（3）社会交往障碍　与社交环境改变有关。

（4）语言沟通障碍　与医院环境中医务人员使用医学术语过多有关。

（5）焦虑 / 恐惧　与环境改变及知识缺乏有关。

（6）迁居应激综合征　与医院文化环境和背景文化有差异有关。

（三）家庭评估

1. 基础知识

（1）家庭的定义：是基于婚姻、血缘或收养关系组合起来的社会生活基本单位。

（2）家庭结构：是指家庭内部的构成和运作机制，反映了家庭成员之间的相互作用和相互关系。家庭结构包括家庭人口结构（表 5-15）、权利结构、角色结构、沟通过程和家庭价值观。

视频：家庭人口结构类型

（3）家庭生活周期：指从家庭单位的产生、发展到解体的整个过程。目前常用的是 Duvall 模式（表 5-16）。

表 5-15　家庭人口结构类型与特征

类型	特　征
核心家庭	夫妻和其婚生或领养的子女
主干家庭	核心家庭成员加上夫妻任意一方的直系亲属，如祖父母、外祖父母、叔姑姨舅等
单亲家庭	夫或妻单独一方和其婚生或领养的子女
重组家庭	再婚夫妻与前夫和 / 或前妻的子女及其婚生或领养的子女
无子女家庭	仅夫妻俩
同居家庭	无婚姻关系而长期居住在一起的夫妻及其婚生或领养的子女
老年家庭	仅老年夫妇

表 5-16　Duvall 模式家庭生活周期表

周期	定义	主要任务
新婚	男女结合	双方适应与沟通、性生活协调与计划生育
有婴幼儿	最大孩子介于 0~30 个月	父母角色的适应，存在经济和照顾孩子的压力
有学龄前儿童	最大孩子介于 30 个月至 6 岁	儿童的身心发育，孩子与父母部分分离（上幼儿园），培育期社会化技能
有学龄儿童	最大孩子介于 6~13 岁	儿童的身心发展，上学及教育问题
有青少年	最大孩子介于 13~20 岁	青少年的教育与沟通，进行责任与义务教育、性教育等
孩子离家创业	最大孩子离家至最小孩子离家	适应孩子离家
父母独处（空巢期）	所有孩子离家至家长退休	恢复夫妇二人世界，重新适应和巩固婚姻关系
退休（老年期）	退休至死亡	正确对待和适应退休、衰老、丧偶、孤独、疾病和死亡等

（4）家庭功能：满足家庭成员和社会的需求，具体包括生物、经济、文化、教育和心理 5 方面的功能。

（5）家庭危机：指当家庭压力超过家庭资源，导致家庭功能失衡的状态。

2. 评估内容和方法

（1）会谈法：家庭角色与家庭关系评估的交谈内容见表 5-17。

（2）观察法：主要包括家庭沟通过程，父母的角色行为及有无家庭虐待。注意有无：①家庭成员间频繁出现敌对性或伤害性语言；②所有问题均由一个家庭成员回答；③有家庭成员被忽视；④家庭缺乏民主气氛，家规过于严格；⑤家庭成员间缺乏平等和关爱。

（3）量表评定：较为常用的有 Procidano 与 Heller 的家庭支持量表（表 5-18）和 Smilkstein 的家庭功能量表（表 5-19）。

表 5-17　家庭角色和家庭关系评估的交谈内容

项目	内　容
家庭类型	你的家庭有多少人？人口组成怎样？
家庭生活周期	通过询问确定家庭所处生活周期，根据家庭生活周期的不同阶段，进行提问
家庭结构	①家里大事小事通常由谁做主？家里有麻烦时，常由谁提出意见和解决办法？ ②家庭中各成员所承担的角色是什么？是否有人扮演有损自身或家庭健康的角色？是否存在角色适应不良？ ③你的家庭和睦、快乐吗？大家有想法或要求时是能否直接提出来？听者是否认真？ ④家庭最主要的日常生活规范有哪些？ ⑤是否将成员的健康看作头等大事？ ⑥是否倡导成员间相互支持、关爱，个人利益服从家庭整体利益等？

表 5-18　Procidano 与 Heller 的家庭支持量表

	是	否
1. 我的家人给予我所需的精神支持		
2. 遇到棘手的事时，我的家人帮我出主意		
3. 我的家人愿意倾听我的想法		
4. 我的家人给予我情感支持		
5. 我与我的家人能开诚布公地交谈		
6. 我的家人分享我的爱好和兴趣		
7. 我的家人能时时察觉到我的需求		
8. 我的家人善于帮助我解决问题		
9. 我与家人感情深厚		

评估说明：是 =1 分，否 =0 分。总分越高，家庭支持度越高

表 5-19　Smilkstein 的家庭功能量表

	经常	有时	很少
1. 当我遇到困难时，可从家人处得到满意的帮助。 补充说明			
2. 我很满意家人与我讨论与分担问题的方式。 补充说明			
3. 当我从事新的活动或希望发展时，家人能接受并给我支持。 补充说明			
4. 我很满意家人对我表达感情的方式以及对我的情绪（如愤怒、悲伤、爱）的反应。 补充说明			
5. 我很满意家人与我共度时光的方式。 补充说明			

评分说明：经常 =3 分，有时 =2 分，很少 =1 分。总分在 7~10 分，表示家庭功能良好；4~6 分表示家庭功能中度障碍；0~3 分表示家庭功能严重障碍

3. 相关护理诊断

（1）语言沟通障碍 与家庭成员间亲近感减弱或家庭成员间没有沟通交流有关。

（2）家庭运作过程改变 与家庭情况改变或家庭危机有关。

（3）无能性家庭应对 与酒精成瘾或缺乏解决问题的技巧有关。

（4）持续性悲伤 与不能满足家庭成员的情感需要有关。

（5）有孤独的危险 与情感上有失落感、社交孤立及身体隔离有关。

（6）有依附关系受损的危险 与父母患病没有能力满足自身需要，因承担父母角色而产生焦虑，或父母与子女存在躯体障碍等有关。

（7）父母角色冲突 与由于慢性疾病致使子女与父母分离、或有创伤或约束性的护理方式引起父母的恐惧（如隔离）有关。

（8）无效性角色行为 与对角色的自我感知改变有关。

（9）社会交往障碍 与身体活动受限、情绪障碍及环境因素等有关。

（10）社交孤立 与心理及健康状况改变，不能被人接受的社交行为和社会价值观等有关。

（四）环境评估

1. 基础知识

（1）环境：是人类生存或生活的空间，是人类生存发展的物质基础，与人类健康密切相关。

（2）物理环境：又称自然环境，是一切存在于机体外环境的物理因素的总和，包括空间、声音等以及各种与安全有关的因素，如大气污染等。上述环境因素必须被控制在一定范围内，否则可威胁到人类的健康和安全，引起各种疾病。

（3）社会环境：社会是个庞大的系统，包括社会政治制度、法律、社会经济、社会文化系统、教育、人口、民族、职业、生活方式、社会关系与社会支持等诸多方面，其中尤以社会政治制度、经济、文化、教育、生活方式、社会关系、社会支持与健康直接相关，是社会环境评估的重点。

2. 评估方法与内容

（1）会谈法

1）物理环境：主要评估家庭环境、工作环境和病室环境等 3 个方面。

2）社会环境评估：主要内容包括经济评估、教育水平评估、生活方式评估、社会关系与社会支持等。

（2）实地考察：通过实地考察可以了解病人所处工作、家庭或医院环境是否存在健康危险因素，以补充会谈的不足。

（3）量表评定：常用的有摩尔斯（Morse）跌倒评估量表，是专门用于测量住院病人跌倒风险的量表（表 5-20）。

3. 相关护理诊断

（1）有受伤害的危险 与感官视觉减退或听觉退化有关。

（2）有窒息的危险 与认识或情感障碍、疾病或受伤有关。

（3）有中毒的危险 与环境有害气体污染有关。

（4）有外伤的危险 与感官及视觉障碍、环境缺乏安全设施等有关。

表 5-20　Morse 跌倒评估量表

评估内容	评分标准	得分
1. 近 3 个月内跌倒史	无：0 分 有：25 分	
2. 超过 1 个医学诊断	无：0 分 有：15 分	
3. 使用行走辅助用具	不需要 / 卧床休息 / 护士辅助：0 分 拐杖 / 手杖 / 助行器：15 分 依扶家具行走：30 分	
4. 静脉输液或有插管	无：0 分 有：20 分	
5. 步态	正常 / 卧床休息 / 坐轮椅：0 分 虚弱乏力：10 分 功能障碍 / 残疾：20 分	
6. 认知状态	量力而行：0 分 高估自己能力 / 忘记自己受限制：15 分	
总分：		

评估说明：总分 125 分，0~24 分为跌倒低危人群，25~44 分为跌倒中危人群，> 45 分为跌倒高危人群

（薛　元）

思考题

1. 心理评估的常用方法有哪些？
2. 心理评估包括哪些内容？
3. 社会评估的常用方法有哪些？
4. 社会评估包括哪几个方面的评估？
5. 病人角色适应不良的类型有哪些？各有什么主要特点？

自测题

第六章
临床实验室检查

学习目标

1. 掌握血液、尿液、粪便、肝肾功能及其他常用生化检查等实验室检查标本的采集方法。
2. 熟悉血液一般检查、尿液检查、粪便检查、肝功能、肾功能、常用血生化检查的参考值及其临床意义。
3. 了解常用实验室检查的目的和临床应用。
4. 学会运用所学知识解释实验室检查结果。

实验室检查是指运用遗传学、生物学、分子生物学、免疫学、化学、物理学等实验技术和方法，对病人的血液、排泄物、体液、分泌物、组织细胞等标本进行检验，从而获得疾病病因、组织的病理形态或器官的功能状态等相关的资料，再结合临床表现进行分析的检查方法。其结果对协助疾病诊断、鉴别诊断、观察病情与疗效、制定治疗方案与护理措施及判定预后等均有重要作用，是健康评估不可缺少的内容，实验室检查与临床护理有着十分密切的关系。一方面绝大部分实验室检查的标本需要护士采集，标本的正确采集关系着检查结果的准确性；另一方面实验室检查结果为护理评估提供了大量的信息。

第一节　血液一般检查

案例导学与思考

案例导学：

王女士，26岁，自诉近1个月感头晕、乏力、心悸，食欲下降。近3个月月经行经期延长，12d左右，月经量增多。查体：T 36℃，P 110次/min，R 22次/min，BP 90/60mmHg。面色苍白，唇色淡，表情疲倦。皮肤黏膜无黄染，无浅表淋巴结肿大，心肺无异常，肝脾肋下未及，脊柱四肢无畸形，神经反射正常存在。查血：RBC 3.0×10^{12}/L，Hb 78g/L，HCT 0.25，MCV 74fl，MCH 22pg，MCHC 250g/L，PLT 200×10^{9}/L，WBC 8×10^{9}/L，Nsg 70%，L 26%。

思考：

1. 王女士的检查结果正常吗？
2. 根据检查结果考虑该病人目前存在什么问题？哪项指标最能反映病人的病情严重程度，为什么？

血液一般检测是对血液成分的一些基础指标进行数值测定、形态学描述的检查。血液一般检测包括血液细胞成分的血液常规检测（blood routine test）、有形成分形态学观察、网织红细胞检测和红细胞沉降率测定等。传统的血液常规检测只包括红细胞计数、血红蛋白测定、白细胞计数及其分类计数。近年来由于血液学分析仪器的广泛应用，血液常规检测的项目增多包括血红蛋白测定、红细胞计数、红细胞平均值测定和红细胞形态检测，白细胞计数及分类计数，血小板计数、血小板平均值测定和血小板形态检测等内容，因此血常规检测也称为全血细胞计数（complete blood count，CBC）。

一、红细胞参数检查

单位体积每升全血中红细胞数量和其主要内容物血红蛋白的变化，可反映机体生成红细胞能力和相关疾病诊断。

（一）红细胞计数（RBC）及血红蛋白（Hb）量测定

1. 标本采集　非空腹采血，一般以上午 7~9 点采血为宜。全自动血液分析仪法：抗凝静脉血 1ml，止血带结扎时间小于 1min。手工法：非抗凝毛细血管采血 1 滴。

2. 参考值　正常人群血红蛋白和红细胞数参考值见表 6-1。

表 6-1　红细胞及血红蛋白的参考值

人群	红细胞计数（$\times 10^{12}$/L）	血红蛋白（g/L）
成年女性	3.5~5.0	110~150
成年男性	4.0~5.5	120~160
新生儿	6.0~7.0	170~200

3. 临床意义

（1）红细胞及血红蛋白增多：指单位容积血液中红细胞数及血红蛋白量高于参考值高限。多次检查成年男性红细胞 $>6.0\times 10^{12}$/L、血红蛋白 $>170\times 10^{9}$/L，成年女性红细胞 $>5.5\times 10^{12}$/L、血红蛋白 $>160\times 10^{9}$/L 时，即认为增多。可分为相对性和绝对性增多两类。

1）相对性增多：由于血浆中水分丢失导致血液浓缩，使红细胞和血红蛋白含量暂时性相对增多。见于严重呕吐、腹泻、高热、大量出汗、大面积烧伤、尿崩症等。这些原发病被治疗好转后，红细胞和血红蛋白便恢复正常。

2）绝对性增多：临床上称为红细胞增多症，按病因发生分为原发性增多和继发性增多，前者称为真性红细胞增多症，是一种原因不明的以红细胞增多为主的血液系统疾病。继发性增多主要是由于血中红细胞生成素增多所致。

红细胞生成素代偿性增加：可见于各种生理、病理原因引起的血氧饱和度降低，组织缺氧所致，红细胞计数升高的程度与缺氧程度成正比。①生理性红细胞生成素代偿性增加：见于胎儿及新生儿、高原地区居民；②病理性增加：见于严重的慢性心、肺疾患如发绀型先天性心脏病、阻塞性肺气肿、肺源性心脏病，以及携氧能力低的异常血红蛋白病等。

红细胞生成素非代偿性增加：红细胞生成素增加与某些恶性肿瘤或肾脏疾病有关，如肾癌、肝细胞癌、卵巢癌、子宫肌瘤、肾胚胎瘤、肾上腺皮质腺瘤以及肾盂积水、多囊肾等。

（2）红细胞及血红蛋白减少：单位容积的血液中红细胞数、血红蛋白量及血细胞比容低于同年龄、同性别、同地区的正常参考值的下限，称为贫血。其中以血红蛋白量降低最重要，根据血红蛋白减少的程度将贫血分为 4 度，贫血的程度分级见表 6-2。

表 6-2　贫血的程度分级

分度	轻度	中度	重度	极重度
血红蛋白浓度（g/L）	男：90 ≤Hb<120 女：90 ≤Hb<115	60 ≤Hb<90	30 ≤Hb<60	Hb<30

1）生理性减少：①婴幼儿、15 岁以下的儿童：红细胞和血红蛋白可较正常人低 10%~20%；②妊娠中后期妇女及老年人。

2）病理性减少：见于各种原因引起的贫血。根据贫血产生的病因和发病机制不同可分为：①红细胞生成减少，如缺铁性贫血、营养性巨幼红细胞贫血等因为造血物质减少，再生障碍性贫血、骨髓增生异常综合征、白血病等骨髓造血功能障碍；②红细胞破坏过多（溶血性贫血），如遗传性红细胞增多症、阵发性睡眠性血红蛋白尿、脾功能亢进等；③红细胞丢失过多，如急、慢性失血。

（二）红细胞形态学改变

正常红细胞呈双凹圆盘形，在血涂片见到为圆形，大小较一致，直径 6~9μm，平均 7.5μm，染色后四周呈浅橘红色，中央 1/3~2/5 为生理性中央淡染区，胞质内无异常结构。各种贫血病人，红细胞形态和着色有不同程度的改变，观察外周血红细胞形态，将有助于贫血的诊断和鉴别诊断。Wright-Giemsa 染色后正常和异常红细胞形态见图 6-1。

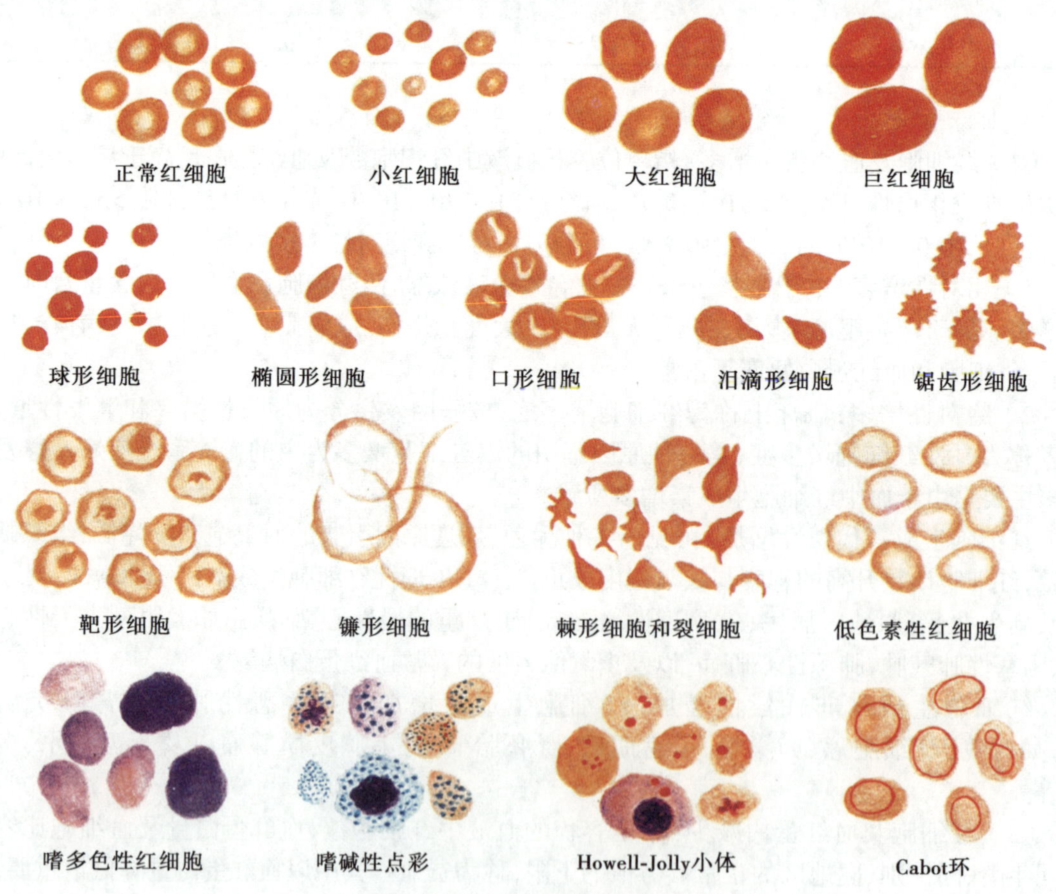

图 6-1　正常及异常红细胞

1. 红细胞大小及染色异常

（1）低色素性小细胞：红细胞直径小于6μm，中央淡染区扩大，提示血红蛋白合成障碍，常见于缺铁性贫血及珠蛋白合成障碍性贫血等。

（2）大红细胞：红细胞直径大于10μm，高色素性红细胞，中央淡染区变小或消失，常见于叶酸和/或维生素 B_{12} 缺乏所致的巨幼红细胞性贫血，也可见于急性溶血性贫血和急性失血性贫血。当红细胞直径大于15μm者称为巨红细胞，最常见于巨幼红细胞性贫血。

（3）红细胞大小不均：红细胞大小悬殊，直径可相差1倍以上，常见于增生性贫血，这种现象反映骨髓中红细胞系增生明显旺盛的病理性造血，如属于增生性贫血的缺铁性贫血、溶血性贫血、失血性贫血等贫血程度达中度以上时，均可见某种程度的红细胞大小不均，在巨幼红细胞贫血时尤为明显。

（4）嗜多色性红细胞：一种未完全成熟的红细胞，常见于增生性贫血，尤其是急性溶血性贫血。

2. 红细胞形态异常　常见的有：

（1）球形红细胞：见于遗传性球形红细胞增多症。

（2）椭圆形红细胞：主要见于遗传性椭圆形红细胞增多症（超过25%），也可见于巨幼红细胞性贫血，正常人小于1%。

（3）口形红细胞：主要见于口形红细胞增多症，也见于乙醇中毒及肝病病人。

（4）靶形红细胞：常见于珠蛋白合成障碍性贫血，也见于阻塞性黄疸及脾切除术后。

（5）镰形红细胞：主要见于镰刀形红细胞增多症，尤其在缺氧时大量出现。

（6）泪滴形红细胞：多见于骨髓纤维化。

（7）裂细胞：多见于微血管病性溶血性贫血、恶性高血压、严重烧伤、心血管创伤等。

（8）红细胞缗钱状形成：见于各种高球蛋白血症，如多发性骨髓瘤、原发性巨球蛋白血症等。

3. 红细胞常见结构异常　红细胞中出现的异常结构包括：

（1）嗜碱性点彩红细胞（basophilic stippling）：红细胞内出现细小的形态不一的嗜碱性蓝色点状物质，常见于铅中毒，也见于其他贫血。

（2）染色质小体（Howell-Jolly body）：红细胞内含有圆形紫红色小体，直径0.5~1μm，1个或数个，多见于溶血性贫血、巨幼细胞贫血、红白血病及其他增生性贫血。

（3）卡－波环（Cabot ring）：成熟红细胞内出现一条很细的淡紫红色线状体呈环形或“8”字形，提示严重贫血、溶血性贫血、巨幼细胞贫血、铅中毒及白血病等。

（4）有核红细胞（nucleated erythrocyte）：正常成人有核红细胞均存在于骨髓之中，外周血涂片中除在新生儿可见到有核红细胞外，成人如出现有核红细胞，均属病理现象，主要见于各种溶血性贫血、红白血病、骨髓纤维化、骨髓转移癌等。

（三）网织红细胞计数

网织红细胞（reticulocyte，RET）是尚未完全成熟的红细胞，是晚幼红细胞脱核后到完全成熟红细胞之间的过渡细胞，由于胞质内还残存核糖体等嗜碱性物质，染色后呈现浅蓝或深蓝色的网织状细胞而得名。网织红细胞计数在周围血液中的数值可反映骨髓红细胞的生成功能。

1. 标本采集　抽取静脉血1.8ml，乙二胺四乙酸钾溶液的抗凝真空试管中，并轻轻颠倒10次使之充分混匀。采血应避免溶血，采血后2h内送检。

2. 参考范围　百分数0.005~0.015；绝对数（24~84）$\times 10^9$/L。

3. 临床意义

（1）网织红细胞增多：①提示骨髓造血功能旺盛，见于各种增生性贫血，如溶血性贫血、失血性贫血等，其中以溶血性贫血增多最显著；②提示抗贫血治疗有效，缺铁性贫血及巨幼红细胞贫血分别给予铁剂或叶酸治疗 4~5d 后网织红细胞开始升高，一周左右达高峰，可作为贫血治疗疗效判断指标。

（2）网织红细胞减少：提示骨髓造血功能低下，见于再生障碍性贫血。

（四）红细胞沉降率（erythrocyte sedimentation rate，ESR 或血沉）

将抗凝血放入血沉管中垂直静置，红细胞由于重力作用而下沉。通常以红细胞在第一小时末下沉的距离表示红细胞的沉降速度，称为红细胞沉降率。

1. 标本采集　非空腹采血。血沉采集前，要求被评估者先休息 15min，采血前尽量不要大量饮水，冬季保持血液循环通畅。魏式法：装有 0.4ml 枸橼酸钠的真空管采集血样 1.6ml，充分混匀样品，立即送检，不能立即送检的标本应在 4~8℃低温冷藏，但低温保存不要超过 4 个小时。

2. 参考范围　男性 0~15mm/1h 末；女性 0~20mm/1h 末。

3. 临床意义　血沉受多种因素影响：①血浆中各种蛋白的比例改变，如血浆中纤维蛋白原或球蛋白增加或白蛋白减少；②红细胞数量：红细胞减少时血沉加快。血沉增快常见原因有：

（1）生理性增快：12 岁以下的儿童、60 岁以上的高龄者、妇女月经期、妊娠 3 个月以上血沉可加快，其增快可能与生理性贫血或纤维蛋白原含量增加有关。

（2）病理性增快

1）炎症性疾病：急性细菌性炎症时、风湿热、结核病时，血沉明显加快。可用于观察疾病的活动性，活动期增快，稳定期恢复正常。

2）组织损伤及坏死：如急性心肌梗死时血沉增快，而心绞痛时则无改变。

3）恶性肿瘤：增长迅速的恶性肿瘤血沉增快，可能与肿瘤细胞分泌糖蛋白（属球蛋白）、肿瘤组织坏死、继发感染或贫血等因素有关。

4）各种原因导致血浆球蛋白相对或绝对升高时，血沉均可增快，如慢性肾炎、肝硬化、多发性骨髓瘤、巨球蛋白血症、淋巴瘤、系统性红斑狼疮、亚急性感染性心内膜炎、黑热病等。

5）其他：部分贫血病人，血沉可轻度增快，动脉粥样硬化、糖尿病、肾病综合征、黏液性水肿、血中胆固醇高，血沉亦见增快。

（五）血细胞比容测定和红细胞有关参数的应用

1. 血细胞比容（hematocrit，HCT）　又称血细胞压积（packed cell volume，PCV），是指在抗凝条件下经离心压紧的血细胞占全血容积的比值。

（1）标本采集：静脉采血 2ml，注入双草酸盐抗凝管中，立即混匀、送检，如需暂时放置（18~26℃），以不超过 6h 为限。

（2）参考范围

1）微量法：男（0.467 ± 0.039）L/L，女（0.421 ± 0.05）L/L。

2）温氏法：男（0.40~0.50）L/L（40~50vol%），平均 0.45L/L；女 0.37~0.48L/L（37~48vol%），平均 0.40L/L。

（3）临床意义：血细胞比容测定可反映红细胞的增多或减少，但受血浆容量改变的影响，同时也受红细胞体积大小的影响。

1）血细胞比容升高：①各种原因所致的血液浓缩，血细胞比容常达 0.50 以上，临床上测定脱水病人的血细胞比容，作为计算补液量的参考；②各种原因所致的红细胞绝对性增多时，血细胞比容均增加，如真性红细胞增多症时，可高达 0.60 以上，甚至达 0.80。

2）血细胞比容减低：见于各种贫血。由于贫血类型不同，红细胞体积大小也有不同，血细胞比容的减少与红细胞数减少并不一定成正比。故应将红细胞计数、血红蛋白量和血细胞比容三者结合起来，计算红细胞各项平均值才更有参考意义。

2. 红细胞平均值的计算　将同一份血液标本同时测得的红细胞数、血红蛋白量和血细胞比容3项数据，按公式计算可以算出红细胞的3种平均值，包括：①平均红细胞容积（mean corpuscular volume，MCV），即每个红细胞的平均体积，以飞升（fl）为单位；②平均红细胞血红蛋白量（mean corpuscular hemoglobin，MCH），即每个红细胞内所含血红蛋白的平均量，以匹克（pg）为单位；③平均红细胞血红蛋白浓度（mean corpuscular hemoglobin concentration，MCHC），即每升红细胞中所含血红蛋白浓度，以g/L表示。

（1）参考范围：MCV：80~100fl；MCH：26~32pg；MCHC：320~360g/L。

（2）临床意义：红细胞平均值测定用于分析病人红细胞形态，有助于贫血的分类与鉴别（表6-3）。

表6-3　贫血的形态学分类

形态学分类	MCV（fl）	MCH（pg）	MCHC（g/L）	病因
正常细胞性贫血	80~100	27~34	320~360	再生障碍性贫血、急性失血性贫血、白血病等
小细胞低色素性贫血	<80	<27	<320	缺铁性贫血、珠蛋白生成障碍性贫血、铁粒幼细胞性贫血
单纯小细胞性贫血	<80	<27	320~360	慢性感染，炎症，肝病，尿毒症等所致的贫血
大细胞性贫血	>100	>34	320~360	恶性贫血、巨幼红细胞性贫血

3. 红细胞体积分布宽度测定　红细胞体积分布宽度（red blood cell volume distribution width，RDW）是反映外周血中红细胞大小异质性程度的参数，常用所测红细胞体积大小的变异系数（RDW-CV）来表示。

（1）参考范围：11.5%~14.5%。

（2）临床意义

1）用于贫血的形态学分类：常结合MCV、RDW-CV的变化对贫血进行形态学分类（表6-4），对贫血的鉴别诊断有一定临床意义。

表6-4　贫血MCV/RDW分类法

MCV	RDW	贫血类型	常见疾病
增高	正常	大细胞均一性贫血	部分再生障碍性贫血
	增高	单细胞非均一性贫血	巨幼红细胞性贫血、MDS
正常	正常	正常细胞均一性贫血	急性失血性贫血
	增高	正常细胞非均一性贫血	再生障碍性贫血、PNH、G6PD缺陷症
减低	正常	小细胞均一性贫血	珠蛋白生成障碍性贫血、球形红细胞增多症等
	增高	小细胞非均一性贫血	缺铁性贫血

2）用于缺铁性贫血的诊断与疗效观察：①缺铁性贫血和轻型β珠蛋白合成障碍性贫血均表现为小细胞低色素性贫血，缺铁性贫血病人RDW增高，而珠蛋白生成障碍性贫血病人88%为正常；②缺铁性贫血病人在缺铁潜伏期时RDW即有增高，治疗后贫血已纠正，但RDW仍未

降至正常水平，可能反映体内贮存铁尚未完全补足，故RDW对缺铁性贫血治疗中的动态监测有一定的价值。

二、白细胞参数检查

白细胞（white blood cell，WBC；leukocyte，LEU）计数是测定单位容积外周循环血液中各种白细胞的总数。白细胞分类计数（differential count，DC）是测定各种白细胞的相对百分率和绝对数值。

（一）标本采集

同红细胞计数。

（二）参考范围

1. 白细胞计数　成人（4~10）× 10^9/L；新生儿（15~20）× 10^9/L；6个月~2岁（11~12）× 10^9/L。

2. 白细胞分类计数　外周血涂片，经Wright-Giemsa染色后观察，白细胞从形态上可分为5种类型，5种白细胞正常百分数和绝对值见表6-5。

表6-5　5种白细胞正常百分数和绝对值

细胞类型	百分数（%）	绝对值（× 10^9/L）
中性粒细胞杆状核（st）	0~5	0.04~0.05
中性粒细胞分叶核（sg）	50~70	2~7
嗜酸性粒细胞（E）	0.5~5	0.05~0.5
嗜碱性粒细胞（B）	0~1	0~0.1
淋巴细胞（L）	20~40	0.8~4
单核细胞（M）	3~8	0.12~0.8

（三）临床意义

白细胞总数高于正常值（成人10× 10^9/L）称白细胞增多，低于正常参考值（成人为4× 10^9/L）称白细胞减少。生理情况下如剧烈运动、体力劳动、冷热水浴后、酷热和严寒、紫外线照射、妇女月经期和排卵期、妊娠期（特别是20周后）、产后、吸烟、情绪激动、儿童剧烈哭闹等因素都可导致白细胞数量升高。病理情况下白细胞变化的临床意义如下：

1. 中性粒细胞（neutrophil，N）　由于中性粒细胞占白细胞总数的绝大多数，故它的增减反映了白细胞总数的增减。

（1）中性粒细胞增多：①急性感染，是引起中性粒细胞病理性增多最常见的原因，特别是化脓性球菌所致的局部或全身性感染，升高程度取决于感染微生物的种类、感染灶的范围、感染的严重程度、病人的免疫能力；②严重的组织损伤及大量血细胞破坏，如严重外伤、大手术后、大面积烧伤，急性心肌梗死及严重的血管内溶血后12~36h，白细胞总数及中性粒细胞可增多；③急性大出血，如脾出血后1~2h内，白细胞数及中性粒细胞明显增多，白细胞可高达20× 10^9/L；④急性中毒，如化学物质中毒如安眠药、敌敌畏等中毒，代谢性中毒如糖尿病酮症酸中毒，生物性中毒如昆虫毒、蛇毒、毒蕈中毒等；⑤非造血系统恶性肿瘤及急、慢性白血病。

（2）中性粒细胞减少：中性粒细胞绝对值低于1.5× 10^9/L，称为粒细胞减少症，低于0.5× 10^9/L，称为粒细胞缺乏症（其白细胞总数大多低于1.0× 10^9/L）。中性粒细胞减少见于：①某些感染，特别是革兰氏阴性杆菌感染（如伤寒、副伤寒杆菌感染），某些病毒感染性疾病

（如流感、病毒性肝炎、水痘、风疹、巨细胞病毒感染时），某些原虫感染（如疟疾、黑热病时）；②血液系统疾病，如再生障碍性贫血、非白血性白血病、恶性组织细胞病、巨幼细胞贫血、严重缺铁性贫血、阵发性睡眠性血红蛋白尿以及骨髓转移癌等，白细胞减少同时常伴血小板及红细胞减少；③物理、化学因素损伤，如 X 线、γ 射线、放射性核素等物理因素，化学物质如苯、铅、汞等，以及化学药物如氯霉素、磺胺类药、抗肿瘤药、降血糖药及抗甲状腺药物等均可引起白细胞及中性粒细胞减少；④单核 – 巨噬细胞系统功能亢进，如各种原因引起的脾脏肿大及其功能亢进，如门脉性肝硬化、淋巴瘤、Gaucher 病、Niemann–Pick 病常见白细胞及中性粒细胞减少；⑤自身免疫性疾病，如系统性红斑狼疮等，产生自身抗体导致白细胞减少。

（3）中性粒细胞的核象变化：病理情况下，中性粒细胞核象可发生变化，出现核左移或核右移现象（图 6–2）。①核左移：周围血中出现不分叶核粒细胞（包括杆状核粒细胞、晚幼粒、中幼粒或早幼粒细胞等）的百分率升高（超过 5%）时，称为核左移，常见于感染（特别是急性化脓性感染）、急性失血、急性中毒及急性溶血反应等，白血病和类白血病反应也可出现核极度左移现象；②核右移：周围血中若中性粒细胞核出现 5 叶或更多分叶，其百分率超过 3% 者，称为核右移，主要见于巨幼细胞贫血及造血功能衰退，也可见于应用抗代谢药物，如阿糖胞苷或 6– 巯基嘌呤等。

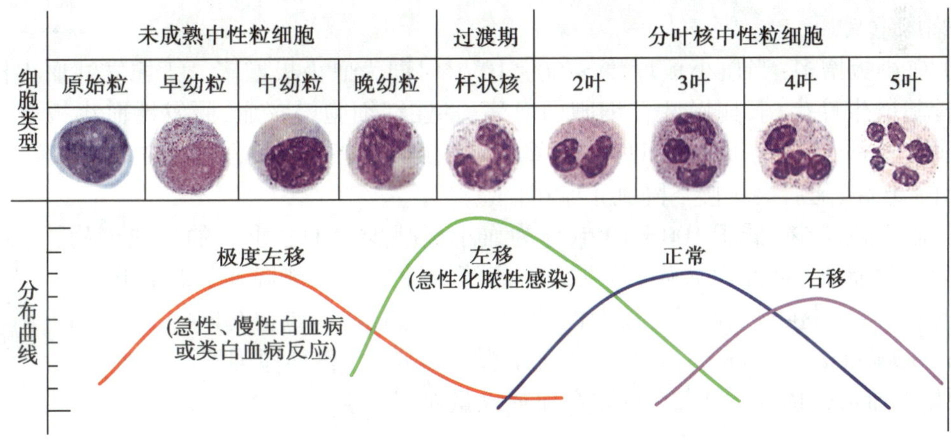

图 6–2　中性粒细胞核象变化示意图

2. 嗜酸性粒细胞（eosinophilia，E）

（1）嗜酸性粒细胞增多：①变态反应性疾病，如支气管哮喘、药物过敏反应；②寄生虫病，如钩虫病、蛔虫病；③皮肤病，如银屑病、湿疹等；④部分血液病和恶性肿瘤：如慢性粒细胞性白血病、肿瘤转移或有坏死灶的恶性肿瘤；⑤传染病的恢复期和猩红热的急性期。

（2）嗜酸性粒细胞减少：见于伤寒、副伤寒及长期应用糖皮质激素者。

3. 嗜碱性粒细胞（basophil，B）　增多见于慢性粒细胞白血病等，减少无意义。

4. 淋巴细胞（lymphocyte，L）

（1）淋巴细胞增多：婴儿出生时粒细胞占 65%，淋巴细胞约占 35%。4~6d 后淋巴细胞可达 50%，与粒细胞比例大致相等。4~6 岁时，淋巴细胞比例逐渐减低，粒细胞比例增加，逐渐达正常成人水平。此为儿童期的淋巴细胞生理性增多。病理性增多见于：①部分病毒或杆菌感染，如传染性单核细胞增多症、风疹、病毒性肝炎、伤寒等；②淋巴细胞白血病、淋巴瘤；③移植排斥反应：肾移植等。

（2）淋巴细胞减少：主要见于放射线损伤、应用肾上腺皮质激素、烷化剂、免疫缺陷性疾病等。

5. 单核细胞(monocyte, M)

(1)单核细胞增多:儿童期可有生理性增多。病理性增多见于:①某些感染:如感染性心内膜炎、疟疾、黑热病、急性感染的恢复期、活动性肺结核等,单核细胞明显增多。②某些血液病:如粒细胞缺乏症恢复期、多发性骨髓瘤、恶性组织细胞病、骨髓增生异常综合征等也可见单核细胞增多。

(2)单核细胞减少:无临床意义。

三、血小板计数

血小板计数(platelet count, PLT, Plt; blood platelet count, BPC)是指测定单位容积的血液血小板的数量。

1. 标本采集

(1)血液分析仪:EDTA 抗凝静脉血 1ml。

(2)手工法:非抗凝末梢血 1 滴。检查时注意:停用阿司匹林及其他抗血小板药物;避免组织液混入血液标本,以防标本溶血或凝固。

2. 参考范围 $(100\text{~}300)\times10^9/L$。

3. 临床意义

(1)血小板增多:当血小板计数 $>400\times10^9/L$ 时即为血小板增多。①原发性血小板增多:常见于骨髓增生性疾病,如慢性粒细胞白血病、真性红细胞增多症、原发性血小板增多症等;②反应性增多:见于急性感染、急性溶血、某些癌症病人,这种增多是轻度的。脾切除术后血小板会有明显升高,随后会缓慢下降到正常范围。

(2)血小板减少:低于 $100\times10^9/L$ 称为血小板减少。①血小板的生成障碍:如再生障碍性贫血、急性白血病、急性放射病等骨髓造血功能障碍;②血小板破坏或消耗增多:如特发性血小板减少性紫癜、弥散性血管内凝血(disseminated or diffuse intravascular coagulation, DIC);③血小板分布异常:各种原因所致的脾肿大(如肝硬化)、血液被稀释(输入大量库存血或大量血浆)等。

组图:外周血细胞

知识拓展

血液分析仪

血液分析仪主要分为全自动或半自动血细胞分析仪和动物血细胞分析仪。20 世纪 50 年代初,美国 W.H.Coulter 研发了世界上第一台电子血细胞计数仪,并应用于临床,开创了血细胞计数的新纪元。与传统手工法显微镜血细胞计数或分类方法(速度慢,而且因操作过程的随机误差、实验器材的系统误差和检测方法的固有误差,检测的精密度不高等缺点)相比具有“精度高、速度快、易操作、功能强”的优点,并且随着医学的进一步发展,血液分析仪的功能不断扩展和完善,为临床不同层次需求提供有效的血细胞检测参数,对疾病诊断与治疗有着重要的临床意义。血液分析仪的功能有:①全血细胞计数功能(红细胞、白细胞和血小板计数及其相关计算);②白细胞分类功能(五种白细胞百分率和绝对值);③血细胞计数和分类功能的扩展功能:如有核红细胞计数、网织红细胞计数及其相关参数检查;幼稚粒细胞、造血干细胞计数;未成熟血小板比率;淋巴细胞亚型计数;细胞免疫表型检测。

(李冬燕)

第二节　止血与血栓常用的筛选检查

一、出血时间测定

人工刺破皮肤后，血液自然流出到自然停止所需的时间称为出血时间（bleeding time，BT）。出血时间长短反映血小板数量、功能以及血管壁的通透性和脆性的变化。本试验敏感度和特异性均差，且受多种因素干扰，临床应用价值有限。

1. 参考范围　出血时间测定器法：（6.9 ± 2.1）min，超过 9min 为异常。

2. 临床意义

（1）出血时间延长：①血小板数量异常，如特发性或继发性血小板减少性紫癜；②血小板功能缺陷，如血小板无力症、巨大血小板综合征等；③某些凝血因子严重缺乏，如血友病（凝血因子Ⅷ、Ⅸ、Ⅺ缺乏）、低（无）纤维蛋白原血症和弥散性血管内凝血（disseminated intravascular coagulation，DIC）等；④血管壁结构异常，如遗传性毛细血管扩张症等；⑤药物影响，如阿司匹林、潘生丁、乙酰水杨酸等。

（2）出血时间缩短：见于某些严重的高凝状态和血栓性疾病：心脑血管疾病，DIC 早期等。

二、束臂试验

束臂试验（tourniquet test）又称毛细血管脆性试验（capillary fragility test，CFT）或毛细血管抵抗力试验（capillary resistance test，CRT）。通过给手臂局部加压（标准压力）使静脉血流受阻，致毛细血管负荷，通过一定范围内皮肤出现出血点的数目来估计血管壁的通透性和脆性。血管壁的结构和功能、血小板的数量和质量以及血管性血友病因子（vWF）等缺陷，血管壁的脆性和通透性增加，新的出血点便增多。

1. 检测方法　给予上臂袖带（血压计袖带）加压 8min（压力维持在 80~120mmHg），观察前壁屈侧肘横纹下 4cm 皮肤直径 5cm 的圆圈内新的出血点数目。

2. 参考值　成年男性低于 5 个，儿童和成年女性低于 10 个。

3. 临床意义　新的出血点超过正常范围高限值为该试验阳性。见于：①血管壁的结构和/或功能缺陷，如遗传性出血性毛细血管扩张症、过敏性紫单纯性紫癜，以及其他血管性紫癜；②血小板数量和功能异常，原发性和继发性血小板减少症、血小板增多症以及遗传性和获得性血小板功能缺陷症；③血管性血友病（von Willebrand disease，vWD）；④其他，如高血压、糖尿病、败血症、维生素 C 缺乏症、尿毒症、肝硬化和某些药物应用等。

本试验在某些正常儿童和成人中也可阳性，且试验结果受多种因素干扰，故临床价值有限。

三、血块收缩试验

血块收缩试验（clot retraction，CRT）是在富含血小板的血浆中加入 Ca^{2+} 和凝血酶，使血浆凝固形成凝块。血小板收缩蛋白使血小板伸出伪足，伪足前端连接到纤维蛋白束上。血小板伪足向心性收缩，使纤维蛋白网眼缩小，检测吸出血清的容积可反映血小板血块收缩能力。也可应用已凝固的新鲜血块，观察血清析出的过程。

1. 参考值　凝块法：65.8% ± 11.0%；血块收缩时间（h）：2h 开始收缩，18~24h 收缩完全。

2. 临床意义

（1）降低（<40%）：见于血小板疾病（特发性血小板减少性紫癜、血小板增多症、血小板无力症）、红细胞增多症、低（无）纤维蛋白原血症、多发性骨髓瘤、原发性巨球蛋白血症等。

（2）升高：见于先天性和获得性因子XⅢ缺乏症。

四、凝血时间测定

凝血时间（clotting time，CT）是指血液离开血管，在体外发生凝固的时间。静脉血放入试管（玻璃试管、塑料试管）中，观察自采血开始至血液凝固所需的时间。

1. 标本采集　采用专用试管采血，应一针见血，血进入空针立即开始计时。

2. 参考范围　玻璃管法：4~12min；硅管法：15~32min；塑料管法：10~19min。

3. 临床意义　凝血时间试验反映因子Ⅻ被负电荷表面（玻璃）激活到纤维蛋白形成，即反映内源性凝血系统的凝血过程。

（1）凝血时间延长：①凝血因子Ⅷ、Ⅸ、Ⅺ缺乏，如依次为血友病A、B和因子Ⅺ缺乏症；重症肝病、维生素K缺乏；②凝血酶原、因子Ⅴ、Ⅹ等重度减少，如严重的肝病等；③纤溶蛋白溶解活力增强，如原发性、继发性纤维蛋白溶解功能亢进；④血液循环中有抗凝物质，如肝素和类肝素物质增多等，早期肝素治疗时等；⑤弥散性血管内凝血（DIC），尤其是失代偿期或显性DIC时CT延长。

（2）凝血时间缩短：见于高凝状态，如血栓前状态或血栓性疾病，如DIC，但敏感性差。

五、活化的部分凝血活酶时间测定

活化部分凝血活酶时间（activated partial thromboplastin time，APTT）是指人为加入特殊物质激活内源性凝血途径，使血液凝固。这是目前判断内源性凝血系统较为灵敏和最为常用的筛选试验，也是监测肝素用量的良好指标。

1. 标本采集　蓝色管帽的真空采血试管。空腹采血。要求一针见血，抽血迅速，血量准确，立即轻摇混匀，采血后立即送检，4h检测完毕。

2. 参考范围　不同方法、不同试剂检测的结果有较大差异，需设正常对照值，测定值与正常对照值比较，延长超过10s以上为异常。

3. 临床意义

（1）APTT延长：见于因子Ⅻ、Ⅺ、Ⅸ、Ⅷ、Ⅹ、Ⅴ、Ⅱ、PK（激肽释放酶原）、HMWK（高分子激肽原）和纤维蛋白原缺乏，尤其用于FⅧ、Ⅸ、Ⅺ缺乏以及它们的抗凝物质增多；APTT是监测普通肝素和诊断狼疮抗凝物质的常用试验。

（2）APTT缩短：见于血栓性疾病和血栓前状态，但灵敏度和特异性差。

六、血浆凝血酶原时间测定

凝血酶原时间（prothrombin time，PT）是指在缺乏血小板的血浆中加入Ca^{2+}和组织因子或组织凝血活酶，观测血浆的凝血时间，称为血浆凝血酶原时间。凝血酶原时间测定是外源凝血系统较为敏感和最为常用的筛选试验。

1. 标本采集　同APTT。

2. 参考范围

（1）不同方法和不同试剂检测需设相应正常对照值。测定值超过正常对照值3s以上为异常。

（2）凝血酶原时间比值（prothrombin ratio，PTR）：受检血浆的凝血酶原时间（s）/ 正常人血浆的凝血酶原时间（s）的比值。参考值为 1.0 ± 0.05（0.82~1.15s）。

（3）国际正常化比值（international normalized ratio，INR）：$INR=PTR^{ISI}$，参考值依国际灵敏度指数（international sensitivity index，ISI）不同而异。ISI 越小，组织凝血活酶的灵敏度越高。因此做 PT 检测时必须用标有 ISI 值的组织凝血活酶试剂。

3. 临床意义

（1）PT 延长：①先天性凝血因子Ⅰ（纤维蛋白原）、Ⅱ（凝血酶原）、Ⅴ、Ⅶ、Ⅹ缺乏；②获得性凝血因子缺乏，如严重肝病、维生素 K 缺乏、纤溶亢进（hyperfibrinolysis）、DIC、使用抗凝药物（如口服抗凝剂）；③血液循环中抗凝血物质增多，如肝素或血中纤维蛋白（原）降解产物（FDPs）等。

（2）PT 缩短：血液高凝状态（hypercoaguable state，HCS）如 DIC 早期、心肌梗死、脑血栓形成、深静脉血栓形成（deep venous thrombosis，DVT）、多发性骨髓瘤等，但敏感性和特异性差。

（3）PTR 及 INR 是监测口服抗凝剂的首选指标：WHO 推荐用 INR，国人的 INR 以 2.0~2.5 为宜，一般不要 >3.0，也不要 <1.5。

七、血浆凝血酶时间测定

凝血酶时间（thrombin time，TT）是在受检血浆中加入“标准化”凝血酶溶液，测定开始出现纤维蛋白丝所需的时间，是反映血浆纤维蛋白原转变为纤维蛋白的筛选指标。

1. 标本采集　同 APTT。

2. 参考范围　手工法：16~18s，测定值超过正常对照值 3s 以上为延长。

3. 临床意义　TT 延长：见于低（无）纤维蛋白原血症和异常纤维蛋白原血症；血中纤维蛋白（原）降解产物（FDPs）升高；血中有肝素或类肝素物质存在（如肝素治疗中、SLE 和肝脏疾病等）。TT 缩短无临床意义。

八、血浆纤维蛋白原测定

纤维蛋白原（fibrinogen，FIB 或 Fg）由肝脏合成，是血浆浓度最高的凝血因子。血浆纤维蛋白原是纤维蛋白的前体，在凝血的最后阶段，可溶性纤维蛋白原转变成不溶性纤维蛋白，使血液凝固。

1. 标本采集　同 APTT。

2. 参考范围　WHO 推荐用凝血酶比浊法：2~4g/L（200~400mg/dl）。

3. 临床意义

（1）FIB 升高：①见于血栓前状态和血栓性疾病时，机体凝血功能增强，血浆纤维蛋白原增多，如糖尿病、急性心肌梗死、急性传染病、动脉粥样硬化等；②蛋白合成增多，如结缔组织病、多发性骨髓瘤等；③反应性增多，如急性感染、急性肾炎、烧伤、休克、大手术后等。

（2）FIB 降低：①消耗过多：见于 DIC；②纤溶系统活性增强，FIB 被分解，如原发性纤溶亢进症等；③合成减少，如重症肝炎、肝硬化等。

九、血浆 D- 二聚体测定

D- 二聚体（D-dimer，D-D）来源于纤溶酶溶解的交联纤维蛋白凝块。

1. 标本采集　同 APTT。

2. 参考范围　阴性（<250μg/L）。

3. 临床意义　正常人血液 D- 二聚体浓度很低，而在血栓形成于继发性纤溶时显著升高。因此，D- 二聚体是 DIC 实验诊断中特异性较强的指标，并对排除血栓形成有重要价值。①病人存在 DIC、深静脉血栓、肺栓塞、脑梗死、心肌梗死、严重肝脏疾病、慢性肾炎或急性白血病时 D- 二聚体升高；②D- 二聚体是诊断深静脉血栓和肺栓塞的主要筛查指标之一，当 D- 二聚体阴性时，可能排除深静脉血栓和肺栓塞；③继发性纤溶亢进（如 DIC）时 D- 二聚体升高，而在原发性纤溶亢进早期 D- 二聚体正常，可作为两者的鉴别指标之一。

（李冬燕　王新颖）

第三节　尿液检查

案例导学与思考

案例导学：

李女士，42 岁，在一次机关干部健康体检时尿液检查发现尿蛋白（+），隐血（++），尿沉渣检查有非均一红细胞 8~10/HP，偶见颗粒管型，其他指标正常。血压 120/80mmHg，X 线检查心、肺、膈未见异常，B 超检查肝、胆、脾、胰、肾无异常。平时未感不适，偶感劳累后便排出血尿，休息后有所缓解。

思考：

1. 请分析其化验结果。
2. 应该给李女士进一步做哪些检查？

一、尿液标本的分类及保存

（一）尿液标本分类

1. 首次尿　尿液检测一般以清晨首次尿为好，可获得较多信息，如蛋白、细胞和管型等。

2. 随机尿　用于门诊和急诊病人的临时检验。

3. 24h 尿　如果需要测定 24h 期间溶质的排泄总量，如尿蛋白、尿糖、电解质等定量检测，需要留取 24h 尿液，并且记录尿量。

4. 餐后尿　通常在午餐后 2h 收集尿标本。此标本对病理性糖尿、蛋白尿检测较敏感。

5. 清洁中段尿　嘱病人留取标本的前一天晚上少饮水，晨起女性先用肥皂水清洗外阴部（男性翻转包皮，清洗尿道口），再以灭菌水冲洗尿道口，然后排尿弃去前段，留取中段尿 10~15ml 于灭菌容器内，立即加盖送检。

（二）尿液标本保存

1. 冷藏法　尿液标本如不能及时送检须置 2~8℃冰箱冷藏，但必须在 6h 内完成检验。

2. 化学法　根据检测内容加入防腐剂。①盐酸：10ml/24h 尿液，适用于尿儿茶酚胺等化学成分定量测定；②甲苯：用量 5.0ml/L 尿液，适用于尿肌酐、尿糖、蛋白质、酮体等生化项目测定；③甲醛：用量 5.0ml/L 尿液，能较好地保存细胞和管型。常用于尿 Addis 计数。

二、尿液理学检查

（一）尿量

1. 参考值　1000~2000ml/24h（成人）。

2. 临床意义

（1）多尿：24h尿量超过2500ml，称为多尿。

1）生理性多尿：可见于饮水过多、饮茶、咖啡、应用利尿药和某些药物等。

2）病理性多尿：①糖尿病，尿糖增多引起的溶质性利尿；②尿崩症，由于垂体分泌的抗利尿激素（ADH）不足或肾小管对ADH反应性降低，影响尿液浓缩导致多尿；③肾脏疾病如慢性肾盂肾炎、慢性肾间质肾炎、慢性肾衰早期、急性肾衰多尿期等，均可出现多尿。

（2）尿量减少：成人尿量<400ml/24h（或<17ml/h），称为少尿；低于100ml/24h，则称为无尿。生理性少尿见于出汗过多，水分摄入不足等，病理性尿量减少见于：①肾前性少尿，如休克、心衰、脱水及其他引起有效血容量减少的疾病可导致肾小球滤过减少而出现少尿；②肾性少尿，各种肾脏实质性改变而导致的少尿；③肾后性少尿，因结石、尿路狭窄、肿瘤压迫引起尿路梗阻或排尿功能障碍所致。

（二）尿液气味

正常尿液的气味来自尿中挥发性的酸性物质。尿液长时间放置后，尿素分解可出现氨臭味。若尿液中有氨味，说明尿在体内已被分解，是膀胱炎或尿潴留的表现；烂苹果气味，多见于糖尿病酮症酸中毒或饥饿时，这种尿液常可引诱蚂蚁汇聚；腐败腥臭味，常见于膀胱炎及化脓性肾盂肾炎；患有膀胱结肠瘘的病人，尿中常带有粪臭味；苯丙酮尿症者尿有鼠臭味。

（三）尿液外观

正常人尿液是淡黄色、清晰透明的液体。尿液的颜色与饮水量有关。常见的异常尿液外观有：

1. 血尿　肉眼可见的淡粉红色云雾状、洗肉水样、混有血性凝块状的尿液统称为肉眼血尿，即尿中含有大量的红细胞（1L尿液中含血量超过1ml）。血尿多见于肾结核、肾肿瘤、肾结石、泌尿道结石、急性肾小球肾炎、肾盂肾炎、膀胱炎等。

2. 血红蛋白尿　多为浓茶样或酱油色尿，常见于蚕豆病、阵发性睡眠性血红蛋白尿、血型不符的输血反应。

3. 肌红蛋白尿　尿液中出现大量的肌红蛋白，呈粉红色、暗褐色。见于挤压伤综合征、缺血性肌坏死、正常人剧烈运动后。

4. 胆红素尿　尿内含有大量的结合胆红素，尿液呈深黄色改变，振荡后出现黄色泡沫且不易消失，常见于阻塞性黄疸和肝细胞性黄疸。

5. 乳糜尿　因乳糜液逆流进入尿中所致，外观呈不同程度的乳白色，特征是小便混浊如乳汁，或似泔水、豆浆，故名。可见于丝虫病、肾周围淋巴管梗阻。

6. 脓尿和菌尿　当尿内含有大量的脓细胞、炎性渗出物或细菌时，新鲜尿液呈白色混浊（脓尿）或云雾状（菌尿）。加热或加酸均不能使混浊消失。脓尿和菌尿见于泌尿系统感染如肾盂肾炎、膀胱炎等。

（四）尿液的比重

尿液的比重是指在4℃条件下与同体积的水的重量之比，是尿液中所含溶质浓度的指标。尿比重的高低与饮水量和当时的尿量有关，主要取决于肾脏的浓缩功能。

1. 参考范围　成人 1.015~1.025，晨尿最高，一般大于 1.020，婴幼儿尿比重偏低。

2. 临床意义

（1）尿比重升高：见于出汗过多、脱水、心功能不全、糖尿病等。

（2）尿比重降低：见于尿崩症、大量饮水、急性肾衰多尿期。24h 连续多次测定尿比重，有助于了解肾小管的浓缩和稀释功能。

三、尿液的化学检查

（一）尿 pH

1. 参考范围　正常人普通膳食条件下尿液多呈弱酸性，晨尿 pH 为 5.5~6.5，随机尿在 4.6~8.0 之间波动。

2. 临床意义　①尿 pH 降低：见于酸中毒、高热、痛风、糖尿病及口服氯化铵、维生素 C 等酸性药物，低钾性代谢性碱中毒排酸性尿为其特征之一；②尿 pH 升高：见于碱中毒、尿潴留、膀胱炎、应用利尿药、肾小管性酸中毒等；③药物干预：尿 pH 可作为用药的一个指标，用氯化铵酸化尿液，可促使碱性药物中毒时从尿中排出；而用碳酸氢钠碱化尿液，可促使酸性药物中毒时从尿中排出。

（二）蛋白尿

健康人尿中蛋白质（多指分子量较小的蛋白质）的含量很少（每日排出量 <150mg），蛋白质定性检查时，呈阴性反应。

1. 产生机制　蛋白尿的形成原因与肾小球的屏障功能有着密不可分的关系。当肾小球毛细血管壁断裂或电荷屏障改变，使大量高、中、低分子量的蛋白漏出超过肾小管重吸收能力而出现于终尿中。

2. 参考范围　尿蛋白定性试验阴性；定量试验 0~80mg/24h。

3. 临床意义　尿蛋白定性试验阳性或定量试验超过 100mg/L 或 150mg/24h 尿时，称蛋白尿（proteinuria），如果尿蛋白含量≥3.5g/24h，则称为大量蛋白尿。蛋白尿的类型、特点及临床意义见表 6–6。

表 6–6　蛋白尿的分类

蛋白尿类型	特点	临床意义
生理性蛋白尿	泌尿系统无器质性病变，尿内暂时出现蛋白质，程度较轻，持续时间短，诱因解除后消失	剧烈运动、发热、寒冷、精神紧张、交感神经兴奋
肾小球性蛋白尿	为滤过膜机械和电荷屏障受损所致，尿蛋白多≥1.0g/24h，多为大中分子蛋白质	原发性 – 肾小球肾炎、肾病综合征 继发性 – 糖尿病、高血压、SLE、妊娠高血压综合征
肾小管性蛋白尿	为近曲肾小管对低分子量蛋白质（α_1、β_2 微球蛋白）重吸收减少所致蛋白排出量常≤2.0g/24h	肾盂肾炎、间质性肾炎、肾小管酸中毒等
溢出性蛋白尿	血浆中过多的低分子量蛋白质超过了肾小管的重吸收能力	血红蛋白、肌红蛋白：溶血性贫血、挤压伤综合征；凝溶蛋白：多发性骨髓瘤、浆细胞病、轻链病
组织性蛋白尿	为低分子量蛋白尿（肾小管上皮细胞分泌蛋白，Tamm–Horsfall 糖蛋白）	肾组织被破坏
假性蛋白尿	尿中混有大量的血、脓、黏液等	肾无损害，见于膀胱炎、尿道炎、尿道出血

（三）尿糖

正常人尿中可有微量的葡萄糖，一般方法测不出来。当血糖浓度超过肾糖阈（一般为8.88mmol/L 或 160mg/dl）时或血糖虽未升高但肾糖阈降低，将导致尿中出现大量的葡萄糖，称为糖尿。

1. 参考范围 尿糖定性试验阴性，定量为 0.56~5.0mmol/24h 尿。

2. 临床意义

（1）血糖正常性糖尿（肾性糖尿）：血糖浓度正常，由于肾小管病变导致对葡萄糖的重吸收能力降低所致，即肾糖阈下降产生的糖尿，又称肾性糖尿，常见于慢性肾炎、肾病综合征、新生儿糖尿和家族性糖尿等。

（2）血糖升高性糖尿：血糖超过肾糖阈为主要原因。①糖尿病；②继发性高血糖：见于库欣综合征、甲状腺功能亢进症、嗜铬细胞瘤、肢端肥大症等；③其他：肝硬化，胰腺炎，胰腺癌等；④长期使用肾上腺皮质激素、脑垂体后叶激素、咖啡因及苯丙胺类药物，会使血糖升高而造成糖尿；⑤应激性糖尿：见于颅脑外伤、脑出血、急性心肌梗死时，肾上腺素或胰高血糖素分泌过多或血糖中枢受到刺激，可出现暂时性高血糖和糖尿。

（3）其他：①生理性糖尿：如大量进食碳水化合物或静脉注射大量的葡萄糖后可一时性血糖升高，尿糖阳性；②假性糖尿：有些药物如水杨酸类、对氨苯甲酸、水合氯醛、吗啡、氨基比林及大量枸橼酸等，可使尿糖的化验出现假阳性结果；③其他糖尿：乳糖、半乳糖、果糖、甘露糖及一些戊糖等，进食过多或体内代谢失调使血中浓度升高时，可出现相应的糖尿。

（四）尿酮体

酮体是β羟丁酸、乙酰乙酸和丙酮的总称，是体内脂肪代谢的中间产物。当饥饿、糖尿病引起严重糖分解代谢不足时，脂肪分解活跃但氧化不完全可产生大量酮体，从尿中排出形成酮尿。

1. 参考范围 阴性。

2. 临床意义

（1）糖尿病酮症酸中毒：由于糖利用减少，分解脂肪产生酮体增加而引起酮症，多伴有血糖升高和糖尿。

（2）非糖尿病性：如感染性疾病伤寒、败血症等发热期，严重腹泻、呕吐、饥饿、禁食过久等均可出现酮尿。

（五）尿胆红素与尿胆原

1. 参考范围 正常人尿胆红素定性阴性，定量≤2mg/L；尿胆原定性为阴性或弱阳性，定量≤10mg/L。

2. 临床意义

（1）尿胆红素升高见于：①急性黄疸性肝炎、阻塞性黄疸；②门脉周围炎、纤维化及药物所致的胆汁淤积；③先天性高胆红素血症 Dubin–Johnson 综合征和 Rotor 综合征。

（2）尿胆原升高：见于肝细胞性黄疸和溶血性黄疸。尿胆原减少见于阻塞性黄疸。

四、尿液的显微镜检查

1. 细胞

（1）红细胞：正常尿液中无或偶见红细胞，新鲜尿液离心沉淀尿中每高倍镜视野≥3 个红细胞，称为镜下血尿。临床意义同血尿。

（2）白细胞：正常尿液中可见少量白细胞，若有大量白细胞，每高倍镜视野≥5 个白细胞，为镜下白细胞尿。多为泌尿系统感染如肾盂肾炎、肾结核、膀胱炎或尿道炎。成年女性生殖系统有炎症时,常有阴道分泌物混入尿内,除有成团脓细胞外,常伴有多量扁平上皮细胞(图 6–3)。

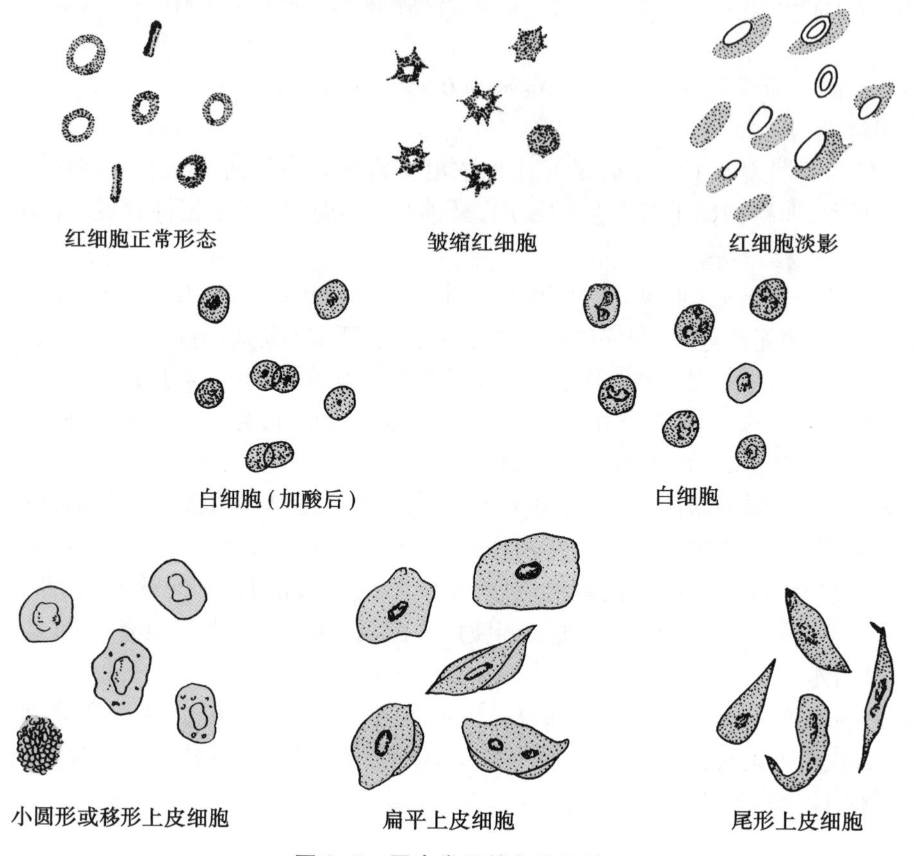

图 6–3 尿内常见的各种细胞

2. 管型 管型(cast)是尿液中的蛋白质在肾小管、集合管内凝固而形成的一种圆柱状结构物。管型的形成必须有蛋白尿,肾小管上皮细胞分泌的 T–H 糖蛋白为管型基质。管型是尿沉渣中有重要意义的成分,管型尿的出现往往提示有肾实质性损害(图 6–4)。

(1)透明管型:由 T–H 糖蛋白、白蛋白和氯化物构成,为无色透明、内部结构均匀的圆柱状体,两端钝圆,偶尔含有少量颗粒。正常人 0~ 偶见 /LP,老年人清晨浓缩尿中也可见到。在运动、重体力劳动、麻醉、用利尿药、发热时可出现一过性增多。在肾病综合征、慢性肾炎、恶性高血压和心力衰竭时可见增多。

(2)颗粒管型:为肾实质病变崩解的细胞碎片、血浆蛋白及其他有形物凝聚于 T–H 蛋白上而成,颗粒总量超过管型的 1/3。最常见于慢性肾炎,急性肾炎后期,肾盂肾炎也可以见到。

(3)细胞管型:细胞含量超过管型体积的 1/3,称为细胞管型。①红细胞管型:表明血尿的来源在肾小管或肾小球,常见于急性肾小球肾炎、急性肾盂肾炎或急性肾功能衰竭;②白细胞管型:是诊断肾盂肾炎及间质性肾炎的重要证据;③肾小管上皮细胞管型:在各种原因所致的肾小管损伤时出现。

(4)蜡样管型:该类管型多提示肾脏长期严重病变,提示预后不良。

(5)脂肪管型:因管型中含有椭圆形脂肪小球而得名,常见于肾病综合征、慢性肾小球肾炎急性发作及其他肾小管损伤性疾病。

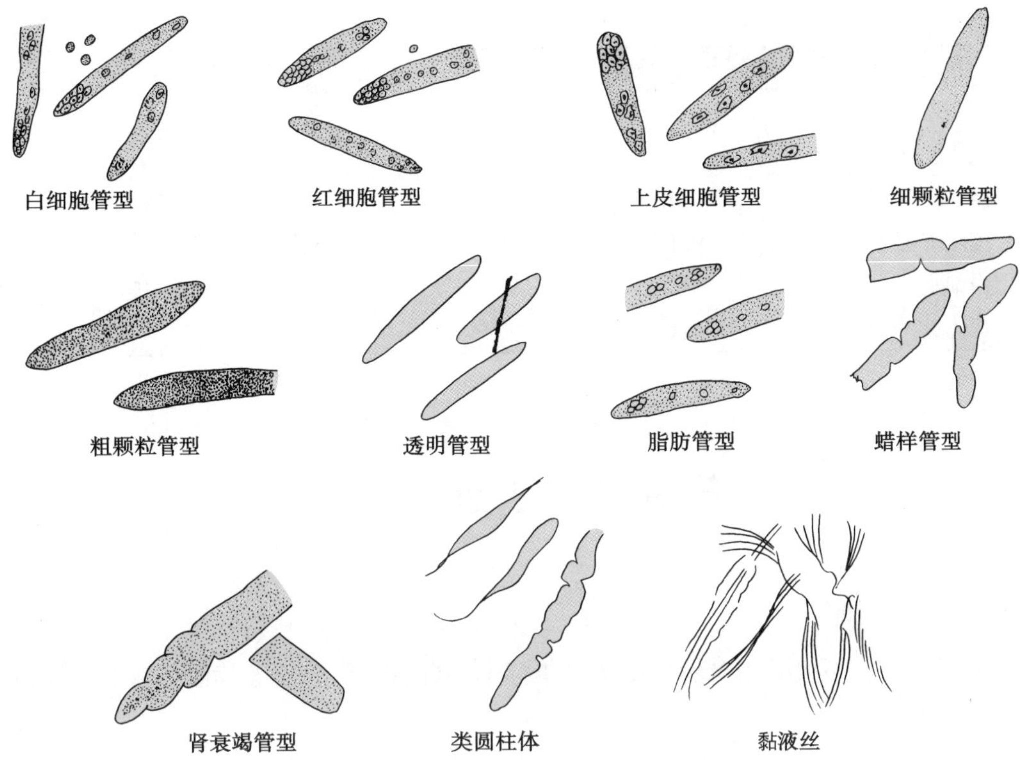

图 6-4 尿内各种管型和类似管型物质

3. 尿结晶 正常尿液中盐类结晶的析出取决于该物质饱和度、尿液 pH、温度等因素。尿酸盐、草酸钙和磷酸盐类结晶，一般无临床意义。结晶体出现于新鲜尿中并伴有较多红细胞应怀疑患有肾结石的可能。

知识链接

尿液自动化分析仪

尿液自动化分析仪是利用自动化仪器检查尿中某些成分的方法，具有操作简单、快速、检出灵敏度高、重复性好等优点。目前常用的有干化学尿液自动分析仪和尿沉渣分析仪。干化学尿液自动分析仪具有同时自动完成多项检测的优点，但影响因素较多，易出现假阳性和假阴性结果，一般仅用作初诊者或健康体检的筛选试验。干化学尿液自动分析仪检测项目及参考值见表 6-7。尿沉渣自动分析仪主要用以测定非离心尿中的有形成分，如红细胞、白细胞、细菌、上皮细胞、管型、酵母菌、精子、结晶等。

表 6-7 干化学尿液自动分析仪检测项目及参考值

项目	英文缩写	参考值
酸碱反应	pH	5~7
蛋白质	PRO	阴性（<0.1g/L）
葡萄糖	GLU	阴性（<2.0mmol/L）
酮体	KET	阴性

续表

项目	英文缩写	参考值
尿胆原	UBG	阴性或弱阳性
尿胆红素	BIL	阴性
隐血	BLD	阴性（<10 个红细胞 /μl）
亚硝酸盐	NIT	阴性
白细胞	LEU	阴性（<15 个红细胞 /μl）
尿比重	SG	1.015~1.025

（赵 丽）

第四节 粪便检查

一、标本采集

1. 采集方法 一般采用自然排便法采集标本，肛门指检、灌肠等其他方法取得的标本如需采用应加以说明。

2. 取样部位 取样时尽可能选择含有黏液、脓液、血液等病理成分的粪便，但不能只取病理成分。无明显病理成分的样本，应在粪便多个部位各取一点混合以提高检出率。

3. 标本量 标本量为 5~10g（约拇指大小或半匙）。寄生虫检查应取全部或 24h 粪便。粪便隐血试验检查前 3d 禁食肉类、动物血、铁剂或维生素 C 等。

4. 送检要求 常规检查使用一次性清洁不透水的容器采集标本；细菌学培养使用灭菌封口的容器采集。标本采集后立即送检，一般不超过 1h。检查阿米巴滋养体时应 25℃保温并在收集标本后 30min 内送检。蛲虫卵应在排便前从肛门皱襞处取样并立即送检。

二、一般性状检查

1. 量 正常人每日排便 1 次，重 100~300g，随食物种类、进食量及消化器官功能状态而异。

2. 颜色与性状 正常成人的粪便排出时为黄褐色圆柱形软便，婴儿粪便呈黄色或金黄色糊状便。病理情况可见如下改变：

（1）水样便：见于各种感染性或非感染性腹泻。大量黄绿色稀汁样便（3000ml 或更多），并含有膜状物时，应考虑到假膜性肠炎；艾滋病病人伴有肠道隐孢子虫感染时排出大量稀水样便。

（2）米泔样便：呈白色淘米水样，内含黏液片块，多见于霍乱与副霍乱、肠毒素性大肠埃希菌腹泻等。

（3）黏液便：单纯黏液便的黏液无色透明，稍黏稠，脓性黏液便则呈黄白色不透明，见于各类肠炎、细菌性痢疾，阿米巴痢疾等。

（4）脓便、脓血便：见于细菌性痢疾、阿米巴痢疾、溃疡性结肠炎或直肠癌。

（5）鲜血便：常见于直肠息肉、直肠癌、肛裂及痔疮等。痔疮时常在排便之后有鲜血滴落，而其他疾患则鲜血附着于粪便表面。

（6）柏油样大便：粪便呈黑色或黑褐色，富有光泽如柏油状。见于上消化道出血，每天出血量大 50ml 以上时，同时隐血试验阳性。服用活性炭、铋剂、铁剂时粪便亦呈黑色，但无光泽。

（7）白陶土样便：见于各种原因引起的胆管完全性阻塞病人。

3. 气味 正常粪便有臭味因含蛋白质分解产物，如吲哚、粪臭素、硫醇、硫化氢等所致，肉食者味重，素食者味轻。阿米巴肠炎粪便呈血腥臭味。脂肪及糖类消化或吸收不良时粪便呈酸臭味。

4. 寄生虫体 蛔虫、蛲虫及绦虫等较大虫体或其片段肉眼即可分辨，钩虫虫体需将粪便冲洗过筛方可见到。服驱虫剂后应查粪便中有无虫体，驱绦虫后应仔细寻找其头节。

三、粪便隐血试验

粪便隐血试验（fecal occult blood test，FOBT）是测定消化道出血的一种方法，主要用于检验肉眼不可见的少量出血。

1. 参考范围 阴性。

2. 临床意义 消化道出血 5ml 以上即为阳性。在消化道溃疡性出血时呈间断性阳性而消化道恶性肿瘤时呈持续性阳性，因此可作为良、恶性出血的一种鉴别方法；急性胃黏膜病变、肠结核、克罗恩（Crohn）病、溃疡性结肠炎、钩虫病及流行性出血热等也可以表现为阳性。

四、粪便显微镜检查

1. 细胞和细菌

（1）白细胞：正常粪便中不见或偶见。肠炎时白细胞数量一般会增加，菌痢或阿米巴样痢疾及过敏性肠炎、肠道寄生虫病时白细胞数量也会增加。

（2）红细胞：正常粪便中无红细胞。见于下消化道出血，如肠道炎症、结肠、结/直肠癌、直肠息肉、痔疮出血、菌痢和阿米巴痢疾等。

（3）念珠菌：病理粪便中出现的假丝酵母菌以白色假丝酵母菌最为多见，常见于长期使用广谱抗生素、激素、免疫抑制剂和放、化疗之后。

（4）肠黏膜上皮细胞：正常粪便中见不到，结肠炎、假膜性肠炎时可见增多。

（5）肿瘤细胞：取乙状结肠癌、直肠癌病人的血性粪便及时涂片染色，可能发现成堆的癌细胞。

2. 食物残渣 正常粪便中的食物残渣系已消化的无定形细小颗粒，仅可偶见淀粉颗粒和脂肪小滴等。腹泻者的粪便中易见到淀粉颗粒，慢性胰腺炎、胰腺功能不全时增多。在急、慢性胰腺炎及胰头癌或因肠蠕动亢进、腹泻、消化不良综合征等，脂肪小滴增多。在胃蛋白酶缺乏时粪便中较多出现结缔组织。肠蠕动亢进、腹泻时，肌肉纤维、植物细胞及植物纤维增多。

3. 寄生虫和寄生虫卵 肠道寄生虫病时，从粪便中能见到的相应病原体，主要包括阿米巴（如溶组织内阿米巴）、鞭毛虫（蓝氏贾第鞭毛虫、肠滴虫等）、孢子虫（隐孢子虫）和纤毛虫（结肠小袋纤毛虫）几类单细胞寄生虫；蠕虫包括吸虫（如血吸虫等）、绦虫（猪肉绦虫）、线虫（似蚓蛔线虫）等成虫虫体或虫卵。

（赵 丽）

第五节 脑脊液及浆膜腔穿刺液检查

一、脑脊液检查

脑脊液（cerebrospinal fluid，CSF）是循环流动于脑和脊髓表面的一种无色透明液体，主要产生于脑室脉络丛，通过蛛网膜绒毛吸收入静脉。脑脊液分布于脑室及蛛网膜下腔内，脑脊液对脑组织起着营养、代谢、保护、调节等多重作用。生理情况下，血液和脑脊液之间存在血－脑屏障，对血浆中各种物质的通透性具有选择性，以此维持脑内环境的相对稳定。中枢神经系统任何部位发生感染、炎症、肿瘤、外伤、水肿、出血、缺血和阻塞等都可以引起脑脊液性状和成分的改变。脑脊液检查（cerebrospinal fluid test）对神经系统的诊断、疗效观察和预后判断具有重要意义。

脑脊液标本一般由临床医生采集。腰椎为常用穿刺部位，必要时还可以采用小脑延髓池穿刺或侧脑室穿刺。无菌法取脑脊液，分别收集于已编序的 3 支小试管中，每管 1~2ml，第 1 管作细菌学检查；第 2 管作化学和免疫学检查；第 3 管作一般性状检查和显微镜检查。注意：标本采集后必须立即送检，一般不能超过 1h。

（一）一般性状检查

1. 参考值　正常脑脊液无色、透明，静置 24h 不凝结。

2. 临床意义

（1）颜色：①红色，主要见于脑及蛛网膜下腔出血或由穿刺损伤引起。3 管标本的颜色前者红色均匀一致，后者红色逐渐变淡；②黄色，见于脑及蛛网膜下腔陈旧性出血、蛛网膜下腔梗阻、重症黄疸；③乳白色，常见于各种化脓菌引起的化脓性脑膜炎。

（2）透明度及凝块：静置 1~2h 后混浊呈脓样，并出现凝块，见于化脓性脑膜炎；静置 12~24h 后可见表面有膜状物或纤维凝块，见于结核性脑膜炎；基本无色透明可见于病毒性脑膜炎。

（二）化学检查

1. 参考值

（1）蛋白质测定：定性为阴性；定量为 0.2~0.4g/L。新生儿偏高，6 个月后接近成人水平。

（2）葡萄糖测定：成人为 2.5~4.5mmol/L（45~80mg/dl）；儿童为 2.8~4.5mmol/L（50~80mg/dl）。

（3）氯化物测定：120~130mmol/L（700~760mg/dl）

（4）酶学测定：见表 6-8。

2. 临床意义

（1）蛋白质升高，可见于：

1）神经系统感染性疾病：化脓性脑膜炎增加最显著，多在（+++）以上，定量可达 50g/L；结核性脑膜炎时中度升高，可达 10g/L；病毒性脑膜炎、流行性乙型脑炎轻度升高，定量小于 10g/L。

2）脑血管病：脑及蛛网膜下腔出血时蛋白可轻度升高。见于高血压合并动脉硬化、脑血管畸形、动脉瘤、脑肿瘤等。

3）其他：脑部肿瘤、脊髓肿瘤或转移癌引起椎管梗阻或蛛网膜下腔粘连时，由于异常蛋白漏出增多，脑脊液中蛋白含量明显升高。

（2）葡萄糖减低：脑脊液中葡萄糖含量约为血糖的 60%。其含量降低见于神经系统感染性疾病，如化脓性脑膜炎、结核性脑膜炎、新型隐球菌脑膜炎等，尤以化脓性脑膜炎早期最明显，结核性、真菌性脑膜炎葡萄糖含量降低多发生在中晚期，葡萄糖含量越低预后越差。病毒性脑膜炎多无明显变化。

（3）氯化物减低：见于化脓性脑膜炎、结核性脑膜炎、真菌性脑膜炎，以结核性脑膜炎最明显。病毒性脑膜炎多无明显变化。

（4）酶学检查：脑脊液酶学检查及其临床意义见表 6-8。

（三）显微镜检查

1. 参考值

（1）红细胞：无。

表 6-8 脑脊液酶学检查及其临床意义

酶测定	参考值	临床意义
乳酸脱氢酶	活性相当于血清的 1/10	神经系统细菌感染性疾病,脑血管疾病、脑肿瘤
肌酸激酶	活性接近于血浆的 1/50	脑血管疾病如脑及蛛网膜下腔出血活性增高。化脓性脑膜炎增高最明显,结核性脑膜炎次之,病毒性脑膜炎轻度升高
天冬氨酸氨基转移酶	活性约为血清的 1/4	临床意义同肌酸激酶
腺苷脱氨酶	0~8U/L	结核性脑膜炎时明显升高

(2)白细胞:成人:(0~10)$\times 10^6$/L;儿童:(0~15)$\times 10^6$/L。白细胞分类计数:淋巴细胞为主,少数为单核细胞。

(3)细菌学检查:无细菌。

2. 临床意义

(1)神经系统感染:化脓性脑膜炎,细胞数显著增加,以中性粒细胞为主;结核性、真菌性脑膜炎,细胞数中度增加,早期以中性粒细胞为主,以后淋巴细胞为主;病毒性脑膜炎,细胞数轻度增加,以淋巴细胞为主;脑寄生虫病,嗜酸性粒细胞增加。

(2)脑和蛛网膜下腔出血:出现大量红细胞,白细胞以中性粒细胞为主。

(3)神经系统肿瘤:细胞数可正常或轻度增加,以淋巴细胞为主,但以找到肿瘤细胞为诊断依据。

(4)发现细菌均有病理意义:革兰氏染色诊断化脓性脑膜炎,抗酸染色诊断结核性脑膜炎,墨汁染色诊断新隐球菌脑膜炎。

二、浆膜腔穿刺液检查

浆膜腔积液(serous membrane fluid)是指胸腔、腹腔、心包腔和关节腔的病理性积液,以下简称"积液"。根据积液的特点将其分为两大类:①漏出液(transudate),为非炎症性积液,主要由血浆胶体渗透压降低或毛细血管内流体静水压升高或淋巴管阻塞等原因引起;②渗出液(exudate),为炎症性积液,内含大量炎症渗出的大分子物质和细胞成分,主要由感染性或非感染性(如外伤、化学性刺激、恶性肿瘤、风湿性疾病等)原因所致。

积液检查的目的主要是鉴别积液的类型(漏出液或渗出液)和性质(良性或恶性)。

(一)标本采集

浆膜腔积液标本由临床医生分别经胸腔、腹腔、心包腔等以无菌穿刺术采集。标本分 4 管留取,每管 1~2ml,第 1 管作细菌学检查(如作结核杆菌检查,留 10ml);第 2 管作化学(生化检查用肝素抗凝)及免疫学检查;第 3 管作细菌学检查(用 EDTA-K_2 抗凝);第 4 管不加抗凝剂,以观察有无凝集现象。

(二)临床意义

1. 一般检查

(1)颜色与透明度:漏出液多为淡黄色半透明;渗出液多为深黄色,根据病因不同,颜色可有改变。①黄色脓样:化脓性感染;②红色:恶性肿瘤、结核病;③黄绿色:铜绿假单胞菌感染;④乳白色:淋巴管阻塞等。因细胞、细菌、蛋白质含量较多,常呈不同程度的混浊。

(2)凝块:漏出液一般不易凝固;渗出液含有纤维蛋白及组织裂解产物,易出现凝固。

（3）比重：漏出液比重多 <1.018；渗出液含有多量蛋白及细胞，比重多 >1.018。

2. 化学检查

（1）黏蛋白定性试验（Rivalta test）：漏出液黏蛋白含量少，多呈阴性反应；渗出液中含有大量黏蛋白，多呈阳性反应。

（2）蛋白定量：漏出液蛋白总量多 <25g/L，渗出液的蛋白总量多 >30g/L，介于二者之间，则难以判明类型。癌性积液时蛋白质可介于 25~30g/L 之间。蛋白电泳时漏出液中 α_2 球蛋白和 γ 球蛋白低于血浆，渗出液中大分子蛋白显著高于漏出液，电泳谱与血浆相似。

（3）葡萄糖定量：漏出液中葡萄糖含量与血糖相似；渗出液中葡萄糖常因细菌或细胞酶的分解而减少，甚至无糖；癌性积液葡萄糖含量减少，若明显减少提示肿瘤广泛浸润，积液中易找到癌细胞，预后不良；类风湿性积液葡萄糖含量多 <3.33mmol/L，红斑狼疮性积液葡萄糖含量基本正常。漏出液与渗出液的鉴别见表 6-9。

表 6-9　漏出液与渗出液的鉴别

指标	漏出液	渗出液
颜色	淡黄	不一定，可为黄色、血色、脓样、乳糜样
透明度	透明、偶见微混	多为混浊
比重	<1.018	>1.018
凝固	不自凝	常凝固
黏蛋白定性	阴性	阳性
pH	>7.4	<6.8
蛋白质定量	<25g/L	>30g/L
积液 / 血清总蛋白比值	<0.5	>0.5
葡萄糖定量	>3.3mmol/L	可变化，常 <3.3mmol/L
乳酸脱氢酶（LD）	<200U/L	>200U/L
积液 / 血清 LD 比值	<0.6	>0.6
细胞总数	常 $<100\times10^6$/L	常 $>500\times10^6$/L
白细胞分类	以淋巴细胞及间皮细胞为主	不一定，急性期以中性粒细胞为主，慢性期以淋巴细胞为主
癌细胞	不一定	可找到癌细胞或病理性核分裂
细菌	未找到	可找到病原菌

3. 显微镜检查

（1）细胞总数：漏出液细胞较少，$<100\times10^6$/L；渗出液细胞较多，常 $>500\times10^6$/L。

（2）细胞分类：漏出液中主要为淋巴细胞和间皮细胞，渗出液因病因不同而异。化脓性积液或结核性积液早期以中性粒细胞为主；慢性炎症如结核性、梅毒性及肿瘤性积液等多以淋巴细胞为主；过敏性疾病或寄生虫病、淋巴瘤等所致的积液常见嗜酸性粒细胞增多。

（3）细胞病理检查：为积液必做项目，找到恶性细胞即可确诊，多次送检可提高阳性检出率。

4. 病原体检查　包括形态检查、细菌培养和药敏试验。漏出液时该检查无意义。

（王新颖　董 楠　冯 蕾）

第六节　常用肾脏功能实验室检查

案例导学与思考

案例导学：

吴先生，44 岁，患慢性肾小球肾炎 12 年。近期感到疲劳、头痛、恶心、下肢沉重，几次出现呕吐、鼻出血。体检发现病人全身水肿、有腹水。尿液检验结果为：SG 1.008，pH 8.0，BLD（++），Pro（+），Glu（+），Ket（-），BIL（-），Uro（±），NIT（-），Leu（±）。尿沉渣镜检：高倍镜下红细胞 10~15 个 /HP（非均一性），白细胞 2~4 个 /HP，小圆上皮细胞 0~1 个 /HP；细颗粒管型 2~4 个 /LP，蜡样管型 1~2/LP。

思考：

1. 出现此种结果有哪些原因？
2. 需要进一步做哪些检查？

肾功能检查包括肾小球功能检查、肾小管功能检查和肾血流量测定。

一、肾小球功能检查

（一）内生肌酐清除率测定

肌酐（creatinine）是肌肉在人体内代谢的产物，每 20g 肌肉代谢可产生 1mg 肌酐。肌酐主要由肾小球滤过排出体外，不被肾小管重吸收，排泌量很少。血中肌酐来自外源性和内源性两种，外源性肌酐是肉类食物在体内代谢后的产物；内源性肌酐是体内肌肉组织代谢的产物。在肉类食物摄入量稳定时，身体的肌肉代谢又没有大的变化，肌酐的生成就会比较恒定。肾单位时间内，把若干毫升血浆中的内生肌酐全部清除出去的血浆量，称为内生肌酐清除率（endogenous creatinine clearance rate，Ccr）。

1. 标本采集　标准 24h 留尿计算法：①排除来自动物骨骼肌和大量蛋白质食物中外源性肌酐的干扰：被评估者应连续 3d 进低蛋白饮食（<40g/d），并禁食肉类（无肌酐饮食），避免剧烈运动，试验前 24h 禁服利尿药，留取 24h 尿，其间保持适当的水分入量，禁服咖啡、茶等利尿性物质；②于第 4d 晨 8 时将尿液排净，然后收集记录 24h 尿量（第 5d 晨 8 点尿必须留下），并加入甲苯 4~5ml 防腐，取血 2~3ml（抗凝或不抗凝均可），与 24h 尿同时送检；③测定尿及血中肌酐浓度；④应用相应公式计算。

2. 参考范围　成人：80~120ml/min；新生儿：40~65ml/min。

3. 临床意义

（1）较早反映肾功能的损害：如急性肾小球肾炎，在血清肌酐和尿素氮两项指征尚在正常范围时，Ccr 可低于正常范围的 80% 以下。

（2）可以评估肾小球损害程度

1）判断肾小球损害的敏感指标：当 GFR 降低到正常值的 50%，Ccr 测定值可低至 50ml/min，但血肌酐、尿素氮测定仍可在正常范围，因肾有强大的储备能力，故 Ccr 是较早反映 GFR 的敏感指标。

2）评估肾功能损害程度：临床常用 Ccr 代替 GFR。①轻度损害时 Ccr 在 70~51ml/min；②中度损害时 Ccr 在 50~31ml/min；③Ccr 小于 30ml/min 时为重度损害。

3）指导治疗：慢性肾脏疾病 Ccr<30~40ml/min，应开始限制蛋白质摄入；Ccr<30ml/min，用氢氯噻嗪等利尿治疗常无效，不宜应用；Ccr<10ml/min 应结合临床进行肾替代治疗，对袢利尿药（如呋塞米、利尿酸钠）的反应也已极差。此外，肾衰竭时凡由肾代谢或经肾排出的药物也可根据 Ccr 降低的程度来调节用药剂量和决定用药的时间间隔。

（3）指导临床用药：Ccr 下降时，凡由肾脏代谢或经肾脏排出的药物应调整药物剂量或改变用药时间。

（4）判断肾移植术是否成功：移植术后 Ccr 应回升，若回升后又下降，提示可能有急性排斥反应。

（二）血清肌酐测定和血尿素氮测定

当肾小球滤过率下降到正常的 50% 以上时，血肌酐才开始迅速上升，因此当血肌酐明显高于正常时，常表示肾功能已严重损害。尿素氮是人体蛋白质代谢的主要终末产物。氨基酸脱氨基产生 NH_3 和 CO_2，两者在肝脏中合成尿素，每克蛋白质代谢产生尿素 0.3g。通常肾脏为排泄尿素的主要器官，尿素从肾小球滤过后在各段小管均可重吸收。和血肌酐一样，在肾功能损害早期，血尿素氮可在正常范围。当肾小球滤过率下降到正常的 50% 以下时，血尿素氮的浓度才迅速升高。

1. 标本采集　血清标本，黄色或红色管帽的真空采血试管，空腹采血。

2. 参考范围

（1）全血 Cr：88.4~176.8μmol/L；血清肌酐（serum creatinine，Scr）：男性：53~106μmol/L，女性 44~97μmol/L。

（2）血清尿素氮（blood urea nitrogen，BUN）：成人 3.2~7.1mmol/L；婴儿、儿童 1.8~6.5mmol/L。

3. 临床意义

（1）血清尿素氮和血清肌酐同时升高：提示肾功能已严重受损，见于各种严重肾脏疾病所致的肾衰竭，血肌酐的敏感性高于尿素氮。①急性肾衰竭时，血肌酐明显进行性升高为肾器质性损害的指标；②慢性肾衰竭时，血肌酐升高的程度与病变严重性一致，Scr<178μmol/L 为肾衰竭代偿期；Scr>178μmol/L、<445μmol/L 为肾衰竭失代偿期，Scr>445μmol/L 则为肾衰竭期；Scr>707μmol/L 为尿毒症期。

（2）鉴别肾前性和肾性少尿：肾前性少尿，如严重脱水、大量腹水、心脏循环功能衰竭、肝肾综合征等导致的血容量不足、肾血流量减少灌注不足导致少尿。经扩容治疗尿量多能增加，BUN 可自行下降。①器质性肾衰竭 Scr 常超过 200μmol/L；②肾前性少尿，Scr 上升多不超过 200μmol/L；③BUN/Scr（单位为 mg/dl，1mg/dl=88.41μmol/L）：器质性肾衰竭，BUN 与 Cr 同时升高，因此 BUN/Scr ≤10∶1，肾前性少尿、肾外因素所致的氮质血症，BUN 可较快上升，但 Scr 不相应上升，此时 BUN/Scr 常 >10∶1。

（3）蛋白质分解或摄入过多：如组织蛋白分解加快（急性传染病、高热、大面积烧伤、创伤、手术、饥饿）和上消化道出血、高蛋白饮食等，血 BUN 升高但血肌酐一般不升高。以上情况矫正后，血 BUN 可以下降。

（三）血清胱抑素 C 测定

半胱氨酸蛋白酶抑制蛋白 C（cystatin C，cys C）简称胱抑素 C，是一种低分子量非糖基化碱性蛋白。机体所有有核细胞均可表达，且每日分泌量恒定，能自由通过肾小球滤过膜。原尿中的 cys C 在近曲小管几乎全部被上皮细胞摄取并分解，不回到血液中，尿中仅微量排出，而且 cys C 水平不受饮食、身高、体重、年龄、恶性肿瘤等的影响，因此血清 cys C 水平是反映肾小球滤过功能的一个敏感且特异的指标。

1. 标本采集　受检者在抽血前 24h 不做剧烈运动，空腹 12h，不饮酒 24h 后采集静脉血。黄色或红色管帽真空采血管空腹采血。

2. 参考值　成人血清 0.6~2.5mg/L。

3. 临床意义　同血肌酐、尿素氮及内生肌酐清除率。与血肌酐、尿素氮相比，在判断肾功能早期损伤方面，血清 cys C 水平更为灵敏。

（1）肾小球滤过功能损伤的早期指标：cys C 主要用于肾小球功能受损，可用于抗生素导致肾小球滤过功能微小损伤、糖尿病肾病、高血压肾病以及其他肾小球早期损伤的诊断及预后诊断。

（2）肾移植术后的监测：在肾移植成功时，血清 cys C 下降的速度和幅度均大于肌酐清除率；而在发生肾移植排斥反应时，血清 cys C 升高也明显早于肌酐清除率。

二、肾小管功能检查

肾小管具有强大的重吸收、分泌和排泄、浓缩和稀释功能。

（一）近端肾小管功能检测

1. 尿 β_2- 微球蛋白测定　β_2- 微球蛋白（β_2-microglobin，β_2-MG）广泛存在于体内组织细胞，正常人 β_2-MG 生成量较恒定，分子量小且不和血浆蛋白结合，可自由经肾小球滤入原尿，但原尿中 99.9% 的 β_2-MG 在近端肾小管被重吸收，并在肾小管上皮细胞中分解破坏，仅微量自尿中排出。

（1）标本采集：因 β_2-MG 在酸性尿中极易分解破坏，故尿收集后应及时测定。若需贮存批量检测，应将酸性尿调至 pH 7 左右冷冻保存。

（2）参考范围：成人尿低于 0.3mg/L，或以尿肌酐校正 <0.2mg/g 肌酐。

（3）临床意义：根据 β_2-MG 的肾排泄过程，尿 β_2-MG 增多较敏感地反映近端肾小管重吸收功能受损，如肾小管 - 间质性疾病、药物或毒物所致早期肾小管损伤，以及肾移植后急性排斥反应早期。肾移植后均使用可抑制 β_2-MG 生成的免疫抑制剂，若仍出现尿 β_2-MG 增多，表明排斥反应未能有效控制。

由于肾小管重吸收 β_2-MG 的阈值为 5mg/L，超过阈值时，出现非重吸收功能受损的大量尿 β_2-MG 排泄。因此应同时检测血 β_2-MG，只有血 β_2-MG<5mg/L 时，尿 β_2-MG 升高才反映肾小管损伤。

2. α_1- 微球蛋白测定　α_1- 微球蛋白（α_1-microglobulin，α_1-MG）为肝细胞和淋巴细胞产生的一种糖蛋白。血浆中 α_1-MG 可以游离或与 IgG、白蛋白结合的两种形式存在。游离 α_1-MG 可自由透过肾小球，但原尿中 α_1-MG 约 99% 被近曲小管上皮细胞以胞饮方式重吸收并分解，故仅微量从尿中排泄。

（1）参考范围：成人尿 α_1-MG<15mg/24h 尿，或 <10mg/g 肌酐；血清游离 α_1-MG 为 10~30mg/L。

（2）临床意义：①近端肾小管功能损害，尿 α_1-MG 升高是反映各种原因包括肾移植后排斥反应所致早期近端肾小管功能损伤的特异、敏感指标。与 β_2-MG 比较，α_1-MG 不受恶性肿瘤影响，酸性尿中不会出现假阴性，故更可靠。②评估肾小球滤过功能，根据前述 α_1-MG 排泄方式，血清 α_1-MG 升高提示 GFR 降低所致的血潴留，其比血 Cr 和 β_2-MG 检测更灵敏，在 Ccr<100ml/min 时，血清 α_1-MG 即出现升高，血清和尿中 α_1-MG 均升高，表明肾小球滤过功能和肾小管重吸收功能均受损。③血清 α_1-MG 降低见于严重肝实质性病变所致生成减少，如重

症肝炎、肝坏死等。

综上所述，在评估各种原因所致的肾小球和近端肾小管功能特别是早期损伤时，$β_2$-MG和$α_1$-MG均是较理想的指标，尤以$α_1$-MG为佳，有取代$β_2$-MG的趋势。

（二）远端肾小管功能检测

1. 尿浓缩稀释实验 又称Mosenthal test（莫氏试验），通过测定正常24h尿量、昼尿量与夜尿量之比，了解远端肾小管和集合管对水的调节作用。

（1）标本采集：受试日正常进食，每餐含水分约500ml，不再饮任何液体。晨8时排尿弃去，每2h收集尿1次共6次日间尿，分别测定每次尿量及比重。晚8时至次晨8时尿收集在一个容器内为夜尿，分别测定为各留尿1次，每次尿须排尽。同样测定尿量及比重。

（2）参考范围：24h尿量为1000~2000ml，日间与夜间尿量之比3∶1~4∶1，其中夜尿量<750ml；夜尿比重>1.018，昼尿最高比重>1.018，昼夜尿比重之差>0.009。

（3）临床意义

1）夜尿增多、尿比重低：最高尿比重<1.020，尿比重之差<0.009或固定在1.010左右，表明肾小管浓缩功能障碍，见于慢性肾小球肾炎、慢性肾盂肾炎、慢性间质性肾炎、痛风性肾损害、急性肾衰竭多尿期或其他继发性肾小管间质性疾病。

2）日尿比重恒定在1.018以上，常见于急性肾小球肾炎。

3）少尿伴高比重尿：主要见于血容量不足引起的肾前性少尿。

2. 尿渗透压测定 尿渗透压也称尿渗量，是指尿内全部溶质的颗粒总数量，可反映溶质和水相对排泄速度，更精确地反映肾脏的浓缩与稀释功能。

（1）标本采集法：被评估者晚餐后禁饮8h，次晨收集空腹尿液，同时静脉采血2ml一并送检。

（2）参考范围：禁饮后尿渗透压为600~1000mOsm/（kg·H_2O），平均800mOsm/（kg·H_2O）；血浆275~305mOsm/（kg·H_2O），平均300mOsm/（kg·H_2O）。尿/血浆渗透压比值为（3~4.5）∶1。

（3）临床意义

1）判断肾浓缩功能：禁饮尿渗透压在300mOsm/（kg·H_2O）左右时，即与正常血浆渗透压相等，称为等渗尿；若<300mOsm/（kg·H_2O），称低渗尿；禁饮8h后尿渗透压小于600mOsm/（kg·H_2O），且尿/血浆渗透压比值等于或小于1，表明肾浓缩功能障碍，见于慢性肾盂肾炎、多囊肾、尿酸性肾病等慢性肾间质性病变，也可见于慢性肾炎后期，以及急、慢性肾衰累及肾小管和间质。

2）鉴别少尿：肾前性少尿时，肾小管浓缩功能完好，故尿渗透压较高，常大于450mOsm/（kg·H_2O）；肾小管坏死导致的致肾性少尿，尿渗透压降低，常小于350mOsm/（kg·H_2O）。

（王新颖 董 楠）

第七节 肝脏病常用实验室检查

案例导学与思考

案例导学：

张伯，48岁，农民。近1周来自感上腹部胀满、隐痛，乏力、恶心、便秘、厌油腻。清晨空腹采血肝功能检查结果：ALT 514U/L，总胆红素296μmol/L，结合胆红素144.3μmol/L，总蛋白：77g/L，白蛋白 46g/L，球蛋白 31g/L，A∶G=1.48∶1。有乙型肝炎病史 8 年。

思考：

1. 以上结果正常吗？
2. 如果异常，哪些原因可以导致此种情况。
3. 还需要进一步检查的项目有哪些？

肝功能检查用于探测肝脏有无疾病、肝脏损害程度以及查明肝病原因、判断预后和鉴别发生黄疸的病因等。常选择几种有代表性的指标了解肝功能，如蛋白质代谢功能试验、胆红素代谢功能试验以及各种血清酶检查。

一、血清总蛋白和白蛋白、球蛋白比值检测

血液中除 γ 球蛋白外，大部分的血浆蛋白如白蛋白、糖蛋白、脂蛋白、多种凝血因子、抗凝因子、纤溶因子及各种转运蛋白等均在肝脏合成。白蛋白（albumin，A）又称清蛋白，由肝脏合成，体内白蛋白 40% 在血液中。肝脏每日合成约 10g 白蛋白，肝脏合成白蛋白的能力是有限的，只有体内过量白蛋白丢失或被破坏时，合成速度才会增加。肝脏受损时，白蛋白的合成、在细胞内的运输和释放都发生障碍，从而血清白蛋白减少。球蛋白（globulin，G）是多种蛋白质的混合物，其中包括含量较多的免疫球蛋白和补体、多种糖蛋白、金属结合蛋白、多种脂蛋白及酶类。根据白蛋白与球蛋白的量，可计算出白蛋白与球蛋白的比值（A/G）。

1. 标本采集　血清标本，黄色或红色管帽的真空采血试管。空腹采血。

2. 参考值　血清总蛋白 60~80g/L；白蛋白 40~55g/L；球蛋白 20~30g/L；A/G 为（1.5~2.5）∶1。

3. 临床意义　血清总蛋白降低一般与白蛋白减少相平行，总蛋白升高同时有球蛋白升高。

（1）血清总蛋白及白蛋白升高：见于各种原因导致的血液浓缩（严重脱水，休克，饮水量不足）、肾上腺皮质功能减退等。

（2）血清总蛋白及白蛋白降低

1）各种原因所致的肝细胞损害：亚急性重症肝炎、慢性持续性肝炎、肝硬化、肝癌等。

2）营养不良：如蛋白质摄入不足或消化吸收不良。

3）蛋白丢失过多：肾病综合征、大面积烧伤、大出血等。

4）消耗增加：见于慢性消耗性疾病，如重症结核、甲状腺功能亢进及恶性肿瘤等。

（3）血清总蛋白及球蛋白升高：总蛋白升高主要是因球蛋白升高，其中又以 γ 球蛋白升高为主。①慢性肝病：如慢性肝炎、肝硬化等。球蛋白升高程度与肝病严重性相关；②恶性肿瘤：如多发性骨髓瘤、淋巴瘤等；③身免疫性疾病：如系统性红斑狼疮、风湿热、类风湿关节炎等；④慢性炎症与慢性感染：如结核病、疟疾、黑热病、麻风病及慢性血吸虫病等。

（4）球蛋白减少：见于丙种球蛋白缺乏症、长期应用糖皮质激素和免疫抑制剂等。

（5）A/G 比值倒置：见于严重肝功能损伤及 M 球蛋白血症，如慢性持续性肝炎、肝硬化、原发性肝癌、多发性骨髓瘤、原发性巨球蛋白血症等。

二、胆红素代谢检测

血清胆红素测定主要测定血清中总胆红素（serum total bilirubin，STB）、结合胆红素

(conjugated bilirubin, CB)和非结合胆红素(unconjugated bilirubin, UCB)的含量。

(一)标本采集

血清标本,黄色或红色管帽的真空采血试管。空腹采血。避免使用类固醇等药物,标本避免溶血,避免阳光照射,及时送检。

(二)参考范围

成人:STB 3.4~17.1μmol/L, CB 0~6.8μmol/L, UCB 1.7~10.2μmol/L。

(三)临床意义

1. 判断有无黄疸及其程度 当总胆红素 >17.1μmol/L 但 <34.2μmol/L 时为隐性黄疸或亚临床黄疸;34.2~171μmol/L 为轻度黄疸;171~342μmol/L 为中度黄疸;>342μmol/L 为重度黄疸。在病程中检测可以判断疗效和指导治疗。

2. 判断黄疸性质 见表 6-10。

表 6-10 三种类型黄疸血清胆红素的检查结果

黄疸类型	STB	UCB	CB	CB/STB
溶血性黄疸	常 <85.5μmol/L	明显升高	轻度升高	<0.2
肝细胞性黄疸	常 17.1~171μmol/L	中度升高	中度升高	0.2~0.5
阻塞性黄疸	常 >342μmol/L	轻度升高	明显升高	>0.5

三、血清酶学检测

肝是人体含酶最丰富的器官,有些酶具有一定的组织特异性,根据酶活性测定用于诊断肝胆疾病,有些酶存在于肝细胞内,如丙氨酸氨基转移酶,当肝实质受损时,可因肝细胞破裂释放酶增加使血清中酶活性升高;肝脏和某些组织中合成的酶释放到血液中,从胆汁排出,当胆道阻塞时其排泄受阻,使血清中酶活性升高,如碱性磷酸酶。主要有血清丙氨酸氨基转移酶(alamine aminotransferase, ALT)、天门冬氨酸氨基转移酶(aspartate aminotransferase, AST)、碱性磷酸酶(alkaline phosphatase, ALP 或 AKP)和γ-谷氨酰转移酶(γ-glutamyl transferase, γ-GT 或 GGT)。

(一)标本采集

同胆红素代谢试验。

(二)参考范围

1. 血清氨基转移酶 ① ALT 5~25 卡门单位(赖氏法), 10~40U/L(速率法, 37℃);②AST 8~28 卡门单位(赖氏法), 8~40U/L(速率法, 37℃);③DeRitis 比值(AST/ALT):1.15。

2. ALP 磷酸对硝基酚速率法(37℃):

男性:45~125U/L。

女性:20~49 岁 300~100U/L。

50~79 岁 50~135U/L。

3. γ-GT 硝基苯酚速率法(37℃):男性:11~50U/L,女性:7~32U/L。

(三)临床意义

1. 反映肝实质损害 血清中主要用于肝功能检查的氨基转移酶有两种:丙氨酸氨基转移酶(ALT)和天门冬氨酸氨基转移酶(AST)。ALT 主要分布在肝脏,其次是骨骼肌、肾脏、心肌等组织中；AST主要分布在心肌，其次在肝脏、骨骼肌和肾脏组织中。当肝细胞受损时，肝细胞膜通透性增加，胞质内的ALT与AST释放入血浆，致使血清ALT与AST的酶活性升高。血清酶特别是ALT和AST活性是反映肝细胞受损的灵敏指标，ALT较AST更敏感。

（1）急性病毒性肝炎：①ALT、AST与γ-GT均可升高，以ALT升高更明显，多为ALT>AST>γ-GT，在肝炎病毒感染后1~2周，转氨酶达高峰，在第3周到第5周逐渐下降，ALT/AST比值逐渐恢复正常；②血清酶活力随肝病的进展和恢复升降，可用于观察病情和估计预后：急性肝炎恢复期若血清转氨酶活性不能降至正常或下降后又上升，提示转为慢性；急性重症肝炎时，病程初期既表现出AST和ALT同时升高，AST升高比ALT升高更明显，说明肝细胞损伤严重（有线粒体损伤）；急性重症肝炎病情恶化时，可出现黄疸进行性加深，胆红素明显升高，但转氨酶却降低，即出现"胆酶分离"现象，提示肝细胞严重坏死，预后不佳。

（2）慢性肝炎、肝硬化、肝癌：ALT、AST、ALP和γ-GT均可升高，但AST>ALT，且升高程度不及急性肝病。肝癌时以γ-GT升高为著，慢性肝炎、肝硬化时若γ-GT持续升高，为病情不稳定或有恶化趋势。

2. 反映胆汁排泄受阻　阻塞性黄疸时ALT、ALP、γ-GT升高。

3. 反映肝外疾病　急性心肌梗死时ALT、AST升高，AST>ALT；AST升高程度与心肌坏死的范围和程度有关；骨骼系统疾病如骨折早期、成骨细胞瘤等ALP升高。

四、血清肝炎病毒免疫学标志物检测

病毒性肝炎标志物是指血清中能反映肝炎病毒存在或感染过的证据，包括病毒的DNA或RNA、病毒的蛋白质成分（抗原）、机体针对抗原所产生的抗体。病毒性肝炎主要有7型，即甲型（hepatitis A virus，HAV）、乙型（hepatitis B virus，HBV）、丙型（hepatitis C virus，HCV）、丁型（hepatitis D virus，HDV）、戊型（hepatitis E virus，HEV）、庚型（hepatitis G virus，HGV）、输血传播病毒（transfusion transmitted virus，TTV）。

（一）标本采集

血清标本，黄色或红色管帽的真空采血试管；粪便标本，黄豆颗粒大小的粪便（放置于0.5ml的生理盐水试管内）。

（二）甲型肝炎病毒标志物检测

现用于临床的HAV标志物有甲型肝炎病毒抗原HAVAg、HAV抗体（主要为IgM、IgG）及HAV-RNA。

1. 甲型肝炎病毒抗原测定

（1）参考值：ELISA法检测，血清HAV颗粒为阴性；放射免疫检测，粪便HAV颗粒为阴性。

（2）临床意义：HAVAg阳性见于甲型肝炎病人，HAVAg于发病前1~15d可从粪中排出，2周后消失，粪便中HAV或HAV抗原颗粒的检测可作为甲型肝炎急性感染的证据。

2. 甲型肝炎病毒抗体测定　机体感染HAV后，可产生IgM、IgA和IgG抗体。

（1）参考值：ELISA法：抗HAV-IgM为阴性。

（2）临床意义：①抗HAV-IgM阳性：是早期诊断甲型肝炎最为特异而可靠的血清学指标，是区别急性感染和既往感染的有力证据；②抗HAV-IgG阳性：出现于恢复期且持久存在，是获得免疫力的标志，可作为流行病学调查和疫苗接种的指标。

3. HAV-RNA 测定

（1）参考值：逆转录聚合酶链反应（RT-PCR）法为阴性。

（2）临床意义：HAV-RNA 阳性：对诊断，特别对早期诊断具有特异性。可作基因分型研究。

（三）乙型肝炎病毒标志物检测

乙型肝炎病毒感染人体后，主要形成三种抗原－抗体系统：乙型肝炎病毒表面抗原（hepatitis B surface antigen，HBsAg）及乙型肝炎病毒表面抗体（anti-hepatitis B surface antigen，抗-HBs）；乙型肝炎病毒 e 抗原（hepatitis B Virus e Antigen，HBeAg）及乙型肝炎病毒 e 抗体（anti-hepatitis B e antigen，抗-HBe）；乙型肝炎核心抗原（hepatitis B core antigen，HBcAg）及乙型肝炎病毒核心抗体（anti-hepatitis B core antigen，抗-HBc）。HBcAg 存在于病含量高的血浆和肝组织中，血中不易测出。

1. 参考值　上述各项指标 ELISA 法为阴性。

2. 临床意义

（1）HBsAg：HBsAg 阳性是乙肝感染的标志，不反映病毒有无复制、复制的程度、传染性强弱及预后。

（2）抗-HBs：抗-HBs 阳性见于急性乙肝病人处于恢复期后，随着表面抗原的消失，血清中出现抗-HBs，是一种中和抗体，能在体内存在相当长时间，对 HBV 的感染具有保护性免疫的作用。

（3）HBeAg：HBeAg 是 HBV 复制活跃的血清学标志，阳性说明传染性强。急性乙肝病人血清 HBeAg 持续 3 个月以上，则有慢性化倾向。

（4）抗-HBe：血清 HBeAg 转阴后，可出现抗-HBe，两者同时出现比较少见。抗-HBe 阳性说明病毒复制减少，传染性减弱，并非没有传染性，不是保护性抗体。

（5）HBcAg：存在于 Dane 颗粒的核心部分，是一种核心蛋白，其外面被乙型肝炎病毒表面抗原所包裹，通常血清中不易测出。随着方法学进展，HBcAg 也被加入检测范围。HBcAg 阳性，提示病人血中有感染性的 HBV 存在，含量增多表示复制活跃，传染性强，预后较差。

（6）抗-HBc：抗-HBc 是 HBcAg 的抗体，可分为 IgM、IgG 和 IgA 三型。目前常用的方法是检测抗-HBc 总抗体。抗 HBc-IgM 是机体感染 HBV 后血液中最早出现的抗体，持续滴度高则提示病人体内病毒复制活跃，传染性强，有慢性化倾向。抗 HBc-IgG 不是中和抗体，常作为流行病学指标。

（四）丙型肝炎病毒标志物检测

丙型肝炎病毒（hepatitis C virus，HCV）为黄病毒属、单链正股 RNA 病毒，临床上诊断 HCV 感染的主要标志物为正股 HCV-RNA、抗-HCV IgM 和抗-HCV IgG 测定。

1. 参考值　上述各项指标 ELISA 法为阴性。

2. 临床意义

（1）HCV-RNA 阳性：是 HCV 复制的可靠指标，表示肝内有 HCV 存在，常在感染后 1~2 周即可在外周血中检出。

（2）抗-HCV：抗-HCV IgM 阳性主要是感染的早期诊断指标，持续阳性常可作为转为慢性肝炎的指标，或提示病毒持续存在并有复制。抗-HCV IgG 阳性表明已有 HCV 感染但不能作为感染的早期指标。

（五）丁型肝炎病毒标志物检测

丁型肝炎病毒（hepatitis D virus，HDV）是目前已知的动物病毒中唯一具有负单链共价闭环RNA基因组病毒缺陷病毒，需有HBV或其他嗜肝病毒的辅助才能复制和传播。主要检测项目有：丁型肝炎病毒抗原（HDVAg）和丁型肝炎病毒抗体（抗-HDV IgG和抗-HDV IgM两型）。

1. 参考值 ELISA法为阴性。

2. 临床意义

（1）丁型肝炎病毒抗原（HDVAg）：丁型肝炎病毒抗原（HDVAg）出现较早，但仅持续1~2周，由于检测不及时，往往呈阴性反应。HDVAg与HBsAg同时阳性，表示丁型和乙型肝炎病毒同时感染，病人可迅速发展为慢性或急性重症肝炎。

（2）丁型肝炎病毒抗体：①抗-HDV IgM出现较早，一般持续2~20周，可用于丁型肝炎早期诊断；②抗-HDV IgG阳性：只能在HBsAg阳性的血清中测得，是诊断丁型肝炎的可靠指标，即使HDV感染终止后仍可保持多年。

（六）戊型肝炎病毒标志物检测

戊型肝炎病毒（hepatitis E virus，HEV）的基因组为单股正链RNA，临床主要检测血清抗-HEV IgG和抗-HEV IgM。

1. 参考值 ELISA法和RIA法均阴性。

2. 临床意义

（1）抗-HEV IgM阳性：95%的急性期病人呈阳性反应，抗-HEV IgM的持续时间较短，可作为急性感染的诊断指标。

（2）抗-HEV IgG阳性：凡戊型肝炎恢复期抗-HEV IgG效价超过或等于急性期4倍者，提示HEV新近感染，有临床诊断意义。

五、甲胎蛋白检测

甲胎蛋白（Alpha-fetoprotein，AFP）是在胚胎期卵黄囊和胎儿早期由肝脏合成的一种血清糖蛋白，出生后，AFP的合成很快受到抑制。妊娠妇女和新生儿也会出现甲胎蛋白的一时性升高，在产后3周后逐渐恢复至正常水平。当肝细胞或生殖腺胚胎组织发生恶性病变时，血中AFP含量明显升高。因此血中AFP浓度检测对诊断肝细胞癌及滋养细胞恶性肿瘤有重要的临床价值。

1. 标本采集 血清标本，空腹静脉血3ml，黄色或红色管帽真空采血试管。

2. 参考范围 血清 <25μg/L。

3. 临床意义

（1）原发性肝细胞癌病人血清AFP升高：AFP是诊断肝细胞癌特异的标志物，阳性率约为70%。在排除妊娠（多 <400μg/L）和生殖腺胚胎瘤的基础上，AFP>400μg/L为诊断肝细胞癌的指标之一。对AFP逐渐升高不降或 >200μg/L，持续8周，应结合影像学及肝功能变化做综合分析或动态观察。

（2）生殖腺胚胎肿瘤（睾丸癌、卵巢癌、畸胎瘤等）、胃癌或胰腺癌时，血中AFP含量也可升高。

（3）病毒性肝炎、肝硬化时AFP有不同程度的升高，通常 <300μg/L。

（王新颖　景　娟　董　楠）

第八节 临床常用生物化学检测

临床生物化学检测是实验检查的重要组成部分，其主要内容有：以物质分类为主探讨疾病时的生物化学变化，如糖尿病及其他糖代谢紊乱、血脂和脂蛋白代谢紊乱、电解质代谢紊乱等；以器官和组织损伤为主探讨疾病时的生物化学变化，如心肌损伤相关的生物化学改变及代谢紊乱等；临床酶学及临床治疗药物检测等。血液生化检查与临床护理关系密切，标本需要护士去采集，采集方法正确与否，可直接影响检测结果的准确性。血液常用生化检查一般为全血或血清标本，静脉采血 2~3ml。采集标本时要注意严禁在输液、输血的同一静脉内取血标本，可在对侧肢体采血。抽血时只能向外抽，不能向静脉内推，以免进入空气形成栓塞。并嘱病人在抽血前 3~4d 进食清淡食物，禁烟酒，勿进食油腻食物，防止乳糜血的发生。

一、血糖检测

（一）空腹血糖测定

血糖主要是指血液中的葡萄糖，血糖测定是诊断糖代谢紊乱最常用和最重要的指标。正常情况下，血糖浓度受神经系统和激素调节而保持相对稳定。机体在一天中血糖波动很大，常采用空腹血糖（fasting blood glucose，FBG）检测结果判断糖代谢的情况及诊断其他与糖代谢紊乱有关的疾病。空腹血糖是指至少 8~10h 未进任何食物（饮水除外）时的血糖，是目前诊断代谢紊乱的最常用和最重要的指标。

1. 标本采集　采血前 8h 内禁止饮食，禁烟，避免精神紧张、剧烈运动，不服用降糖药，常规选择清晨空腹静脉采血（早晨 6~8 点采血，最晚一般不超过 9 点），用黄色或红色管帽真空采血试管。标本应避免溶血，立即送检。

2. 葡萄糖氧化酶法　成人空腹血浆（清）葡萄糖：3.9~6.1mmol/L。

3. 临床意义　血糖检测是目前诊断糖尿病的主要依据，也是判断糖尿病病情和控制程度的主要指标。

（1）FBG 升高：FBG 超过正常而又未达到糖尿病诊断标准时，称为空腹血糖调节受损（impaired fasting glucose，IFG）。FBG≥7.0mmol/L，称为高糖血症，见于：①糖尿病：糖尿病是造成血糖升高最常见的原因；②内分泌疾病：如甲状腺功能亢进症、肢端肥大症、皮质醇增多症和胰高血糖素瘤等；③应激性高血糖：颅内压升高、颅脑损伤、中枢神经系统感染、心肌梗死、大面积烧伤、急性脑血管病等；④药物影响：如噻嗪类利尿药、口服避孕药、泼尼松等；⑤肝脏和胰腺疾病：如严重的肝病、坏死性胰腺炎、胰腺癌等；⑥其他：如高糖饮食、剧烈运动、高热、呕吐、腹泻、脱水、麻醉和缺氧等。

（2）FBG 降低：低血糖是指成年人空腹血糖浓度低于 2.8mmol/L，糖尿病病人血糖值≤3.9mmol/L 即可诊断低血糖。

1）生理性降低：见于饥饿或剧烈运动、妊娠期等。

2）病理性降低：①胰岛素分泌过多：胰岛 β 细胞增生或肿瘤；②对抗胰岛素的激素不足：垂体前叶功能减退、肾上腺皮质功能减退、甲状腺功能减退等；③肝糖原贮存缺乏：急性肝炎、肝癌、肝淤血等严重肝病病人，肝脏不能有效地调节血糖；④消耗性疾病：严重营养不良、恶病质等；⑤急性乙醇中毒；⑥药物性：胰岛素用量过大、磺脲类降糖药物、水杨酸等；⑦特发性低血糖。

（二）口服葡萄糖耐量试验

正常人在口服或注射一定量葡萄糖后，暂时升高的血糖刺激胰岛素分泌增加，使血糖在短时间内降至空腹水平，此为耐糖现象。当糖代谢紊乱时，口服或注射一定量的葡萄糖后血糖急剧升高或升高不明显，但短时间内不能降至空腹水平，此为糖耐量异常（impaired glucose tolerance，IGT）或糖耐量减低，此项检查称为葡萄糖耐量试验（glucose tolerance test，GTT），GTT 有静脉葡萄糖耐量试验（intravenous glucose tolerance test，IVGTT）、口服葡萄糖耐量试验（oral glucose tolerance test，OGTT）。临床上多采用 WHO 推荐的 75g OGTT，分别检测 FPD 和口服葡萄糖后 0.5h、1h、2h、3h 的血糖和尿糖，用以了解人体血糖调节功能的葡萄糖负荷试验。

1. 标本采集　无摄入任何热量 8h 后，清晨空腹进行，口服溶于 250~300ml 水内的无水葡萄糖粉 75g，糖水在 5min 之内服完。从服糖第一口开始计时，于服糖前和服糖后 0.5h、1h、2h、3h 分别在前臂采血测血糖。使用黄色或红色管帽的真空采血试管进行采血。

2. 参考范围　① FPG 3.9~6.1mmol/L；②口服葡萄糖后 0.5~1h，血糖达高峰（一般为 7.8~9.0mmol/L），峰值 <11.1mmol/L；③2h 血糖（2hPG）<7.8mmol/L；④3h 血糖恢复至空腹水平；⑤各检测时间点的尿糖均为阴性。

3. 临床意义

（1）以下条件可诊断为糖尿病：①具有糖尿病症状，FPG ≥7.0mmol/L 或 OGTT 2hPG ≥11.1mmol/L 或随机血糖≥11.1mmol/L；②无糖尿病症状，需要另一天重复检测确诊，两次异常血糖值证实，但一般不主张做第 3 次 OGTT。

（2）糖耐量减低：2hPG ≥7.8mmol/L，<11.1mmol/L 称为糖耐量减低。多见于某些内分泌疾病，如肾上腺皮质功能亢进疾病，有 70%~80% 病人有糖耐量降低。

（3）糖耐量升高：空腹血糖降低，服糖后血糖上升不明显，2hPG 仍处于低水平，常见于胰岛 β 细胞瘤、腺垂体功能减退症和肾上腺皮质功能减退症等。

二、血清脂质和脂蛋白检测

血清脂质是血浆中的中性脂肪，如甘油三酯、胆固醇（cholesterol，CHO）和类脂（磷脂、糖脂、固醇、类固醇）的总称，广泛存在于人体内。脂蛋白是血脂在血液中存在、转运及代谢的形式。超高速离心法根据脂蛋白密度不同，将其分为乳糜微粒（chylomicron，CM）、极低密度脂蛋白（very low density lipoprotein，VLDL）、低密度脂蛋白（low density lipoprotein，LDL）、高密度脂蛋白（high density lipoprotein，HDL）和 VLDL 的中间代谢产物中间密度脂蛋白（intermediate density lipoprotein，IDL），脂蛋白（a）[LP（a）] 是脂蛋白的一大类，其脂质成分与 LDL 相似。此处重点介绍总胆固醇、甘油三酯、低密度脂蛋白和高密度脂蛋白。

1. 标本采集　素食或低脂饮食 3d，使用黄色、红色或绿色管帽真空采血试管采集空腹静脉血。

2. 参考范围　见表 6-11。

3. 临床意义

（1）血脂升高：见于原发性高脂血症、冠状动脉粥样硬化性心脏病、原发性高血压、糖尿病、肾病综合征、甲状腺功能减退症；血脂减低见于甲状腺功能亢进症、严重的肝脏疾病（如肝硬化和急性重症肝炎）、贫血、营养不良和恶性肿瘤等、应用某些药物（如雌激素、甲状腺激素、钙拮抗剂）等。TC 和 TG 升高是动脉粥样硬化的危险因素。

表 6-11　中国血脂和脂蛋白水平及变化的意义（mmol/L）

	合适范围	边缘升高	异常升高或降低
TC	<5.20	5.20~6.20	>6.20
TG	<1.70	1.70~2.30	>2.30
LDL	<3.40	3.40~4.10	>4.10
HDL	>1.04		<1.0

（2）HDL 降低：HDL-C 是血清中颗粒密度最大的一组脂蛋白，主要作用是将肝脏以外组织中的胆固醇转运到肝脏进行分解代谢。HDL 是一种抗动脉粥样硬化的血浆脂蛋白，被认为是抗动脉粥样硬化因子，是冠心病的保护因子，俗称“血管清道夫”。HDL 与 TG 成负相关，也与冠心病的发病成负相关，HDL 水平低的个体发生冠心病的危险性大，HDL 水平高的个体患冠心病的危险性小，故 HDL 可用于评价发生冠心病的危险性。

（3）LDL 升高：LDL 是富含 CHO 的脂蛋白，LDL 通过清道夫受体被吞噬细胞摄取，形成泡沫细胞并停留在血管壁内，导致大量 CHO 沉积，促使动脉粥样硬化斑块形成，故 LDL 为动脉粥样硬化的危险因子，其含量与冠心病的发病成正相关，用于判断发生冠心病的危险性。LDL 升高和减低的其他因素与血脂异常的其他因素基本相同。

三、血电解质检测

人体存在的液体称为体液。体液中有无机物和有机物，无机物与部分以离子形式存在的有机物称为电解质。体液以细胞膜为界，可分为细胞内液和细胞外液。细胞外液因其存在部位不同，又可分为血浆和细胞间液，其间水与电解质处于动态平衡，这种平衡状态很易受体内外因素影响而出现代谢紊乱，即水、电解质平衡紊乱和酸碱平衡紊乱。

（一）血钾测定

血清钾是细胞外液的钾离子。钾是维持细胞生理活动的主要阳离子，98% 位于细胞内，只有 2% 位于细胞外液。血钾对调节水、电解质、渗透压与酸碱平衡以及维持神经肌肉的应激性、心肌活动都有重要生理意义。钾由肠道吸收，约 90% 随尿排出。

1. 标本采集　血清或肝素锂抗凝血浆，使用黄色、红色或绿色管帽真空采血管采血，标本采集时避免溶血，因红细胞破坏后钾从细胞内逸出，可导致血钾显著性升高。

2. 参考值　3.5~5.5mmol/L。

3. 临床意义

（1）低钾血症：血清钾低于 3.5mmol/L 时称为低钾血症（hypokalemia），主要见于钾摄入不足：如长期禁食、长期低钾饮食、吸收不良、大量输入无钾盐液体等；钾丢失过多：如严重腹泻、呕吐、胃肠减压、肠瘘、长期应用肾上腺皮质激素和排钾利尿药等；分布异常：钾从细胞外移至细胞内：如葡萄糖和胰岛素同时使用、代谢性酸中毒或输入过多碱性药物等；此外，血标本未能在 1h 内处理，WBC>100×10^{9}/L，白细胞可以从血浆中摄取钾，称假性低钾。

（2）高钾血症　血清钾超过 5.5mmol/L 时称为高钾血症（hyperkalemia），主要见于钾摄入过多：如高钾饮食、静脉输入大量钾盐、输入大量库存血等；钾排泄障碍：如急性肾功能衰竭等各种原因导致的少尿或无尿、长期使用保钾利尿药等；细胞内钾外移增多：如大面积烧伤、严重溶血、挤压综合征、药物等；血管外溶血、采血时止血带压迫过久等引起的假性高血钾。

（二）血钠测定

钠是细胞外液中最多的阳离子，44% 存在于细胞外液，9% 存在于细胞内液，47% 存在于骨骼中，血清钠多以氯化钠的形式存在，其主要功能在于保持细胞外液的容量、维持渗透压及酸碱平衡，并具有维持肌肉、神经正常应激性的作用。

1. 标本采集　血清或肝素锂抗凝血浆，使用黄色、红色或绿色管帽真空采血管空腹采血，溶血对结果影响不大。

2. 参考值　135~145mmol/L。

3. 临床意义

（1）低钠血症：血清钠低于 135mmol/L 称为低钠血症（hyponatremia），主要见于：①摄入不足或者消耗性低钠：如饥饿、营养不良、长期低钠饮食、肺结核等消耗性疾病；②丢失过多：如急慢性肾功能衰竭多尿期、渗透性利尿、大量出汗、大面积烧伤、严重的呕吐与腹泻、胃肠引流等；③细胞外液稀释：如饮水过多、慢性肾功能衰竭少尿期、尿崩症等。

（2）高钠血症：血清钠超过 145mmol/L，并伴有血液渗透压过高者，称为高钠血症（hypernatremia）。见于：①水分摄入不足，如水源断绝、进食困难、昏迷等；②水分丢失过多，如大量出汗、烧伤、长期腹泻、呕吐、糖尿病性多尿等；③内分泌病变，如肾上腺皮质功能亢进症、原发性或继发性醛固酮增多症等；④摄入过多，如高盐饮食、输入大量高渗盐水等。

（三）血钙测定

钙是人体含量最多的金属微量元素。人体内 99% 以上的钙以磷酸钙或碳酸钙的形式存在于骨骼中，血液中钙含量较少仅占 1%。钙离子在调节神经肌肉的兴奋性、激活 ATP 及参与凝血过程等方面起重要作用。血液中的钙以蛋白结合钙、复合钙（与阴离子结合的钙）和游离钙（离子钙）的形式存在。

1. 标本采集　血清或肝素锂抗凝血浆，使用黄色、红色或绿色管帽真空采血管空腹采血，避免溶血。

2. 参考值　总钙：2.25~2.58mmol/L。离子钙：1.10~1.34mmol/L。

3. 临床意义

（1）低钙血症：血清总钙低于 2.25mmol/L 称为低钙血症（hypocalcemia）。主要见于慢性脂肪性腹泻、小肠吸收不良综合征、维生素 D 缺乏症、甲状旁腺功能减退症、急慢性肾功能衰竭、肾性佝偻病、肾病综合征、坏死性胰腺炎等。

（2）高钙血症：血清总钙超过 2.58mmol/L 称为高钙血症（hypercalcemia）。见于钙摄入过多、甲状旁腺功能亢进症、维生素 D 使用过多、多发性骨髓瘤、转移性骨癌等。

（四）血氯测定

人体氯化物主要以氯化钠的形式存在于血浆中，以氯化钾的形式存在于细胞内，氯是血浆中主要的阴离子，在调节体内酸碱平衡、渗透压、水与电解质平衡及胃液中胃酸的生成有重要意义。氯化物主要来源于食物中的食盐，经肠道吸收入血，经肾脏随尿液排出体外。

1. 标本采集　血清或肝素锂抗凝血浆，使用黄色、红色或绿色管帽真空采血管空腹采血。血液采集后必须尽快分离血清或血浆，以免测定结果偏低。

2. 参考值　95~105mmol/L。

3. 临床意义

（1）低氯血症：血清氯含量低于 95mmol/L 称为低氯血症（hypochloremia）。见于摄入不足：如饥饿、营养不良等；丢失过多：如严重呕吐、使用大量利尿药、腹泻、胃肠造瘘、呼吸性酸中毒、肾上腺皮质功能减退等。

（2）高氯血症：血清氯含量高于 105mmol/L 称为高氯血症（hyperchloremia）。见于摄入过多：如摄入或静脉补充大量的氯化钠等；排泄减少：如急慢性肾功能衰竭少尿期、心功能不全等；血液浓缩：如反复频繁呕吐和腹泻、大量出汗等；吸收增加：如肾上腺皮质功能亢进；代偿性升高：如呼吸性碱中毒等。

（五）血磷测定

人体中 70%~80% 的磷以磷酸钙的形式沉积于骨骼中，只有少部分存在于体液中。血液中的磷主要以有机磷与无机磷两种形式存在，血清中无机磷含量与血钙有一定关系，两者浓度的乘积是一常数（以 mg/dl 浓度计算，乘积为 36~40）。磷酸盐是调节酸碱平衡的重要缓冲体系之一。磷酸盐主要在小肠上段吸收，65%~75% 的磷在尿中排泄，其余的磷随粪便排出体外。

1. 标本采集　血清或肝素锂抗凝血浆，使用黄色、红色或绿色管帽真空采血管空腹采血。标本避免溶血，会导致结果假性偏高。2h 内分离血清，否则结果假性偏高。

2. 参考值　0.97~1.61mmol/L。

3. 临床意义

（1）血磷减低：见于摄入不足或吸收减少：如饥饿或恶病质、吸收不良综合征、呕吐、腹泻、长期应用含铝的抑酸剂等；丢失过多：如血液透析、肾小管酸中毒、急性痛风等；磷转移细胞内：如静脉注射葡萄糖或胰岛素、碱中毒、妊娠等；其他如维生素 D 缺乏症等。

（2）血磷升高：见于内分泌疾病：如原发性或继发性甲状旁腺功能减退症；排出障碍；如肾衰竭等；吸收增加：如摄入过量的维生素 D；其他如艾迪生病、肢端肥大症、多发性骨髓瘤等。

（六）血镁测定

血清中的镁大约有 2/3 呈游离状态，其余的镁与蛋白质或氨基酸结合，镁在小肠内吸收，由肾排出体外。

1. 标本采集　血清或肝素锂抗凝血浆，使用黄色、红色管帽真空采血管空腹采血。标本避免溶血，以免引起结果假性偏高。

2. 参考值　0.74~1.0mmol/L。

3. 临床意义

（1）血镁降低：常见于镁摄入不足，如长期呕吐、腹泻、禁食等。

（2）血镁升高：常见于肾功能不全、甲状腺或甲状旁腺功能减退等。

四、心肌酶和心肌蛋白检测

心肌缺血损伤时的理想生物化学标志物应具有的特点：①具有高度的心脏特异性；②正常血液中几乎不存在，心肌损伤后迅速升高，能检测早期心肌损伤，并持续较长时间；③检测方法简便快速；④其应用价值已由临床所证实。

（一）肌酸激酶及其同工酶测定

肌酸激酶（creatine kinase，CK）也称为肌酸磷酸激酶（creatine phosphatase kinase，CPK）。CK 在骨骼肌、心肌最高，其次也存在于脑组织和平滑肌细胞。CK 有三种同工酶：CK-MM、CK-MB、CK-BB，它们的分子量和催化功能相同，但分子结构和来源不同，各个同工酶的理化性质有差异。CK-MM 主要分布于骨骼肌和心肌中，CK-BB 主要存在于脑组织中，平滑肌中也含有一定量的 CK-BB；CK-MB 主要存在于心肌中，其他组织中含量甚少。当骨骼肌、心肌或脑组织破坏时，大量 CK 释放入血，动态检测其浓度变化，有助于诊断疾病、观察病情、指导治疗。

1. 标本采集　血清，使用黄色、红色管帽真空采血管采血。红细胞中虽不含 CK，但含大量腺苷酸激酶（AK）能催化 ADP 转化为 ATP，使 CK 升高，故标本不能溶血。采血前禁饮酒。AMI 时需连续多次定时采血测定，准确记录每次标本采集的时间。

2. 参考值

（1）CK：男性 50~310U/L，女性 40~200U/L（速率法）。

（2）CK–MM：94%~96%；CK–MB：<5%；CK–BB 极少或无。

3. 临床意义　CK 水平受性别、年龄、种族、生理状态的影响。男性肌肉容量大，CK 活性高于女性；新生儿出生时由于骨骼肌损伤和暂时性缺氧，可使 CK 升高；运动后可导致 CK 明显升高，且运动越剧烈、时间越长，CK 升高越明显。

（1）CK 升高：见于 AMI、心肌炎和骨骼肌疾病。

1）AMI：AMI 发病 3~8h 期间 CK 水平即明显升高，峰值在 10~36h，3~4d 恢复正常。在 AMI 病程中再次升高，提示再次发生 MI。

2）心肌炎和骨骼肌疾病：心肌炎时 CK 明显升高；各种骨骼肌疾病，如多发性肌炎、横纹肌溶解症、进行性肌营养不良等 CK 明显升高。

（2）CK–MB 升高：CK–MB 对急性心肌梗死（AMI）早期诊断的灵敏度明显高于总 CK，且具有高度的特异性。CK 和 CK–MB 开始升高，9~30h 达高峰，48~72h 恢复正常水平。血清 CK–MB 高峰时间与预后有一定关系，CK–MB 高峰出现早者较出现晚者预后好；若 CK–MB 保持高水平，表明心肌坏死仍在持续。

（二）乳酸脱氢酶（LD）及其同工酶测定

乳酸脱氢酶（lactate dehydrogenase，LD）广泛存在于人体组织，以心肌、骨骼肌、肾脏含量最丰富。由于 LD 几乎存在于人体各组织中，所以 LD 对诊断具有较高的灵敏度，但特异性较差。LD 是由两种不同的亚基（M、H）构成的四聚体，形成 5 种同工酶，即 LD_1、LD_2、LD_3、LD_4、LD_5。LD_1 和 LD_2 主要来自心肌，LD_3 存在于肺、脾；LD_4、LD_5 主要来自肝脏，其次为骨骼肌。由于 LD 同工酶的组织分布特点，其检测具有病变组织定位作用，且其临床意义较 LD 更大。

1. 标本采集　同 CK 测定。

2. 参考值

（1）LD 总酶：速率法 120~250U/L。

（2）LD_1：（32.70 ± 4.60）%；LD_2：（45.10 ± 3.53）%；LD_3：（18.50 ± 2.96）%；LD_4：（2.90 ± 0.89）%；LD_5:（0.85 ± 0.55）%。

3. 临床意义　心脏疾病、肝脏疾病、恶性肿瘤等疾病 LD 含量均升高。

（1）AMI 时：LD 8~18h 开始升高，LD 活性比 CK、CK–MB 升高晚，24~72h 达高峰，持续 6~10d。病程中 LD 持续升高或再次升高，提示梗死面积扩大或再次出现梗死。在诊断 AMI 中不作为常规检测项目，主要用于排除 AMI，连续测定 LD，对就诊较迟 CK 已恢复正常的 AMI 病人有一定参考价值。心肌中以 LD_1 为主，AMI 早期血清中 LD_1 和 LD_2 活性均升高，但 LD_1 升高更早、更明显。

（2）肝脏实质性损伤：如病毒性肝炎、肝硬化、原发性肝癌时，LD_5 升高，慢性肝炎可持续升高；胆汁淤积性黄疸时 LD_4 与 LD_5 均升高，但以 LD_4 升高比较多见。恶性肿瘤细胞坏死可引起 LD 升高，且肿瘤生长速度与 LD 升高程度有一定关系。

（3）恶性肿瘤：大多数恶性肿瘤病人以 LD_5、LD_4、LD_3 升高为主，且阳性率 $LD_5>LD_4>LD_3$。

生殖细胞恶性肿瘤和肾脏肿瘤以 LD_1、LD_2 升高为主。白血病病人以 LD_3、LD_4 升高为主。

（三）心肌肌钙蛋白测定

心肌肌钙蛋白（cardiac troponin，cTn）是肌肉收缩的调节蛋白，包括心肌肌钙蛋白 C（cTnC）、心肌肌钙蛋白 I（cTnI）、心肌肌钙蛋白 T（cTnT），它们对心肌的收缩起重要作用。绝大多数 cTnT 以复合物的形式存在于细丝上，而 6%~8% 的 cTnT 以游离的形式存在于心肌细胞质中。当心肌损伤时，cTnT 便释放入血，测定 cTnT 浓度变化对诊断心肌缺血损伤的严重程度有重要价值。

1. 标本采集　血清或全血标本测定，血清用黄色、红色管帽真空采血管采血；全血标本用紫色试管真空采血管采血，主要用于床旁检查。

2. 参考值　0.02~0.13μg/L。>0.2μg/L 为临界值，>0.5μg/L 可以诊断 AMI。

3. 临床意义　由于 cTn 具有独特的抗原性，其特异性高于 CK-MB。由于 cTn 的相对分子质量较小，心肌损伤后游离的 cTn 从心肌细胞胞质内释放入血，血清 cTn 浓度迅速升高，升高幅度比 CK-MB 高 5~10 倍。所以 cTn 既有比 CK-MB 升高时间早、又有比 LD_1 持续时间长的优点。

（1）诊断 AMI：cTnT 是诊断急性心肌梗死（AMI）的确定性标志物。发病后 3~6h cTnT 即升高，10~24h 达峰值，10~15d 恢复正常。其诊断 AMI 的灵敏度为 50%~59%，特异性为 74%~96%，其特异性明显优于 CK-MB 和 LD。

（2）对不稳定型心绞痛预后的判断：不稳定型心绞痛病人常有微小心肌损伤发生，这种心肌损伤只有检测 cTnT 才能确诊。

（3）溶栓治疗疗效的判断：溶栓治疗后 90min，cTnT 明显升高，提示再灌注成功。

（4）预测血管透析病人心血管事件：肾衰竭病人反复血液透析可引起血流动力学和血脂异常，因此所致的心肌缺血性损伤是导致病人死亡的主要原因之一，及时检测血清 cTnT 浓度变化，可预测其心血管事件发生。cTnT 提示预后不良或发生猝死的可能性增大。

（5）其他微小心肌损伤：如心肌挫伤、钝性心肌外伤、甲状腺功能减退病人的心肌损伤、严重的脓毒血症等导致的左心衰时 cTnT 也可升高。

知识链接

心脏脂肪酸结合蛋白（fatty acid binding protein，FABP）

FABP 存在于多种组织中，所结合的蛋白是白蛋白，以心肌和骨骼肌中的含量最丰富。FABP 是细胞内脂肪酸载体蛋白，其在细胞利用脂肪酸的过程中起重要作用。FABP 在 AMI 发病后 0.5~3h 开始升高，12~24h 内恢复正常，是 AMI 早期诊断指标之一。FABP 检测用于早期诊断 AMI（再梗死），监测溶栓治疗的效果。FABP 检测用于诊断 AMI 其灵敏度为 78%，明显高于肌红蛋白（升高早，但特异性差）和 CK-MB。因此，FABP 对早期诊断 AMI 较肌红蛋白、CK-MB 更有价值。

五、其他血清酶学检测

（一）淀粉酶检测

淀粉酶（amylase，AMY）主要来自胰腺和腮腺。胰淀粉酶由胰腺以活性状态进入消化道，是最重要的水解碳水化合物的酶，可通过肾小球滤过，从尿液中排出。来自胰腺的为淀粉酶同工酶 P（P–AMY，AMY），来自腮腺的为淀粉酶同工酶 S（S–AMY）。测定淀粉酶同工酶有助于对胰腺疾病的鉴别诊断。

1. 标本采集

（1）黄色、红色管帽真空采血管采血。

（2）随机尿或 24h 尿。

2. 参考值 ①血液 AMY：35~135U/L；②尿液 AMY：随机尿液 AMY<1000U/L，或者 24 小时尿液 <900U。

3. 临床意义 血液和尿液 AMY 变化可用于急性胰腺炎的诊断和急腹症的鉴别诊断。由于 AMY 半衰期短（约 2h），胰腺或腮腺发生病变时，血液 AMY 升高早，持续时间短；尿液 AMY 升高晚，持续时间长。但是，临床上以血液 AMY 变化为主要诊断依据，尿液 AMY 仅为参考。

（1）胰腺疾病：血清 AMY 升高最多见于胰腺疾病，是急性胰腺炎的重要诊断标准之一，在发病后 6~12h 开始升高，12~72h 达到峰值，3~5d 恢复正常。虽然 AMY 活性升高的程度不一定与胰腺组织损伤程度相关，但 AMY 升高越明显，患急性胰腺炎的可能性也越大。AMY 诊断胰腺炎的灵敏度为 70%~95%，特异性为 33%~34%。胰腺癌早期、慢性胰腺炎急性发作、胰腺囊肿、胰腺管阻塞时 AMY 也可升高。

（2）非胰腺疾病：血液中的 AMY 含量轻度或中度升高亦可见于一些非胰腺疾病，如腮腺炎、消化性溃疡穿孔、上腹部手术后、机械性肠梗阻、胆管梗阻、急性胆囊炎、服用镇静剂后、乙醇中毒、肾衰竭等，应加以注意。

（3）血液中 AMY 能从肾小球滤过，故血清 AMY 升高时，尿中淀粉酶排出量增加。肾衰竭晚期，肾脏排泄 AMY 减少，尿液 AMY 可减低。

（二）脂肪酶检测

脂肪酶（lipase，LPS）是一种能水解长链脂肪酸三酰甘油的酶，主要由胰腺分泌，胃和小肠也能产生少量的 LPS。血清 LPS 活性测定可用于胰腺疾病诊断。LPS 经肾小球滤过，并被肾小管全部重吸收，所以尿液中测不到 LPS 活性。

1. 标本采集 血清或肝素抗凝血浆。黄色、绿色或红色管帽真空采血管采血。

2. 参考值 比色法：<79U/L；滴度法：<1500U/L。

3. 临床意义

（1）LPS 活性升高：常见于胰腺疾病，特别是急性胰腺炎时，发病后 4~8h，LPS 开始升高，24h 达到峰值，可持续 10~15d，并且 LPS 升高可与 AMY 平行，但有时其升高的时间更早，持续时间更长，升高的程度更明显。AMY 与 LPS 联合检测的灵敏度可达 95%。由于 LPS 组织来源较少，所以其特异性较 AMY 为高。由于 LPS 升高持续时间较长，在病程的后期检测 LPS 更有利于观察病情变化和判断预后。另外，LPS 升高也可见于慢性胰腺炎，但其升高的程度较急性胰腺炎为低。

与淀粉酶的临床意义一样，血清脂肪酶升高也可见于消化性溃疡穿孔、肠梗阻、急性胆囊炎等，但患腮腺炎和巨淀粉酶血症时不升高，此点与淀粉酶不同。

（2）LPS 活性降低：胰腺癌或胰腺结石所致的胰腺导管阻塞时，LPS 活性可减低。LPS 减低的程度与梗阻部位、梗阻程度和剩余胰腺组织的功能有关。LPS 活性减低也可见于胰腺囊性纤维化。

（景 娟）

思考题

1. 简述红细胞计数与血红蛋白参考值及其临床意义。
2. 简述网织红细胞增多的临床意义。
3. 简述血沉参考值及增快的临床意义。
4. 贫血按形态学分类分为哪几类？按严重程度分为哪几类？
5. 白细胞分为哪几类？中性粒细胞参考值及临床意义是什么？什么是核左移？
6. 血小板的参考值是多少？血小板增多见于哪些情况？
7. 凝血象检查时有哪些注意事项？临床上常用的凝血四项指的是什么？
8. 尿量的参考值是什么？尿量异常的表现及其临床意义分别是什么？
9. 什么是血尿、血红蛋白尿、脓尿？什么是管型尿？有哪些类型的管型尿？
10. 蛋白尿的参考值及临床意义有哪些？什么是大量蛋白尿？
11. 粪便的颜色与性状有哪些异常？其临床意义分别是什么？粪便隐血试验阳性见于哪些情况？
12. 肾功能检查主要包括哪几方面？
13. 内生肌酐清除率测定的临床意义有哪些？简述血清肌酐测定及血尿素氮测定的临床意义。
14. 尿液渗透量正常值及其变化的临床意义是什么？
15. 常用的肝功能检查包括哪几项？
16. 血清总蛋白、白蛋白、球蛋白与A/G比值的参考值是多少？血清总蛋白及白蛋白降低的临床意义有哪些？
17. 胆红素代谢检测的项目有哪些？
18. 肝功能检查血清酶学的检测项目有哪些？有哪些临床意义？何谓酶胆分离现象？其临床意义是什么？
19. 病毒性肝炎的分型有哪些？
20. 乙肝的三种抗原-抗体系统分别是什么？有哪些临床意义？
21. 空腹血糖的参考值是多少？空腹血糖升高见于哪些情况？什么是糖耐量试验？
22. 血清脂质的分类有哪些？动脉粥样硬化因子指的是什么？
23. 简述血清各种电解质的参考值及临床意义。

自测题

第七章
心电图检查

学习目标

1. 掌握心电图导联体系；心电图测量方法，正常心电图的波形特点及正常值；心室肥大的心电图特点；冠状动脉供血不足的心电图特点，心肌梗死的基本图形；心律失常的定义，心律失常的分类，正常窦性心律和窦性心律失常心电图特点，期前收缩、阵发性室上性和阵发性室性心动过速、扑动、颤动、房室传导阻滞的心电图特点。

2. 熟悉心电图各波段的形成和命名；心房肥大的心电图特点；急性冠状动脉供血不足的两种类型心肌梗死的图形演变及定位诊断。

3. 了解心电图产生原理，心电向量与心电图产生的关系；冠状动脉供血不足的发生机制。

4. 学会心电监护导联的连接方法及描记心电图。

5. 具有初步分析心电图、判断正常和异常心电图的能力。

第一节　心电图的基本知识

案例导学与思考

案例导学：

男性，45 岁，例行健康体检心电图结果如图 7–1。

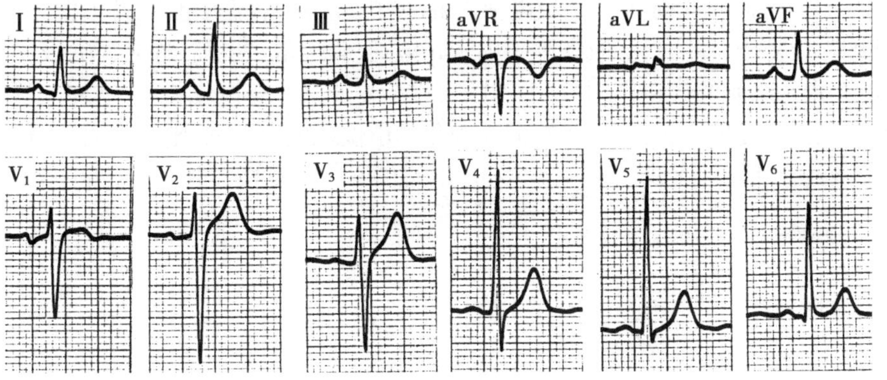

图 7–1　正常心电图

思考：

1. 哪些人需要做心电图检查？
2. 心电图能解决的问题是什么？
3. 常规心电图导联有哪些？如何进行连接？
4. 标出心电图各波段，并说明其意义。

心脏在发生机械收缩前，首先产生电激动。心脏电激动可经人体组织传到体表。如果在体表不同部位放置两个电极，分别用导线连接至心电图机，即可将体表两点间的电位变化描记下来，形成一条连续的曲线，即为心电图（electrocardiogram，ECG）。

心电图检查是临床上广泛应用的一种无创性检查方法，是临床上诊断心血管疾病最常用的技术，也是进行临床诊断或健康检查时不可缺少的检测项目。

知识链接

心电图的临床应用

心电图是记录心脏电活动的图形（或曲线）。任何心电图上的表现都不能直接反映心脏的解剖形态或功能，它只是提供了心脏电活动的信息，只能让我们间接推测心脏的形态或功能。心电图最突出价值是诊断心律失常。

一、心电图产生原理

（一）心肌细胞的电生理变化及电偶

心肌细胞的电生理变化主要是细胞膜内外的电位变化。心肌细胞在静息状态下，细胞膜外主要分布着带正电荷的阳离子，细胞膜内分布着同等比例的带负电荷的阴离子，因此，膜内外和细胞膜表面均保持动态平衡，无电位变化，即为极化状态。当心肌细胞膜的一端受到刺激达到阈值时，细胞膜对离子的通透性发生改变，使细胞内外正、负离子分布发生逆转，受刺激的细胞膜发生去极化，使该处细胞膜外正电荷消失而其前面尚未除极的细胞膜外仍带正电荷，从而形成一对电偶（dipole），其电源（正电荷）在前，电穴（负电荷）在后，电流自电源流入电穴，并沿此方向迅速扩展，直至整个细胞除极完毕。此时，心肌细胞膜内带正电荷，膜外带负电荷，称之为除极状态。心肌细胞除极完成后，由于细胞的代谢作用，使细胞膜又逐渐复原到原有极化状态，这种恢复过程称之为复极化状态。复极与除极先后程序一致，但复极化的电偶是电穴在前，电源在后，并较缓慢向前推进，直到整个细胞全部复极完成（图 7-2）。心肌纤维的除极与复极，同样是电偶的移动完成的。

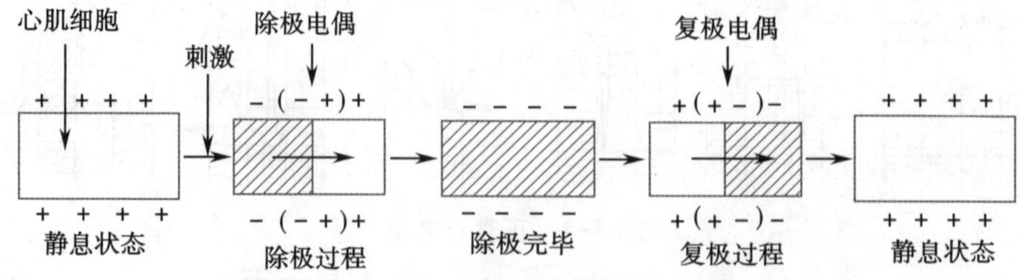

图 7-2 单个心肌细胞的除极和复极过程以及所产生的电偶变化

单个心肌细胞在除极时，探查电极对向电源（即对向除极方向），便描记出向上的波形；背向电源（即背离除极方向），便描记出向下的波形；在细胞中部则描记出双向波形（图 7-3）。复极过程虽与除极过程方向相同，但是复极时，电穴在前，电源在后，因此记录的复极波方向与除极波相反。

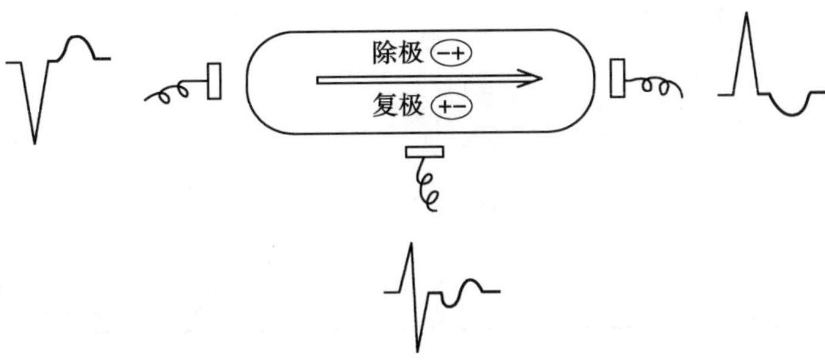

图 7-3 单个心肌细胞检测电极方位与除极、复极波形方向的关系

箭头示除极与复极的方向

（二）心电向量

由于心壁的厚薄不同，兼之有特殊传导组织的存在，每个瞬间心肌除极、复极形成电偶的方向和大小均不同，这种既有大小、又具有方向性的电位变化称为心电向量（vector）。其方向性用箭矢表示，箭头代表正电位，箭尾为负电位，长度表示大小。

心脏电激动过程产生许多瞬间心电向量，全部心肌细胞激动所产生的心电向量总和称为“瞬间综合心电向量”，其按“合力”原理合成，即在同一轴上向量方向相同者其量相加，方向相反者其量相减，两个心电向量构成一定角度者，按其角度和幅度构成一个平行四边形，应用平行四边形对角线求得其综合心电向量（图 7-4）。因而，由体表所采集到的心电变化，乃是全部参与电活动心肌细胞的电位变化按上述原理所综合的结果。

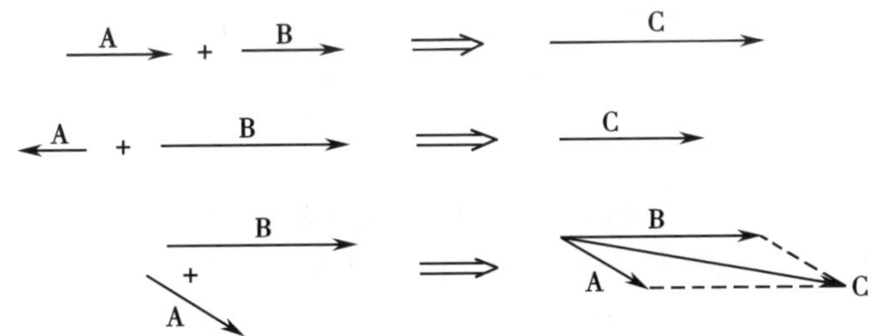

图 7-4 综合向量的形成原则

视频：心电图产生机制

二、心电图导联体系

在人体不同部位放置电极，并通过导联线与心电图机电流计的正负极相连，这种记录心电图的电路连接方法称为心电图导联。电极位置和连接方法不同，可以组成不同的导联。在长期临床心电图实践中，已形成了由 Einthoven 创设而目前被广泛采纳的国际通用导联体系（lead system），称为常规 12 导联体系。

1. 肢体导联（limb lead） 肢体导联包括标准导联Ⅰ、Ⅱ、Ⅲ及加压肢体导联 aVR、aVL、aVF。

肢体导联电极主要放置于右臂（R）、左臂（L）、左腿（F），此可设想为以心脏为核心的等边三角形的三个顶点，中心电端位于三角形的中心，连接此三点即成为所谓 Einthoven 三角（表 7-1，图 7-5~ 图 7-7）。

表 7-1　肢体导联电极位置

导联名称	正极（探查电极）	负极
Ⅰ	左上肢	右上肢
Ⅱ	左下肢	右上肢
Ⅲ	左下肢	左上肢
aVR	右上肢	左上肢 + 左下肢
aVL	左上肢	右上肢 + 左下肢
aVF	左下肢	右上肢 + 左上肢

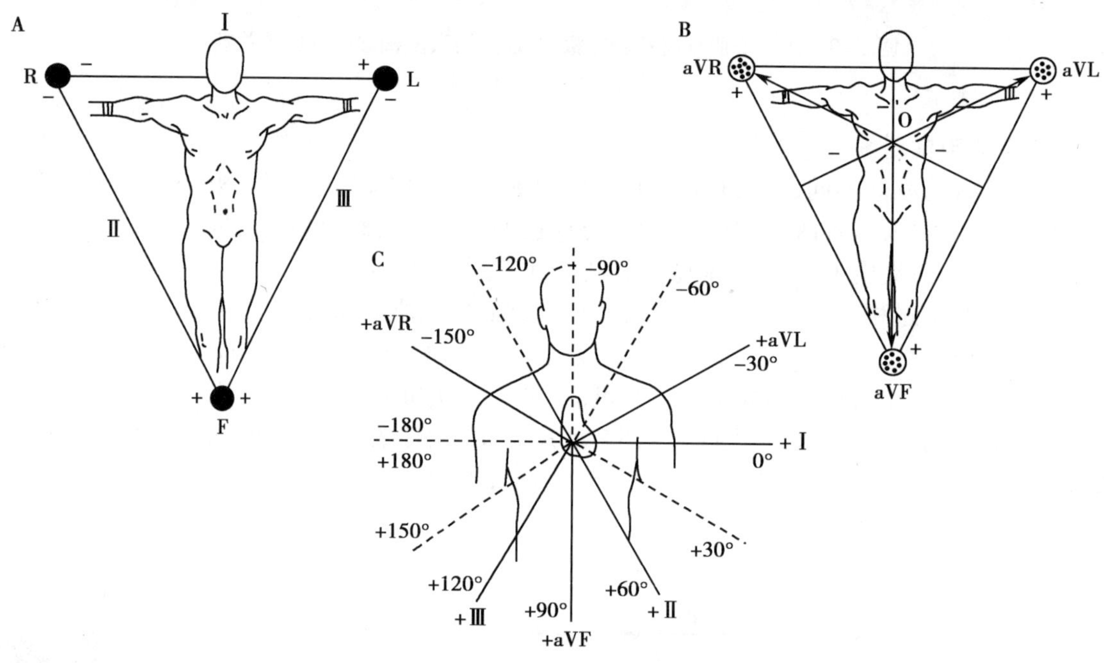

图 7-5　肢体导联的导联轴

A. 标准导联的导联轴；B. 加压肢体导联的导联轴；C. 肢体导联额面六轴系统

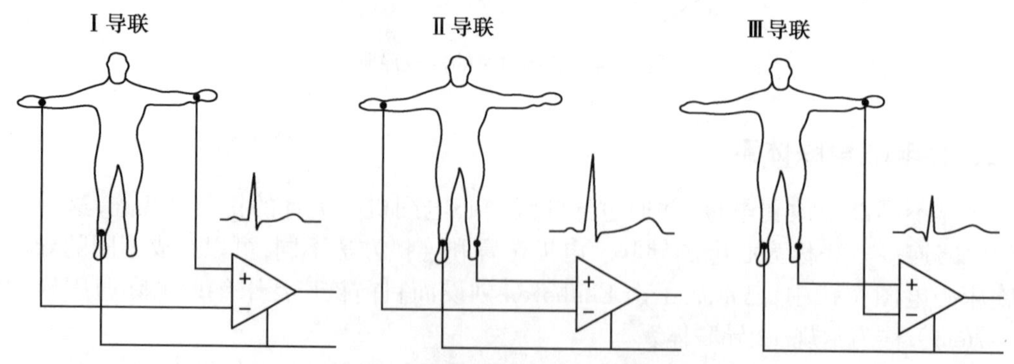

图 7-6　标准导联的电极位置及正负极连接方式

Ⅰ导联：左臂（正极），右臂（负极）；Ⅱ导联：左腿（正极），右臂（负极）；Ⅲ导联：左腿（正极），左臂（负极）

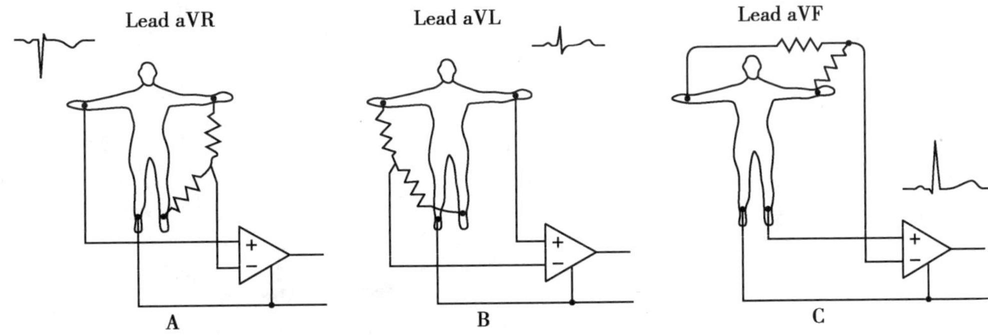

图 7-7 加压肢体导联的电极位置及电极连接方式

A. 标准导联的导联轴 B. 加压单极肢体导联的导联轴 C. 肢体导联额面六轴系统
直线表示 aVR、aVL、aVF 导联检测电极与正极连接，折线表示其余二肢体电极同时与负极连接构成中心电端

在每个标准导联的正负极均可画出一假想的直线，称为导联轴，方向由负极指向正极，这样可以获得 6 个方向各异的导联轴，为了便于表明各个导联轴之间的关系，将Ⅰ、Ⅱ、Ⅲ导联的导联轴平行移动，使之与 aVR、aVL、aVF 的导联轴一并通过坐标图的轴中心点，便构成额面六轴系统（hexaxial system）（图 7-7C）。此坐标系统采用 ±180° 的角度标志。以左侧为 0°，顺钟向的角度为正，逆钟向的角度为负。每个导联轴从中心点被分为正负两半，每个相邻导联间的夹角为 30°，此对测定心脏额面心电图轴及判断肢体导联心电图波形有重要意义。

2. 胸导联（chest lead） 常规胸导联包括 V_1~V_6，又称为心前区导联。检测的正电极置于胸壁的不同部位，另将肢体导联三个电极先分别通过 5kΩ 电阻，再将三者连接起来，构成中心电端，该处电位接近零电位且较稳定，并与负电极相连（图 7-8）。常规检测电极在胸壁的具体位置如下（表 7-2，图 7-9）：

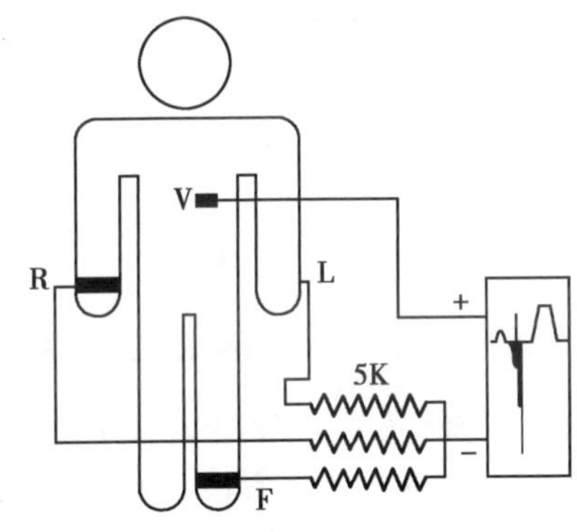

图 7-8 胸导联电极的连接方式

V 表示胸导联检测电极并与正极连接，3 个肢体导联电极分别通过 5kΩ 电阻与负极连接构成中心电端

表 7-2 常规胸导联电极位置

导联名称	正极（探查电极）	负极
V_1	胸骨右缘第 4 肋间	中心电端
V_2	胸骨左缘第 4 肋间	中心电端
V_3	V_2 与 V_4 连线的中点	中心电端
V_4	左锁骨中线与第 5 肋间相交处	中心电端
V_5	左腋前线与第 5 肋间相交处	中心电端
V_6	左腋中线与 V_4 同一水平处	中心电端

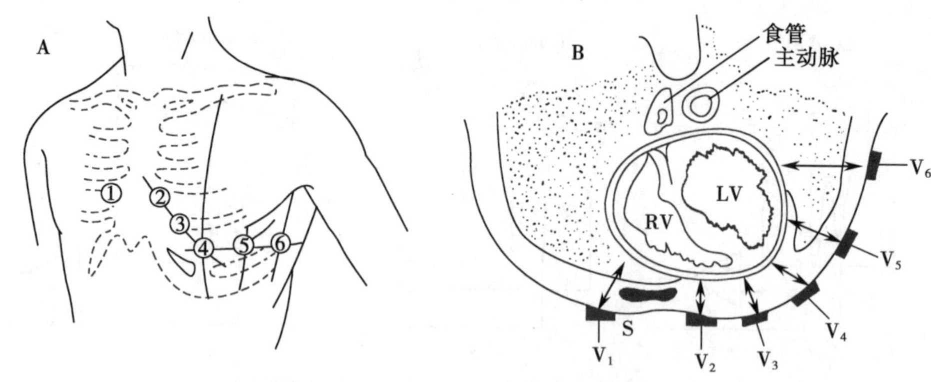

图 7-9 胸导联检测电极的位置（A）及此位置与心室壁部位的关系（B）

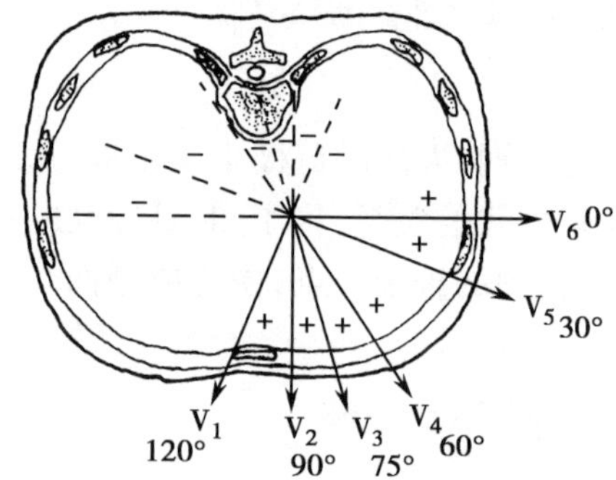

图 7-10 胸导联的导联轴系统示意图

胸导联的检测电极的位置大都在同一水平面上，依据上法可以画出各胸导联的导联轴，而该导联轴只反映心脏前、后和左、右一个平面的心电活动，而不能反映心脏上、下的心电活动，称为胸导联轴（图 7-10）。对于判断胸导联心电图波形有重要意义。

视频：心电图导联

此外根据不同需要可加做 V_7~V_9 导联（疑后壁梗死时）及 V_{3R}~V_{6R}（小儿心电图或怀疑右心室梗死时）等，称为附加导联。检测电极在胸壁的具体位置如下：V_7、V_8、V_9 分别位于左腋后线、左肩胛线、左脊柱旁线与 V_4 同一水平处；V_{3R}~V_{6R} 位于右胸部与 V_3~V_6 对称部位。

三、心电图各波段的组成与命名

心脏特殊传导系统由窦房结、结间束（分为前、中、后结间束）、房间束（起自前结间束，称 Bachmann 束）、房室交界区（房室结、希氏束）、束支（分为左、右束支，左束支又分为前分支和后分支）以及浦肯野纤维构成（图 7-11）。心脏的特殊传导系统与每一心动周期顺序出现的心电变化密切相关。

正常心电活动始于窦房结，其产生的激动在兴奋心房的同时经结间束传导至房室结（激动在此处延搁 0.05~0.07s），然后循希氏束→左、右束支→浦肯野纤维顺序传导，最后兴奋心室。此种先后有序的电激动的传播，引起一系列电位变化，形成心电图的相应波段。临床心电学对这些波段规定了统一的名称：①P 波是最早出现、波幅较小的波，反映心房除极的电位变化。②PR 段（实为 PQ 段，传统称为 PR 段）是从 P 波终点至 QRS 波群起点间的线段，反映心房复极过程及房室结、希氏束、束支的电活动；P 波与 PR 段合称为 PR 间期，反映自心房开始除极至心室开始除极的时间。③QRS 波群幅度最大，反映心室除极的全过程（心室除极始于希氏束分叉处）。④ST 段反映心室缓慢复极过程。⑤T 波反映心室快速复极过程。⑥QT 间期反映心室除极与复极全过程的总时间（图 7-12）。

QRS 波群因检测电极的位置不同而呈多种形态，已统一命名如下：首先出现的位于基线（等电线）以上的正向波为 R 波，其前向下的负向波为 Q 波，其后的第一个负向波为 S 波，S 波之后的正向波为 R′波，R′波后再出现负向波为 S′波；如果 QRS 波群只有负向波，称为 QS 波。

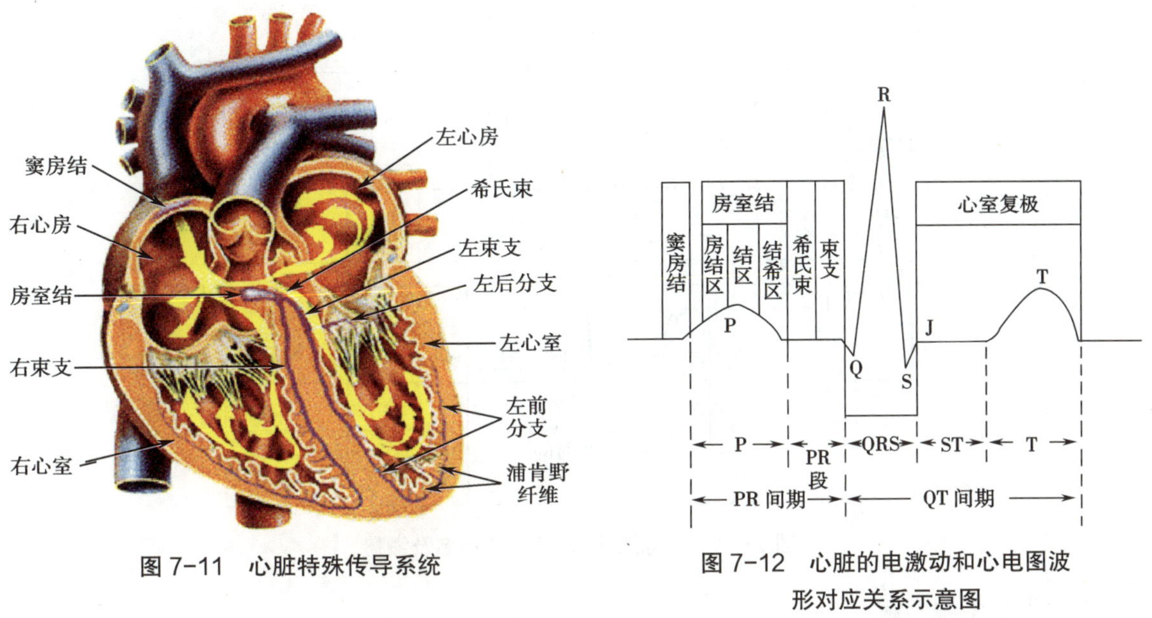

图 7-11 心脏特殊传导系统

图 7-12 心脏的电激动和心电图波形对应关系示意图

如果在基线同侧，一个波的描记线可见 2 个或 2 个以上转折点，则称为切迹或顿挫。QRS 波群根据其幅度大小不同，以英文字母大小写表示（图 7-13）。

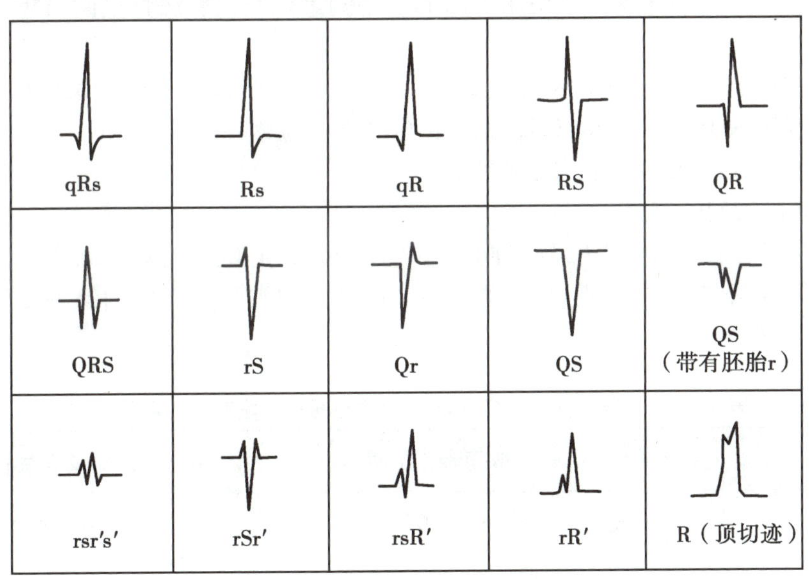

图 7-13 QRS 波群命名示意图

视频：心电图各波段的命名

四、心电图的测量

心电图多描记在特殊的记录纸上（图 7-14）。心电图记录纸是由纵线和横线划分成各为 $1mm^2$ 的正方形小方格组成。心电图记录纸上横坐标代表时间，当走纸速度为 25mm/s 时，每小格（1mm）表示 0.04s；纵坐标代表电压，当标准电压 1mV=10mm 时，每小格（1mm）表示 0.1mV。若改变走纸速度或标准电压，则每小格代表的时间或电压值也将随之改变。

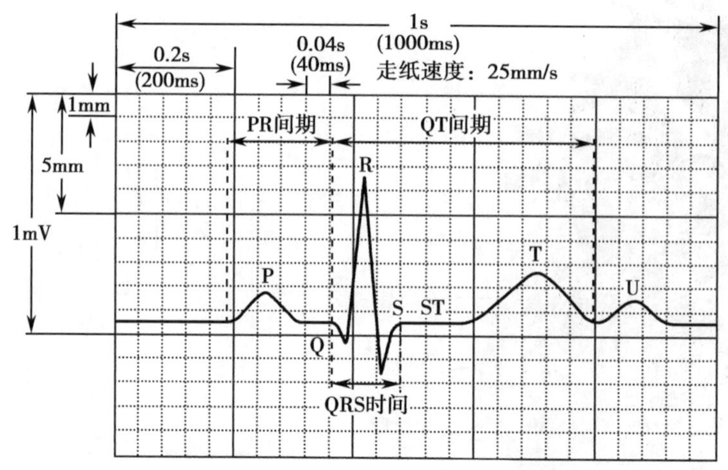

图 7-14 心电图波形、波段的命名及测量

(一) 心率的测量

1. 心律规则 ①测量一个 RR(或 PP)间期(一个心动周期时间)的秒数,然后被 60 除即可计算出心率,即心率 =60/RR(或 PP);②根据一个 RR(或 PP)间期的大格数(每格 0.2s)来估算心率值,即心率 =300/ 大格数;③使用专门的心率测量尺或查表法直接读出相应的心率数。

2. 心律不规则 ①一般采取数个连续的心动周期(5 个以上)平均值来进行测算;②以任何一个 R 波为起点,连续测量 6s 内的 R 波数减去一个 R 波(6s 内的 R 波数 -1)乘以 10,即为平均心室率。

0704

视频：心率的测量

(二) 各波段时间的测量

各波段时间的测量方法在 12 导联同步心电图机记录心电图与单导联心电图机记录的心电图中有所不同(表 7-3)。一般规定,测量各波时间应自波形起点的内缘测量至波形终点的内缘。

表 7-3 12 导联同步心电图与单导联心图各波段时间的测量方法

波段时间	12 导联同步心电图	单导联心电图
P 波	最早的 P 波起点到最晚的 P 波终点	最宽的 P 波
QRS 波群	最早的 QRS 波群起点到最晚的 QRS 波群终点	最宽的 QRS 波群
PR 间期	最早的 P 波起点到最早的 QRS 波起点	P 波宽大且有 Q 波
QT 间期	最早的 QRS 波起点到最晚的 T 波终点	最长的 QT 间期

(三) 各波段振幅(电压)的测量

测定正向波的高度应从参考水平线上缘垂直测到该波的顶点;测量负向波的深度应从参考水平线的下缘垂直测量到该波的底端;若为双向波,则以正负向波相加的代数和计算。P 波起始前的水平线是测量 P 波振幅的参考水平线。QRS 波群起始部水平线是测量 QRS 波群、

J 点、ST 段、T 波和 u 波振幅统一采用的参考水平线（图 7-14）。

如果 QRS 波群起始部为一斜段（如受心房复极波影响、预激综合征等情况），应以 QRS 波群起点作为测量参考点。如测量 ST 段移位时，以 QRS 波群起始部作为参考水平线，通常取 J 点（QRS 波群的终末与 ST 段起始的交接点）后 60ms 或 80ms 处作为测量点。当 ST 段上升时，需测出该点 ST 段上缘距对照基线上缘的垂直距离；当 ST 段下移时，需测量该点下缘距对照基线下缘的垂直距离。

（四）平均心电轴测量

1. 概念　心电轴一般指的是平均 QRS 电轴（mean QRS axis），它是心室除极过程中各瞬间向量的综合（平均 QRS 向量），代表心室除极过程这一总时间内的平均电势方向和强度。心电轴具有空间性，但多指它投影在额面上的心电轴，可用任何两个肢体导联的 QRS 波群的振幅或面积计算出心电轴。一般采用心电轴与 Ⅰ 导联正（左）侧段所形成的角度表示平均心电轴的偏移方向。

2. 测定方法　心电轴的测定方法包括目测法、振幅法、查表法、计算机自动分析法等。

（1）目测法：有两种：①根据 Ⅰ、Ⅲ 导联 QRS 波群的主波方向可大致估计心电轴是否偏移，是最简单的测定方法（图 7-15）；②另一种临床常用的最常用、最简单的方法是目测 Ⅰ 和 aVF 导联 QRS 导联的主波方向，有时还需要结合 Ⅱ 导联 QRS 波群的主波方向粗略估测心电轴是否发生偏移（图 7-16）。

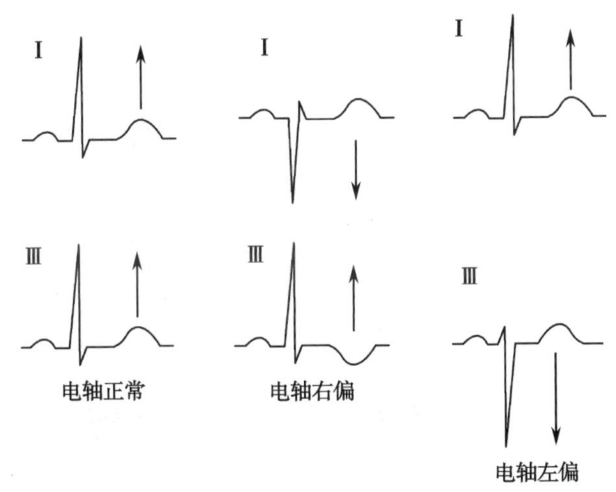

图 7-15　据 Ⅰ、Ⅲ 导联 QRS 波群的主波方向心电轴简单目测法

箭头示 QRS 波群主波方向

（2）振幅法（作图法）：精确的判断心电轴的方法是分别求出 Ⅰ 和 Ⅲ 导联 QRS 波群波幅的代数和（R 波为正，Q、S 波为负），并将数值计于相应导联轴上，然后自上述两点各画出该导联轴的垂线，求得两垂线的交叉点，电偶中心 0 点与该交叉点相连即为心电轴。该心电轴与 Ⅰ 导联正侧的夹角即为心电轴的角度（图 7-17）。另外，也可将 Ⅰ、Ⅲ 导联 QRS 波群电压代数和通过查表直接求得心电轴。

3. 心电轴的分类及临床意义　心电轴的偏移，一般受心脏在胸腔内的解剖位置、两侧心室的质量比例、心室内传导系统的功能、激动在室内传导状态及年龄、体型等因素影响。心电轴分类及临床意义如下（表 7-4，图 7-18）。

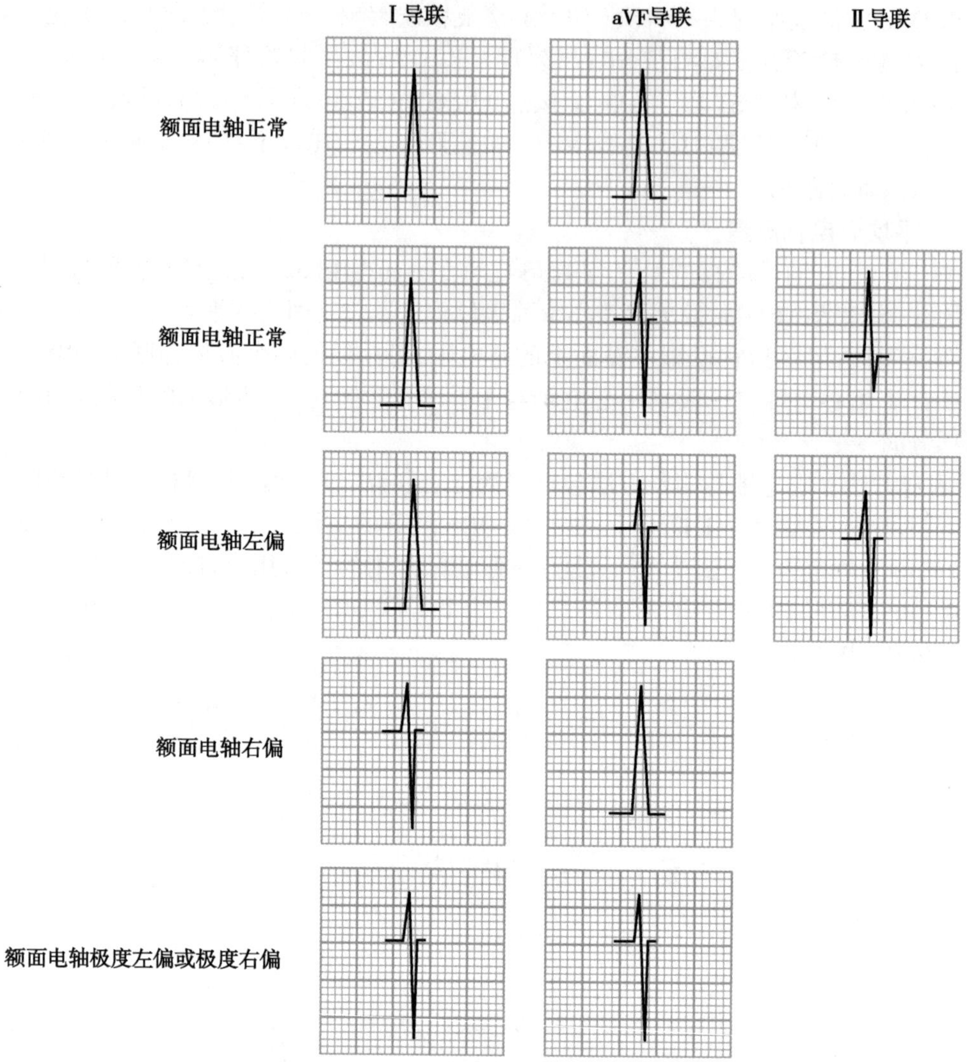

Ⅰ导联
aVF导联
Ⅱ导联
额面电轴正常
额面电轴正常
额面电轴左偏
额面电轴右偏
额面电轴极度左偏或极度右偏

图 7-16 据Ⅰ、aVF 导联 QRS 波群的主波方向心电轴简单目测法

+10
−2
QRS Ⅰ=+8
+2
−10
QRSⅢ=−8
−8
30°
+8
Ⅰ 0°
Ⅲ+120°

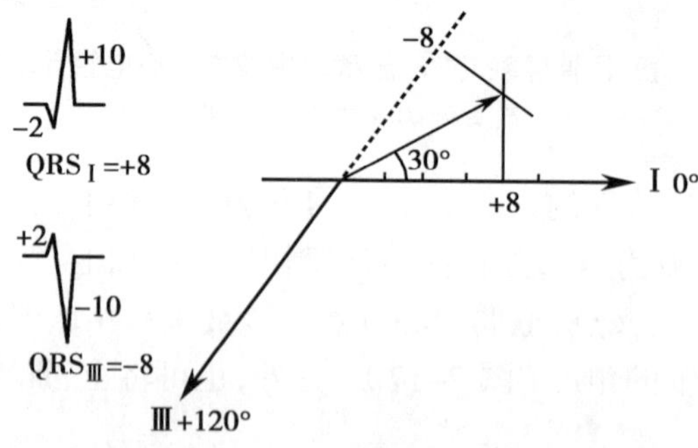

图 7-17 振幅计算法测量心电轴示意图

表 7-4 心电轴的分类及临床意义

分类	范围	临床意义
正常心电轴	-30° ~+90°	正常人
心电轴左偏	-30° ~-90°	左心室肥大、左前分支阻滞等
心电轴右偏	+90° ~+180°	右心室肥大、左后分支阻滞等
不确定电轴	-90° ~+180°	正常人、某些病理情况如肺心病、冠心病等

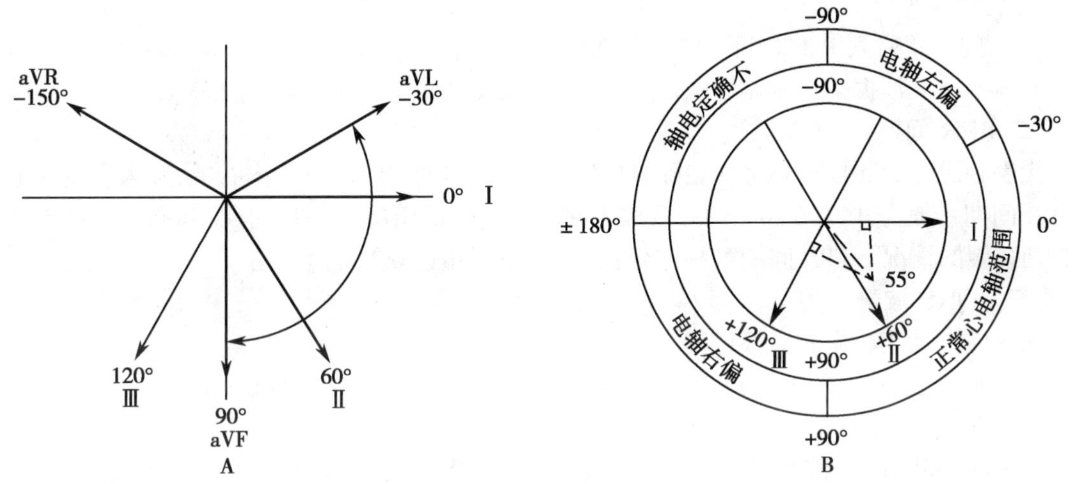

图 7-18 正常心电轴及其偏移

A. 正常心电轴及其偏移（-30° ~+90° 电轴不偏；-0° ~-90° 电轴左偏；+90° ~+180° 电轴右偏；-90° ~-180° 电轴不确定）；B. 心电轴的精确测量方法和判断

（五）心脏循长轴转位

视频：心电图检查及分析方法

自心尖部朝向心底部方向观察，设想心脏可循其本身长轴作顺钟向或逆钟向转位。正常时 V_3 或 V_4 导联呈 RS 型，R/S 大致相等，为左、右心室过渡区波形。当过渡区的波形出现在 V_5、V_6 导联上，提示顺钟向转位（clockwise rotation），常见于右心室肥大；当过渡区波形出现在 V_1、V_2 导联上，提示逆钟向转位（counterclockwise rotation），常见于左心室肥大（图 7-19）。但这种转位图形并非都是心脏解剖上转位的结果，正常人心电图也可见到这种转位图形。

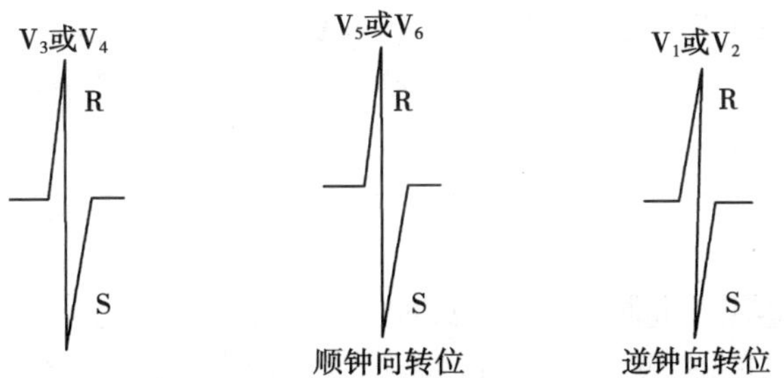

图 7-19 心脏钟向转位心电图判断方法示意图

五、正常心电图的波形特点与正常值

正常 12 导联心电图波形特点见图 7–1。

（一）P 波

P 波代表心房肌除极的电位变化。

1. 形态　P 波的形态在多数导联呈钝圆形，偶可有轻度切迹或双峰。

2. 方向　由于心脏激动起源于窦房结，心房除极的综合向量指向左前下方。因此，P 波在Ⅰ、Ⅱ、aVF、V_4~V_6 导联直立，aVR 导联倒置，其余导联可呈双向、倒置或低平等。如果 P 波在Ⅱ、Ⅲ、aVF 导联倒置，而在 aVR 导联直立，则称为逆行 P 波，表示激动起源于房室交界区。

3. 时间　正常人 P 波时间一般小于 0.12s。

4. 振幅　P 波振幅在肢体导联一般小于 0.25mV，胸导联一般小于 0.2mV。

（二）PR 间期

代表心房开始除极至心室开始除极的时间。PR 间期与年龄及心率有关，成人在窦性心律时，PR 间期一般为 0.12~0.20s；幼儿及成人在心动过速的情况下，PR 间期相应缩短；在老年人及心动过缓的情况下，PR 间期可相应延长，但一般不超过 0.22s。

（三）QRS 波群

QRS 波群代表心室肌除极过程。

1. 时间　正常成人 QRS 波群时间一般不超过 0.11s，多数在 0.06~0.10s。

2. 波形与振幅

（1）胸导联：QRS 波群形态移行的规律是自 V_1 至 V_5 导联 R 波逐渐升高、S 波逐渐变浅。其中 V_1、V_2 导联多呈 rS 型，R/S 小于 1；V_3、V_4 导联多呈过渡区波形，R/S 大致等于 1；V_5、V_6 导联呈 R、qR、qRs、Rs 型，R/S 大于 1。一般 V_1 的 R 波不超过 1.0mV，V_5、V_6 的 R 波不超过 2.5 mV（图 7–1）。

（2）肢体导联：Ⅰ、Ⅱ导联的 QRS 波群在没有电轴偏移的情况下，其主波一般向上，Ⅲ导联的 QRS 波群主波方向多变，aVR 导联 QRS 波群主波恒定向下，可呈 rS、Qr、QS、rSr′型；aVL、aVF 导联 QRS 波群主波方向不定。正常人，Ⅰ导联的 R 波小于 1.5mV，aVR 导联的 R 波小于 0.5mV，aVL 导联的 R 波小于 1.2mV，aVF 导联的 R 波小于 2.0mV。

知识链接

低　电　压

正常各肢体导联的 QRS 波群振幅（正负向波振幅的绝对值相加）均小于 0.5mV 或各胸导联 QRS 波群的振幅（正负向波振幅的绝对值相加）均小于 0.8mV 称为低电压。常见于肺气肿、心包积液、冠心病、心肌梗死等，偶可见于正常人。

3. R 峰时间（R peak time，Rpt）　亦称室壁激动时间（ventricular activation time，VAT），指 QRS 波群起始至 R 波顶端垂直线间距，如有 R′波，应测量至 R′峰；若 R 峰呈切迹，应测量至第二峰。R 峰时间代表心室激动波从心室肌的内膜面到达外膜面的时间，一般用来判断心室是否肥厚。正常 R 峰时间在 V_1、V_2 导联不超过 0.04s，V_5、V_6 导联不超过

0.05s。

4. Q 波　除Ⅲ和 aVR 导联外，正常 Q 波的时间一般小于 0.04s，Ⅲ导联 Q 波的时间可达 0.04s，aVR 导联可出现较宽的 Q 波或 QS 波。Ⅰ、Ⅱ、aVF、V_4~V_6 导联正常 Q 波振幅小于同导联 R 波的 1/4。正常 V_1、V_2 导联不应有 Q 波，偶可有 QS 波，V_3 导联很少有 Q 波。超过正常范围的 Q 波，即 Q 波过深或过宽均称为异常 Q 波，常见于心肌梗死、心肌病等。

（四）J 点

为 QRS 波群终末与 ST 段起始的交接点，正常多位于等电位线上，可随 ST 段的偏移而发移位，但向上、下偏移不超过 0.1mV。

（五）ST 段

自 QRS 波群终点至 T 波起点间的线段，代表心室缓慢复极过程。正常 ST 段在等电位线上，常可以有轻微偏移。在任一导联（aVR 除外），ST 段下移不超过 0.05mV；ST 段上抬在 V_2 和 V_3 导联较明显，可达 0.2mV 或更高，且男性抬高程度一般大于女性，在 V_4~V_6 导联及肢体导联抬高的程度一般不超过 0.1mV。

（六）T 波

代表心室快速复极的电位变化。

1. 形态　T 波钝圆，两肢不对称，前肢长，后肢较短，常无切迹。正常 T 波方向常与 QRS 主波方向一致，在Ⅰ、Ⅱ、V_4~V_6 向上、aVR 向下；其余导联不定。若 V_1 的 T 波向上，则 V_2~V_6 导联 T 波就不应向下。

2. 振幅　在正常情况下，除Ⅲ、aVL、aVF、V_1~V_3 导联外，其他导联 T 波的振幅不应低于同导联 R 波的 1/10，在胸导联有时可达 1.2~1.5 mV，但不应超过同导联 R 波的高度。

（七）QT 间期

指 QRS 波群起点至 T 波终点的间距，代表心室肌除极和复极全过程所需的总时间。QT 间期长短随心率快慢而发生变化，心率越慢，Q–T 间期越长，反之则短。心率在 60~100 次 /min 时，QT 间期的范围为 0.32~0.44s。传统的 QT 间期正常的上限值即为 QT 间期延长，但近年推荐的 QT 间期延长标准为：女性 ≥0.46s，男性 ≥0.45s，一般女性 QT 间期较男性略长。

（八）u 波

u 波是 T 波后 0.02~0.04s 出现的振幅很低小的波，方向与 T 波一致，其产生机制尚不清楚。u 波在胸导联（V_3~V_4 导联）及心率较慢时较明显。u 波明显升高常见于低血钾，u 波倒置可见于高血压和冠心病。

第二节　异常心电图

一、心房、心室肥大

（一）心房肥大

心房肥大多表现为心腔扩大引起心房肌纤维增长变粗而较少表现为心房肌肥厚，临床上心电图主要表现为 P 波的形态、时间及振幅的异常（图 7–20）。

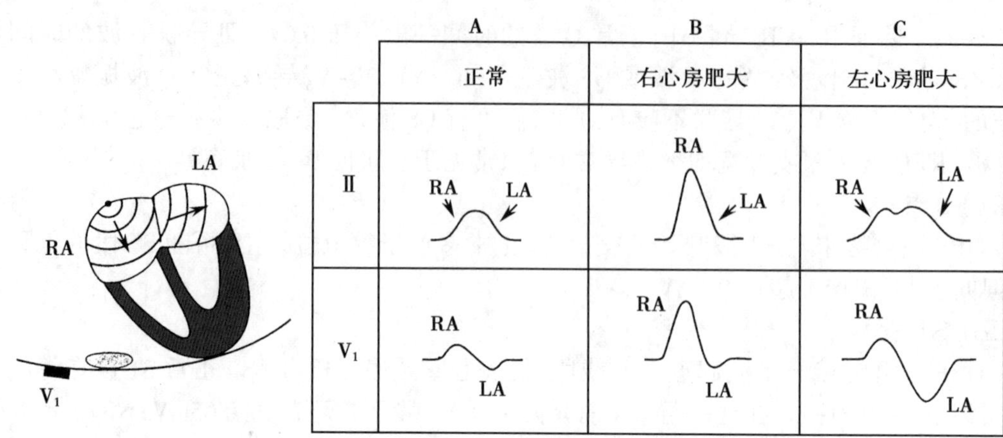

图 7-20 心房除极顺序及心房肥大的心电图表现示意图

RA. 右心房；LA. 左心房

1. 右心房肥大（right atrial enlargement） 正常情况下右心房先除极，左心房后除极。右心房肥大心电图主要表现为心房除极振幅加大，但时间仍在正常范围内。心电图特征：①P 波高尖，其振幅≥0.25mV，以Ⅱ、Ⅲ、aVF 导联表现最突出，肺心病 P 波高尖，又称为“肺型 P 波”；②V_1 导联 P 波直立时，振幅≥0.15 mV，若 P 波呈双向，其振幅的算术和≥0.20mV（图 7-21）。

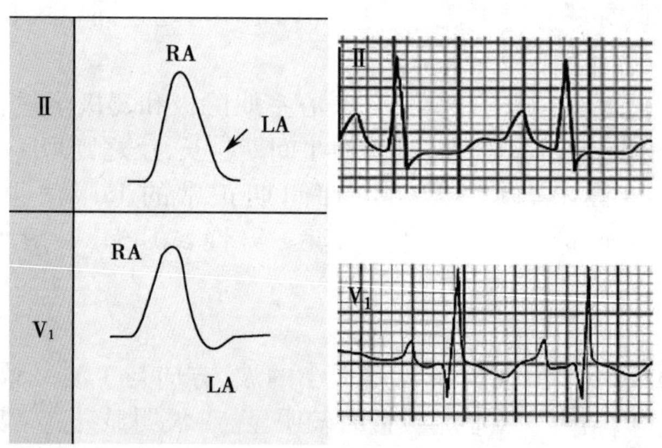

图 7-21 右心房肥大

RA. 右心房；LA. 左心房

2. 左心房肥大（left atrial enlargement） 由于左心房最后除极，左心房肥大时，心电图主要表现为心房的除极时间延长。心电图特征：①P 波增宽，其时限≥0.12s，常呈双峰型，两峰间距≥0.04s，在Ⅰ、Ⅱ、aVL 导联明显，见于二尖瓣狭窄，又称为“二尖瓣型 P 波”；②PR 段缩短，P 波时间与 PR 段时间之比 >1.6；③V_1 导联上 P 波常呈先正而后出现深宽的负向波，将 V_1P 波负向波的时间乘以其振幅，称为 P 波终末电势（P-wave terminal force，Ptf）。左心房肥大时，Ptf_{V1}（绝对值）≥0.04mm·s（图 7-22）。

3. 双心房肥大 心电图表现特征：①P 波增宽≥0.12s，其振幅≥0.25mV；②V_1 导联 P 波高大双向，上下振幅均超过正常范围（图 7-23）。

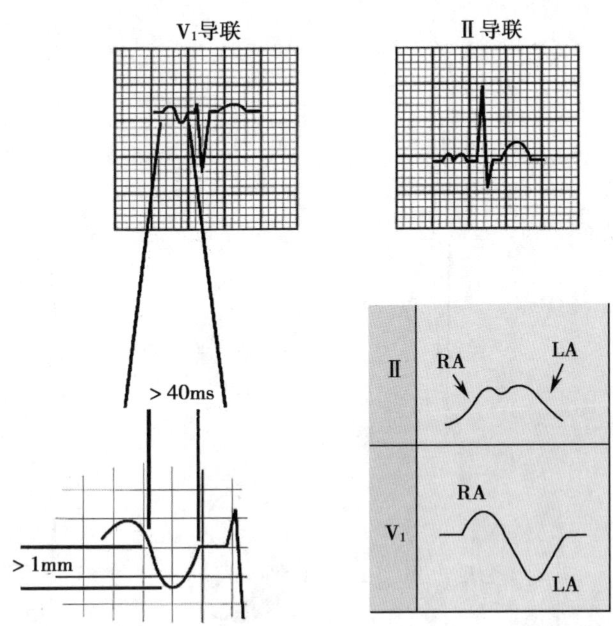

图 7-22　左心房肥大

RA. 右心房；LA. 左心房

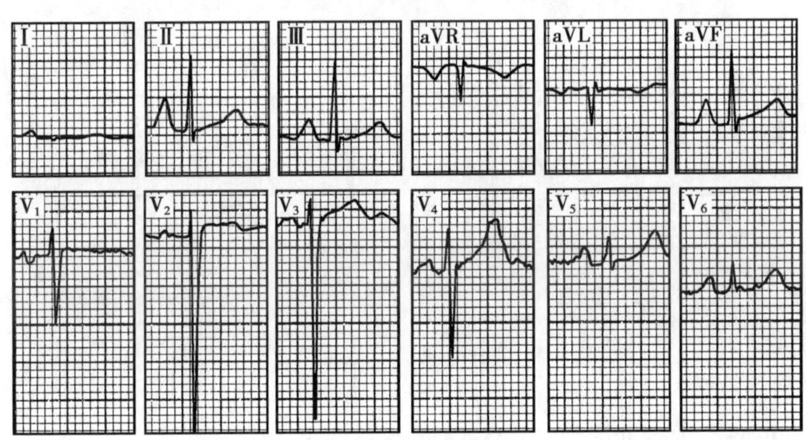

图 7-23　双心房肥大

（二）心室肥大

心室肥大是由于心室舒张期和 / 或收缩期负荷过重所致，是器质性心脏病的常见后果。心电图诊断心室肥大方面存在一定局限性，临床实用价值远不如超声心动图，不能仅凭某一项指标而做出肯定或否定的结论。当诊断心室肥大时，需结合临床资料及其他检查结果，通过综合分析，以便得出正确结论（图 7-24）。

1. 左心室肥大（left ventricular hypertrophy）　正常时心室除极综合向量表现左心室占优势的特征，当左心室肥大时，可使左心室优势的情况更突出。左心室肥大可引起面向左心室导联（Ⅰ、aVL、V_5 和 V_6）的 R 波振幅增加，而面向右心室导联（V_1 和 V_2）则出现较深的 S 波。心电图特征为（图 7-25）：

（1）QRS 波群电压升高，常用的标准如下：

1）胸导联：R_{V5} 或 R_{V6}>2.5mV；R_{V5}+S_{V1}>4.0mV（男性）或 >3.5mV（女性）。

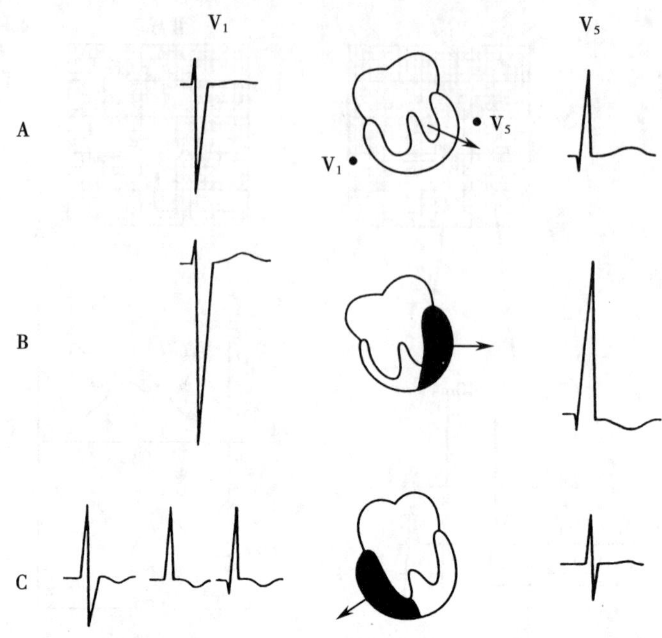

图 7-24　左、右心室肥大的机制及心电图表现

A. 正常；B. 左心室肥大；C. 右心室肥大（箭头分别示正常、左心室肥大及右心室肥大时的心室除极综合向量）

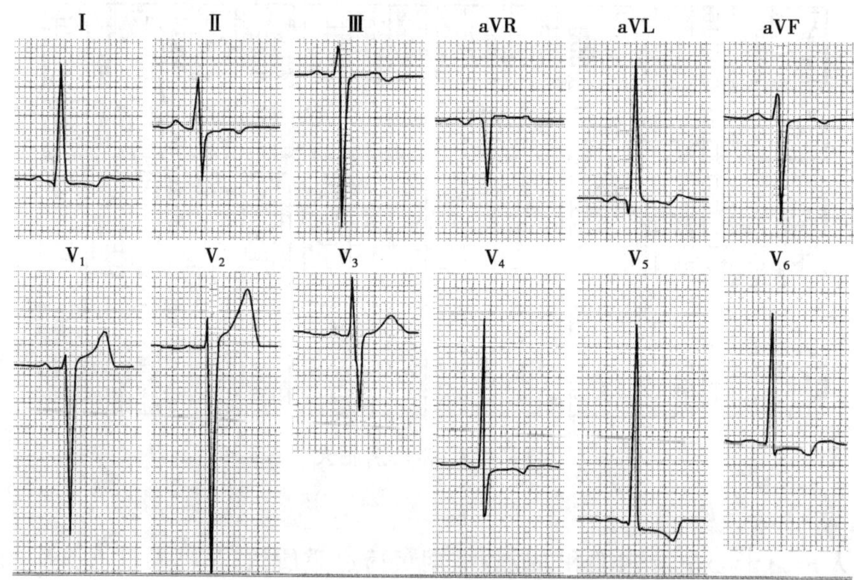

图 7-25　左心室肥大

2）肢体导联：R_{I}>1.5mV；R_{aVL}>1.2mV；R_{aVF}>2.0mV；$R_{I}+S_{III}$>2.5mV；

3）Cornell 标准：$R_{aVL}+S_{V3}$>2.8mV（男性）或 >2.0mV（女性）。

（2）可出现额面 QRS 心电轴左偏。

（3）QRS 波群时间延长到 0.10~0.11s，V_5R 峰时间 >0.05s。

（4）ST-T 改变：在以 R 波为主的导联（如 V_5、V_6 导联），其 ST 段可呈下斜型压低 >0.05mV，T 波低平、双向或倒置。在以 S 波为主的导联（如 V_1 导联）上反而可见直立的 T 波。

在符合一项或几项 QRS 电压升高标准的基础上，结合其他阳性指标之一，一般支持左心室肥大的诊断。符合条件越多，诊断可靠性越大。若仅有 QRS 电压升高，而无其他任何阳性指标，诊断左心室肥大应慎重。

2. 右心室肥大　右心室壁比左心室壁薄，只有当右心室肥大到一定程度，综合向量的优势才会转向为右心室优势，导致面对右心室导联（V_1、aVR）的 R 波升高，而面对左心室面导联（Ⅰ、aVL、V_5）的 S 波变深。心电图特征为（图 7-26）：

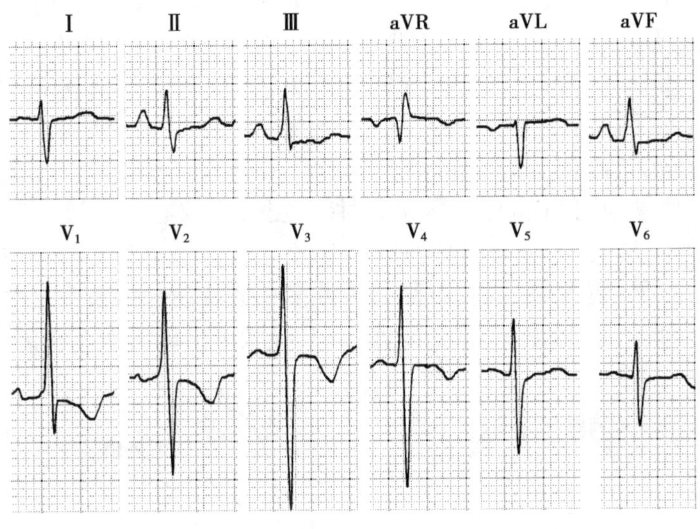

图 7-26　右心室肥大

（1）QRS 波群电压升高

1）V_1 导联中 R/S ≥1，呈 R 型或 Rs 型，重度右心室肥大可使 V_1 导联呈 qR 型（除外心肌梗死）；V_5 导联 R/S ≤1 或 S 波比正常加深；$R_{V1}+S_{V5}>1.05mV$（重者 >1.20mV）。

2）$R_{aVR}>0.5mV$，aVR 导联以 R 波为主，R/q 或 R/S ≥1。

（2）心电轴右偏≥+90°（重者可 >+110°）。

（3）V_1R 峰时间 >0.04s。

（4）继发性 ST-T 改变：常同时伴有右胸导联（V_1、V_2）ST 段压低及 T 波倒置。

诊断右心室肥大，有时定性诊断比定量诊断更有价值。一般阳性指标越多，则诊断的可靠性越高。虽然心电图对诊断明显右心室肥大准确性较高，但敏感性较低。

3. 双侧心室肥大　双侧心室肥大（biventricular hypertrophy）的心电图表现与双心房肥大不同，并不是简单地把左、右心室异常表现相加，心电图特征为：

视频：房室肥大心电图

（1）大致正常心电图：由于双侧心室电压同时升高，互相抵消所致。

（2）单侧心室肥大心电图：只表现出一侧心室肥大，而另一侧心室肥大的图形被掩盖。多表现为左心室肥大，而右心室肥大常被掩盖。

（3）双侧心室肥大心电图：常以一侧心室肥大心电图改变为主，另一侧心室肥大的诊断条件较少。

二、心肌缺血与心肌梗死

（一）心肌缺血

心肌缺血（myocardial ischemia）的常见病理基础是冠状动脉粥样硬化。当某一部分心肌发生缺血时，心肌的复极将不能正常进行，并可使缺血区相关导联发生 ST-T 异常改变。心肌缺血的心电图类型取决于发生缺血的部位、持续时间及严重程度。

1. 心电图类型　正常心室的复极过程是从心外膜开始向心内膜方向推进，当心肌缺血时，根据心室受累的层面，可出现以下两种类型的心电图改变。

（1）心肌缺血时的 T 波改变

1）心内膜下心肌缺血：缺血的心肌复极更为延迟，以至于最后心内膜下心肌复极时，原来能与之抗衡的心外膜心电向量减小或消失，致使心内膜下的心肌复极异常突出，此时面向缺血区的相关导联记录出与 QRS 主波方向相同的高大 T 波（升支与降支对称、顶端变为尖耸的箭头状）（图 7-27A）。例如下壁心内膜下心肌缺血时，在Ⅱ、Ⅲ、aVF 导联可出现高大的 T 波。

2）心外膜下心肌缺血（包括透壁性心肌缺血，心外膜损伤的面积和程度比心内膜大而严重）：心外膜下心肌缺血可引起心外膜除极时间延长，导致心肌复极顺序的逆转，即心内膜开始先复极，心外膜后复极，于是面向缺血区的相关导联记录出与 QRS 主波方向相反的 T 波（图 7-27B）。由于这种倒置深尖、双肢对称的 T 波多在冠状动脉供血不足时出现，亦称为冠状 T 波。例如下壁心外膜下心肌缺血时，在Ⅱ、Ⅲ、aVF 导联可出现深而倒置的 T 波。

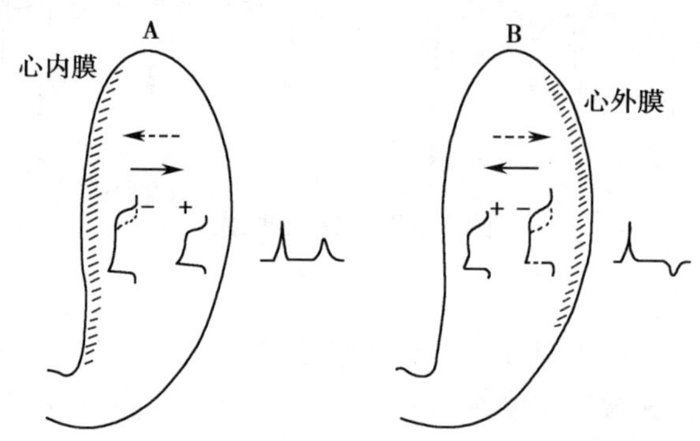

图 7-27　心肌缺血与 T 波变化的关系

A. 心内膜下心肌缺血；B. 心外膜下心肌缺血（虚线箭头示复极方向，实线箭头示 T 波向量方向，动作电位中的虚线部分示未发生缺血时的动作电位时程）

（2）心肌损伤时的 ST 段移位

心肌缺血早期可只出现 T 波改变，如缺血时间延长、程度加重，将出现心肌损伤。心肌损伤时，ST 向量从正常心肌指向损伤心肌，心内膜下心肌损伤时，ST 向量指向心内膜，使位于心外膜面的导联出现 ST 段压低；反之，心外膜损伤时，ST 段抬高（图 7-28）。

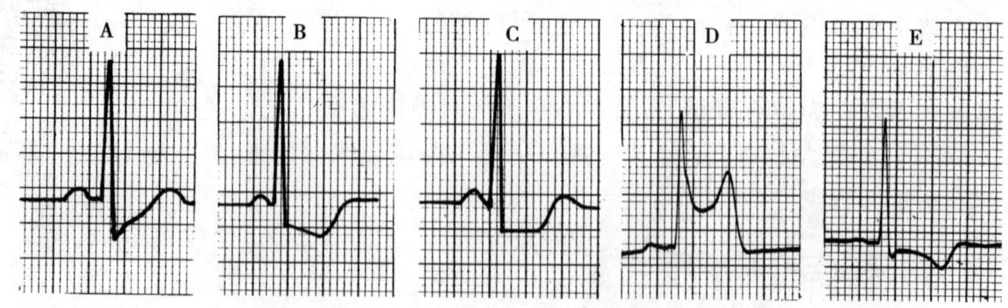

图 7-28　ST-T 改变

A. 上斜型；B. 下斜型；C. 水平型；D. ST 段抬高 T 波高尖，直立；E. T 波倒置

1）心内膜下心肌损伤：使位于心外膜面的导联出现 ST 段下移，ST 段下移≥0.05mV 有诊断意义。根据 R 波顶点垂线与 ST 段交角的不同，ST 段下移分为三种类型：①水平型下移，即交角等于 90°，持续时间 >0.08s；②下斜型下移，即交角大于 90°；③上斜型下移，即交角小于 90°。

2）心外膜下心肌损伤（包括透壁性心肌缺血）：位于心外膜面的相应导联出现 ST 段抬高，而对侧部位的导联常可记录到相反的 ST 改变，酷似心肌梗死的"损伤电流"改变。

2. 临床意义

（1）冠状动脉粥样硬化性心脏病（冠心病）：约 50% 左右的冠心病病人平时心电图正常，而仅在心绞痛发作时出现 ST-T 改变，表现为面向缺血部位的导联显示缺血型 ST 段压低和 / 或 T 波低平、负正双向和 T 波倒置（图 7-29），亦有部分病人平时心电图有 ST-T 改变，而在心绞痛发作时出现 ST-T 改变加重或伪性改善。变异型心绞痛（冠状动脉痉挛为主要因素）多引起暂时性 ST 段抬高并常伴有高耸 T 波和对应导联的 ST 段下移，如 ST 段持续抬高，提示可能发生心肌梗死。

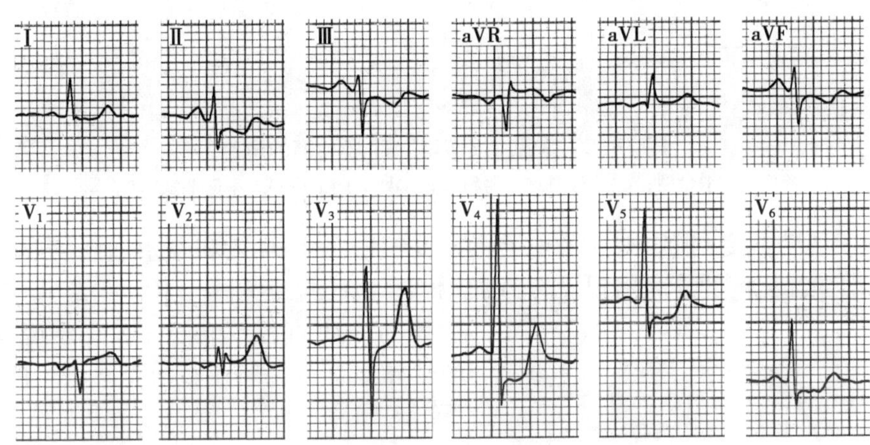

图 7-29 心肌缺血

（病人心绞痛发作，Ⅱ、Ⅲ、aVF 导联及 V_4~V_6 导联 ST 段水平或下斜型压低 >0.1mV）

心电图上 ST-T 改变只是非特异性心肌复极异常的共同表现，在做出心肌缺血或"冠状动脉供血不足"的心电图诊断之前，必须结合临床资料进行鉴别诊断。

（2）其他疾病：除冠心病外，ST-T 改变尚可见于心肌炎、心肌病、心包炎、脑血管意外（尤其是颅内出血）等各种器质性疾病，电解质紊乱（低钾、高钾）、药物（洋地黄、奎尼丁）影响以及自主神经功能失调等也可引起非特异性 ST-T 改变。此外，心室肌肥大、束支传导阻滞、预激综合征等可引起继发性 ST-T 改变。

（二）心肌梗死

心肌梗死（myocardial infarction）大多是在冠状动脉粥样硬化的基础上，发生冠状动脉血供急剧减少或中断，使相应的心肌出现严重而持久的急性缺血、损伤和坏死，属于冠心病的严重类型。除了临床表现及心肌坏死标记物升高外，心电图的特征性改变及动态演变规律对确定心肌梗死的诊断、判断预后有重要的意义。

1. 基本图形　急性冠状动脉发生闭塞后，在心电图上可先后出现缺血、损伤及坏死 3 种图形变化。因各部位心肌接受不同冠状动脉分支的血液供应，因此图形改变常有明显的区域特点。

（1）“缺血型”改变：冠状动脉血流急剧中断后，最早出现的是T波呈缺血型改变。多数缺血首先发生在心内膜下心肌，使面向缺血区的导联出现高而直立的T波。若缺血首先发生在心外膜下心肌，则面向缺血区的导联将出现倒置的T波（冠状T波）。

（2）“损伤型”改变：随着心肌缺血时间进一步延长，缺血程度进一步加重，则会出现“损伤型”图形改变。心内膜下心肌损伤时，在面对损伤区（心包膜外）导联上ST段压低；心外膜心肌损伤时，在面对损伤区导联上ST段抬高，并与T波融合，形成高于基线的单向曲线（图7-30），此种改变多不持久，在心肌供血改善后仍可恢复；亦可进一步发生坏死。

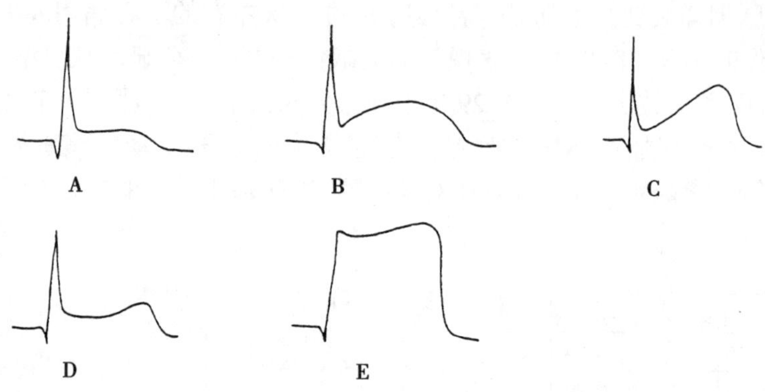

图7-30　常见“损伤型”ST段抬高的形态

A. 平台型；B. 弓背型；C. 上斜型；D. 凹面向上型；E. 单向曲线型

（3）“坏死型”改变：损伤进一步加重将导致细胞变性、坏死和一系列修复过程。主要心电图表现为面向坏死区的导联出现异常Q波（时间≥0.04s，振幅≥1/4R）或者呈QS波。一般梗死的心肌直径>20~30mm或厚度>5mm才可产生异常Q波。但在心内膜下心肌梗死病人，却不出现异常Q波。

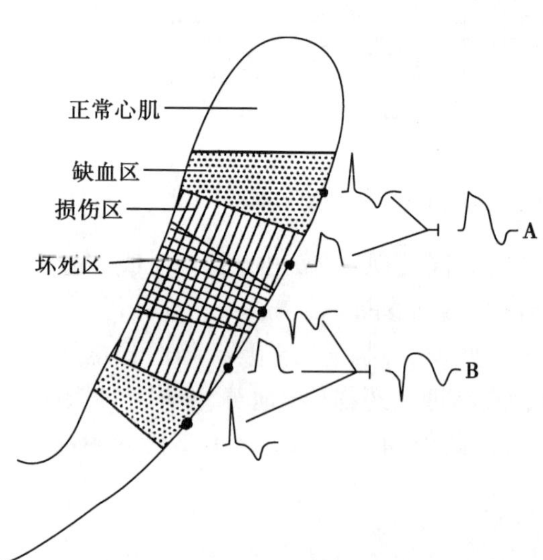

图7-31　急性心肌梗死后心电图上产生的特征性改变示意图

A. 位于坏死区周围的体表电极记录到缺血和损伤型图形；B. 位于坏死区中心的体表电极同时记录到缺血、损伤、坏死型图形（“•”点示直接置于心外膜的电极可分别记录到缺血、损伤、坏死型图形）

当冠状动脉某一分支发生闭塞导致急性心肌细胞坏死，心电图可同时记录到心肌缺血、损伤和坏死的图形改变。在面对坏死区的导联可记录到异常Q波或QS波；在面对靠近坏死区周围受损心肌的导联可记录到ST段抬高；而面对外边受损较轻的心肌导联可记录到缺血型T波倒置。因此，体表心电图导联如同时记录到心肌缺血、损伤和坏死的图形改变，则急性心肌梗死的诊断基本确立（图7-31）。

2. 心肌梗死的图形演变及分期　急性心肌梗死发生后，随着心肌缺血、损伤、坏死的发展和恢复过程，心电图除了具有前述的改变外，将呈现一系列动态演变过程。根据心肌梗死的发生时间及心电图演变特点，可分为超急性期、急性期、近期（亚急性期）和陈旧期（图7-32）。

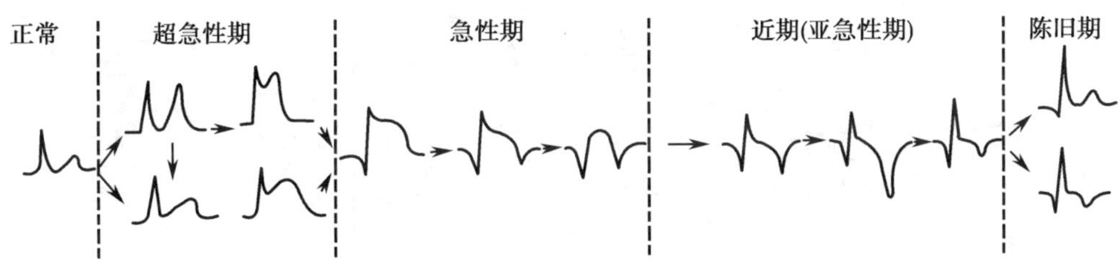

图 7-32 典型的急性心肌梗死的图形演变过程及分期

（1）超急性期（超急性损伤期）：急性心肌梗死发病数分钟后，首先出现短暂的心内膜下心肌缺血，心电图上产生缺血型巨大、高耸、不对称的 T 波，继而出现损伤型 ST 段上斜型或弓背向上型抬高，与高耸的 T 波相连，但尚未出现异常 Q 波。以上表现一般仅持续数小时，多因持续时间过短而很难记录到。此期电生理状态极不稳定，易发生室颤，也是溶栓治疗的最佳时期，此期若能及进行干预和治疗，可避免发展为心肌梗死或使已发生梗死的范围缩小。

（2）急性期：开始于梗死后数小时至数日，可持续数周。心电图呈现一个动态演变过程。ST 段呈弓背向上型抬高，甚至与 T 波融合为“单向曲线”，继而逐渐下降；在面向坏死区的导联出现 R 波振幅降低或消失，异常 Q 波或 QS 波；直立的 T 波逐渐降低，演变为缺血型冠状 T 波，并倒置达最深。坏死型 Q 波、损伤型 ST 段抬高和缺血型 T 波倒置在此期均可出现。

（3）近期（亚急性期）：出现于梗死后数周至数月，以坏死及缺血图形为主要特征。心电图表现为抬高的 ST 段逐渐下降至基线；倒置的 T 波逐渐变浅；坏死型 Q 波持续存在。

（4）陈旧期（愈合期）：常出现在急性心肌梗死 3~6 个月之后或更久，ST 段和 T 波恢复正常或 T 波持续倒置、低平，趋于恒定不变，只残留坏死型 Q 波。Q 波一般永久存在，但有部分病人出现坏死型 Q 波变小，甚至消失。

近年来，急性心肌梗死心肌坏死标记物的检测水平、诊断手段及治疗技术已取得突破性进展，通过对急性心肌梗死病人早期实施有效的治疗（溶栓、抗栓或介入性治疗等），已显著缩短整个病程，并可改变急性心肌梗死的心电图表现，可不再呈现上述典型的心电图演变过程。

0707

视频：急性心肌梗死心电图

3. 心肌梗死的定位诊断及梗死相关血管的判断　心肌梗死的定位诊断主要依据心电图坏死型图形（异常 Q 波或 QS 波）出现在代表心脏不同部位的相应导联来判定。发生心肌梗死的部位多与相应的冠状动脉及分支发生完全或不完全闭塞有关，因此，根据心电图表现可初步确定与梗死相关的病变血管（表 7-5、图 7-33~ 图 7-35）。

表 7-5 心电图导联与心室部位及冠状动脉供血区域的关系

导联	心室部位	供血的冠状动脉
V_1~V_3	前间壁	左前降支
V_3~V_5	前壁	左前降支
V_1~V_5+（Ⅰ、aVL）	广泛前壁	左前降支
V_7~V_9	正后壁	回旋支或右冠状动脉
Ⅱ、Ⅲ、aVF	下壁	右冠脉（多数）或左回旋支（少数）
Ⅰ、aVL	高侧壁	左前降支或左回旋支
V_{3R}~V_{4R}	右心室	右冠状动脉

注：广泛前壁心肌梗死在Ⅰ、aVL 导联可能出现梗死图形

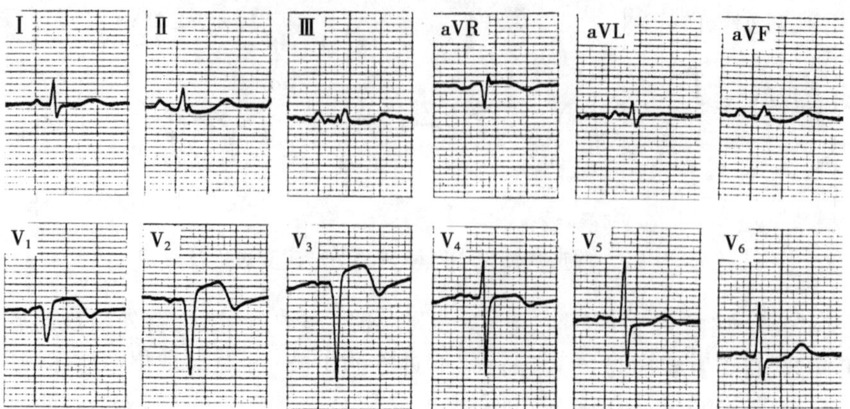

图 7-33 急性前间壁心肌梗死

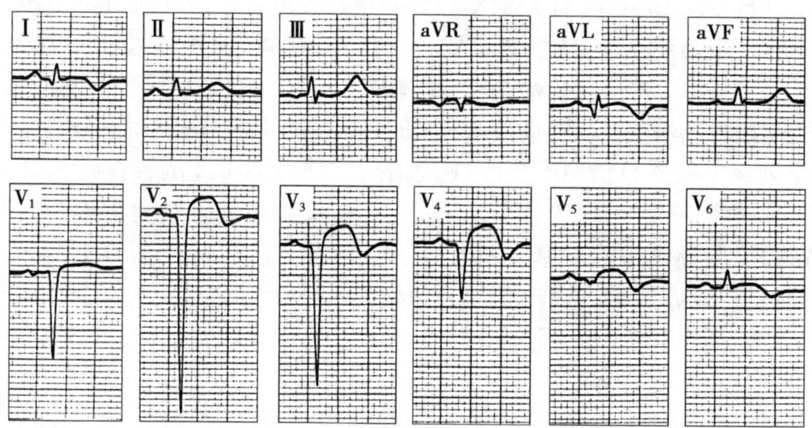

图 7-34 急性广泛前壁心肌梗死

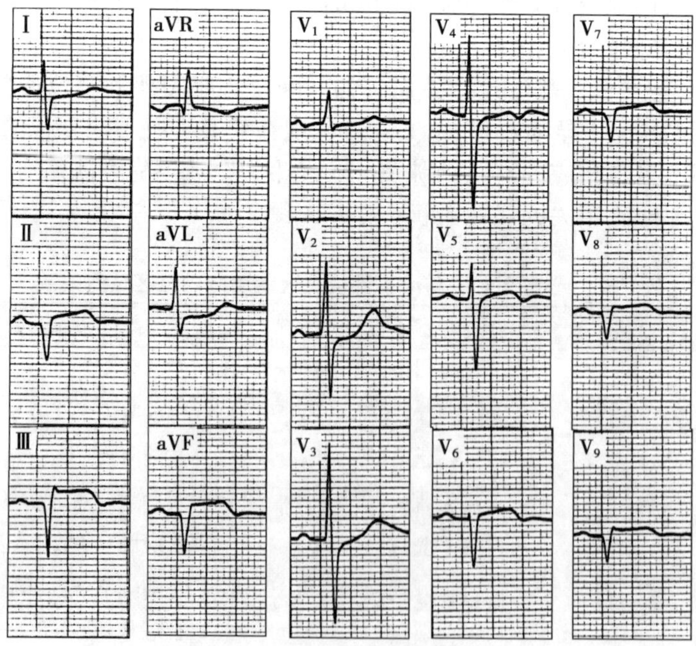

图 7-35 急性下壁及后壁心肌梗死

在急性心肌梗死发病早期(数小时内),尚未出现坏死型 Q 波,心肌梗死的部位可根据 ST 段抬高或压低,以及 T 波改变出现于哪些导联进行判断。

4. 心肌梗死的分类　为最大限度地改善心肌梗死病人的预后,近年把急性心肌梗死分为 ST 段抬高型心肌梗死(ST-elevation myocardial infarction,STEMI)和非 ST 段抬高型心肌梗死(non-ST-elevation myocardial infarction,NSTEMI)。STEMI 是指 2 个或 2 个以上相邻的导联出现 ST 段抬高(ST 段抬高的标准为:在 V_2~V_3 导联抬高≥0.2mV,在其他导联抬高≥0.1mV);NSTEMI 指心电图上表现为 ST 段压低和/或 T 波倒置或无 ST-T 异常。

以 ST 段的改变进行分类是急性心肌梗死早期诊断、早期干预的理念的体现,根据心电图上是否出现 ST 段抬高而选择正确和合理的治疗方案。STEMI 大多是在冠脉病变的基础上,发生冠脉血供急剧减少或中断,使相应的心肌严重而持久地急性缺血所致,心电图有上述典型的进行性改变,其治疗原则是尽快恢复心肌的血流灌注(到达医院后 30min 内开始溶栓或 90min 内开始介入治疗);NSTEMI 治疗主要是即刻缓解缺血和预防严重不良反应后果,包括抗缺血治疗、抗血栓治疗和根据病情进行有创治疗。

三、常见心律失常

正常心脏的起搏点位于窦房结,并沿传导系统依次激动心房和心室,因而正常人为窦性心律。如果心脏冲动的频率、节律、起源部位、传导与激动顺序异常,称为心律失常(cardiac arrhythmia)。心电图是诊断心律失常最简便、较精确的方法。根据其发生机制,心律失常可分为激动起源异常、激动传导异常及激动起源异常和传导异常同时存在。

视频:心律失常概述

(一)窦性心律失常

窦房结为正常心脏的起搏点,凡起源于窦房结的心律,称为窦性心律(sinus rhythm)。成人正常窦性心律的心电图特点:①窦性 P 波:P 波钝圆,在Ⅰ、Ⅱ、aVF、V_4~V_6 导联直立,在 aVR 导联倒置(图 7-1);②P 波规律出现:频率为 60~100 次/min;③PR 间期 0.12~0.20s;④PP 间期固定:同一导联上的 PP 间期相差 <0.12s(图 7-36)。

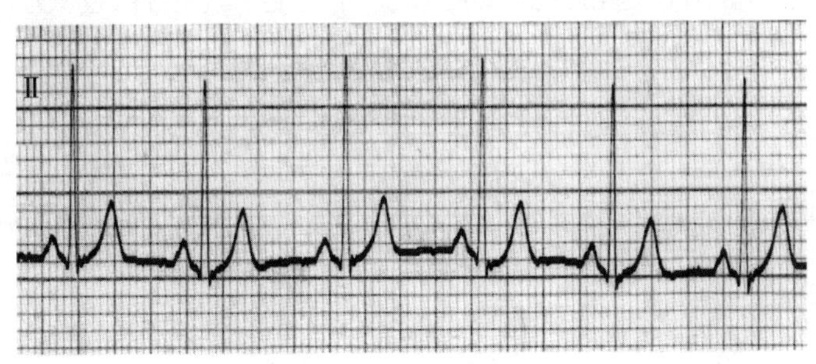

图 7-36　正常窦性心律

1. 窦性心动过速(sinus tachycardia)　心电图特点:①具有窦性心律的特点;②成人心率 >100 次/min;③部分病人可伴有继发性 ST-T 变化(图 7-37)。常见于运动、情绪激动、吸烟、饮酒、发热、甲状腺功能亢进、贫血、急性失血、休克、心肌炎、心功能不全,以及应用肾上腺素、阿托品、麻黄碱等。

视频:窦性心动过速

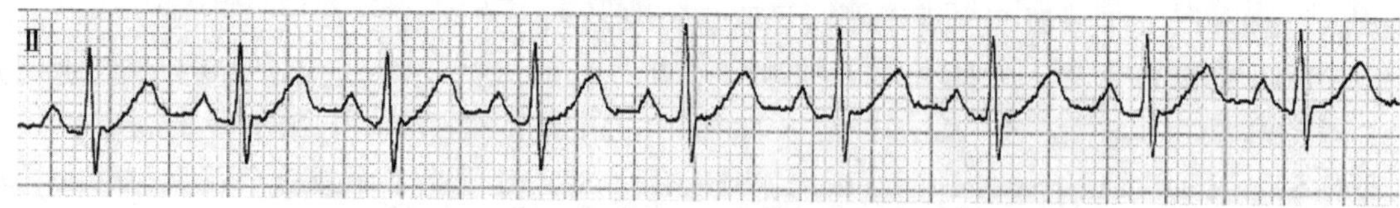

图 7-37　窦性心动过速

2. 窦性心动过缓（sinus bradycardia）　心电图特点：①具有窦性心律的特点；②成人心率<60 次 /min（图 7-38）。近年大样本健康人群调查发现：约 15% 正常人静息心率<60 次 /min，尤其是男性。窦性心动过缓常见于健康的青年人、老年人、运动员、睡眠、窦房结功能障碍、急性下壁心肌梗死、颅内压力升高、甲状腺功能低下及服用某些药物（如胺碘酮、β 阻滞药）等。

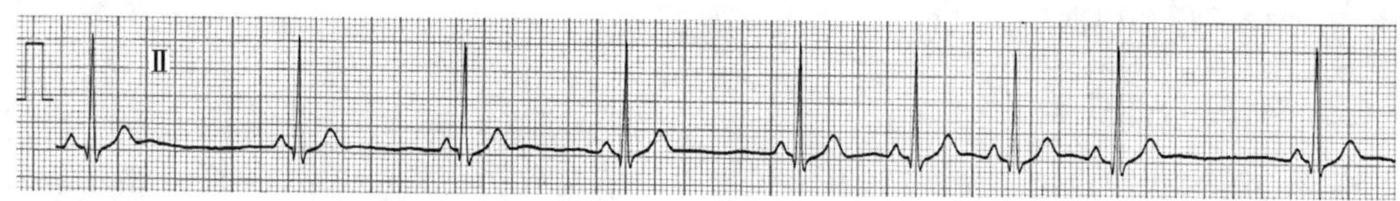

图 7-38　窦性心动过缓及窦性心律不齐

3. 窦性心律不齐（sinus arrhythmia）　心电图特点：①具有窦性心律的特点；②同一导联上的 PP 间期相差 >0.12s；③常与窦性心动过缓同时发生（图 7-38）。多见于青少年或自主神经功能不稳定者，且常与呼吸有关，称为呼吸性窦性心律不齐，多无临床意义。

视频：窦性心动过缓

4. 窦性静止或窦性停搏（sinus arrest）　在规律的窦性心律中，一段时间内窦房结不产生激动，称为窦性静止或窦性停搏。心电图特点：①具有窦性心律的特点；②正常 PP 间距中突然出现 P 波脱落，形成长 PP 间距，且长 PP 间距与正常 PP 间距不成倍数关系（图 7-39）。窦性停搏后常出现逸搏或逸搏心律。可发生于迷走神经张力过高、窦房结功能障碍、急性心肌梗死、脑血管病等。

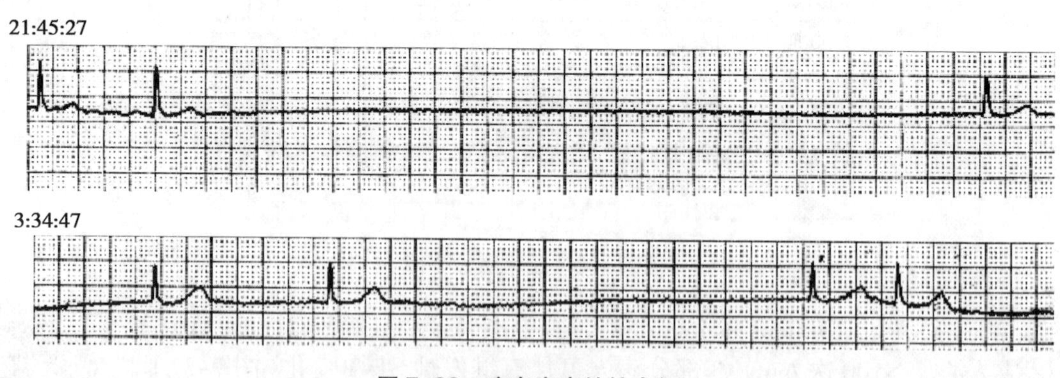

图 7-39　病态窦房结综合征

动态心电图监测中夜间出现的窦性停搏

5. 病态窦房结综合征（sick sinus syndrome，SSS）　是指由于窦房结或周围组织病变和功能减退而引起一系列心律失常的综合征，简称病窦综合征。心电图特点：①持续而显著的窦性心动过缓（心率 <50 次 /min），并且不易被阿托品等药物纠正；②窦性停搏与窦房阻滞；③明显的窦性心动过缓基础上同时伴有室上性快速心律失常（如房颤、房扑、房速等），称为心动过缓 – 过速综合征（简称慢 – 快综合征）；④如病变同时累及房室交界区，可出现房室传导障碍，或发生窦性静止时，可长时间不出现交界性逸搏，称为双结病变（图 7–39）。常见于起搏传导系统的退行性病变以及冠心病、心肌炎及心肌病等。

（二）期前收缩

期前收缩（premature beat）是指起源于窦房结以外的异位起搏点自律性升高，在窦房结激动尚未抵达其位置时，已提前发出激动，又称过早搏动或早搏，是最常见的心律失常。根据期前收缩发生的部位，可分为房性、交界性和室性期前收缩，以室性期前收缩最常见，房性次之，交界性较少见。

正常人与各种心脏病病人均可发生期前收缩。情绪激动、饱餐、过劳、上呼吸道感染、胆道疾病、过量的烟酒、电解质紊乱、药物作用等均能引发期前收缩。

期前收缩与其前正常搏动的间距称为联律间期（coupling interval）。房性期前收缩的联律间期应从异位 P 波起点测量至其前窦性 P 波起点，而室性期前收缩的联律间期应从异位搏动的 QRS 起点测量至其前窦性 QRS 起点。期前收缩之后出现较正常心动周期长的间歇称为代偿间歇（compensatory pause）。期前收缩的共同特点是提前出现的一个（或两个）异位节律，常因干扰下一心动周期的正常节律而出现一段较长的代偿间歇。

依据期前收缩出现的频率，分为频发期前收缩（期前收缩≥6 次 /min 或 >30 次 /h）和偶发期前收缩（期前收缩 <6 次 /min 或 <30 次 /h）。期前收缩也可呈联律，如二联律（期前收缩与窦性心搏交替出现）、三联律（2 个窦性心律后出现 1 次期前收缩）等。同一导联中出现 2 种或 2 种以上形态及联律间期互不相同的异位搏动称为多源性期前收缩。如联律间期固定，而形态各异，称为多形性期前收缩，其临床意义与多源性期前收缩相似。

1. 室性期前收缩（premature ventricular contraction） 心电图特点：①提前出现的 QRS–T 波，前无相关的 P 波；②提前出现的 QRS 波群宽大畸形，时间 >0.12s，T 波方向多与 QRS 主波方向相反；③常为完全性代偿间歇，即期前收缩前后的两个窦性 P 波间距等于正常 P–P 间距的 2 倍（图 7–40）。

2. 房性期前收缩（premature atrial contraction） 心电图特点：①提前出现的异位 P′波，形态与窦性 P 波不同；②P′ –R 间期≥0.12s；③QRS 波常呈室上性；④多为不完全性代偿间歇，即期前收缩前后两个窦性 P 波间距小于正常 P–P 间距的 2 倍（图 7–41）。

3. 交界性期前收缩（premature junctional contraction） 心电图特点：①提前出现的 QRS–T 波，形态多与窦性下传的基本相同，其前无窦性 P 波；②出现逆行 P′波（Ⅱ、Ⅲ、aVF 导联倒置、aVR 导联直立），可发生于 QRS 波之前（P′ –R 间期 <0.12s）或者 QRS 波群之后（R–P′间期 <0.20s）或者与 QRS 波群重叠；③多为完全性代偿间歇（图 7–42）。

（三）异位性心动过速

异位性心动过速是异位节律点兴奋性增强或折返激动引起的异位心律（期前收缩连续出现 3 次或 3 次以上）。发作时的第一个波为相应的期前收缩波，终止后有代偿间期。这种心动过速可理解为连续发生的期前收缩。按异位节律点发生的部位，可分为房性、房室交界性和室性心动过速。

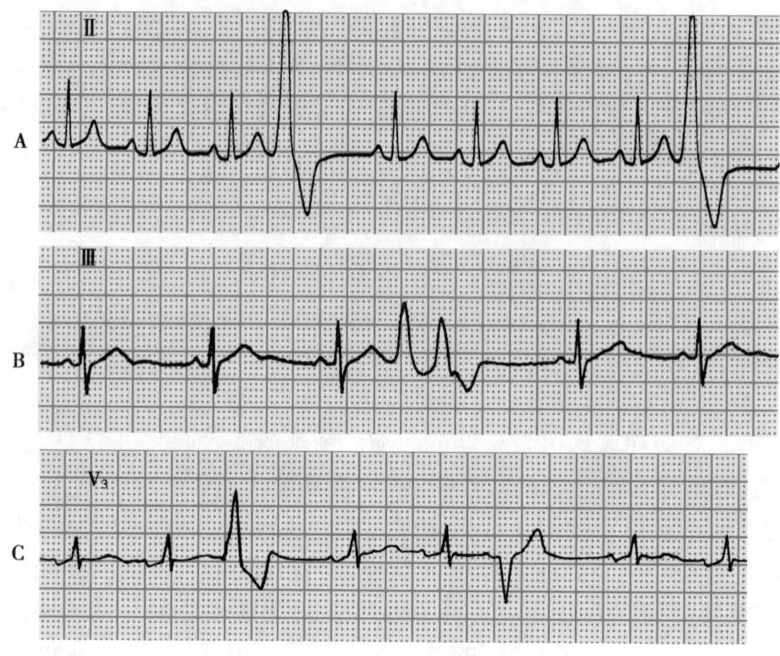

图 7-40　室性期前收缩心电图

A. Ⅱ导联第 4、9 个 QRS 波群提前发生，明显增宽畸形，其前无 P 波，其后有完全性代偿间歇；B. Ⅲ导联第 3 个窦性搏动后连续提前发生两个宽大畸形的 QRS 波群，其前无 P 波，第 2 个畸形 QRS 波群的 ST 段可见窦性 P 波；C. V_3 导联第 3、6 个 QRS 波群提前发生，增宽畸形，形态各异，配对间期不等，为多源性室性期前收缩

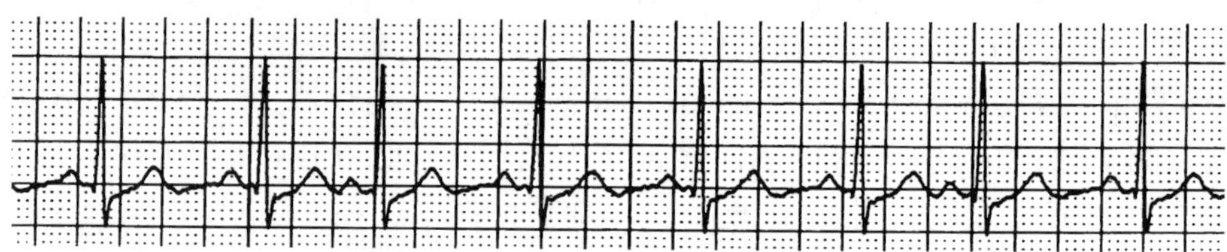

图 7-41　房性期前收缩

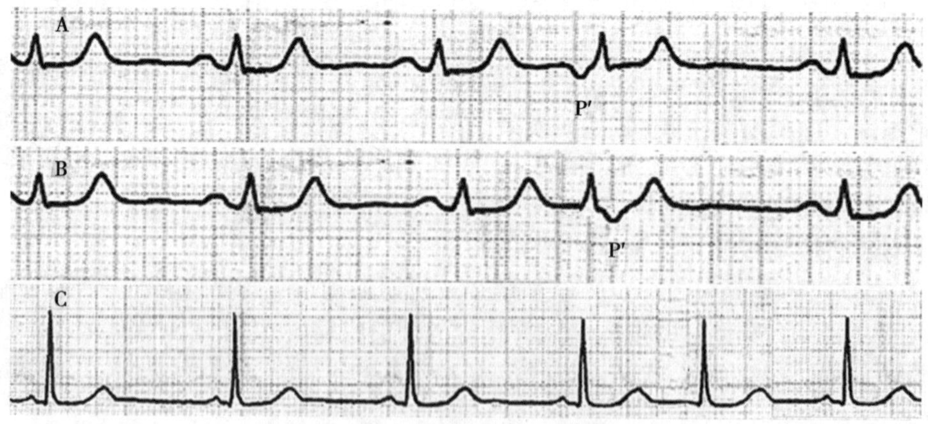

图 7-42　交界性期前收缩心电图

A. 逆行 P′波出现在 QRS 波群前面；B. 逆行 P′波出现在 QRS 波群后面；C. 逆行 P′波与 QRS 波群相重叠

1. 阵发性室上性心动过速（paroxysmal supraventricular tachycardia，PSVT）　由于房性和房室交界性心动过速发作时，心率过快，P′波不易辨认，且异位起搏点均位于房室束（希氏束）以上，故统称为室上性心动过速（简称室上速）。①该类心动过速发作时有突发、突止的特点，频率一般在160~250次/min，节律绝对匀齐；②QRS形态及时限一般正常（当伴有室内差异性传导或束支传导阻滞时，可呈宽QRS波群）；③继发性ST-T改变（图7-43）。

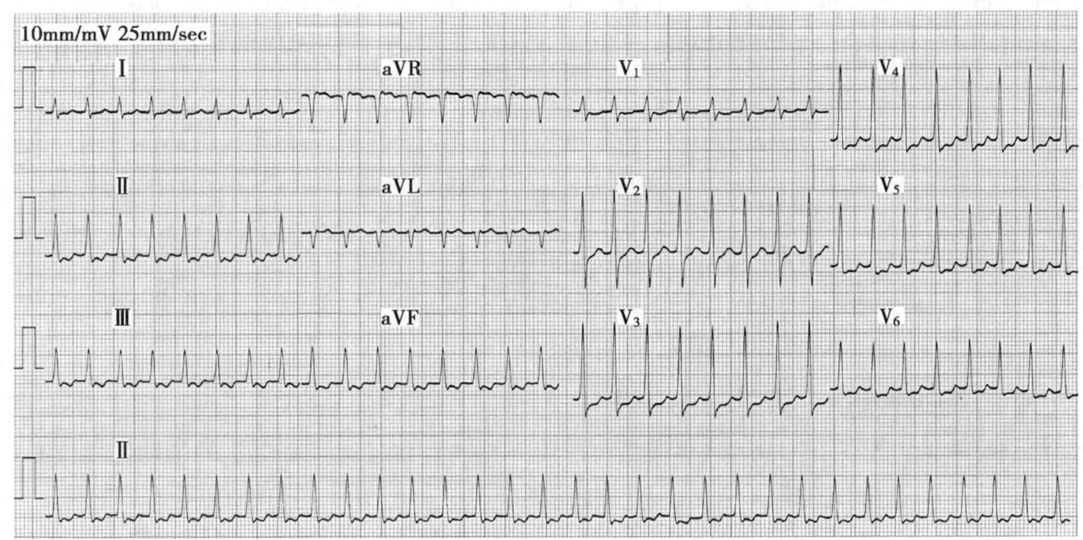

图7-43　阵发性室上性心动过速

室上速多发生于健康人或原有预激综合征病人，常于过劳、情绪激动、烟酒过量等发生；也可发生于器质性心脏病病人，如风湿性心瓣膜病、心肌梗死或甲亢等。其临床意义取决于病因、心率、持续时间等，无器质性心脏病者一般不引起严重后果，但持久发作、频率过快或原有器质性心脏病的病人，可出现血压下降、心绞痛、晕厥、心力衰竭等。

2. 阵发性室性心动过速（paroxysmal ventricular tachycardia，PVT）　心电图特点：①QRS波群呈宽大畸形，其时间>0.12s，并有继发性ST-T改变；②心室率多为140~200次/min，节律略有不齐；③QRS波与P波无固定关系（房室分离），P波频率慢于QRS波频率，此可明确诊断；④室性心动过速时可有P波下传，夺获心室，形成“正常化”的QRS波（心室夺获），或部分夺获心室，形成室性融合波，更支持室性心动过速诊断（图7-44）。室性心动过速则多发生于严重器质性心脏病（如心肌梗死、心肌病等）、低血钾、洋地黄中毒等。

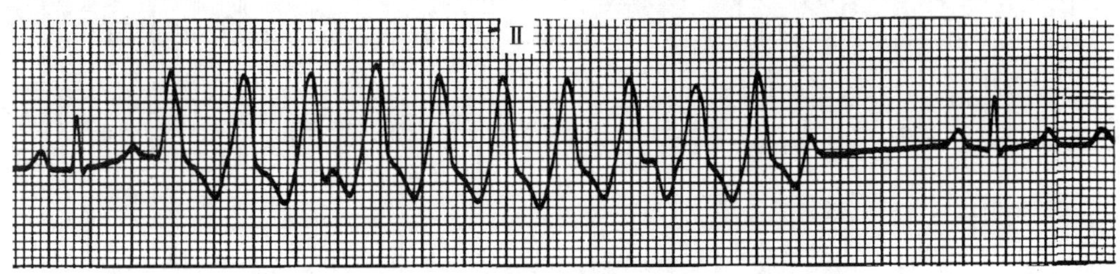

图7-44　阵发性室性心动过速

3. 非阵发性心动过速（nonparoxysmal tachycardia）　又称加速性自主心律，有房性、交界性和室性三种，此类心动过速发作一般呈渐起渐止的特点。心电图主要特点：频率比阵发性心动过速慢，比逸搏心律快，交界性心律频率多为 70~130 次 /min，室性心律频率多为 60~100 次 /min，易发生干扰性房室脱节，并出现各种融合波或夺获心搏。多发生于器质性心脏病。

4. 扭转型室性心动过速（torsade de pointes，TDP） 此是一种严重的室性心律失常。发作时可见宽大畸形的 QRS 波群围绕基线不断扭转其主波方向；约连续出现 3~10 个同向波就会发生扭转，改变主波方向；每次发作持续数秒至数十秒而自行终止，但极易复发或转为心室颤动（图 7-45）。临床表现为反复发作心源性晕厥或称为阿 - 斯综合征。扭转型室速常见于先天性 QT 间期延长综合征、严重房室传导阻滞、低钾、低镁、某些药物作用（奎尼丁、胺碘酮、砷剂等）。

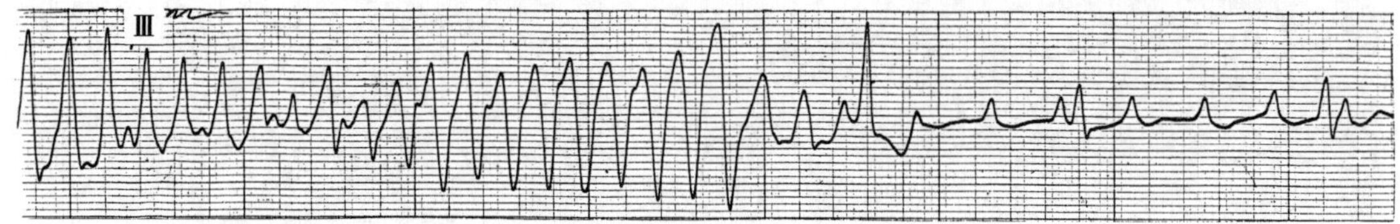

图 7-45 扭转型室性心动过速

（四）扑动与颤动

扑动与颤动可发生在心房或心室，是一种较阵发性心动过速频率更快的主动性异位心律。扑动是一种快速匀齐的节律，颤动是一种快速、细小而凌乱的节律，两者间可相互转化。

1. 心房扑动（atrial flutter，AFL） 心电图特点：①窦性 P 波消失，代之以连续的大锯齿状扑动波（F 波），多数在Ⅱ、Ⅲ、aVF 导联上清晰可见；②F 波间无等电位线，其波幅、间距、形态相同，频率为 240~350 次 /min，多不能全部下传，常以固定房室传导比例（如 2∶1 或 4∶1）下传，因而心室律规则（如果房室传导比例不固定，心室律可不规则）；③QRS 波形态、时限多数正常（图 7-46）。心房扑动如伴 1:1 房室传导可引起严重的血流动力学改变，应及时处理。心房扑动不如心房颤动稳定，常呈短阵发性，并转为心房颤动或窦性心律。

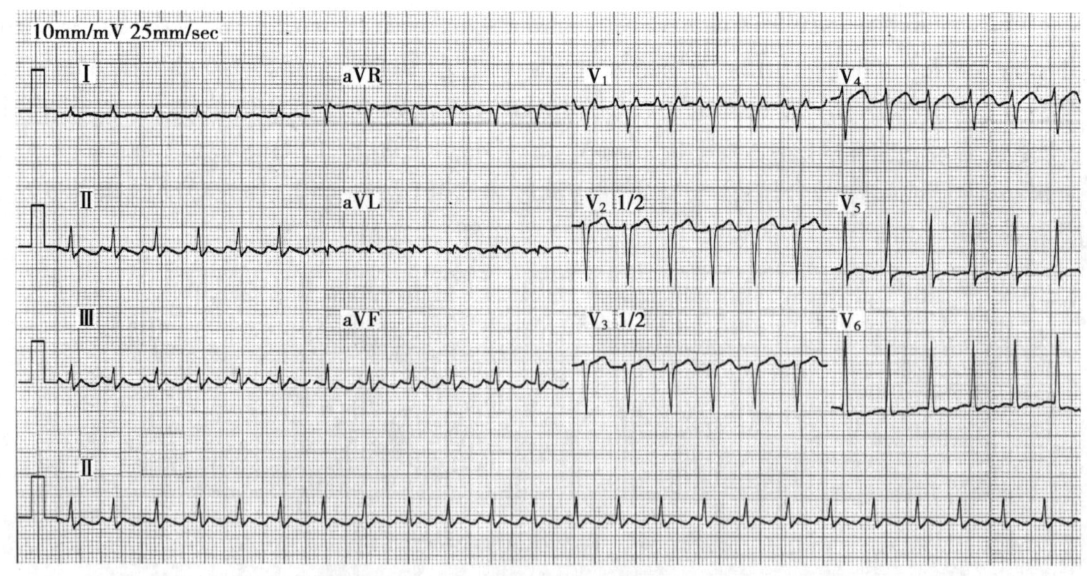

图 7-46 心房扑动

呈 2∶1 传导，Ⅱ、Ⅲ、aVF 导联扑动波呈锯齿状

2. 心房颤动(atrial fibrillation, AF)　简称房颤,是常见的心律失常。房颤时心房失去协调一致的收缩,使心排血量下降,易形成附壁血栓。心电图特点:①窦性 P 波消失,代之以大小不等、形态各异的颤动波(f 波),以 V_1 导联最明显;②房颤波可较粗大,亦可较小;③房颤波频率为 350~600 次 /min;④RR 间距绝对不规则,心室率快者居多;⑤QRS 波如无差异性传导及束支传导阻滞,一般不增宽(图 7-47)。需注意,房颤如果出现 RR 间距绝对规则,且心室率缓慢,常提示发生完全性房室传导阻滞。

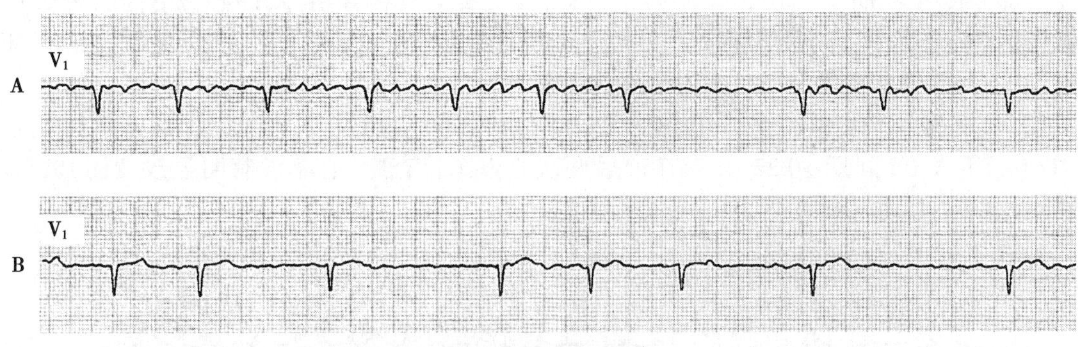

图 7-47　心房颤动

A. 颤动波较粗大;B. 颤动波细小

3. 心室扑动与颤动

视频:心房扑动与颤动

(1)心室扑动(ventricular flutter):心电图特点:P-QRS-T 波群消失,代之出现连续快速的相对规则的振幅较大的心室扑动波,频率在 200~250 次 /min(图 7-48)。心室扑动不能持久,或很快恢复,或转为心室颤动而导致死亡。

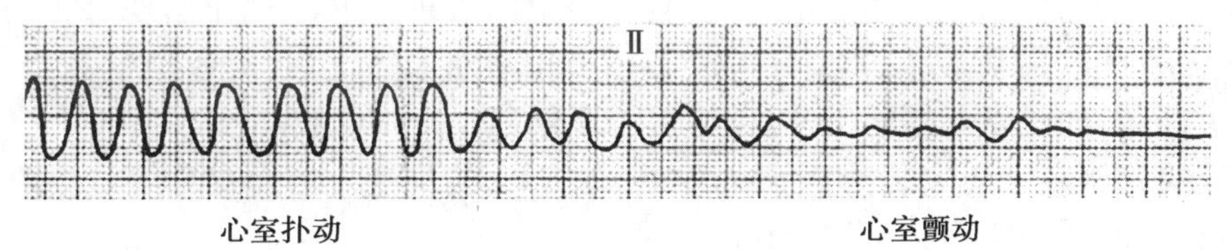

图 7-48　心室扑动与心室颤动

(2)心室颤动(ventricular fibrillation):心电图特点:P-QRS-T 波群完全消失,代之出现大小不等,极不规则的低小室颤波,频率 200~500 次 /min(图 7-48)。往往是心脏停搏前的短暂征象,也可以因急性心肌缺血或心电紊乱而发生。由于心室肌纤维快速而不协调的乱颤,心脏完全丧失了排血功能。

心室扑动和心室颤动均是极严重的致死性心律失常,多见于严重的心肺功能障碍、电解质紊乱、药物中毒、各种疾病的终末期等。发生心室扑动时心脏已失去排血功能,出现心室颤动时,心室完全丧失排血功能,相当于心室停搏。病人迅速出现意识丧失、呼吸停止、心音及大动脉搏动消失、血压无法测到,必须立即抢救。

(五)传导异常

心脏传导异常包括生理性干扰脱节、病理性传导阻滞及传导途径异常。

1. 传导阻滞　按发生的部位分为窦房阻滞、房内阻滞、房室传导阻滞和室内(束支)传导阻滞。按阻滞的程度可分为一度(传导延缓)、二度(部分激动传导发生中断、不能下传)、三度

（传导完全中断）。根据阻滞的变化，可分为永久性、暂时性、交替性和渐进性。

（1）房室传导阻滞（atrioventricular block，AVB）：是临床上最常见的一种心脏传导阻滞，指激动从心房向心室传递过程中发生障碍，导致激动传导延缓或中断。房室传导阻滞可发生在不同水平：在房内的结间束传导延迟可引起 PR 间期延长；最易发生阻滞的部位是房室结、希氏束；亦可发生左、右束支或三支（右束支及左束支的前、后分支）同时阻滞。阻滞部位愈低，潜在节律点越不稳定，危险性就越大。根据阻滞的程度分为 3 度：一度为传导时间延长；二度为部分传导阻滞，即部分激动不能下传；三度为完全性传导阻滞，即心房下传的激动完全不能抵达心室。房室传导阻滞多数由器质性心脏病所致，也可见于心脏手术、电解质紊乱和药物中毒等，少数可见于迷走神经张力增高的正常人。

1）一度房室传导阻滞：心电图主要表现为 PR 间期超过正常范围。成年人 PR 间期 >0.20s（老年人 PR 间期 >0.22s）；或在前后两次心电图检查中，心率没有明显改变而 PR 间期延长超过 0.04s（图 7-49）。

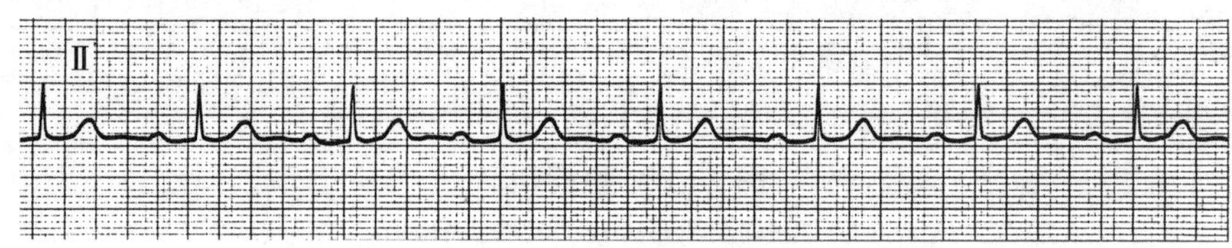

图 7-49 一度房室传导阻滞

PR 间期 0.30s

2）二度房室传导阻滞：主要表现为部分 P 波后出现 QRS 波群脱落。按脱落的特点分为两种类型：

二度Ⅰ型房室传导阻滞（称 Morbiz Ⅰ型）：心电图表现为 P 波规律出现，PR 间期逐渐延长，直至 P 波后 QRS 波群脱落，脱落后的第一个 PR 间期最短，以后又逐渐延长，直至 P 波后再有 QRS 波脱落，如此周而复始出现，称为文氏现象（Wenckebach phenomenon）。通常以 P 波数与下传数的比例表示房室传导阻滞的程度，如 6∶5 传导表示 6 个波中有 5 个 P 波下传心室，而只有 1 个 P 波未能下传（图 7-50）。

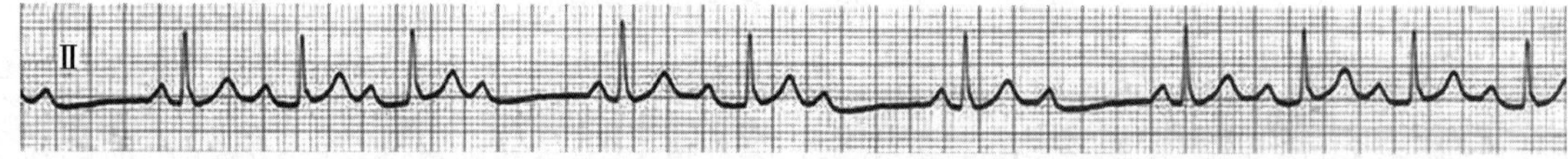

图 7-50 二度Ⅰ型房室传导阻滞[（2∶1）~（4∶3）]

二度Ⅱ型房室传导阻滞（称 Morbiz Ⅱ型）：心电图表现为 PR 间期恒定（正常或延长），有部分 P 波后无 QRS 波（图 7-51）。凡连续 2 次或 2 次以上的 P 波后出现 ORS 波脱落者（如 3∶1、4∶1 传导的房室传导阻滞），称为高度房室传导阻滞。

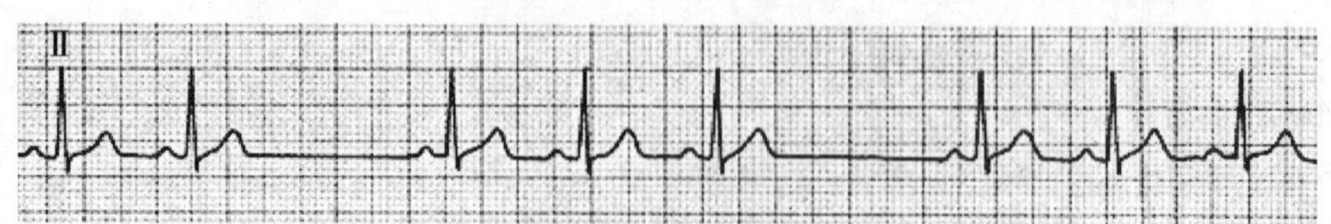

图 7-51 二度Ⅱ型房室传导阻滞

二度Ⅰ型房室传导阻滞较二度Ⅱ型多见，前者多为功能性或阻滞部位在房室结或房室束近端，预后较好；后者多为器质性损害，阻滞部位多在房室束远端或束支部位，易发展成三度房室传导阻滞，预后较差。

3）三度房室传导阻滞：又称完全性房室传导阻滞。因房室交界区以上的激动完全不能下传至心室，致使阻滞部位以下的潜在起搏点发放冲动，激动心室，出现逸搏性心律（交界性或室性）。心电图表现：①P 波与 QRS 波毫无关系（PR 间期不固定），各自保持固有节律，心房率快于心室律；②QRS 波的形态取决于潜在起搏点的位置，起搏点在房室束分叉以上，出现交界性逸搏心律，则 QRS 波形态正常，频率一般在 40~60 次 /min；起搏点在房室束分叉以下，出现室性逸搏心律，则 QRS 波宽大畸形，频率一般在 20~40 次 /min（图 7-52）。

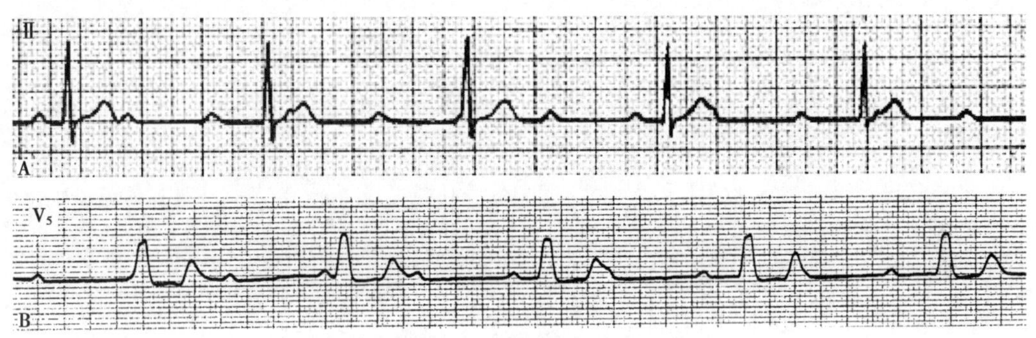

图 7-52 三度房室传导阻滞

A. 交界性逸搏心律；B. 室性逸搏心律

（2）室内传导阻滞：是指室上性激动在心室内（希氏束分叉以下）传导过程中发生异常，从而导致 QRS 波群时限延长及形态改变。

1）右束支传导阻滞（right bundle branch block，RBBB）：心电图表现：①QRS 波群时间 ≥0.12s；②QRS 波群形态改变：V_1 或 V_2 导联呈 rsR′ 型或 M 形，此为最具特征性的改变；Ⅰ、V_5、V_6 导联 S 波增宽而有切迹，其时限 ≥0.04s；aVR 导联呈 QR 型，其 R 波宽而有切迹；③V_1 导联 R 峰时间 >0.05s；④继发性 ST-T 改变：V_1、V_2 导联 ST 段轻度压低，T 波倒置；Ⅰ、V_5、V_6 导联 T 波方向与终末 S 波方向相反，仍为直立（图 7-53）。如 QRS 图形符合上述特征，仅 QRS 波群时间 <0.12s，称为不完全性右束支传导阻滞。

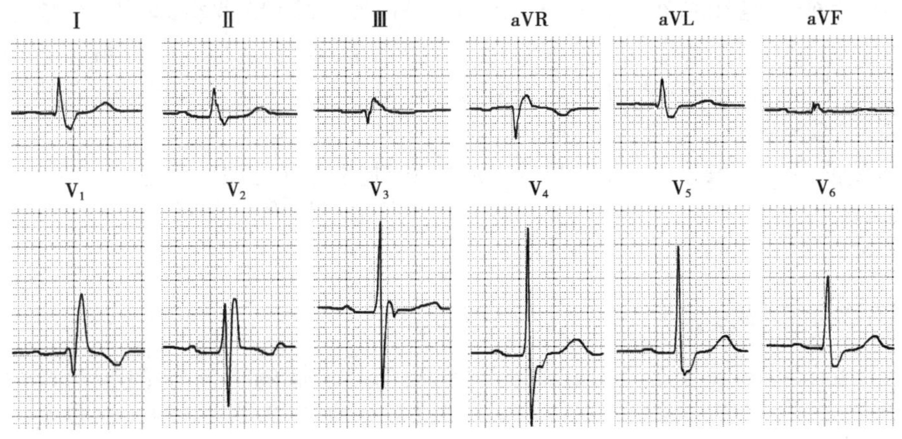

图 7-53 完全性右束支传导阻滞

2）左束支传导阻滞（left bundle branch block，LBBB）：心电图表现：①成人 QRS 波群时间≥0.12s；②Ⅰ、aVL、V_5、V_6 导联出现宽大、畸形或有切迹的 R 波，其前无 q 波，其后常无 S 波；③V_1、V_2 导联多呈 QS 或 rS 型，S 波宽大；④ST-T 方向与 QRS 主波方向相反（图 7-54）。

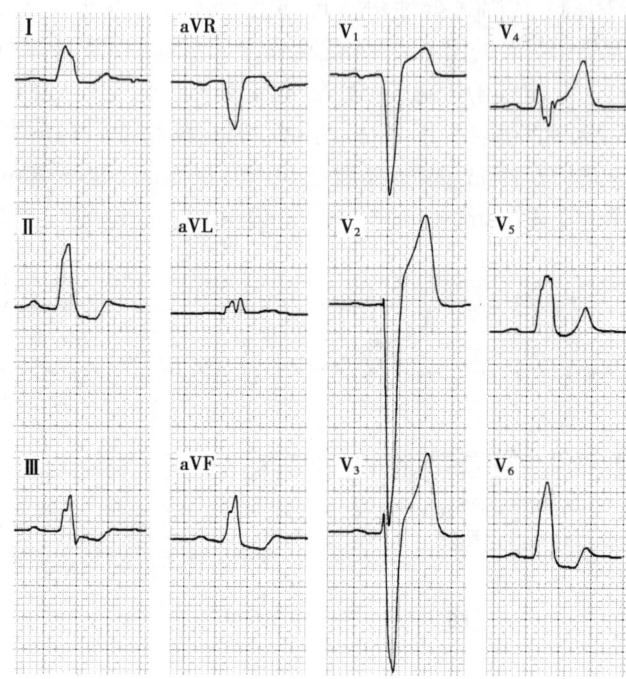

图 7-54 完全性左束支传导阻滞

不完全性左束支传导阻滞的心电图形与完全左束支传导阻滞相同，仅 QRS 波时间 <0.12s，其图形与左心室肥大的心电图表现非常相似。

视频：房室传导阻滞、束支传导阻滞及预激综合征

2. 预激综合征 预激综合征（pre-excitation syndrome）属传导途径异常，是指在正常的房室结传导途径外，沿房室环周围还存在附加的房室传导束（旁路），激动经由旁路提前到达心室，使部分（或全部）心室肌提前激动。以房室旁道最常见，称为经典型预激综合征（Wolff-Parkinson-White syndrome，WPW 综合征），其余旁道称为变异型预激综合征。

WPW 综合征心电图特征：①PR 间期缩短 <0.12s；②QRS 波群增宽 ≥0.12s；③QRS 波群起始部粗钝，称为预激波（亦称 delta 波）；④P-J 间期正常；⑤可有继发性 ST-T 变化（图 7-55）。其中心电图 delta 波的大小、QRS 波群的宽度及 ST-T 改变的程度与预激成分的多少有关，少数预激综合的 QRS 波群时间 <0.12s。

预激综合征多见于健康人，发作时常引起阵发性房室折返性心动过速。WPW 如合并房颤，可导致快速的心室率，甚至发生室颤，属于一种严重心律失常类型。临床上可以采用导管射频消融术对其进行根治。

四、药物和电解质紊乱对心电图的影响

临床应用的某些药物及血电解质浓度异常，可影响心肌的除极与复极及激动的传导，从而引起心电图改变。常见药物有洋地黄类制剂以及奎尼丁、普鲁卡因胺、普罗帕酮、美西律、β- 受体阻滞药、胺碘酮等抗心律失常药物，血电解质浓度异常主要见于血钾、血钙浓度异常。

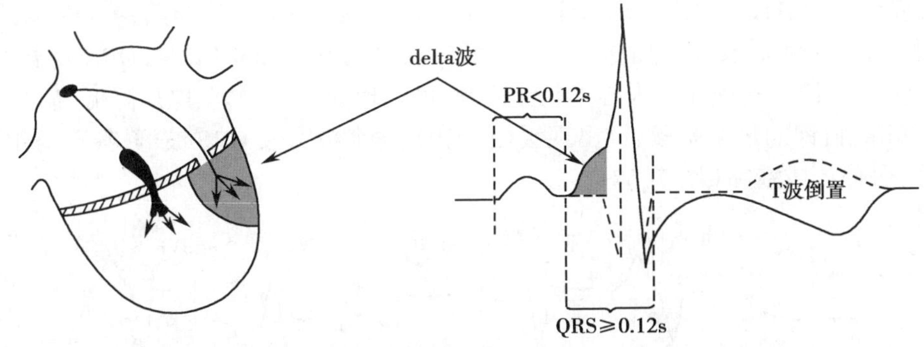

图 7-55 WPW 综合征心电图特征示意图

（一）药物对心电图的影响

1. 洋地黄

（1）洋地黄效应（digitalis effect）：应用洋地黄类药物后，心电图波形出现特征性表现：①在以 R 波为主的导联，ST 段下垂型压低；T 波低平、双向或倒置，双向 T 波常是初始部分倒置，终末部分直立变窄，ST 段与 T 波融合，形成“鱼钩形”（图 7-56）；在以 S 波为主的导联，其 ST-T 变化方向与上述相反；②QT 间期缩短。上述心电图表现常为已经接受洋地黄治疗的标志，即洋地黄效应。

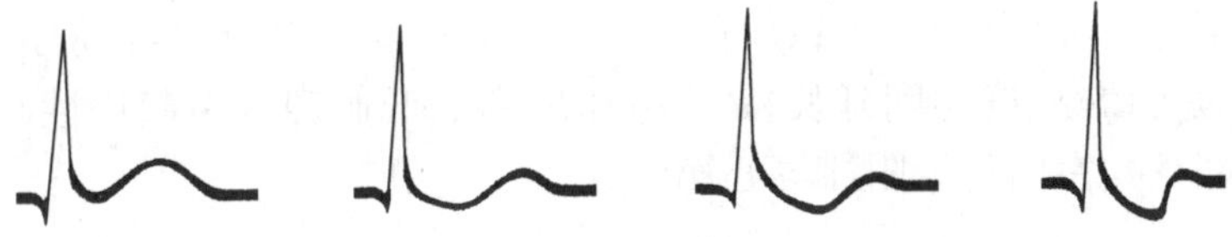

图 7-56 洋地黄引起的 ST-T 变化

逐渐形成特征性的 ST-T 改变（鱼钩形）

（2）洋地黄中毒（digitalis toxicity）：洋地黄中毒可以有胃肠道症状和神经系统症状，但出现各种心律失常是洋地黄中毒的主要表现。洋地黄中毒的主要心电图改变是各种心律失常和传导阻滞，常见的心律失常有频发、多源室性期前收缩甚至呈二联律或三联律，严重时可出现室性心动过速甚至室颤。房性心动过速伴不同比例的房室传导阻滞，交界性心动过速伴房室脱节、三度房室传导阻滞等也是常见的洋地黄中毒表现。其中，当出现二度或三度房室传导阻滞时，则是洋地黄严重中毒表现。

2. 奎尼丁　奎尼丁属Ⅰa 类抗心律失常药物，并且对心电图有较明显影响。奎尼丁治疗剂量时的心电图表现：①QT 间期延长；②T 波低平或倒置；③u 波增高；④P 波增宽可有切迹，PR 间期稍延长。奎尼丁中毒时的心电图表现：①QT 间期明显延长；②QRS 时间明显延长（用药时 QRS 时间不应超过原来的 25%，如达到 50% 应立即停药）；③心律失常，如房室传导阻滞、窦性心动过速、窦性心动过缓、窦性静止或窦房阻滞，严重者可发生扭转型室性心动过速，甚至室颤。

3. 其他　胺碘酮、索他洛尔等也使心电图 QT 间期延长。

（二）电解质紊乱对心电图的影响

1. 高血钾　血清钾浓度升高时的心电图表现：①血清钾 >5.5mmol/L 时，QT 间期缩短，

T 波高耸，基底变窄，两肢对称，呈“帐篷状”，在Ⅱ、Ⅲ、V_2、V_3、V_4 最为明显，此为高钾血症最早出现和最常见的心电图变化。②血清钾 >6.5mmol/L 时，出现室内传导延缓，QRS 波群 PR 及 QT 间期延长，R 波降低及 S 波加深，ST 段压低。③血清钾 >7mmol/L 时，QRS 波群进一步增宽，PR 及 QT 间期进一步延长；因心房肌受抑制，可表现为 P 波增宽、电压降低，甚至消失（窦室传导）。④高血钾的最后阶段，可出现缓慢、规则、愈来愈宽大 QRS 波群，甚至与 T 波融合，最后发生心脏停搏或室颤（图 7–57）。

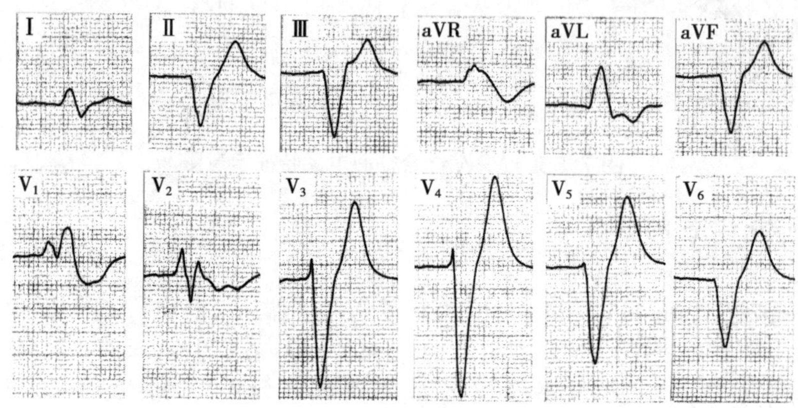

图 7–57　高血钾心电图改变（血钾：8.5mmol/L）

2. 低血钾　低血钾典型的心电图表现为 S–T 段压低，T 波低平或倒置，u 波增高（u 波 >0.1mV 或 u/T>1 或 T–u 融合、双峰）；QT 间期一般正常，表现为 QT–u 间期延长（图 7–58）。严重的低血钾可使 QRS 波群时间延长，P 波电压增高。低血钾可引起房性心动过速、室性心动过速、房室传导阻滞、室内传导阻滞等心律失常。

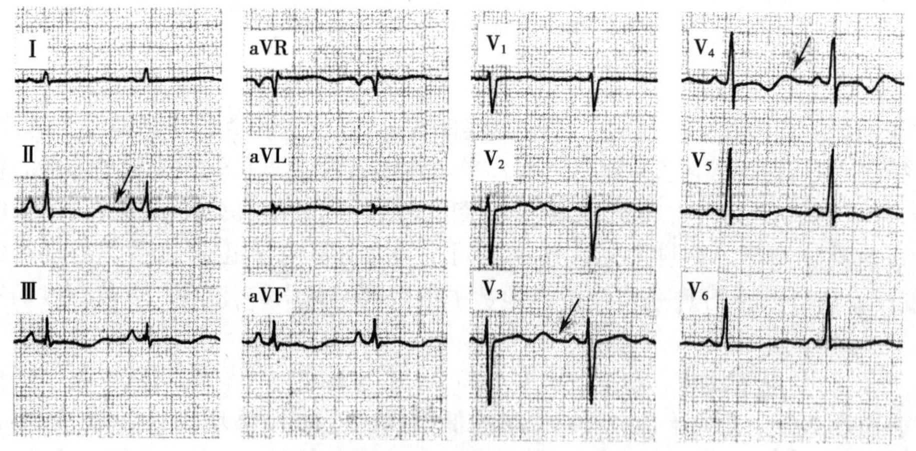

图 7–58　低血钾的心电图改变

病人血钾水平 2.1mmol/L，箭头示 u 波，QT–u 间期 0.70s

第三节　心电图描记、分析和临床应用

一、心电图的描记

（一）环境与设备

心电图描记的环境和设备要求：①室内保持温暖，以免天气寒冷因其肌电干扰；②使用交流电源的心电图机必须接地线；③心电图机旁不要摆放其他电器；④诊察床的宽度不应过窄，以免机体紧张而引起肌电干扰。

（二）被评估者准备

对被评估者需作如下准备：①被评估者休息片刻，取平卧位进行检查，除急症外一般应避免于饱餐后或吸烟后检查；②对被评估者说明心电图检查对人体无害也无痛苦，嘱其平放四肢，放松肌肉，心电图描记过程中不能移动四肢及躯体，必要时需屏气记录胸导联心电图；③检查前按申请单仔细核对被评估者姓名等信息。

（三）皮肤处理

将被评估者两手腕屈侧腕关节下方约3cm处及两侧内踝上部约7cm处，涂抹导电胶或生理盐水，也可用乙醇仔细擦净皮肤上的油脂，以消除皮肤阻力，减少发生伪差。

（四）电极安置

临床实际操作中，无需检测者依次安放每个电极，心电图机内部已规范化，只需将10个电极放置在四肢及胸壁相应位置即可。分别将导联电极按照规定连接肢体与胸部。其中肢体导联线较长，连接四肢电极板的导线统一标记为红、黄、绿、黑色，并依次连于右上肢、左上肢、左下肢、右下肢电极板（地线），电极板夹在两腕、两踝关节内上侧（屈侧腕关节下方约3cm处及内踝上部约7cm处），这样即可记录出6个肢体导联的心电图。胸导联连线相对较短，胸导联导线末端接电极处亦依次为红、黄、绿、棕、黑、紫色，分别代表V_1~V_6导联，胸导联通过钟型电极吸附在胸壁的相应位置。

要特别注意防止左、右上肢接错。下肢左、右颜色接错不影响心电图结果，尽量不将下肢两个颜色导联电极板接在一侧下肢。

（五）描记心电图

1. 接通电源及地线　当使用内置电池或充电电源时，可不用地线，如有外部交流电源干扰，可按下抗交流电干扰键（HUM）。但注意不要同时使用去肌颤滤波（EMG），因为会使心电图波幅下降15%以上，导致心电图波形失真。

2. 常规描记心电图　走纸速度一般选择25mm/s，标准灵敏度1mV=10mm。记录笔应调节在记录纸的中心线上。记录过程中，如果发现某些导联心电图电压太高超出图纸范围，可减低电压，选择灵敏度1mV=5mm。

3. 导联切换　按设定顺序依次记录各个导联心电图。除心律不齐可适当加长V_1或者Ⅱ导联外，一般各个导联记录3~5个完整波形即可。如有可疑急性下壁心肌梗死波形，应及时加做右胸导联及V_7~V_9导联。

4. 注意事项　如记录中遇到基线不稳或干扰时，应检查导联线与心电图机的连接或电极是否松脱。还要注意胸部电极不能吸附太紧以及吸附时间过久，以免损伤皮肤。

5. 信息标记 记录心电图结束后，要立即在心电图纸的前部注明被评估者的姓名、性别、年龄、记录时间（年、月、日、小时甚至分钟）、病区及床号等，同时标记各导联（如电压减半时需注明）。

二、心电图的分析方法

（一）分析步骤

1. 一般浏览 将各导联按Ⅰ、Ⅱ、Ⅲ、aVR、aVL、aVF及V_1~V_6的顺序排列，首先检查各导联心电图标记有无错误，导联有无接错，定准电压是否正确，有无个别导联电压减半或加倍，纸速如何，有无基线不稳、伪差和交流电干扰。

2. 判断心脏位置 通过心电轴偏移的度数及是否有钟向转位大致判断心脏在胸腔内的位置。

3. 确定主导心律、计算心率 根据P波有无，方向与形态，顺序，与QRS波群的关系，确定基本心律是窦性心律抑或异位心律。然后根据P波的特点，决定基本心律。P波符合窦性条件，诊断为窦性心律；P波是逆行性的，P′-R<0.12s，为交界性心律；P波消失，代之以一系列不规则的“f波”，是心房颤动。

选择适当的导联，测量P-P或R-R间距以计算心房率和心室率。在每一个P波后面均有QRS波群者，心房率等于心室率，只要计算心室率即可。而有明显心律不齐，心房率和心室率不相等者，则应分别计算心房率和心室率。

4. 观察和测量波形 观察和测量P波、QRS波群、S-T段与T波的形态、方向、电压，测量P-R间期、Q-T间期的时间并判断是否正常。

5. 作出判断 综合心电图所见，并结合被评估者的年龄、性别、病史、体征、临床诊断、用药情况以及既往心电图检查资料等，判定心电图是否正常，作出心电图诊断：正常心电图，大致正常心电图，可疑异常心电图或异常心电图。

（二）心电图报告的内容

从上述心电图分析中，择其要点，按报告单要求填写心电图报告。一般心电图报告应包括以下内容：

1. 基本心律 基本心律及类别。

2. 心电轴 有无心电轴的左偏、右偏及偏移的度数。

3. 钟向转位 有钟向转位者应标明。

4. 特征性改变 心电图的特征性改变。

5. 心电图诊断结论 关于心电图正常与否，可以归纳为四类：①正常心电图；②大致正常心电图：指在个别导联中出现一些轻度异常的图形，包括QRS波群出现切迹，S-T段轻微下移，T波轻微降低等，而没有其他更显著的变异；③可疑心电图：心电图的异常情况较第二类为重，在多个导联有可疑的异常表现，但不足以肯定为某种异常，应说明可疑之处，如可疑右心室肥大等；④异常心电图：心电图有肯定的异常改变而有病理意义者，如左心室肥大、完全性左束支传导阻滞等。此时应直接写出心电图诊断。

6. 提出参考建议 结合临床提供的参考意见，必要时建议复查。

三、心电图的临床应用

（一）心电图检查的临床应用价值

1. 对心律失常、心肌梗死诊断有肯定价值 心电图主要反映心脏激动的电学活动，因此对各种心律失常和传导障碍的诊断分析具有肯定价值，到目前为止尚没有任何其他方法能替代心电图在这方面的作用；心肌梗死时心电图的特征性改变以及波形的演变规律对其诊断亦具有肯定的价值。

2. 对心肌损伤及缺血等的诊断有参考价值　心肌损伤、供血不足、药物和电解质紊乱时，心电图均可发生相应的变化，对诊断亦具有一定的参考价值，但特异性不高是其缺点。

3. 某些检查的重要辅助手段　心电图作为心动周期的时相标记，是一些检查的重要辅助手段，对于瓣膜活动、心音变化、心肌功能状态等，心电图不能提供直接判断，但作为心动周期的时相标记，如心音图、超声心动图、阻抗血流图等进行心功能测定或其他心脏电生理研究时，常常用心电图进行同步描记，以确定其时相。

4. 心电监测　心电图与心电监护已广泛应用于各种危重病人的抢救、手术麻醉、用药观察、航天、登山运动及各种体育运动的心电监测等。

（二）心电图检查的局限性

许多心脏疾病，特别是疾病早期的心电图可能是正常的。心电图只能反映心脏激动的电学活动，不能反映心脏功能及瓣膜情况。某些心电图改变无特异性，同样的心电图改变可见于多种心脏病。因此，心电图只有密切结合临床资料，才能做出全面而正确的诊断。

（王春洋　王新颖　董　楠）

思考题

1. 常规心电图检查有哪些导联，如何连接导联线？
2. 正常心电图有哪几个波、段和间期，各代表什么含义？
3. 测量各波振幅及时间的规则有哪些？
4. 如何通过心电图计算心率及判断心电轴方向？
5. 心房、心室肥大心电图特点是什么？
6. 心绞痛发作时的心电图特点是什么？
7. 急性心肌梗死的基本心电图图形有哪些？具有较高诊断价值的有哪些？
8. 窦性心律的心电图特征是什么？
9. 窦性心动过速和窦性心动过缓的心电图特点是什么？
10. 心电图如何鉴别三种类型的期前收缩？
11. 如何从心电图鉴别心房扑动和心房颤动？
12. 阵发性室性心动过速的心电图特点是什么？
13. 心室扑动和心室颤动的心电图特点是什么？
14. 如何描记心电图？

自测题

第八章 影像学检查

学习目标

1. 掌握常用影像学检查前各项准备工作与处理。

2. 熟悉X线的特性、检查方法,各系统基本病变的X线表现;熟悉超声检查的方法及临床应用;熟悉核医学检查的原理、甲状腺功能检查及甲状腺显像、心肌灌注显像及心肌代谢显像。

3. 了解肺灌注显像及肺通气显像、肾动态显像、肾上腺皮质显像及嗜铬细胞瘤显像、脑血流显像、骨骼系统核医学检查。

4. 能向被评估者正确解释各项检查前的准备工作并顺利实施检查。

影像学检查是应用医学成像技术,使人体内部组织器官的结构显现影像,以了解人体的解剖结构、生理功能及病理变化,从而达到诊断及治疗疾病的目的。1895年10月,德国物理学家伦琴发现X线以后,即被用于人体疾病检查,由此产生放射诊断学。随着科技水平的不断提高,医学成像技术和检查方法不断发展,相继出现了超声成像、X线计算机体层成像(CT)、磁共振成像(MRI)、核素成像、介入放射学等,常规X线成像也已发展为计算机X线成像(CR)、数字X线成像(DR)及数字减影血管造影(DSA)等。影像诊断水平显著提高,临床应用领域日益拓展。

案例导学与思考

案例导学:

病人,男,24岁。3年来经常于餐后3~4h出现上腹部烧灼痛,严重时夜间疼醒,伴反酸,多在冬秋季复发,每次持续1周左右。自服奥美拉唑或进食后症状可缓解。查体:上腹部轻压痛。初步诊断为十二指肠溃疡,医嘱予以行胃肠钡餐检查明确诊断。

思考:

1. 护理人员如何向病人解释该检查?
2. 检查前病人应做哪些准备?

第一节 X线检查

X线检查是利用X线穿透人体后,使人体内部结构在荧光屏或胶片上显影,从而直接观察其解剖与生理功能及病理变化,以达到诊断目的的一门学科。

一、X 线成像的基本原理

X 线能使人体组织结构成像是基于 X 线的基本性质和人体各部组织结构之间存在着固有的密度和厚度差异。

（一）X 线基本性质

X 线是一种波长在 0.000 6~50nm 的电磁波，医用 X 线波长为 0.008~0.031nm，居于 γ 射线和紫外线之间，波长较可见光短，肉眼看不见。由高速运行的自由电子束撞击某一特定物质后被突然阻止而产生。X 线具有以下几个方面与医学相关的特性：

1. 穿透性　X 线具有很强的穿透力，能穿透一般可见光不能穿透的物质，并在穿透过程中受到一定程度的吸收而衰减。X 线的穿透性是 X 线成像的基础。

2. 荧光效应　X 线作用于某些荧光物质（如硫化锌镉、钨酸钙等），能激发该物质产生肉眼可见的荧光。荧光效应是 X 线透视的基础。

3. 感光效应　X 线和普通光线一样，能使涂有溴化银的胶片感光，产生潜影，经显影和定影处理后形成黑白影像。感光效应是 X 线摄片的基础。

4. 生物电离效应　X 线进入任何物质都可使该物质发生电离，进入人体后可使人体组织器官发生生物学方面的改变，而损害人体，即生物电离效应。生物电离效应是放射防护学和放射治疗学的基础。

（二）X 线成像原理

由于 X 线具有穿透性、荧光效应和感光效应，当 X 线穿过人体不同组织结构时，密度高、组织厚的部分吸收 X 线多，密度低、组织薄的部分吸收 X 线少，到达荧光屏或胶片上的 X 线量会出现差异，从而形成黑白明暗不同的影像。人体组织按密度的高低可分 4 类，依次为骨骼、软组织（包括液体）、脂肪和含气组织（表 8-1）。组织器官发生病理变化时，其密度的改变可产生相应的病理 X 线影像。

表 8-1　人体不同密度组织与 X 线成像关系表

组织	密度	吸收的 X 线	透过的 X 线	X 线影像	
				透视	胶片
骨和钙化灶	高	最多	最少	暗	白
软组织和液体	中等	多	少	较暗	灰白
脂肪组织	较低	少	多	较亮	深灰
气体	最低	最少	最多	最亮	黑

X 线检查时，基于人体组织和器官自然存在的密度和厚度差异而形成明暗对比的影像，称为自然对比。人体有些部位相邻器官（如腹部各器官、肌肉、血管、软骨等）的密度相仿，不能形成天然对比，可将一些密度更高（如硫酸钡、碘剂等）或更低的物质（如空气等）引入该组织器官，形成人为的密度差异，称为人工对比。这种检查方法称为造影检查（contrast examination），用作造影的物质称为对比剂（contrast medium）。

二、X 线检查方法

（一）普通检查

1. 透视（fluoroscopy） 是利用荧光屏显影进行直接观察的 X 线检查方法。多用于胸部检查和胃肠道钡剂造影检查。其优点是简便、经济、灵活、快速，可对器官进行多方位形态的动态观察。主要缺点是荧光影像较暗，不能显示细微病变，同时也无法留下影像资料做复查对照，长时间照射对人体有一定损害。

2. 摄片（photography） 是利用透过人体的 X 线在胶片上形成影像的检查方法。广泛用于胸部、腹部、四肢、骨盆及脊柱的检查。其优点是成像清晰，可作为客观记录留存，便于复查时对照。缺点是检查范围受胶片大小的限制，且仅为瞬时影像，难以了解器官的动态功能改变。

（二）造影检查

造影检查是将对比剂引入器官内或其周围，使之产生人工对比，以显示其形态和功能的方法。

1. 对比剂 按密度高低可分为高密度对比剂和低密度对比剂两类。高密度对比剂有硫酸钡、碘剂等，低密度对比剂有空气、氧气、二氧化碳等。钡剂主要用于消化道造影，碘剂主要用于心血管、胆系和尿路等造影检查。低密度对比剂可用于腹部、关节腔等造影。

2. 对比剂引入途径

（1）直接引入法：是把对比剂通过人体自然腔道、瘘道和体表穿刺等方法注入体内的造影方法，例如胃肠道钡餐检查、钡灌肠、支气管造影、心血管造影、关节造影等。

（2）生理排泄法：是对比剂经口服或静脉注射等方式引入体内后，选择性地经某一器官的生理排泄、积聚和浓缩作用，暂时停留在其通道内，从而使器官显影的方法。例如口服胆囊造影、静脉尿路造影等。

（三）特殊检查

钼靶 X 线摄影：由钼靶 X 线球管产生的能量低、波长较长的软 X 线，较易被软组织吸收，有利于软组织的观察。钼靶 X 线摄影技术操作简单，价格便宜，诊断准确，目前主要用于乳腺疾病的常规检查和乳腺癌的普查。

（四）数字 X 线技术

1. 计算机 X 线成像（computed radiography，CR） 利用成像板代替传统的屏胶系统记录 X 线影像信息。成像板上的信息经激光扫描系统读取后转化为数字影像，由计算机图像处理系统进行图像的显示、处理、输出和存储。和传统 X 线摄影比较，图像实现数字化，可在计算机上进行灰阶和窗位等处理，提高了图像质量，改善了影像的细节。

2. 数字 X 线摄影（digital radiography，DR） 使用平板探测器，将 X 线影像信息直接转化为数字影像。和 CR 相比，DR 成像速度快，图像分辨率高，且可用于透视。

3. 数字减影血管造影（digital subtraction angiography，DSA） 是利用计算机处理数字化的影像信息，在血管造影过程中，通过减影技术消除骨骼和软组织影的血管成像技术。DSA 是当前诊断心血管疾病金标准，也是血管内介入治疗必不可少的成像手段。

三、X 线检查的准备与处理

（一）X 线常规检查的准备

检查前向病人说明检查的目的、方法和注意事项，消除其紧张和恐惧心理；指导病人充分暴露检查部位，并采取正确的体位与姿势；协助病人去除身上影响 X 线穿透的物品，如金属饰品、钥匙、敷料、膏药等。

（二）X 线造影检查准备与处理

X 线造影检查除了要做好常规 X 线检查的准备外，还需要根据检查部位、对比剂及造影方法的不同做好相应的准备与处理。

1. 钡剂造影检查

（1）上消化道造影检查：检查前 3d 禁服影响胃肠功能和不透 X 线（如钙剂、铁剂、铋剂等）的药物；检查前禁食 10h 以上；肌内注射抗胆碱药如 654–2 等，降低胃肠张力，以便显示胃肠道黏膜皱襞细微结构及微小病变，但心动过速、青光眼、前列腺增生的病人禁用；有胃潴留者检查前应先抽出胃内滞留物；近期有上消化道大出血者，暂缓检查，疑有胃肠道穿孔、肠梗阻的病人应禁止检查。

（2）结肠造影检查：检查前 2d 进食无渣饮食，检查前 1d 晚上饮水 1000ml 左右；如做钡气双重造影，检查前 1d 晚间遵医嘱服用缓泻剂（如甘露醇或硫酸镁）导泻；检查当日禁食；检查前 2h 做彻底清洁灌肠。

2. 碘剂造影检查

（1）检查前准备：①检查前要充分了解病人有无药物过敏史和造影检查的禁忌证如碘过敏、严重心、肺、肾疾病等；向病人做必要的解释，以取得合作。②使用碘对比剂前应签署“碘对比剂使用病人知情同意书”。③检查前根据需要做碘过敏试验。④糖尿病病人使用前 24h 停用双胍类药物。⑤使用前后给予病人充足的水分，以利于碘对比剂的排出。⑥常规配备抢救物品和药物，并建立相应的抢救应急快速增援机制。

（2）检查后处理

1）留院观察：由于过敏反应多发生在注射碘对比剂后 20min 内，所以检查结束后，应嘱病人需留院观察至少 30min，高危病人应留置观察更长时间。

2）碘对比剂的不良反应及处理原则：根据临床表现，碘对比剂的不良反应可分为轻度、中度、重度不良反应。各等级的临床表现及处理原则见表 8–2。

表 8–2　碘对比剂不良反应的程度及处理原则

程度	主要临床表现	处理
轻度	发热、恶心、皮肤瘙痒、荨麻疹等	对症处理
中度	寒战、高热、头痛、眩晕、胸闷、心悸、呕吐等	立即终止检查、密切观察生命体征、对症处理
重度	呼吸困难、面色苍白、冷汗、意识丧失、血压下降等	立即终止检查并及时给予抗过敏、抗休克等处理

3）不良反应的预防：向血管内注射对比剂后的不良反应可在任何时间发生，不可预测。因此应做好预防措施。这些预防措施主要包括以下几点：①高危人群慎用，如严重的心肾功能异常、糖尿病、多发性骨髓瘤、老年人和婴儿、过敏体质，有碘过敏史者为绝对禁忌证。②尽量

选用非离子型碘造影剂。③预防性给予糖皮质激素、抗组胺药和镇静剂，如在检查前给予口服地塞米松 20mg，并嘱多饮水，有条件的可进行输液以降低血液黏稠度（水化处理）。④准备好完善的急救药品和设备。⑤造影过程中密切观察，一旦出现不良反应，应立即检查，并采取相应的措施。

四、X 线检查的防护

由于 X 线穿透人体时可产生生物电离效应，若接触的 X 线量在允许剂量范围内，一般不会造成身体伤害，若接触过量的 X 线，则可发生放射反应，甚至造成不同程度的放射损害，所以应重视防护。X 线检查的防护可分为常规防护、病人的防护和工作人员防护三个方面。

1. 常规防护　可采取屏蔽防护和距离防护，包括足够厚度的 X 线管壳、铅玻璃、含铅的防护服、铅屏、墙壁等。扩大检查室面积、增加人体与 X 线源的距离以进行距离防护。

2. 病人的防护　合理选择 X 线检查，避免照射次数过多和重复检查等。要重视对特殊人群如小儿、孕妇和生殖腺的保护。

3. 工作人员防护　应严格执行国家防护方面的有关规定，正确进行 X 线检查的操作。透视时可选择穿戴防护服、采用屏障设备、远距离隔室操作等措施，以减少 X 线接触量。定期监测放射工作人员所接受的剂量和安排体检。

五、X 线检查的临床应用

（一）呼吸系统

X 线检查是呼吸系统疾病最常用和最基本的检查方法。X 线检查方法有普通检查和支气管造影检查。常用体位为正（后前）位和侧位（图 8-1）。

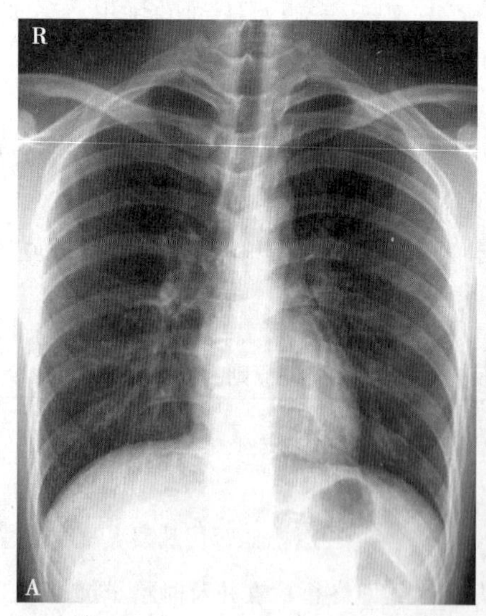

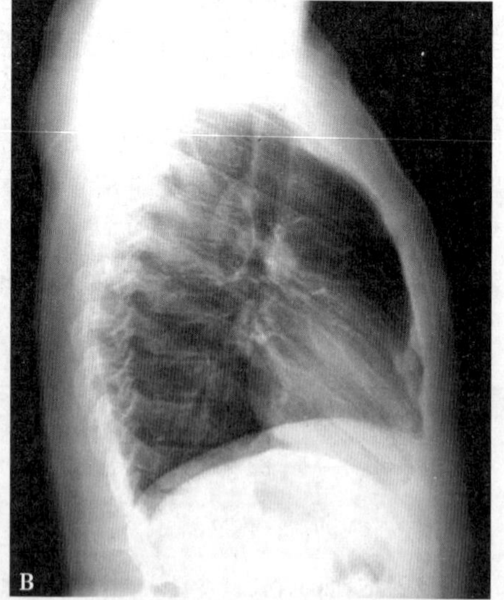

图 8-1　胸部 X 线正、侧位片图像

A. 胸部 X 线正位片图像；B. 胸部 X 线侧位片图像

1. 胸部正常 X 线表现

（1）胸廓：由骨骼与软组织构成，胸骨和胸椎在正位上与纵隔阴影重叠不易分辨，肋骨、锁骨和肩胛骨的显影清晰，软组织一般不显影。胸片上能够看到的软组织有胸锁乳突肌、锁骨上皮肤皱褶、胸大肌、女性乳房及乳头等。

（2）纵隔：纵隔位于胸骨之后，胸椎之前，介于两肺之间。由心脏、大血管、气管、支气管、食管、淋巴组织和脂肪等组成。气管和主支气管由于含气可以分辨，其余结构无明显对比，只能观察其外形轮廓。

（3）膈：位于胸腹腔之间，左右膈均呈圆顶型。一般右膈顶在第 5~6 前肋间隙水平，且右侧膈常较左侧膈高 1~2cm。膈在外侧及前、后方与胸壁相交形成肋膈角，在内侧与心脏形成心膈角。正常时两侧膈面光滑，肋膈角锐利。呼吸时两膈上下呈对称运动，活动范围在 1~2.5cm，深呼吸时可达 3~6cm。

（4）气管、支气管：其表现为透明管状影。气管在第 5、6 胸椎平面分为左、右主支气管，支气管在肺内逐级分支直至不能分辨。

（5）肺：含有空气的肺在胸片上显示为透明区域，称为肺野（lung field）。两肺野透明度相等。为了便于病变的定位，人为将两侧肺野纵行等分为内带、中带和外带。分别在两侧第 2、4 肋骨前端下缘划一水平线，将两侧肺野分为上、中、下三野（图 8-2）。肺门影是肺动脉、肺静脉、支气管和淋巴组织的综合投影，其中以肺动脉、肺静脉为主要组成部分。在正位胸片上位于两肺中野内带，左侧较右侧高 1~2cm。在肺野上自肺门向外呈放射状分布的树枝状影称肺纹理。由肺动脉、肺静脉、支气管及淋巴管组成，以血管为主。

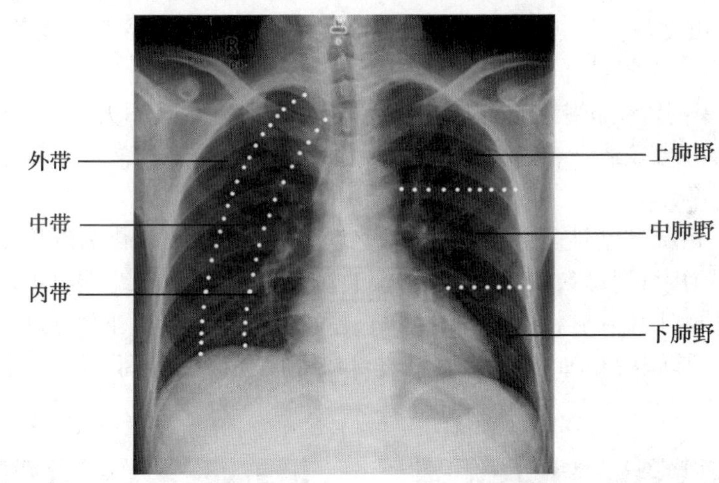

图 8-2 肺野的分区与分带

2. 基本病变的 X 线表现

（1）支气管阻塞

1）阻塞性肺气肿：支气管不完全阻塞所致肺组织过度充气而引起阻塞性肺气肿。弥漫性肺气肿表现为：双侧肺野透明度增高，可见肺大疱；肺纹理纤细、稀疏；双侧肺的位置低、膈面变平、运动度减低；肋间隙增宽，心影狭长呈垂位心（图 8-3）。

2）阻塞性肺不张：支气管完全阻塞，肺泡内空气逐渐被吸收，肺脏萎缩，容积缩小，称为肺不张。按阻塞范围可分为一侧性、肺叶、肺段和小叶的肺不张。其表现为：阻塞支气管相对应部位的肺组织密度增高、肺体积缩小，纵隔和肺门可向患侧移位，邻近肺组织可出现代偿性肺气肿（图 8-4）。

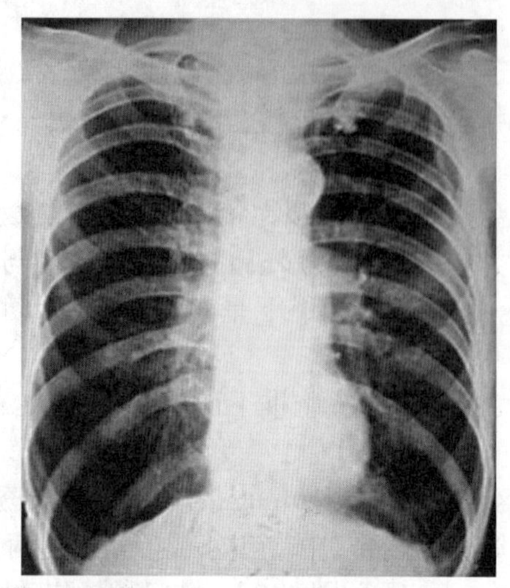

图 8-3 阻塞性肺气肿

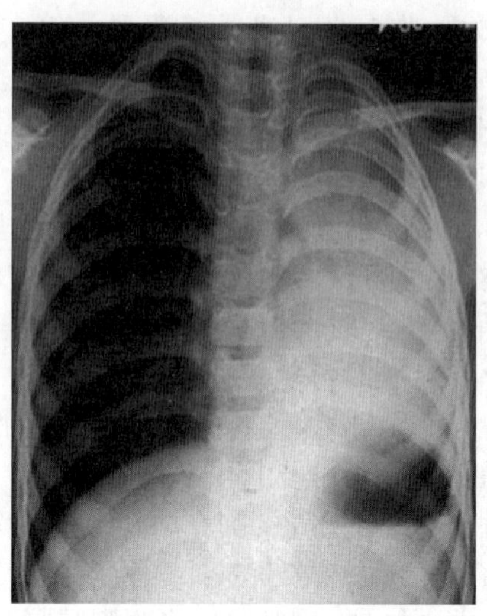

图 8-4 左侧肺不张

（2）肺部病变

1）渗出与实变：渗出是指肺泡内的气体被血管渗出的液体、细胞成分所替代，如完全替代则表现为实变。渗出表现为密度略高、较均匀的云絮状影，边缘模糊，与正常肺组织界限不清。实变则表现为密度较高、边界较清晰的阴影，实变区中可显示含气的支气管分支影。肺实变常见于大叶性肺炎、支气管肺炎等（图 8-5）。

2）增殖性病变：指肺部慢性炎症产生肉芽组织。病灶一般不大，多限于腺泡范围内，呈结节状，密度较高，边缘较清楚，或似梅花瓣状，无明显融合趋势。常见于肺结核、各种慢性肺炎及肉芽肿性肺炎等。

3）纤维化：是指肺部慢性炎症或增殖性病变在愈合过程中转化为纤维组织而形成瘢痕。较小的纤维化表现为索条状影，密度高，走行僵直。若病变较大被纤维组织取代后，则形成密度高、边缘清晰的块状阴影；弥漫性纤维化可表现为紊乱的索条状、网状或蜂窝状阴影。局限性纤维化见于肺炎、肺脓肿和肺结核等，弥漫性纤维化多见于慢性间质肺炎、肺尘埃沉着病、肺结核等（图 8-6）。

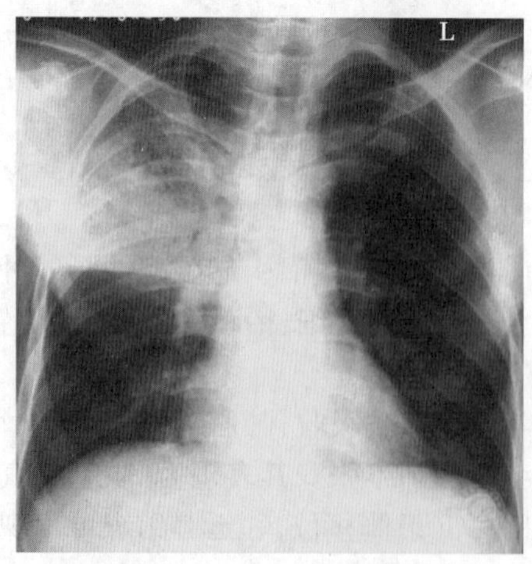

图 8-5 右上大叶性肺炎

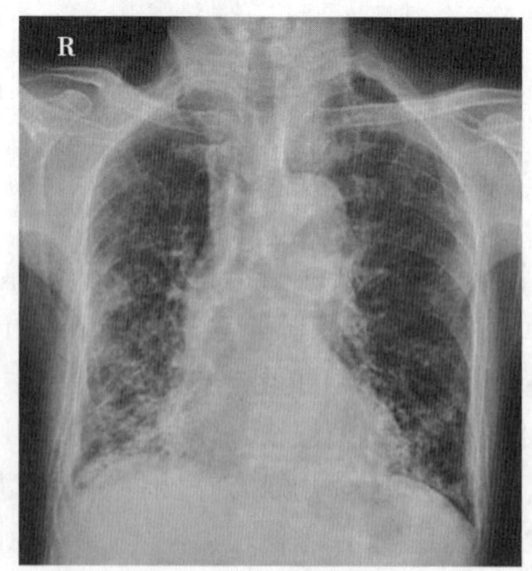

图 8-6 肺纤维化

4）钙化：指钙质沉积在坏死组织内。表现为边缘锐利、形状不一、大小不等的高密度影，分布可呈局限性，也可呈弥漫性。常见于肺结核等。

5）结节与肿块：指肺内有实质性组织填充。当病灶直径≤2cm 为结节，直径 >2cm 为肿块，可单发或多发。表现为圆形、类圆形或团块状影像，密度均匀或不均匀，边缘光滑锐利或模糊不清，或伴毛刺。常见于肺癌、肺转移癌、结核球、机化性肺炎等（图 8-7）。

6）空洞与空腔：肺组织坏死后，坏死物经引流支气管排出体外，在肺内残留的腔隙即为空洞，表现为肺内病变阴影中出现大小不等、形态不同、有完整洞壁包绕的透明区。多见于肺结核、肺脓肿和肺癌等。空腔是指肺内生理腔隙的病理性扩大，其 X 线表现与空洞相似，但壁很薄，周围无实变影，内无液平面。如肺大疱和含气肺囊肿等（图 8-8）。

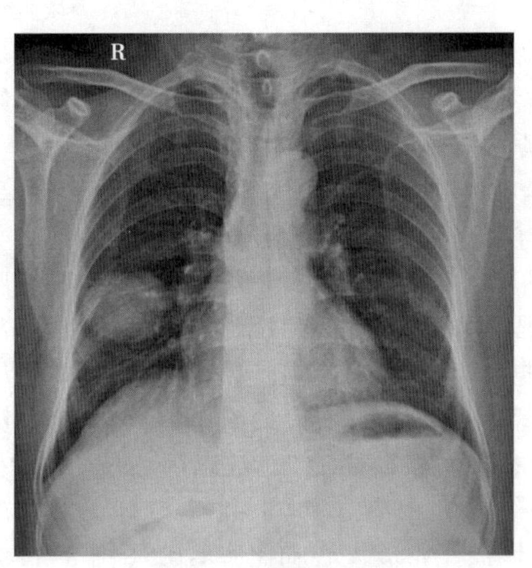

图 8-7　周围型肺癌

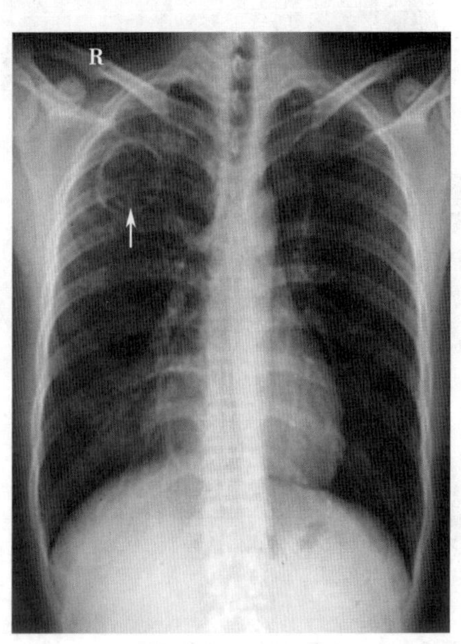

图 8-8　肺空洞

（3）胸膜病变

1）胸腔积液：少量积液时表现为肋膈角变钝，液体随呼吸或体位改变而移动。中等量积液时下肺野呈一片均匀致密影，上缘较淡，呈一条外高内低的弧线影。大量积液时患侧胸腔呈广泛均匀致密影，有时可见肺尖部透明，患侧肋间隙增宽，纵隔向健侧移位（图 8-9）。

2）气胸：少量气胸时，气胸呈线状或带状无纹理区，可见被压缩的肺边缘。大量气胸时，气胸区占据肺野中外带，压缩的肺组织呈密度均匀的软组织影，患侧肋间隙增宽，横膈下降，纵隔移向健侧（图 8-10）。

3）胸膜增厚、粘连、钙化：胸膜局限增厚粘连表现为肋膈角变浅、变平。广泛胸膜增厚粘连时，可见患侧胸廓塌陷，肋间隙变窄，肺野密度增高，横膈升高且顶部变平，纵隔向患侧移位。胸膜钙化表现为片状、不规则点状或条状高密度影。

（二）循环系统

普通 X 线检查能整体显示心脏的位置、形态、大小、搏动和肺血液循环的变化，但不能显示其内部结构。心血管造影检查能够充分显示血流动力学的改变和心、肺、大血管内部结构及其功能状况。

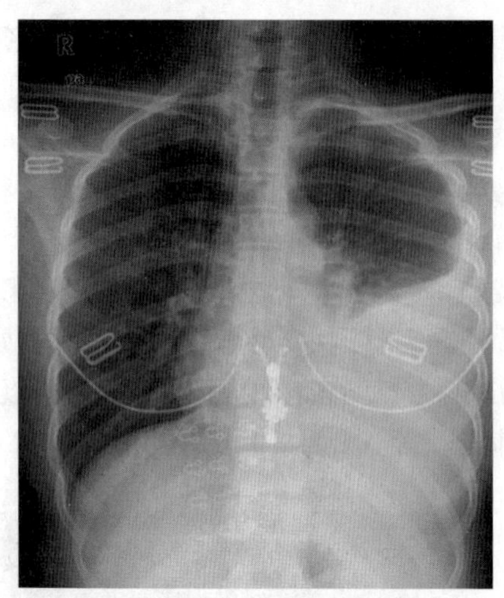
图 8-9　左侧中等量胸腔积液

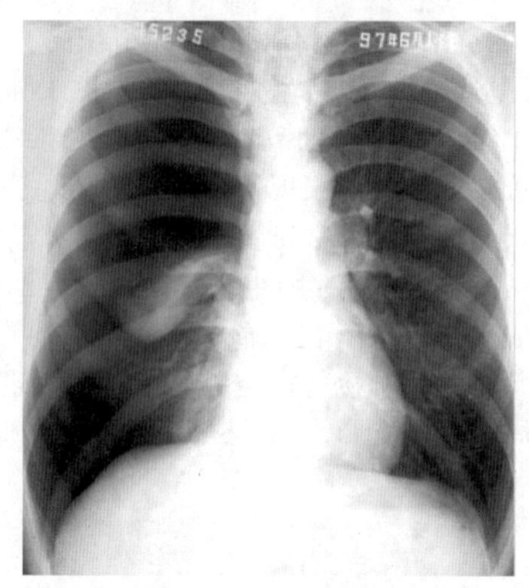
图 8-10　右侧气胸

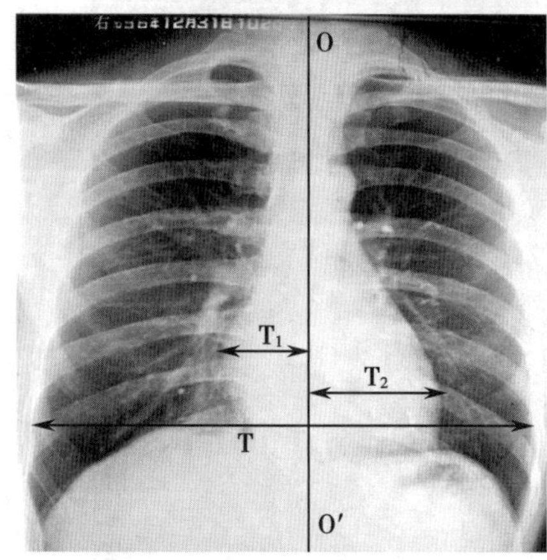

图 8-11　心胸比率测量示意图

1. 循环系统正常 X 线表现　在后前位上，右心缘上段为上腔静脉及升主动脉的复合影。青少年主要为上腔静脉，老年人则以升主动脉为主。下段为右心房影，呈弧形外突。左心缘上段为主动脉弓降部所构成，形成半球形影，即主动脉结。中段由肺动脉干所构成，称肺动脉段或心腰。下段为左心室阴影，呈明显的隆凸；此段上部为左心耳所占据，长约 1cm，与左心室间一般无明显分界。

心胸比率是估计心脏增大最简单的方法，为心影最大横径与胸廓最大横径之比，通常以后前位上左、右心缘到前正中线最大距离之和（T_1+T_2）与胸廓最大横径（T）的比值计算，正常成人心胸比率≤0.5（图 8-11）。

2. 基本病变的 X 线表现

（1）心脏大小与形态异常：心脏增大包括心肌肥厚和心腔扩大，二者常并存，为多种心血管疾病的重要征象。根据 X 线表现可分辨出某一个心腔或全心增大，同时心胸比率 >0.5。心脏增大时，心脏失去正常形态，可出现二尖瓣型心、主动脉型心和普大型心（图 8-12）。

1）二尖瓣型心：X 线表现为心脏向两侧扩大，心腰饱满或呈弧形突出，主动脉球缩小，心外形呈梨形。多见于风湿性心脏病二尖瓣狭窄。

2）主动脉型心：表现为主动脉结增宽，心腰部内凹，心左缘下段向左下延长，心外形呈靴形。常见于主动脉瓣关闭不全和高血压性心脏病等。

3）普大型心：表现为心脏向两侧均增大，心界呈球形。见于扩张型心肌病、全心衰竭等。

（2）肺循环异常

1）肺血增多（肺充血）：指肺动脉中血流量增多，常见于左向右分流的先天性心脏病如房间隔缺损、室间隔缺损、动脉导管未闭等和心排血量增加的疾病如甲亢、贫血等。表现为肺血管纹理成比例增粗、增多，边缘清楚，肺野透明度正常。透视可见肺动脉段和肺门血管波动增强，呈扩张性搏动，即“肺门舞蹈”。

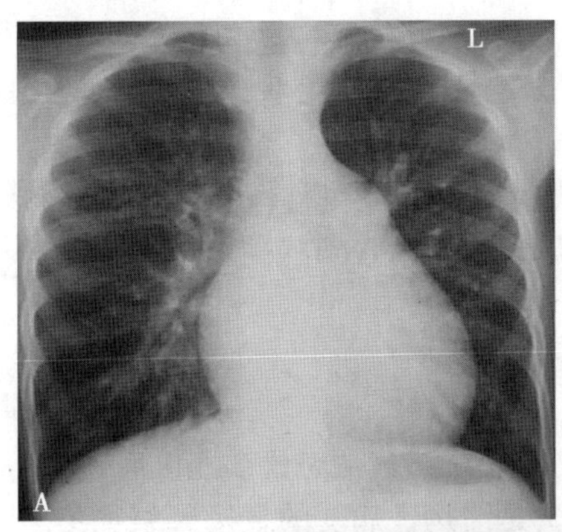

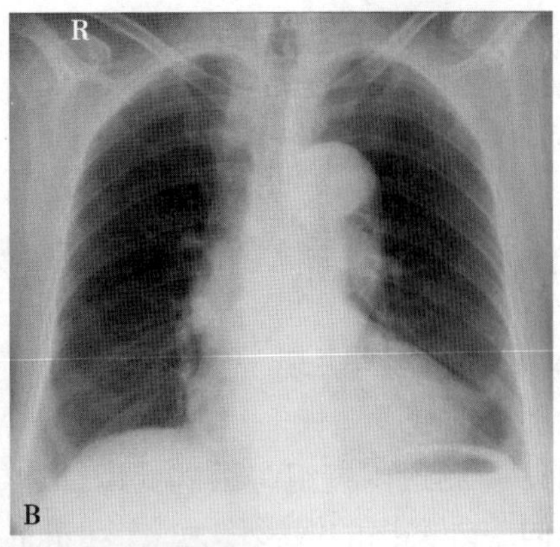

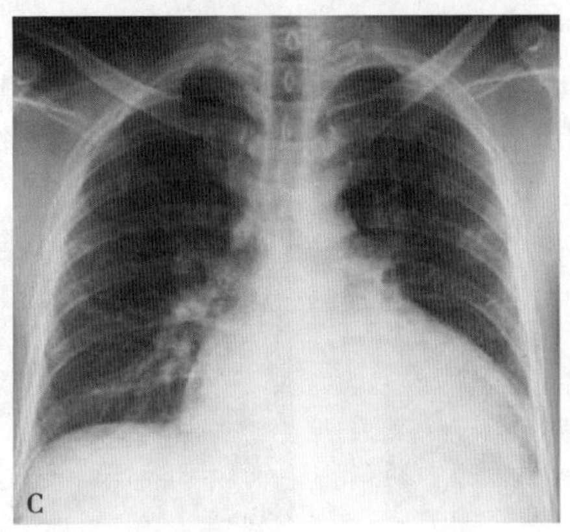

图 8-12　二尖瓣型心、主动脉型心和普大型心

A. 二尖瓣型心脏；B. 主动脉心脏；C. 普大型心脏

2）肺血减少（肺缺血）：为肺动脉血流量减少。常见于右心排血受阻、肺动脉阻力增高等。表现为肺血管纹理变细、稀疏，肺野透明度增加。

3）肺淤血：指肺静脉回流受阻而导致血液淤滞于肺内。常见于左心衰竭和二尖瓣狭窄等。表现为两肺门阴影增大模糊；肺血管纹理增多、增粗，边缘模糊；肺野透明度降低。

（三）消化系统

因胃肠道和肝、胆、胰等消化器官缺乏天然对比，消化系统的疾病主要采用造影检查才能显示其形态和功能改变。普通检查仅用于急腹症和不透 X 线的异物检查。

1. 正常 X 线表现

（1）食管：呈柔软光滑的管状影，钡剂通过顺利。食管黏膜皱襞表现为数条纤细纵行的条状透明影，互相平行，下端通过贲门与胃小弯黏膜皱襞相连续。食管充盈时宽度 2~3cm，边缘光整，蠕动波对称，波形自上而下。食管自上而下有 3 个压迹，即主动脉弓、左主支气管和左心房压迹。

（2）胃：胃的形状与体型、张力等有关，一般分为牛角型、鱼钩型、无力型和瀑布型。鱼钩型为最常见的胃型，见于匀称体型者。

正常胃底部的黏膜皱襞呈不规则网状。胃体小弯侧为纵行的条纹，大弯侧呈锯齿状。胃窦部黏膜皱襞为胃体黏膜皱襞的延续，呈纵向或斜向。

（3）十二指肠：分为球部、降部、横部和升部，呈 C 形。球部呈边缘整齐的等腰三角形或圆锥形，黏膜皱襞为纵行条纹影。降部以下黏膜皱襞变化较大，多呈羽毛状。蠕动波呈波浪式向前推进，偶可见逆向蠕动。

（4）空肠和回肠：空肠黏膜皱襞较密集，呈环行条纹或羽毛状，蠕动活跃。回肠黏膜皱襞分布较稀，回肠末端的黏膜皱襞常纵行走向。

（5）结肠：结肠黏膜皱襞呈花纹状，结肠充盈时肠腔呈对称性袋状突出，称结肠袋，右半结肠较左半结肠明显，直肠无结肠袋。阑尾充盈时表现为管条状阴影，位于盲肠内下方，边缘光滑，移动性大。

2. 基本病变的X线表现

（1）轮廓的改变

1）龛影：胃肠道内壁组织因病变侵蚀造成的缺损部分被对比剂充填后，X线从切线位投射时表现为向腔外突出的钡影称为龛影（niche），是溃疡性病变的直接X线征象。正位表现为中心密度高的小圆点，周围有带状透明区环绕（图8-13）。

胃肠道溃疡型恶性肿瘤也可见龛影，是肿瘤本身溃烂被对比剂充填所致，在X线切线位上，表现为向腔内突入不规则的钡影，且外缘平直，内缘不规则（图8-14）。

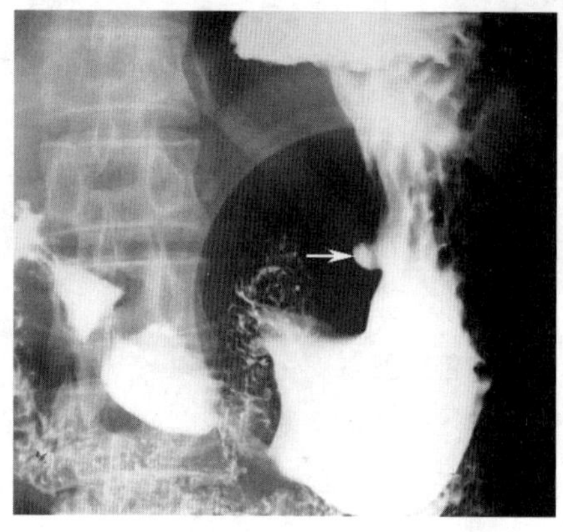

图8-13 胃小弯溃疡（箭头示龛影）

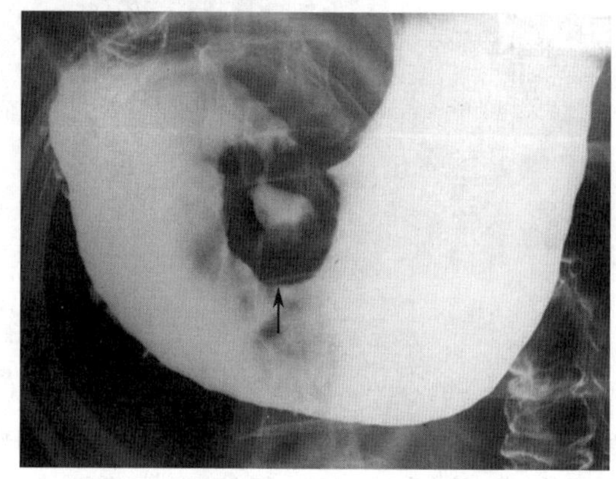

图8-14 胃癌

2）充盈缺损：病变向消化管腔内突出，使该处不能被对比剂充盈而形成缺损，称为充盈缺损。良性病变边缘多光滑整齐，边缘不规则者多为恶性。

（2）黏膜皱襞的改变

1）黏膜破坏：黏膜皱襞影像消失、中断，多因恶性肿瘤侵蚀所致。

2）黏膜皱襞增宽和迂曲：由黏膜和黏膜下层炎性浸润、肿胀和结缔组织增生所致。表现为透明条纹影的增宽、迂曲、紊乱，多见于慢性炎症。

3）黏膜皱襞纠集：表现为皱襞从四同向病变区集中，呈车辐状或放射状，常由慢性溃疡产生的瘢痕收缩所致。

（3）功能改变：可表现为张力、蠕动、运动力和分泌功能的改变。张力增高表现为管腔变窄，局部持续性收缩，称为痉挛，如溃疡；当平滑肌呈舒张状态时，表现为松弛无力，管腔扩张，运动减弱，称为张力低下。蠕动增强表现为蠕动波加快、频率加快，见于局部炎症或远端梗阻；蠕动减弱或消失，即蠕动波变浅、速度变慢或长时间无蠕动波出现，见于肿瘤浸润或梗阻晚期肌张力低下；反向蠕动，亦称逆蠕动，蠕动方向呈上行性，致内容物反流，见于胃肠道梗阻。机械性肠梗阻时立位X线检查可见多数高低不一、长短不等的液平面，有时排列成阶梯状。炎症、溃疡等可致腺体分泌增多。

（四）骨、关节系统

骨质中含有大量钙质，是人体最致密的组织，骨与周围软组织间具有良好的自然对比，X线平片上可以清楚显影，故X线检查是骨、关节疾病首选的影像学检查方法。该检查不仅能显示病变的部位、范围和程度，对某些疾病还可做出定性诊断。

1. 正常X线表现

（1）骨：小儿长骨可分为骨干、干骺端、骨骺和骺板等部分。在骨的发育过程中，原始骨化中心和继发性骨化中心的出现时间、骨骺和干骺端骨性融合时间及其形态变化都有一定的规律性，这种规律以时间（月和年）来表示即为骨龄。成人长骨的骨皮质和扁骨的内外板为密质骨，X线显影密度高且均匀。长骨的松质骨由骨小梁组成，X线显影密度低于密质骨，且可见多数骨小梁交叉排列。

（2）四肢关节：关节由2个或2个以上的骨端组成，关节周围被关节囊所包围，其内层是滑膜，外层是致密结缔组织。X线上关节囊及关节软骨均不显影。关节两骨端之间的透明间隙，称关节间隙，包括两骨端的关节软骨及其真正的腔隙。年龄越小，关节间隙越宽。成人的关节间隙宽度基本不变。

2. 基本病变的X线表现

（1）骨质疏松：指骨组织的有机成分和钙盐含量都减少，但两者比例正常。X线表现为骨密度减低，长骨松质骨中骨小梁数目减少、变细，小梁间隙增宽，骨皮质变薄。广泛的骨质疏松主要见于老年人、绝经后、甲状旁腺功能亢进、酒精中毒等。局限性骨质疏松主要见于骨折后、感染、肿瘤等。

（2）骨质软化：指骨组织有机成分正常，钙盐含量减少，骨骼因此发生软化。X线表现为骨质密度减低，皮质变薄，骨小梁稀少，骨骼变形。多见于佝偻病、骨软化症及慢性肾功能不全等。

（3）骨质破坏：是指局部骨组织被病理组织所代替而造成的骨组织消失。X线表现为骨质局限性密度减低，骨小梁稀疏甚至消失而形成骨质缺损。常见于炎症、肉芽肿、骨肿瘤、结核等。

3. 骨质增生硬化　是指一定单位体积内骨量的增多。表现为骨质密度增高，骨小梁增粗、增多，骨皮质增厚致密等。常见于慢性炎症、外伤后的修复期、成骨性肿瘤等。

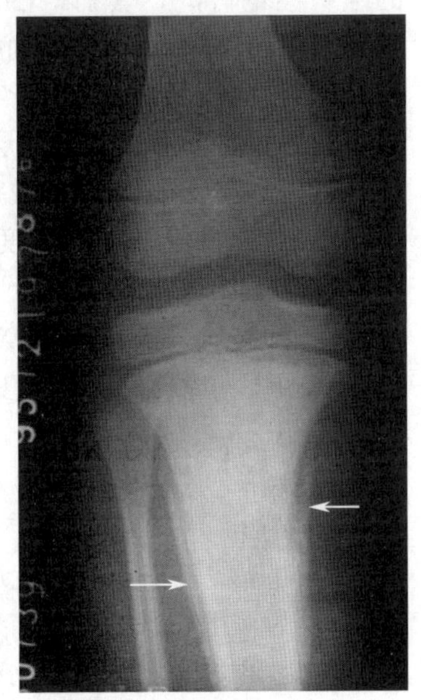

图8-15　骨膜增生

4. 骨膜增生　是指骨膜受刺激后，内层成骨细胞活动亢进所产生的骨质增生，又称骨膜反应。表现为与骨皮质平行排列的细线状、层状、洋葱皮样致密影。骨膜增生多见于炎症、肿瘤、外伤、骨膜下出血等（图8-15）。

5. 骨质坏死　是指骨组织局部代谢的停止而出现死骨。表现为大小不等、条状、块状或沙砾状高密度影。多见于慢性化脓性骨髓炎、骨缺血性坏死和外伤骨折后。

6. 关节破坏　指骨质破坏发生在关节内，包括关节软骨的破坏。表现为关节面局部骨质缺损，骨小梁消失。早期只有关节软骨破坏时，可无变化或关节间隙稍变窄，严重时可引起关节半脱位和变形。

7. 关节强直　可分为骨性强直和纤维性强直，都是慢性关节疾病的后果。前者关节破坏严重，关节两骨端靠拢、融合，其间有骨小梁贯穿致关节间隙消失，多见于急性化脓性关节炎愈合后；后者可见狭窄的关节间隙，且无骨小梁贯穿，常见于关节结核。

8. 关节脱位 指构成关节的骨端失去正常的对应关系。可由外伤、炎症、肿瘤等引起。

9. 关节退行性变 指关节软骨变性、坏死和溶解，继而造成骨性关节面骨质增生硬化，并在边缘形成骨赘。X线表现为骨性关节面模糊、中断、消失、关节间隙狭窄、软骨下骨质囊变和骨性关节面边缘骨赘形成等。以承重的脊柱、髋、膝关节明显，多见于老年人。

（桑艳军）

第二节 X线计算机体层成像

X线计算机体层成像（X-ray computed tomography，CT）是利用X线束对人体选定层面进行扫描取得信息，经计算机处理而获得的重建图像。CT显示的是断面解剖图形，密度分辨率高，可直接显示X线胶片无法显示的器官和病变，从而显著扩大了人体检查范围，提高了病变的检出率和诊断的准确率。

一、基本知识

1. CT的成像原理 CT是以X线束对人体某部位一定厚度的层面进行扫描，由探测器接收透过该层面组织的X线，将其转变为数字信息，输入计算机系统，计算机按设计好的图像重建方法，对数字信号加以一系列设计和处理，得出人体断层层面上组织密度数值的分布。图像形成的处理是将扫描层面分为若干体积相同的长方体（即体素），扫描所得信息经计算而获得每个体素的X线吸收系数，按原有的位置排列为数字矩阵，经数字模拟转换器把数字矩阵中的每个数值转化为由黑到白不同灰度的小方块（即像素），并按原有矩阵排列，构成CT图像。

2. CT图像特点 CT图像是由像素按矩阵排列所构成的灰阶图像，图像的不同灰度反映了器官和组织对X线的吸收程度。与X线图像一样，密度高的组织（如骨骼）为白影；密度低的组织（如肺部）为黑影。CT的密度分辨率更高，即使人体软组织之间的密度差别虽小，也能形成对比，并能显示出良好的解剖结构图像及病变图像。

CT图像常为某一部位多个连续的横断面图像，为了显示整个器官，通过图像重组程序，可重组成冠状面和矢状面的层面图像。螺旋CT可作任意平面的图像重建和三维立体图像重建，更直观地显示正常结构及病变的立体方位。

CT图像不仅以不同灰度显示组织密度的高低，还可将组织对X线吸收系数换算成CT值，用CT值行密度量化分析。CT值单位为HU（Hounsfield Unit）。把水的CT值定为0HU，人体中密度最高的骨皮质X线吸收系数最高，CT值定为+1000HU；气体的密度最低，定为-1000HU。人体软组织的CT值多与水相近，一般在20~50HU，脂肪CT值为-70~-90HU。

二、CT检查的方法

1. 平扫 平扫是指不用对比剂的扫描。CT检查时一般都是先进行平扫。

2. 对比增强扫描 对比增强扫描是指经静脉注入水溶性有机碘对比剂后再进行扫描的方法，较为常用。目的是提高病变组织与正常组织间的密度差，以显示平扫未被显示或显示不清的病变，通过病变有无强化和强化类型，从而对病变做出定型诊断。

3. 造影扫描 造影扫描是先做器官或结构的造影，然后再行扫描的方法。可更好地显示某一器官或结构，从而发现病变，常用的如脑池造影 CT、脊髓造影 CT、胆囊造影 CT 等，但应用较少。

三、CT 检查的准备与处理

1. 检查前向病人解释检查的目的、方法，以消除病人的紧张和恐惧心理。
2. 对比增强扫描前，须本人和家属签字后行碘过敏试验，阴性者方可进行检查。
3. 腹部 CT 检查前 1 周内不能进行消化道钡剂造影检查；检查前禁食 4~8h。
4. 盆腔检查前嘱病人饮水，膀胱充盈尿液时再扫描。
5. 去除检查部位衣物的金属物品或饰品。
6. 检查体位保持立位不动，配合检查进行平静呼吸、屏气等。
7. 病情较重的急诊病人须在急诊医护人员监护下进行检查。
8. 不能配合检查的婴幼儿，可采用镇静措施后再检查。

四、CT 的临床应用

1. 中枢神经系统　CT 是颅内疾病的首选和最常用影像检查技术。对脑肿瘤、先天性脑发育异常、脑血管病、颅脑外伤、颅内感染等疾病诊断效果好。螺旋 CT 三维血管重建（即 CT 血管造影，CTA）可获得比较清晰和精细的血管图像，常用于诊断颅内动脉瘤、血管畸形和血管闭塞等（图 8-16，图 8-17）。

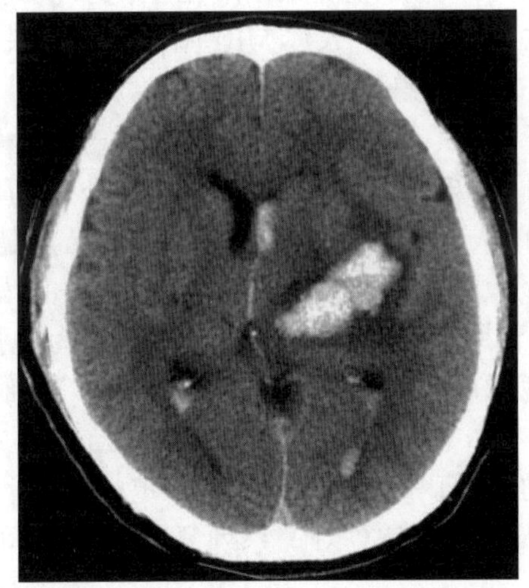

图 8-16　脑出血（头颅 CT 平扫）

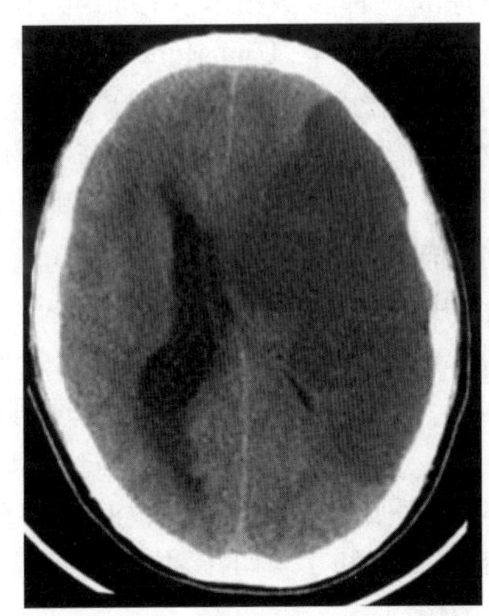

图 8-17　脑梗死（头颅 CT 平扫）

2. 头部器官　CT 对头部器官疾病的诊断价值较大。如早期诊断眶内占位性病变、早期鼻窦癌、中耳小胆脂瘤、听骨破坏与脱位、内耳骨迷路的轻微破坏、耳先天性发育异常以及鼻咽癌等。

3. 胸部　随着高分辨率 CT 的应用，对胸部疾病的诊断已显示出它的优越性。可明确纵隔和肺门有无肿块或淋巴结增大、支气管有无狭窄或阻塞，对原发性和转移性纵隔肿瘤、淋巴结结核、中央型肺癌等的诊断均有帮助，肺间质、实质的病变也可以较好地显示。CT 还可显示平片上心影后及后肋膈角等处的隐匿病灶。

4. 心脏及大血管　应用多层螺旋 CT，可以很好地显示心包疾病、冠状动脉和心瓣膜的钙化、血管壁的钙化、斑块及血栓等；经静脉血管注入碘对比剂，行 CT 血管造影，可以清晰地显示冠心病、先天性心脏病的心内外畸形及侧支血管。

5. 腹部及盆腔器官　主要用于肝脏、胆道、胰腺、脾脏、腹腔及腹膜后间隙以及泌尿和生殖系统的疾病诊断，尤其是占位性、炎症性和外伤性病变等。对胃肠道病变向腔外侵犯以及邻近和远处转移等也有很高的诊断价值。

6. 骨关节　大多数情况下，骨关节疾病可通过简便、经济的常规 X 线检查而确诊，因此使用 CT 检查相对较少。螺旋 CT 三维表面重建（shadow surface display，SSD）可以在骨关节、脊柱检查中，形成与骨骼标本外观极为相似的三维 CT 图像，对肿瘤侵犯骨质情况的观察可以从多方向判断骨质破坏程度，对复杂部位的骨折可以准确显示骨折部位的解剖结构关系，并且有利于发现骨骼、椎体的畸形，也有利于矫形、植骨手术计划的制订。

（桑艳军）

第三节　磁共振成像

一、基本知识

磁共振成像（magnetic resonance imaging，MRI）是利用原子核在磁场内共振所产生的信号经重建成像的一种影像技术。1946 年，磁共振作为一种物理现象被应用于化学领域，形成磁共振波谱学。1973 年，Lauterbur 等人首先应用磁共振获得了人体 MRI 图像。近年来，磁共振成像技术发展十分迅速，应用日趋广泛，检查范围基本覆盖了全身各系统。

1. MRI 的原理　人体内广泛存在的氢原子核，其质子具有自旋运动而产生磁矩，犹如一个小磁体。小磁体自旋轴无一定规律的排列，磁矩相互抵消。当进入强外磁场中，则小磁体的自旋轴将按外磁场磁力线方向有序排列，从而产生纵向磁矢量。此时，用特定频率的射频脉冲进行激发，作为小磁体的氢原子核吸收能量而发生磁共振现象。停止发射射频脉冲，氢原子核迅速释放所吸收的能量而恢复至原有的平衡状态，此过程称为弛豫过程。所需时间成为弛豫时间。纵向弛豫时间称 T_1 弛豫时间或 T_1，横向弛豫时间称 T_2 弛豫时间或 T_2。

人体内各种组织及其病变，均有相对恒定的 T_1 值和 T_2 值，而且有一定的差别。反映人体组织结构 T_1 值和 T_2 值的磁共振信号，经过采集、编码、计算等一系列复杂处理，即可重建为 MRI 灰阶图像。

MRI 检查有两种基本成像：一种是主要反映组织间 T_1 值差异，称为 T_1 加权成像（T_1 weighted imaging，T_1WI）；另一种是主要反映组织间 T_2 值差异，称为 T_2 加权成像（T_2 weighted imaging，T_2WI）（图 8-18）。

2. MRI 的图像特点　MRI 成像的特点是没有 X 线对人体的损伤，组织分辨率高和多方位多序列成像，在一定程度上反映了组织结构甚至功能的改变。

MRI 图像虽然也以不同的灰度显示，但反映的是组织弛豫时间上的差别（即 T_1、T_2 的长短）。MRI 可获得人体横断面、冠状面、矢状面等和任何方向断面的图像，有利于病变的三维定位。心血管内的血液由于流动迅速，所以测不到 MR 信号，这就是流空效应。这一效应使心腔和血管不注入对比剂就可显示。

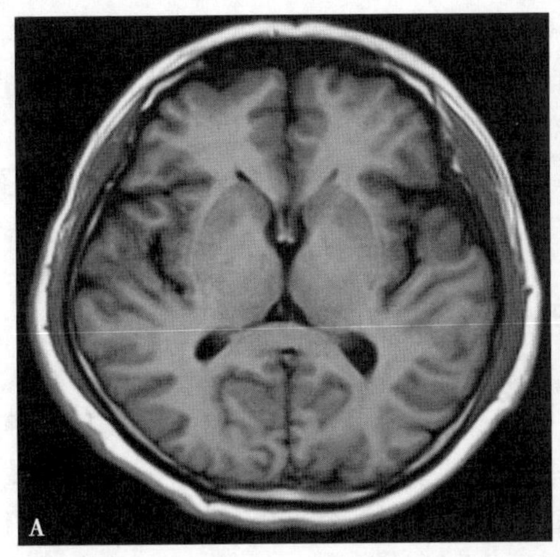
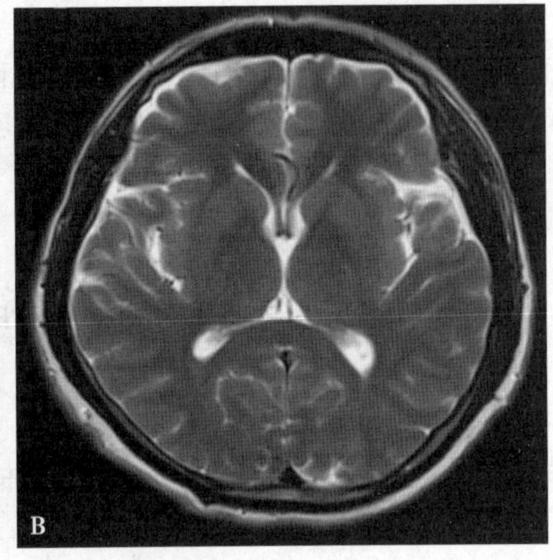

图 8-18　T_1 加权成像和 T_2 加权成像

A. T_1 加权成像；B. T_2 加权成像

二、MRI 检查的准备

1. 检查前向病人解释 MRI 检查时间较长，以消除病人的紧张和恐惧心理，并配合检查。

2. 去除影响检查的各种金属物品，如义齿、硬币、钥匙、手表、金属纽扣等。

3. 体内有心脏起搏器、金属人工瓣膜、胰岛素泵等金属植入物的病人不能进行 MRI 检查。患幽闭恐怖症、早期妊娠、需要使用生命支持系统的危重病人及癫痫病人等也不能进行检查。

4. 小儿及不能合作者需镇静后再做检查。

5. 腹部检查前禁食、禁饮 4h；磁共振胰胆管成像（MRCP）检查前禁食禁饮 6h 以上；盆腔检查膀胱需充盈中等量尿液。

6. 宫内节育器可影响 MRI 检查，必要时需将其取出后再行检查。

7. 进行增强检查时，询问病人钆对比剂的过敏史，检查前签署“钆对比剂使用病人知情同意书”。同时，准备好急救药品和物品，并做好不良反应的应急处理准备工作。

三、MRI 的临床应用

1. 神经系统　MRI 在神经系统的应用较为成熟。三维成像和流空效应使病变定位诊断更为准确，并可观察病变与血管的关系。对脑干、幕下区、枕骨大孔区、脊髓与椎间盘的显示明显优于 CT。对脱髓鞘疾病、多发性硬化、脑梗死、脑与脊髓肿瘤、血肿、脊髓先天性异常与脊髓空洞症的诊断有较高价值。

2. 纵隔及肺门　在 MRI 上，纵隔脂肪与血管形成良好对比，易于观察纵隔肿瘤及其与血管间的解剖关系。对肺门与纵隔淋巴结的显示及中央型肺癌的诊断帮助较大。

3. 心血管　MRI 可无创性地显示心脏、大血管的内腔，检查心脏、大血管的形态学与血流动力学，可用于诊断心肌与心包病变、心瓣膜病和先天性心脏病。

4. 腹部与盆腔　MRI 对肝脏、肾脏及肾上腺、膀胱、前列腺和子宫疾病也有很高的诊断价值。MRCP 对胰胆管病变的显示有独特优势。磁共振尿路水成像（MRU）可直接显示尿路，对输尿管狭窄与梗阻有重要诊断价值。

5. 乳腺　MRI 检查对乳腺癌有重要价值。

6. 骨关节疾病　骨髓在 MRI 上表现为高信号区，可清楚显示侵及骨髓的病变，如肿瘤、感染及代谢疾病。对关节损伤、韧带损伤及关节腔积液等病变的诊断有独特优势。

（桑艳军）

第四节　超声成像

超声波是指振动频率在 20 000 赫兹（Hz）以上，超过人耳听觉范围的声波。超声检查是利用超声波的物理特性和人体器官组织声学性质上的差异，以图形、曲线或图像的形式显示和记录，借此进行疾病诊断的检查方法。超声检查具有成像快、诊断及时、无痛苦、无损伤、可多次重复检查以及能动态显示器官运动功能和血流动力学状况等优点，目前已成为现代医学影像诊断的重要组成部分。

一、基本知识

（一）超声的物理特性

超声是机械波，由物体机械振动产生。用于医学上的超声频率为 1~10 兆赫兹（MHz），常用者为 2.5~5.0MHz，超声成像的基本原理与超声波的物理特性有关。

1. 指向性　超声波与一般声波不同，由于其频率高、波长短，在介质中呈直线传播，具有良好的指向性。这是超声检查对人体组织器官进行探测的基础。

2. 反射、折射与散射　超声在介质中传播，当遇到两种声阻抗不同介质的界面时，会发生反射、折射和散射。大界面对入射超声产生反射和折射，其中反射所形成的回声可显示不同组织界面轮廓，而折射则造成图形的变形和扭曲；小界面对入射超声产生散射现象，是脏器内部图像形成的基础。

3. 衰减与吸收　超声在介质中传播时，除了由于界面反射、散射和远场扩散造成声能衰减以外，介质的吸收也导致衰减。不同组织器官对入射超声的吸收衰减程度不同，主要与蛋白质和含水量有关。在人体组织中，声能衰减度递减顺序依次为骨骼与钙质、肝脾等实质性组织、脂肪组织、液体。超声通过液体时几乎无衰减，而通过骨质或钙质时则明显衰减，导致其后方回声减弱，甚至消失而形成声影（acoustic shadow）。

4. 多普勒效应　多普勒效应是指超声遇到运动的介质界面时，反射波的频率发生改变（频移现象）。

当界面朝向探头运动时，频率增高；背离探头时，频率减低。界面运动速度愈快，频移数值愈大，反之亦然。利用多普勒效应，可检测组织或血流运动，包括运动方向和运动速度等。

（二）超声成像的原理

超声仪器均含有换能器（常称之为探头）、信号处理系统（主机）和显示器。换能器发射一定频率的超声波，在人体组织中穿透多层界面进行传播，在每一层界面上均发生不同程度的反射或 / 和散射，这些反射和散射声波含有超声波传播途中所经过的不同组织的声学信息，被换能器接收并经过仪器的信号处理系统的处理，在显示器上以波形或图像显示，形成声像图（ultrasonogram）。

（三）超声图像特点

超声图像是根据探头所扫查的部位构成的断层图像，改变探头位置可获得任意方位的超声图像，以解剖形态学为基础，依据各种组织结构间的声阻抗差的大小，以明（白）暗（黑）之间不同的辉度来反映回声的有无和强弱，从而分辨解剖结构的层次，显示器官和病变的形态、轮廓和大小以及某些结构的物理性质。根据组织内部声阻抗及声阻抗差的大小，可将人体组织器官分为 4 种类型（表 8–3）。

表 8–3 人体组织器官声学类型及特点

反射类型	组织器官	二维超声图像特点
无反射型	尿液、胆汁、血液等液体组织	无回声
少反射型	心肌、肝脏、脾脏等实质性器官	低回声
多反射型	血管壁、心瓣膜、器官包膜等	高回声
全反射型	骨骼、结石、含气的肺和肠等	强回声，后伴声影

（四）超声检查方法

1. B 型超声检查 B 型超声检查为辉度调制型，将从人体反射回来的回波信号以光点形式组成切面图像。此图像能直观显示脏器的形态与毗邻关系、软组织内部结构，血管与其他管道的分布情况，是目前临床应用最广泛的超声诊断方法。主要用于检查腹盆腔脏器、甲状腺、乳腺和心脏、大血管和四肢血管。

2. M 型超声检查 又称 M 型超声心动图，当超声束通过运动器官时，选取该器官结构界面的回声灰点，将结构的回声灰点随时间展开，形成一条动态曲线，称为 M 型显示。主要用于观察心脏和大血管的结构和功能。

3. D 型超声检查 分频谱多普勒检查法和彩色多普勒血流显像两种。利用多普勒原理将运动物体的频移显示在荧光屏上的一种诊断方法，可观察血流的方向、速度、分布范围、有无反流及异常分流等，具有重要的临床应用价值。主要用于各种先天性心脏病、心瓣膜病及血管狭窄或闭塞的诊断。

二、超声检查的准备与处理

（一）常规准备

1. 消除病人紧张心理 检查前向病人说明检查的目的和意义、检查的安全性、检查方法等，以消除病人的紧张心理。

2. 体位 超声探测时常规采取仰卧位，也可根据需要取侧卧位、俯卧位、半卧位或站立位。

3. 扫描 暴露皮肤，涂布耦合剂、探头紧贴皮肤进行扫查。

（二）不同部位超声检查的准备

1. 常规肝脏、胆囊、胆道、胰腺检查 一般应空腹进行，必要时可饮水 400~500ml，使胃充盈作为透声窗，以充分显示胃后方的胰腺及腹部血管等。

2. 早孕、妇科、膀胱及前列腺检查 检查前 1~2h 饮水 400~500ml 以充盈膀胱。

3. 心血管系统检查 常规检查不需要特殊准备。但经食管超声心动图检查时，检查前需与病人签署知情同意书、禁饮 8h 以上，检查后 2h 内禁饮。

4. 婴幼儿或检查不合作的病人 可给予镇静，待病人安静入睡后再进行检查。

5. 超声引导下的穿刺 ①向病人及家属说明检查的目的与意义、可能的并发症，以取得病人及家属的知情与配合，并在签署知情同意书后进行检查；②禁饮 8~12h；③对可疑出血的病人，检查前要检测 PLT、PT、APTT。

三、超声检查的临床应用

（一）肝脏

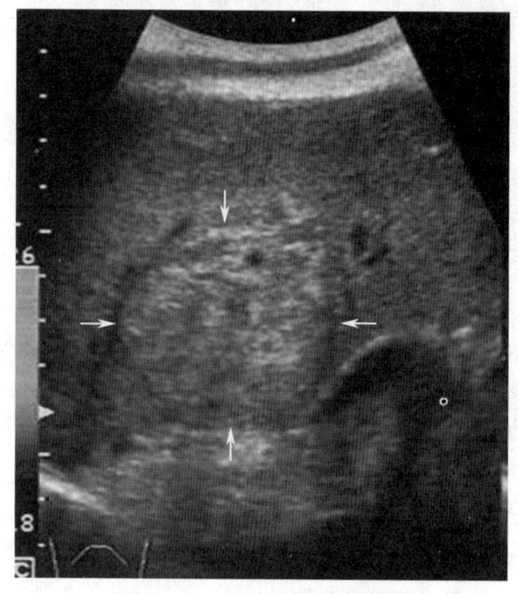

图 8-19 原发性肝癌声像图

1. 正常肝脏声像图 正常肝脏包膜整齐、光滑，呈线状高回声。肝实质呈均匀一致的细小点状中等度回声。肝血管管壁回声较强，血管腔无回声。可显示门静脉、肝静脉及其分支。

2. 原发性肝癌声像图 肝实质内多发或单发的圆形或类圆形团块，多数呈膨胀性生长，局部肝表面隆起。肿块内部可显示均匀或不均匀的低回声、强回声和混杂回声，肿瘤周围可见完整或不完整的低回声晕，在侧后方形成声影（图 8-19）。

（二）胆道系统

1. 正常胆囊与胆道声像图 横切面和纵切面胆囊的形状表现为圆形、类圆形或长圆形，壁为边缘光滑的强回声，厚度不超过 3mm，胆囊腔内为均匀的无回声区，胆囊后方回声增强。肝外胆管位于门静脉前方，管壁为强回声，光滑整齐，纵切面呈无回声长管状影，横切面呈小圆形无回声。

2. 胆石症与胆囊炎声像图 胆石症的典型表现有：①胆囊或胆管内有强回声结节或斑点，其形态结构恒定；②强回声团后方伴声影；③强回声团随体位改变而移动，合并急性胆囊炎时胆囊轮廓饱满，胆囊横径 >3.5cm，慢性胆囊炎胆囊多缩小，胆囊壁增厚，边缘毛糙，回声增强。

（三）胰腺

1. 正常胰腺声像图 长轴切面呈蝌蚪形、哑铃形或腊肠形，边界光滑整齐，胰头稍膨大，呈椭圆形，胰腺实质呈均匀细小的回声，比肝脏回声稍强。

2. 急性胰腺炎声像图 胰腺增大增厚，多呈弥漫性，也可为局限性肿大，边界常不清楚。内部回声稀少，回声强度减低，随病情好转上述改变可迅速消失、出血性坏死性胰腺炎者胰腺明显肿大，边缘模糊不清，回声强弱不均伴暗区。

3. 胰腺癌声像图 胰腺多呈局限性肿大，内见异常回声肿物，轮廓不规则，边界模糊，肿瘤可向周围组织呈“蟹足样”或“花瓣样”浸润，内部多呈不均匀低回声。肿瘤坏死液化、出血及胰管阻塞时，可伴有小的无回声暗区，晚期胰腺癌常于胰腺周围、肠系膜上动脉、腹主动脉及下腔静脉周围出现椭圆形低回声的增大淋巴结。

（四）泌尿系统

1. 正常肾脏声像图 肾皮质呈均匀低回声；肾锥体为三角形或圆形弱回声；肾窦呈不规

则的强回声；正常输尿管由于肠气干扰而不能显示。

2. 正常膀胱声像图　正常充盈膀胱腔内为均匀无回声区，膀胱壁为强回声带。

3. 泌尿系统结石　肾结石表现为肾窦区点状或团状强回声，后方伴有声影，输尿管结石表现为输尿管内强回声团，后方伴声影。膀胱结石表现为膀胱内强光团，后方伴声影，并随体位改变而移动。

4. 肾癌　肾脏表面常有隆起，并可见边缘不整齐的肿块，呈强弱不等回声或混合性回声，可有坏死、囊性变所致的局灶性无回声区、发生淋巴结转移时，于肾动脉和主动脉周围可见低回声结节；血管内有癌栓时，腔内有散在或稀疏回声团块。

5. 膀胱肿瘤　表现为膀胱壁上有向腔内突起的赘生物，大小不一，形态多样，呈中等强度回声，表面不光滑，呈菜花状或海藻样，有蒂肿瘤可随体位变化而有漂浮感，如果肿瘤未侵及肌层、肿瘤附着部位膀胱壁轮廓光整；如果肿瘤已侵及肌层，则膀胱壁回声连续性破坏，轮廓不清。

（五）女性生殖系统

1. 正常盆腔声像图　子宫位于充盈的膀胱后方，多为前倾位，纵切面一般呈倒置的梨形，横切面子宫底部呈三角形，体部呈椭圆形，轮廓清晰，被膜光滑，子宫肌层呈均匀中等回声，宫腔呈线状强回声；内膜为低回声或较强回声，其回声和厚度与月经周期有关，宫颈回声较宫体回声稍强且致密，其内可见带状强回声的宫颈管，卵巢在子宫横切面上位于子宫两侧外上方，断面呈圆形或卵圆形，内部回声均匀，强度略高于子宫。双侧输卵管呈边缘强回声的管状结构，一般难以分辨。

2. 子宫肌瘤　子宫肌瘤是子宫最常见的良性肿瘤。表现为子宫增大，形态不规则，尤见于多发者；肌瘤结节呈圆形低回声或等回声，周边有假性包膜形成的低回声晕；肌壁间肌瘤的子宫内膜移向对侧且发生变形，黏膜下肌瘤的内膜显示增宽、增强或显示出瘤体。

3. 正常妊娠子宫声像图　早孕 5 周时可显示妊娠囊，增大的子宫内有圆形或椭圆形的高回声光环，内为无回声；中、晚期妊娠时主要评定胎儿生长发育情况、进行孕龄估计或胎儿生理功能的观察（图 8-20）。

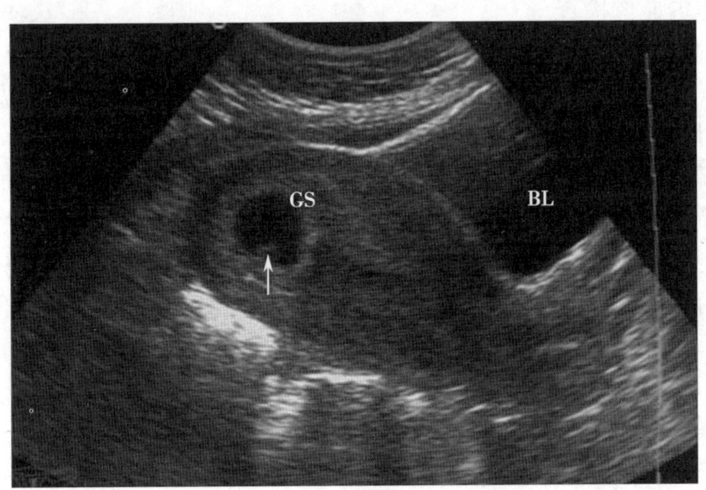

图 8-20　早孕声像图

（桑艳军）

第五节 核医学检查

核医学是利用放射性核素诊治疾病和进行医学研究的医学学科，分为临床核医学和实验核医学。

一、基本知识

（一）核医学检查原理

放射性核素显像是指根据放射性核素示踪原理，利用放射性核素及其标记的化合物（即显像剂）在体内代谢分布的特殊规律，在体外利用探测仪器检测射线的分布与量，进行器官成像的检查技术。

器官功能测定也是基于放射性核素的示踪原理，将示踪剂引入病人体内后，用功能测定仪在体表对准特定器官，连续或间断的探测和记录示踪剂在器官和组织中被摄取、聚集和排出的情况，并以时间活性曲线等形式显示，即可以对器官的血流及功能状态进行判断。

（二）核医学显像特点

与CT、MRI和超声等以解剖结构显影为主不同的是，核医学显像为功能显像，能反映器官、组织或病变的血流、功能、代谢等，甚至是分子水平的化学信息，有利于疾病的早期诊断；可以对影像进行定量分析，提供有关血流、功能和代谢的各种参数；具有较高的特异性，某些器官、组织或病变能特异地摄取特定显像剂而显影；是一种无创性的检查，毒副作用少。

（三）放射性药物

放射性药物是指能够安全用于诊断或治疗疾病的放射性核素和放射性标记化合物。

1. 放射性药物的特点

（1）能够发射出放射线：主要包括 α 射线、β 射线和 γ 射线，其中以 γ 射线穿透力最强，引入人体内后能在体表探测到，而且对人体的电离辐射损伤较小。因此，只有释放 γ 射线的放射性核素才适用于体内显像检查。

（2）遵循放射性核素的衰变规律：单位时间内原子核衰变的数量称为放射性活度，国际单位为贝可勒尔（Becquerel，Bq），简称贝可。放射性活度减少至少一半所需要的时间称为物理半衰期（$T_{1/2}$），对生物来说还有生物半衰期（T_b）和有效半衰期（T_e）。

2. 放射性核素生产方式　放射性核素的生产方式包括核反应堆生产、加速器生产与核素发生器生产。目前临床最常用的为 ^{99}Mo–^{99m}Tc 发生器，可获得放射性核素 $^{99m}Tc^{-}$，它只发射 γ 射线，物理半衰期为6.02h，能量为140keV，化学性质活泼，能够标记到多种化合物上，几乎可以用于所有器官的显像。

二、核医学检查的准备与处理

（一）常规准备

检查前向被评估者解释检查的目的、意义、方法及注意事项，以消除被评估者的紧张、恐惧情绪。应用放射性药物前仔细核对病人的姓名、检查的内容、放射性药物的名称等。

（二）不同检查的准备与处理

1. 甲状腺吸 ^{131}I 率试验　①检查前2~8周停用影响甲状腺摄取 ^{131}I 的药物与食物；②空服口

服 ^{131}I-NaI，以保证 ^{131}I 的吸收；③孕妇禁止此实验；④哺乳期进行此试验后要停止哺乳 2 周以上。

2. 心肌灌注显像 ①检查前 2d 停用 β 受体阻滞药和抗心绞痛药物；②检查当天空腹 4h 以上；③ ^{99m}Tc-MIBI 显像时，于注射显像剂后 30min 服用脂餐，以促进胆汁排泄，减少肝胆对显像的影响。

3. 心肌灌注负荷试验 ①负荷试验前两天停用 β 受体阻滞药和硝酸酯类药物；②于当天空腹或餐后（清淡饮食）3h 检查为宜；③药物负荷试验前 48h 停用双嘧达莫及氨茶碱类药物，当天禁饮咖啡类饮料；④药物负荷试验注射前、后及注射过程中均需观察心电图、心率和血压；⑤药物负荷试验前建立静脉通道，并备好抢救药物及物品。

4. ^{18}F-FDG 心肌代谢显像 ①检查当天禁食至少 12h；②检查前监测被评估者血糖水平，调节血糖在正常水平内。

5. 葡萄糖负荷 ^{18}F-FDG 显像 ①检查前空腹 6h；②检查前口服葡萄糖 50g，将血糖水平调至 6.66~8.88mmol/L，于 30min 后静脉注射显像剂（^{18}F-FDG）。

6. 脑血流灌注显像 ①器官封闭：使用 ^{99m}Tc-ECD 时，注射显像剂前 1h 需口服过氯酸钾 400mg，以抑制脉络丛分泌，减少对显像的影响，服用显像剂后饮水 200ml，稀释显像剂，以减少不良反应。②试听封闭：嘱被评估者安静，戴眼罩和耳塞 5min 后，注射显像剂，并继续封闭 5min。保持环境安静，减少声、光对脑血流灌注和功能的影响。③保持被评估者体位不动和安静：对于不能保持体位不动和安静者给予镇静剂。

7. 肾动态显像 ①检查前 3d 停用利尿药，检查前 2d 不能进行肾盂造影检查；②正常饮食，检查前 30min 饮水 300ml，检查前排尿，避免肾血流量减少和憋尿对检查结果的影响。

8. 全身骨显像 ①显像前嘱被评估者去除身上的金属物品，以免影响检查结果；②检查前 24h 不能做消化道造影；③注射骨显像剂后，嘱被评估者多饮水，以促进显像剂的排出，避免发生放射性膀胱炎；④显像前排空膀胱（输尿管肠道吻合术病人排空尿袋），避免污染衣物及皮肤，以免造成假阳性结果。若发生污染，及时更换衣物、清洁皮肤。

9. 肺血流灌注显像 ①检查前常规吸氧 10min 后取仰卧位；②抽取和注射显像剂 ^{99m}Tc-MAA 前需将其震荡混匀，缓慢注射，以免引起急性肺动脉高压。

三、核医学检查的临床应用

1. 甲状腺 甲状腺吸 ^{131}I 率的测定主要用于准备 ^{131}I 治疗的甲亢病人计算 ^{131}I 用量，以及亚急性甲状腺病人的诊断。甲状腺显像用于异位甲状腺的定位诊断、甲状腺结节功能的判断及甲状腺癌转移灶探测。

2. 心血管系统 心肌灌注显像常用于心肌缺血、心肌梗死的诊断，可直观的看到病变部位及范围；还可用于冠心病预后的评估，以及内科治疗或手术治疗的疗效观察。心肌代谢显像主要用于冠心病心肌活性的测定，有助于确定是否需对病人行血管重建术。如果心肌存活，对行血管重建术有积极意义；如果心肌已经坏死，则无需进一步介入治疗。

3. 神经系统 脑血流显像主要用于诊断脑缺血性疾病、早老痴呆、癫痫、精神性疾病和帕金森病。

4. 泌尿系统 肾动态显像主要用于诊断：①肾内占位性病变如肾肿瘤、肾囊肿等。②先天性肾脏疾病如异位肾、多囊肾、肾缺如等。③肾脏炎性病变：肾脏急、慢性炎症。

5. 骨骼 骨骼显像主要用于：①恶性肿瘤骨转移。可较 X 线摄片或 CT 早 3~6 个月发现病灶，为诊断肿瘤骨转移的首选方法（图 8-21）；②原发性骨肿瘤定位；③急性化脓性骨髓炎；

④各种代谢性骨病；⑤骨髓移植术后观察局部血供及成活情况；⑥股骨头血供情况观察及股骨头缺血性坏死的诊断；⑦X 线难以发现的骨折。

6. 呼吸系统 肺灌注显像主要用于肺动脉栓塞的诊断，符合率达 70%~80%，若与肺通气显像结合，诊断准确率高达 95%~100%，可作为诊断肺动脉栓塞的首选方法。

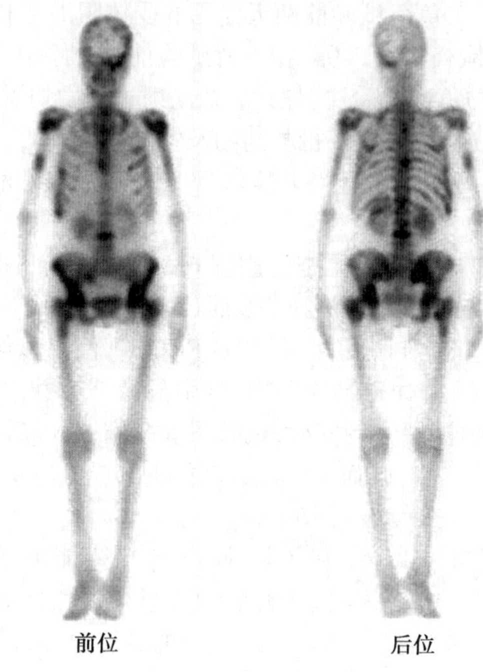

图 8-21 肺癌骨转移全身骨显像

（桑艳军）

思考题

1. 简述 X 线的特性。
2. 碘对比剂不良反应的临床表现有哪些？如何处理？
3. 分别简述阻塞性肺气肿、阻塞性肺不张、气胸和胸腔积液的 X 线表现。
4. X 线胃肠造影检查如何准备？
5. 简述 CT 的临床应用。
6. 简述 MRI 的临床应用。
7. 超声检查前如何准备？
8. 简述核医学检查在心血管、骨骼和呼吸系统的临床应用。

自测题

第九章
护理诊断思维方法

学习目标

1. 掌握护理诊断概念、构成和陈述方式。
2. 熟悉护理诊断的步骤与思维方法。
3. 了解护理诊断的分类系统。

第一节　护理诊断概述

一、护理诊断的概念

（一）护理诊断的概念

护理诊断是护士针对个体、家庭、社区现存的或潜在的健康问题或生命过程中的反应所做的临床判断，是护士为达到预期结果选择护理措施的基础，这些结果应由护士负责。

护理诊断作为临床护士的基本实践活动，是护理程序的核心，是护士为被评估者确立护理目标、制定护理计划、选择护理措施和进行护理评价的依据。护理诊断是护士在护理职能范围内，将经问诊、体格检查、实验室及其他检查取得的资料，结合护理理论与实践经验，经过分析、综合、推理，所做出的判断。

知识链接

护 理 诊 断

护理诊断的概念最早于20世纪50年代由美国学者McManus提出。1953年美国护士Virginia Fry引用护理诊断一词用于描述制定护理计划的步骤。1973年，美国护理协会（American Nursing Association，ANA）将护理诊断纳入护理程序中，并授权在护理实践中使用，这意味着根据收集的资料作出护理诊断成为护士的责任和权力。北美护理诊断协会（North American Nursing Diagnoses Association，NANDA）现为护理诊断的权威机构。NANDA每2年召开一次会议，对原有的护理诊断进行修订，同时发展新的护理诊断。2018年出版的《NANDA-Ⅰ护理诊断手册2018—2020》中共收录了244个护理诊断。

（二）护理诊断与医疗诊断的区别

护理诊断是护士独立工作的范畴，是针对被评估者对健康问题现存的或潜在的反应作出的临床判断，包括生理、心理、社会和精神方面的反应，被判断为护理诊断的健康问题护士可以自己作出决定，选择护理措施。医疗诊断是医疗工作的范畴，针对疾病本质作出的判断，包括病因诊断、病理诊断、病理生理诊断。若病人起床时忽觉头晕，医生对此症状的工作重点在于寻找引起眩晕的原因，做出相应的医疗诊断；而护士更关心的是病人可能因眩晕导致受伤，因而提出“有受伤的危险”这一护理诊断。护理诊断与医疗诊断的区别见表 9-1。

表 9-1 护理诊断与医疗诊断的区别

区别内容	护理诊断	医疗诊断
侧重点	被评估者对健康问题或生命过程的反应	疾病的本质
研究对象	个体、家庭、社区	被评估者个体
诊断的数目	数目较多，随病人的反应变化而变化，有同病异护和异病同护现象	数目较少，常为 1 个，相对稳定，在病程中保持不变
决策者	护士	医生
职责范围	在护理职责范围内，指导独立的护理行为，有相应的护理措施	在医疗职责范围内，指导治疗行为，有相应的治疗方法

二、护理诊断分类法

1. 人类反应型态分类 1986 年 NANDA 第 7 次会议上，与会者一致通过了护理诊断分类，“人的 9 个反应型态”是这一分类系统的概念框架，又称为“NANDA 护理诊断分类Ⅰ”，现已少用。

2. 功能性健康型态分类 功能性健康型态由 Morjory Gordon 在 1982 年提出，以多家护理理论为基础，涵盖个体的生理、心理、社会、文化、压力调适和生活行为等层面。以 11 个功能性健康型态为分类框架，指导护士系统地收集、分类和组织护理对象的健康资料，确定护理问题、护理诊断。

3. 多轴系健康型态分类 为 2000 年 4 月 NANDA 第 14 次会议通过的护理诊断分类系统，又称为“NANDA 护理诊断分类Ⅱ”。这一分类系统是基于 Gordon 的功能性健康型态分类的改进和发展。

NANDA 护理诊断分类系统Ⅱ包括领域、类别、诊断性概念和护理诊断 4 级结构：第 1 级为领域，相当于原来的型态，共有 13 个；第 2 级为类别，每一范畴含 2 个及以上的类别；第 3 级为诊断性概念，每个诊断性概念包含 1 个或若干个护理诊断；第 4 级为护理诊断。NANDA 护理诊断分类系统Ⅱ较之 NANDA 护理诊断分类系统Ⅰ更明确、清晰和具有操作性。

三、护理诊断的构成

NANDA 将护理诊断分为以问题为中心的护理诊断、危险性护理诊断、健康促进护理诊断和综合征 4 种类型。不同类型的护理诊断，其构成亦不相同。

（一）现存的护理诊断

以问题为中心的护理诊断（problem-focused nursing diagnosis）或现存的护理诊断（actual diagnosis）是护士对个体、家庭或社区已出现的对健康问题或生命过程的反应所作的临床判断。由名称、定义、诊断依据及相关因素四部分组成。

1. 名称(diagnosis label) 是对个体、家庭或社区目前正出现的对健康状况或生命过程反应的概括性描述。如“结肠性便秘”“气体交换受损”和“焦虑”等。

2. 定义(definition) 是对护理诊断清晰、准确的描述,并以此与其他护理诊断相区别。NANDA用定义的方式确定每一个护理诊断的特性,虽然有些护理诊断的名称十分相似,但仍可从各自的定义发现彼此的差异。如“功能性尿失禁”定义是“个体处于难以或不能及时到达卫生间而发生尿失禁的一种状态”。“反射性尿失禁”定义是“个体处于在没有急迫性排尿感或膀胱充盈的感觉下,可预见的、不自觉的排尿的一种状态”。

3. 诊断依据(defining characteristic) 是护理诊断的临床判断标准,来自经健康评估所获得的有关病人健康状况的主观和客观资料。在现存性护理诊断中,诊断依据是指一组可表明护理诊断的症状和体征,有时也可以是实验室检查结果。制定护理目标时,一般针对诊断依据。诊断依据可分为2种类型。

(1)主要依据:即做出某一护理诊断时必须具备的依据。如在“营养失调:低于机体需要量”的诊断依据中,“体重低于理想体重的20%及以上”是必须具备的依据。

(2)次要依据:即对做出某一诊断有支持作用,但不是必须存在的依据。如“摄入不足”相对于“营养失调:低于机体需要量”这一护理诊断而言,具有支持作用,但并不是不可或缺的依据。

4. 相关因素(related factor) 是指促成护理诊断成立和维持的原因或情境。相关因素可以来自于以下4个方面。

(1)病理生理因素:如“体液过多”的相关因素可能是肾脏功能受损。

(2)治疗因素:如病人接受肾上腺皮质激素治疗后可出现类库欣综合征,使病人出现“体像紊乱”问题。

(3)情境因素:即涉及环境、生活经历、生活习惯、角色等方面的因素。如“睡眠型态紊乱”的相关因素可以是环境改变、工作压力过重或焦虑等。

(4)成熟因素:指与年龄相关的各方面,包括认知、生理、心理、社会、情感的发展状况,比单纯年龄因素所包含的内容更广。如“淋浴自理缺陷”的相关成熟因素可以是老化所致的活动和运动减退。

护理诊断的相关因素往往不只来自一个方面,可以涉及多个方面,如睡眠型态紊乱,可以是手术伤口疼痛引起,可以是焦虑引起,也可以是住院后环境改变或环境嘈杂引起。在儿童还可以是独自睡觉恐惧黑暗引起。总之,一个护理诊断可以有很多相关因素,确定相关因素可以为护理措施的制定提供依据。

(二)健康促进护理诊断

健康促进护理诊断(health promotion nursing diagnosis)是护士对个体、家庭或社区具有达到更高健康水平潜能的临床判断。健康促进护理诊断是护士在为健康人群提供护理时可以采用的护理诊断,仅包含名称一个部分。如“有社区应对增强的趋势”“有婴儿行为调节改善的趋势”“母乳喂养有效”等。

(三)危险性护理诊断

危险性护理诊断(risk nursing diagnosis)或称潜在的护理诊断,是对一些易感的个体、家庭或社区对健康状况或生命过程可能出现的反应所作出的临床判断。危险性护理诊断要求护士具有预见性。当病人有导致易感性增加的危险因素存在时,要能够预测到可能会出现哪些问题。危险性护理诊断由名称、定义和危险因素3部分组成。

1. 名称　是病人对健康状况或疾病可能出现的反应的描述。冠以“有……危险”，如“有感染的危险”。

2. 定义　与现存性护理诊断相同，在危险性护理诊断中应清楚、准确地表明某一诊断的定义。

3. 危险因素（risk factor）　危险因素是指导致个体、家庭或社区健康状况改变发生可能性增加的因素，是确认危险性护理诊断的依据。如“瘫痪”是“有废用综合征的危险”的危险因素。同时，危险因素也是制定护理措施的依据。

（四）综合征

综合征（syndrome）是一组特定的、且同时发生的、最好采用相似措施进行干预的现存的或有危险的护理诊断。综合征与健康促进护理诊断一样，仅有名称一个部分，如“废用综合征”“创伤后综合征”。

在确认护理诊断的过程中，可采用可能的护理诊断这一过渡的护理诊断形式。可能的护理诊断是指已有的健康资料支持这一护理诊断，但资料尚不充分，尚需要进一步收集资料予以确认或排除的现存性或危险性护理诊断。如“有营养失调的可能：低于机体需要量　与疾病消耗增多有关”“有体像紊乱的可能　与化学药物治疗后脱发有关”。

四、护理诊断的陈述方式

护理诊断的陈述是对个体或群体健康状态的反应及其相关因素/危险因素的描述，可分为三部分陈述、两部分陈述和一部分陈述3种形式。

（一）三部分陈述

即PSE公式，由“诊断名称+症状体征+相关因素”三部分组成。问题（problem，P）为陈述的第一部分，即护理诊断的名称；诊断依据即症状和体征（symptoms and signs，S）为陈述的第二部分；原因（etiology，E）为陈述的第三部分。例如，气体交换受损（P）：发绀、呼吸困难（S）与肺组织广泛炎症有关（E）。三部分陈述多用于现存性护理诊断，熟练应用时省略S。

（二）两部分陈述法

即PE公式，只包含诊断名称和相关因素两部分。例如，有皮肤完整性受损的危险（P）　与骨盆骨折不能翻身有关（E）。两部分陈述常用于危险性护理诊断和可能的护理诊断。

（三）一部分陈述法

健康促进护理诊断和综合征仅由诊断名称构成。例如，创伤后综合征、有舒适增进的趋势。

（四）陈述护理诊断的注意事项

1. 诊断名词要规范　尽量使用NANDA认可的护理诊断名称，不要随意创造护理诊断，或将医疗诊断、药物副作用、病人需要等作为护理诊断名称。

2. 陈述相关因素的方式　陈述相关因素应使用“与……有关”的方式，在护理计划中制定的护理措施很多是针对相关因素的，相关因素越具体和直接，护理措施才越有针对性。不可将医疗诊断作为相关因素提出来，例如“疼痛　与阑尾炎有关”应改成“疼痛　与手术切口有关”。

3. 知识缺乏的诊断　这一护理诊断的陈述方式是“知识缺乏：缺乏……的知识”。如“知识缺乏：缺乏呼吸锻炼的知识”。

五、合作性问题

临床护理工作中,需要护士负责处理的情况可分成两类,一类是可以通过护理措施预防和处理的,属于护理诊断;另一类是要与其他医务人员合作方可解决的,属于合作性问题(collaborative problem)。

合作性问题是需要护士监测以及时发现其发生或变化的某些疾病过程中的并发症,护士以执行医嘱和采用护理措施减少其发生的方式处理合作性问题。但是并非所有的并发症都属于合作性问题,有些可以通过护理措施预防和处理的,属于护理诊断,如"有皮肤完整性受损的危险";而护士不能预防和独立处理的并发症才属于合作性问题,如急性心肌梗死病人的"潜在并发症:心律失常"是通过护理措施无法预防,护士的作用是通过心电监测及时发现并发症。

所有合作性问题的陈述方式均以"潜在并发症"开始,其后为潜在并发症的名称。如"潜在并发症:低钾血症;潜在并发症:心律失常"。一旦被护士诊断为潜在并发症,就意味着病人可能发生或正在发生某种并发症,无论是哪一种情况,护士都应将病情监测作为护理的重点,以及时发现并与医生合作共同处理。

第二节 护理诊断的步骤与思维方法

护理诊断的过程是对评估获取的资料进行分析、综合、推理、判断,最终得出符合逻辑的结论的过程。这一过程一般需要经过收集资料、分析综合资料形成假设、验证和修订诊断及护理诊断排序 4 个步骤。

一、收集资料

收集资料是做出护理诊断的基础。利用健康评估的方法,问诊、体格检查、实验室或其他辅助检查收集主观、客观资料,获得有关被评估者身体健康、功能状况、心理健康和社会适应的情况。收集到的资料是否全面、正确将直接影响到护理诊断的准确性。

二、整理分析资料形成假设

经评估获得的资料按照一定的分类系统进行综合归纳,如人类反应型态分类、功能性健康型态分类、多轴系健康型态分类系统,将资料按这种分类方法组合在一起。

护士利用所学的基础医学知识、护理学知识、人文知识等与自己的临床经验相结合,对资料进行分析,发现异常。这些异常就是诊断依据。然后进一步寻找相关因素或危险因素,为形成护理诊断提供线索和可能性。

其后,护士将可能性较大的问题罗列出来,形成一个或多个诊断性假设。假设的诊断要属于护理工作的范畴,所涉及的问题能通过护理干预得以解决。护士不能独立解决的问题判断为合作性问题。将这些假设的诊断与其诊断依据、相关因素进行比较,以确认整理发现的异常资料与假设的一个或几个护理诊断的诊断依据之间的匹配关系。一旦在一组资料与某一护理诊断的诊断依据之间建立了匹配关系并符合该护理诊断的定义特征,即产生了一个初步的护理诊断。

三、验证和修订诊断

初步护理诊断是否正确，应在临床实践中进一步验证。护士需要进一步收集资料或核实数据，以确认或否定诊断性假设。客观、细致地观察病情变化，随时提出问题，诘问自己、查阅文献寻找证据，对新的发现、新的检查结果不断进行反思，予以解释，是进一步支持还是不利于原有诊断，甚至否定原有诊断。如此不断验证和修订直至做出最终的护理诊断。此外，随着被评估者健康状况的改变，其对健康问题的反应也在改变。因此还要不断地重复评估以维持护理诊断的有效性。

四、护理诊断的排序

确立护理诊断后，若同时存在多个护理诊断与合作性问题，护士根据需要优先处理、重要性和紧迫性等原则，排出主次顺序。一般按照优先诊断、次优诊断和其他诊断的顺序进行排序，但要注意排序的可变性。

（一）优先诊断

优先诊断是指与呼吸、循环问题或生命体征异常有关，需要立即处理否则会危及病人生命安全的护理诊断或合作性问题。

（二）次优诊断

次优诊断是指意识障碍、急性疼痛、急性排尿障碍、有感染和受伤的危险、潜在并发症的护理诊断或合作性问题：例如高钾血症虽然未危及病人生命，但也需要尽早采取措施，以免病情进一步恶化。

（三）其他诊断

其他诊断是指并非不重要、而是对护理措施的必要性和及时性要求并不严格，在安排护理工作时可稍后考虑的护理诊断或合作性问题，如知识缺乏等。

护理诊断的先后顺序不是一成不变的，根据问题的严重程度以及问题之间的相互关系，护理诊断的排序可相应发生变化。例如，一位肋骨骨折病人因急性疼痛而发生呼吸受限致低效性呼吸型态，此时，由于疼痛是引起呼吸受限的原因，因此，急性疼痛应为优先诊断，排序应在低效性呼吸型态之前。

（王新颖　董　楠）

思考题

1. 什么是护理诊断？在临床工作中有何意义？
2. 护理诊断分为几种？每种由哪几部分构成？如何陈述？
3. 什么是合作性问题？应如何陈述？
4. 护理诊断及合作性问题如何排序？

自测题

第十章

护理病历

学习目标

1. 掌握护理病历书写的基本要求；护理病历首页的内容和书写格式。
2. 熟悉护理计划单、一般病人记录单、危重病人护理单的内容和书写格式。
3. 了解护理病历的意义；出院评估单的内容和书写格式。
4. 学会护理病历首页的书写。
5. 具有正确收集资料，与病人进行良好沟通的能力。

护理病历是护士为被评估者解决健康问题、提供护理服务全过程的记录，是临床护理工作的重要组成部分。完整的护理病历是有关被评估者的健康状况、护理诊断、预期目标、护理措施及其效果评价等护理活动的系统记录。每名护士都必须以认真负责、实事求是的态度书写好护理病历。

第一节　护理病历书写的意义及基本要求

一、护理病历书写的意义

1. 指导临床护理实践　护理病历是护士制定或修订护理计划、评估护理效果的重要依据。通过护理病历，医疗护理团队成员都可以了解病人的重要信息，从而增强彼此间的沟通与协作，保证护理工作的连续性、针对性和完整性。

2. 评价临床护理质量　护理病历可反映护士为病人实施的临床护理活动是否合适，既反映了护理质量和护理管理水平，也可用于评价医院护理管理控制标准及政策的可行性和实用性等。

3. 为护理教学与科研提供资料　完整的护理病历体现了护理理论在实践中的具体应用，是最为真实和生动的教学素材，尤其适合于个案讨论与分析的教学。护理病历也可为护理科研提供重要资料，对流行病学研究、传染病管理、探索护理措施等尤为重要，对回顾性研究具有更大的参考价值。

4. 提供法律依据　护理病历反映了病人在住院期间接受护理的具体情况，在法律上可作为医疗纠纷、医疗事故、伤害案件、保险理赔等问题上的客观证据。因此，为了保护护士自身和病人的合法权益，护士要严格按照有关医疗护理文件记录的原则和要求，准确无误地书写护理病历，并签全名，对其记录的内容负法律责任。

二、护理病历书写的基本要求

1. 按规定书写 目前全国各医疗单位尚无统一的护理病历格式,但每个单位都有规定和要求,必须按规定的格式书写。书写日期和时间一律使用阿拉伯数字,日期用“年 – 月 – 日”,时间采用 24h 制记录。书写使用的计量单位一律采用中华人民共和国法定计量单位。

2. 及时完成 护士必须在规定时间内完成护理病历的书写,不得拖延,不得提早或漏记。如果因抢救急危病人,未能即时书写护理病历记录的,应当在抢救结束后 6h 内据实补记,并加以注明。

3. 内容要真实全面 护理病历必须客观真实地反映病人的健康状况、病情变化以及所采取护理措施后连续观察的结果。决不能主观臆断,更不能抄袭他人撰写的东西。

4. 用词准确、描述精练 护理病历的书写应使用规范的医学词汇、术语、适当的外文缩写,无正式译名的症状、体征或疾病名称等可以使用外文。力求内容精练、准确,重点突出,条理清楚。

5. 字迹要工整、清晰 护理病历书写应当使用蓝黑墨水、碳素墨水,需复写的病历资料可以使用蓝色或黑色油水的圆珠笔。计算机打印的记录应当符合病历保存的要求。如确实需要改错,不得采用刀刮、胶粘、涂黑、漂白等方法掩盖或去除原有的字迹,应当用双横线划在原错字(词、句)上,然后在其上方写上正确的内容,并签护士全名和注明时间,保持原始记录清晰可辨。

第二节 护理病历的格式与内容

我国的护理病历通常采用表格式,不仅减轻临床护士书写护理文书的负担,而且可以节约时间,保证内容科学、系统和完整。主要包括入院病人护理评估表、护理计划单、护理记录单和健康教育计划单。

一、入院病人护理评估表

护理病历首页又称入院病人护理评估表,是病人入院后由责任护士或值班护士首次书写的系统护理病历,其内容包括一般资料、护理病史、护理体检及有关辅助检查评估结果和初步护理诊断等。一般要求在病人入院后 24h 内完成。

目前国内临床上使用较多的是以人的生理 – 心理 – 社会医学模式为指导而设计的框架(附表 2–1),其次是戈登(Gordon)的 11 项功能健康型态模式(附表 2–2),其他如奥瑞姆(Orem)的自理模式、马斯洛(Maslow)的人类基本需要层次论、人类健康反应型态等也常作为表格设计的框架。

二、护理计划单

护理计划单是护理病历的主体,是护士根据护理程序为病人在其住院期间所制定的全面的、个体化的护理计划及效果评价的系统记录。护理计划可根据病人的具体情况随时修订。临床上常采用的表格式的护理计划单(附表 2–3)。

但在护理计划单的使用过程中,护士常重复书写大量常规的护理措施,书写时间长、负担较重。人们开始以“标准护理计划”的形式将每种疾病最常见的护理诊断及相应的护理措施、预期目标等编写成册(附表 2-4),使得原有的护理计划单逐渐演变成了护理诊断项目表(附表 2-5)。

三、护理记录

护理记录是护士对病人在整个住院期间健康状况及遵照医嘱进行护理过程的全面记录。内容要真实且重点突出,对病人的病情变化及护理过程前后记录要连贯。记录前应注明日期和时间,记录后签名。

1. 一般病人的护理记录　一般病人是指除危重、抢救、手术、特殊治疗需严密监护的住院病人。其护理记录可采用两种形式:

(1) PIO 护理记录:P 为 problem(问题),是指护理诊断或合作性问题;I 为 intervention(措施),是指所执行的护理措施;O 为 outcome(结果),是指措施实施后对病人的效果评价(附表 2-6)。

(2) 一般护理记录:包括病人姓名、科别、住院病历号(或病案号)、床号、页码、记录日期和时间、病情观察情况、护理措施和效果、护士签名等(附表 2-7)。应将观察到的客观病情变化和护理措施及时按照日期时间的顺序记录下来。

知识链接

护理记录频率

一级护理的病人至少每日记录 1 次,二级护理的病人至少每周记录 2 次,三级护理的病人至少每周记录 1 次;急诊入院病人需连续记录 3d;手术前 1d 和手术当天要有记录,术后 72h 内至少每日记录 1 次;特殊检查前后各记录 1 次;若病人的病情发生变化则应随时记录。

首次护理记录是指病人入院后的第一次护理记录,要求当日(夜)负责护士必须在下班前完成。其内容除了符合一般护理记录内容外,还需要体现:①主要的住院原因(包括主诉和医疗诊断);②目前的主要症状、体征及有关的辅助检查结果;③治疗原则及诊治方案;④确立的主要护理诊断;⑤计划实施的主要护理措施。

2. 危重病人护理记录　危重病人护理记录是指护士根据医嘱和健康状况对危重病人住院期间护理过程的客观记录(附表 2-8)。记录时间应当具体到分钟,体温若无特殊变化时至少每 4h 记录一次。手术病人还应记录麻醉方式、手术名称、病人返回病室情况、伤口、引流情况。

危重病人护理记录应根据相应专科的护理特点书写。根据排班每班小结出入量、大夜班护士 24h 总结 1 次(上午 7 时),并记录在体温单的相应栏内。各班小结和 24h 总结的出入量需用红线标识(在数字的下面画双红线)。

3. 手术护理记录　手术护理记录是指巡回护士对手术病人术中护理情况及所用器械、敷料的记录(附表 2-9),应当在手术结束后及时完成。

4. 出院评估单　出院评估单内容包括出院日期、出院小结、出院时的情况,仍存在的护理诊断或合作性问题及所采取的措施(附表 2-10)。护士需在病人出院 24h 内完成。

四、健康教育计划

健康教育计划是对护理对象及其家属进行具体健康教育的计划（附表 2-11）。健康教育贯穿于护理对象入院到出院的整个过程中，甚至出院后的康复、用药及生活方式等方面。具体记录会在入院、住院及出院护理评估单中均有体现。

知识链接

护理病历的临床应用

护理病历包括健康评估记录、护理记录和健康教育计划。2004 年 8 月 16 日，国家卫生部下发了《病历书写规范（试行）》，其中规定了护理记录分为一般病人、危重病人和手术病人护理记录。

（王新颖　陈　红）

思考题

1. 护理病历的基本要求有哪些？
2. 护理病历包括哪些内容？

（1）入院病人护理评估表包括哪些内容的填写？

（2）护理记录的分类有哪些？ PIO 护理记录中的 3 个字母各自代表什么？

自测题

实训指导

实训1 健康史采集

【实训目的】

1. 熟练运用健康史采集的方法和沟通技巧获取完整的健康史资料，使所收集的主观资料内容系统、完整、逻辑性强。

2. 培养尊重病人、认真、严谨的工作作风与合作精神。

3. 能写出一份完整的“护理评估单”。

【实训准备】

1. 护士 衣着整洁、态度和蔼，尊重病人、理解同情有疾苦的病人。熟悉健康资料采集方法、内容及注意事项。

2. 物品 病例资料，入院护理评估单，记录用的笔、纸。

3. 环境 温度、湿度适宜，安静、整洁，屏风遮挡。

【实训学时】

2学时。

【实训方法】

1. 阅读病例 指导学生阅读并分析病例，熟悉模拟病人的模拟要求和问诊内容。

2. 教师示教 挑选一名学生根据病例模拟病人，教师模拟护士对模拟病人采集健康史。

3. 学生练习 学生每2人一组，2人互为护士及模拟病人进行健康史采集。

4. 小结评价 抽取学生，模拟演示健康史采集过程。其他学生观看并做出评价，教师总结。

5. 结束后按护理病历中护理评估单的书写格式及内容，准确记录并上交老师审阅。

【注意事项】

1. 健康史评估从问诊开始，按顺序进行，语言流畅；避免使用医学术语提问；避免暗示性提问；避免重复提问；对有疑问的信息及时核实。

2. 注意问诊中的仪表、礼节和友善的举止，灵活运用肢体语言，有助于发展与病人的和谐关系，获得病人的信任，甚至使病人讲出原想隐瞒的敏感事情。

3. 问诊时最好让病人自己叙述，小儿或病重，意识模糊时，由了解病人病情的人叙述。对病情危重者，在简单扼要地询问病史和重点检查后，要立即进行抢救，待病情好转后再做全面问诊。

实训2　一般状态、皮肤及淋巴结评估

【实训目的】

1. 掌握一般状态、皮肤及淋巴结的评估方法及内容。

2. 规范进行一般状态、皮肤及淋巴结的评估技能操作，并能对评估结果进行正确判断和记录。

3. 能正确辨别一般状态、皮肤及淋巴结评估常见异常体征，并能解释其临床意义。

【实训准备】

1. 护士　洗手戴口罩、衣着整洁，举止端庄、态度和蔼，尊重病人、理解同情有疾苦的评估对象。熟悉一般状态、皮肤及淋巴结的评估方法、内容及注意事项。

2. 物品　治疗盘、体温计、血压计、听诊器、皮脂卡、棉签、皮尺、胸表、身高测量仪、体重秤，以及记录用纸、笔。

3. 环境　安静、温度适宜、光线充足、屏风遮挡。

【实训学时】

2学时。

【实训方法】

1. 观看影像资料

（1）观看前提出要求及重点注意事项：

①一般状态评估、皮肤及淋巴结评估的内容和顺序；

②一般状态评估、头颈部评估常见异常体征及临床意义。

（2）观看时认真思考，找出问题的答案。

（3）观看后教师总结、提问，和学生分组讨论，回答问题。

2. 示教与技能实训　由学生充当评估对象，教师系统示范一般状态评估、皮肤及淋巴结评估的操作过程，并认真讲解。示教内容如下：

（1）一般状态评估包括生命征、发育与体型、营养状态、意识状态、面容表情、体位、步态等的评估方法和内容。

（2）皮肤、淋巴结评估的方法和内容。

3. 学生2人一组，模拟评估者和被评估者相互练习；教师巡回检查、指导，随时解决学生训练中出现的问题。

4. 任意抽取1组学生示范操作上述评估项目之一，由教师和学生观察评价。

5. 结束后教师进行点评、总结。

6. 结束后按护理病历书写的格式及内容，将评估内容和结果如实记录，并上交由老师审阅。

【注意事项】

1. 评估皮肤颜色时，注意光线一定要充足，最好是自然光线。

2. 评估淋巴结时为了避免遗漏，应注意按一定顺序评估。

3. 评估淋巴结时，放松被评估部位，以利于触诊，发现淋巴结肿大时，注意寻找引起淋巴结肿大的原发病灶。

实训3　头颈部评估

【实训目的】

1. 掌握头颈部评估方法及内容。

2. 能规范进行头颈部评估技能操作,并能对评估结果正确判断和记录。

3. 能列出头颈部评估的内容,能辨别头颈部评估常见异常体征,并能解释其临床意义。

【实训准备】

1. 护士　洗手戴口罩、衣着整洁,举止端庄、态度和蔼,尊重病人、理解同情有疾苦的评估对象。熟悉头颈部评估方法、内容及注意事项。

2. 物品及器械　治疗盘、听诊器、手电筒、棉签、皮尺、压舌板、胸表、远视力表、近视力表、色觉表、检眼镜、音叉、检耳镜、检鼻镜,记录用纸、笔。

3. 环境　安静、光线充足、温度适宜、屏风遮挡。

【实训学时】

2学时。

【实训方法】

1. 观看影像资料

(1)观看前提出要求及重点注意问题

①头颈部评估的内容和顺序;

②头颈部评估常见异常体征及临床意义。

(2)观看时认真思考,找出问题的答案。

(3)观看后教师总结、提问,和学生分组讨论,回答问题。

2. 示教与技能实训　由学生充当评估对象,教师系统示范头颈部的技能操作过程,并认真讲解。示教内容如下:

(1)头面部评估

①头发与头皮:头发颜色、疏密度、有无脱发,头皮颜色、头皮屑等。

②头颅:大小与形态、测量头围。

③眼:眉毛、眼睑、结膜、眼球外形与运动、角膜、虹膜、瞳孔、视力、视野、色觉。

④耳:耳廓与外耳道、中耳、乳突、听力。

⑤鼻:鼻的外形、鼻中隔、鼻腔黏膜、鼻窦。

⑥口:口唇、口腔黏膜、牙、牙龈、舌、咽部及扁桃体、口腔的气味、腮腺。

(2)颈部评估:颈部外形与运动、颈部血管、甲状腺(视诊、触诊、叩诊)、气管位置。

3. 学生2人一组,模拟评估者和被评估者相互练习;教师巡回检查、指导,随时解决学生训练中出现的问题。

4. 任意抽取1组学生示范操作上述某一评估项目,教师和学生观察评价。

5. 结束后教师进行点评、总结。

6. 结束后按护理病历书写的格式及内容,将评估内容和结果如实记录,并上交由老师审阅。

【注意事项】

1. 评估扁桃体时嘱被评估者发“啊”音时用压舌板压住舌前2/3与后1/3交界处，评估速度要快，避免被评估者出现恶心。

2. 触诊甲状腺时动作要轻柔，同时要嘱被检者做吞咽动作。

3. 翻转上睑时，按照要领操作，动作要轻柔。

4. 评估气管位置时，姿势要端正、准确。

实训4 肺和胸膜评估

【实训目的】

1. 掌握胸部的体表标志。

2. 掌握肺脏视、触、叩、听的评估内容及方法。

3. 熟悉乳房评估的内容和方法。

4. 能规范进行胸部评估技能操作，并能对评估结果正确判断和记录。

5. 通过智能化心肺评估教学系统，熟悉呼吸音、啰音、语音共振、胸膜摩擦音等听诊音的特点。

【实训准备】

1. 护士　洗手戴口罩、衣着整洁，举止端庄、态度和蔼，尊重病人、理解同情有疾苦的评估对象。熟悉肺和胸膜评估方法、内容及注意事项。

2. 物品　听诊器、直尺、笔、胸表、智能化心肺评估教学系统。

3. 环境　安静，温度适中，光线充足，屏风遮挡。

【实训学时】

2学时。

【实训方法】

1. 集体观看肺和胸膜评估的影像资料

（1）观看前提出要求及重点注意问题

①肺和胸膜评估的内容和顺序；

②肺和胸膜评估常见异常体征及临床意义。

（2）观看时认真思考，找出问题的答案。

（3）观看后教师总结、提问，和学生分组讨论，回答问题。

2. 示教与技能实训　由学生充当评估对象，教师系统示范肺和胸膜评估操作过程，并认真讲解。

评估内容主要包括：

（1）胸部体表标志：正确描述胸部骨骼标志、自然陷窝和解剖区域、人工画线的评估内容，描述时最好采用先水平再垂直的记录方式，便于准确记录。

（2）乳房的视诊、触诊。

（3）肺部评估

①评估的注意事项（体位、环境、评估顺序、注意左右对比等）。

②视诊：呼吸运动、呼吸频率和深度、呼吸节律。

③触诊：胸廓扩张度、语音震颤、胸膜摩擦感。

④叩诊：肺部叩诊音、肺界叩诊。

⑤听诊：气管呼吸音、支气管呼吸音、肺泡呼吸音，啰音、语音共振、胸膜摩擦音。

3. 学生2人一组，模拟评估者和被评估者相互练习正常肺脏评估；教师巡回检查、指导，随时解决学生训练中出现的问题。

4. 学生借助多智能化心肺评估教学系统练习

（1）呼吸过缓、呼吸过速、呼吸深度变化、常见异常呼吸节律异常。

（2）异常呼吸音、啰音、胸膜摩擦音。

5. 任意抽取1组学生示范操作上述某一评估项目，教师和学生观察评价。

6. 结束前教师进行总结，将存在问题加以指正。

7. 结束后按护理病历书写的格式及内容，将评估内容和结果如实记录，并上交由老师审阅。

【注意事项】

1. 视诊肺脏和乳房时，尽量缩短暴露时间，并注意遮盖。

2. 触诊乳房时，手指和手掌平置在乳房上，旋转或滑动触诊，按顺序进行。

3. 叩诊肺脏时，板指贴紧被评估部位，叩指均匀用力，同时注意两侧对比。

4. 触诊和听诊时，注意手和听诊器不能太凉。

实训5　心脏与血管评估

【实训目的】

1. 掌握心脏视诊、触诊、叩诊、听诊的方法和血压的测量方法。

2. 掌握第一心音和第二心音的特点，正确辨别收缩期和舒张期杂音。

3. 熟悉心尖搏动的位置、范围、心脏浊音界的组成。

4. 通过智能化心肺评估教学系统，熟悉听诊部位、心律、心音、额外心音、心脏杂音、心律失常等听诊音的特点。

【实训准备】

1. 护士　洗手戴口罩、衣着整洁，举止端庄、态度和蔼，尊重病人、理解同情有疾苦的评估对象。熟悉心脏与血管评估方法、内容及注意事项。

2. 物品　直尺、胸表、听诊器、血压计、笔、智能化心肺评估教学系统。

3. 环境　室内干净、整洁，光线充足，温度适宜，安静、屏风遮挡。

【实训学时】

2学时。

【实训方法】

1. 集体观看心脏与血管评估的影像资料

（1）观看前提出要求及重点注意问题

①心脏与血管评估的内容和顺序；

②心脏与血管常见异常体征及临床意义。

（2）观看时认真思考，找出问题的答案。

（3）观看后教师总结、提问，和学生分组讨论，回答问题。

2. 示教与技能实训　由学生充当评估对象，教师按照心脏视诊、触诊、叩诊、听诊的顺序进行心脏评估，并指出评估的要点。

评估内容主要包括：

（1）视诊：心尖搏动的位置、范围、强弱、节律、频率、颈动脉搏动情况。

（2）触诊：①心尖搏动的位置、范围、强弱。②颞浅动脉、颈动脉、肱动脉、桡动脉、足背动脉搏动的强弱、节律、频率、弹性和紧张度，注意双侧对比。

（3）叩诊：①叩诊方法：坐位时板指与心缘平行；仰卧位时板指与肋间隙平行。由下往上、由外向内进行叩诊。②叩诊心脏相对浊音界。

（4）听诊：①心脏瓣膜听诊区及听诊顺序，以二尖瓣区、肺动脉瓣区、主动脉瓣区、主动脉瓣第二听诊区、三尖瓣区的顺序进行听诊。②正常心音听诊：第一心音、第二心音、第三心音的听诊，注意鉴别第一、第二心音。

（5）血压的测量 血压测量的方法、血压读数与记录方法。

3. 学生分组互相评估练习正常心脏检查。

4. 学生借助多智能化心肺评估教学系统练习期前收缩、额外心音、心脏杂音、心包摩擦音等异常听诊音。

5. 任意抽取1组学生示范操作上述某一评估项目，教师和学生观察评价。

6. 结束前教师进行总结，将存在问题加以指正。

7. 结束后按护理病历书写的格式及内容，将评估内容和结果如实记录，并上交由老师审阅。

【注意事项】

1. 充分暴露心前区，用侧面来的光线观察心尖搏动。

2. 触诊和听诊时，手和听诊器体件不能太凉。

3. 注意心脏的叩诊顺序及方法，心脏叩诊多采用轻叩法。

4. 听诊时室内要安静，注意第一、第二心音的鉴别；心律不齐时一定要同时触摸脉搏；听到杂音一定要注意其传导方向。

实训6　腹部评估

【实训目的】

1. 掌握腹部视诊、触诊、叩诊和听诊的评估方法及内容，并能正确描述检查内容。

2. 熟悉腹部体表标志、分区及其与内脏器官的对应关系，并能正确找出。

3. 通过智能化腹部评估教学系统，熟悉常见的腹部病理体征，理解其临床意义。

【实训准备】

1. 护士　着装整洁、举止端庄、态度和蔼，能尊重病人、理解同情有疾苦的评估对象。熟悉腹部评估方法、内容及注意事项。

2. 物品　皮尺、有秒针的胸表、听诊器、竹签、智能化腹部评估教学系统。

3. 环境　室内干净、整洁，光线充足，温度适宜，安静，屏风遮挡。

【实训学时】

2学时。

【实训方法】

1. 集体观看腹部评估的影像资料

（1）观看前提出要求及重点注意问题

①腹部评估的内容和顺序；

②腹部常见异常体征及临床意义。

（2）观看时认真思考，找出问题的答案。

（3）观看后教师总结、提问，和学生分组讨论，回答问题。

2. 示教与技能实训

（1）由学生充当评估对象，教师按照腹部视诊、听诊、叩诊、触诊的顺序进行腹部评估，并指出评估的要点。

评估内容主要包括：

1）腹部体表标志与分区

2）腹部评估

①视诊：腹部外形、呼吸运动、腹壁静脉、胃肠型及蠕动波、腹壁皮肤及其他体征。

②触诊：腹壁紧张度、压痛、反跳痛、肝脏、脾脏、胆囊、膀胱的触诊、腹部包块、液波震颤。

③叩诊：腹部叩诊音、肝脏叩诊、胆囊叩诊、胃泡鼓音区及脾脏叩诊、肾脏、膀胱叩诊、移动性浊音。

④听诊：肠鸣音、血管杂音、振水音。

3. 学生分组互相评估练习正常腹部评估。

4. 借助智能化腹部评估教学系统练习压痛、反跳痛，已经异常肝脏、脾脏、胆囊、肾脏、膀胱的触诊。

5. 任意抽取1组学生示范操作上述某一评估项目，教师和学生观察评价。

6. 结束前教师进行总结，将存在问题加以指正，必要时示教。

7. 结束后按护理病历书写的格式及内容，将评估内容和结果如实记录，并上交由老师审阅。

【注意事项】

1. 腹部评估时应充分暴露腹部，上至剑突，下至耻骨联合，躯体其他部位应遮盖，但时间不宜过长，防止腹部受凉引起不适。

2. 评估前让病人排空膀胱。

3. 触诊时，手要温暖，动作轻柔，以避免因腹肌紧张而影响检查结果。

4. 触诊肝脏、脾脏时，应嘱被评估者配合作腹式呼吸运动。

实训7　神经反射评估

【实训目的】

1. 掌握神经反射评估方法和内容，并能正确操作和正确描述评估内容。

2. 熟悉常见的神经系统病理体征评估方法及临床意义。

【实训准备】

1. 护士　着装整洁、举止端庄、态度和蔼，能尊重病人、理解同情有疾苦的评估对象。熟悉神经反射评估方法、内容及注意事项。

2. 物品　大头针、热水（40~50℃）、冷水（5~10℃）、试管、棉絮、钝脚分规、C-128 音叉、叩诊锤、竹签。

3. 环境　室内干净、整洁，光线充足，温度适宜，安静。

【实训学时】

2 学时。

【实训方法】

1. 教师首先示教神经系统感觉检查、运动检查、神经反射检查、脑膜刺激征检查，并指出检查的要点。

（1）感觉检查：浅感觉检查（痛觉、触觉、温度觉）、深感觉检查（运动觉、位置觉、振动觉）、复合感觉（皮肤定位觉、两点辨别觉、实体觉、体表图形觉）。

（2）运动检查：肌力检查、肌张力检查、共济运动检查（指鼻试验、指指试验、轮替试验、跟 – 膝 – 胫试验、Romberg 征）。

（3）神经反射：浅反射（角膜反射、腹壁反射、提睾反射、跖反射）、深反射（肱二头肌反射、肱三头肌反射、桡骨膜反射、膝腱反射、跟腱反射）、病理反射（Babinski 征、Oppenheim 征、Gordon 征、Chaddock 征、Hoffmann 征等）。

（4）脑膜刺激征：颈项强直、Kernig 征、Brudzinski 征。

2. 观看常见的神经系统病理体征的视频资料

（1）锥体束征：Babinski 征、Oppenheim 征、Gordon 征、Chaddock 征。

（2）脑膜刺激征：颈项强直、Kernig 征、Brudzinski 征。

3. 学生 2 人一组互相评估练习。

4. 教师随时巡视、指导学生进行操作。

5. 结束前教师结合学生操作过程中存在的问题进行总结，将存在问题加以指正，必要时再次示教。

6. 结束后按护理病历书写的格式及内容，将评估内容和结果如实记录，并上交由老师审阅。

【注意事项】

1. 评估神经反射时，有的反射难以引出，应转移被评估者的注意力后，再行评估。

2. 评估神经系统时注意保护被评估者，以免被评估者跌倒损伤。

实训 8　心电图描记

【实训目的】

1. 正确连接心电图各导联。

2. 规范描记心电图。

3. 准确测量心电图各波、段和间期。

【实训准备】

1. 护士　着装整洁、举止端庄、态度和蔼，能尊重病人、理解同情有疾苦的评估对象。熟悉心电图描记的方法、内容及注意事项。

2. 物品　无水乙醇、导电膏或盐水，治疗盘，分规，钢笔，生理盐水缸，插线板（必要时），心电图机、检查床。

3. 环境　室内温暖，安静；使用交流电源必须接地线；心电图机旁不要摆放其他电器；诊察床的宽度不应过窄，以免机体紧张而引起肌电干扰。

4. 病人　休息片刻，取平卧位，除急症外一般应避免于饱餐后或吸烟后检查；提前告知病人心电图检查对人体无害也无痛苦，嘱其平放四肢，放松肌肉，心电图描记过程中不能移动四肢及躯体，必要时需屏气记录胸导联心电图；检查前按申请单仔细核对被评估者姓名等信息。

【实训学时】

2 学时。

【实训方法】

1. 让受试者安静、舒适平卧在检查床上，肌肉放松。

2. 将心电图机接好地线，导联线及电源线；接通电源，打开心电图机电源开关，使机器和记录笔预热约 5min。

3. 受试者放置电极的部位，先用无水酒精脱脂，然后涂导电膏。

4. 将导联电极与受试者人体各部位连接。

（1）肢体导联电极：上肢电极板固定于前臂屈侧腕关节上方 3cm 处，下肢电极固定于下肢胫骨内侧踝关节上方 3cm 处。依次按导联线末端接电极处标记颜色为红、黄、绿、黑的电极板连接在右上肢、左上肢、左下肢、右下肢。

（2）胸导联电极：导联线末端接电极处依次按红（V_1）、黄（V_2）、绿（V_3）、棕（V_4）、黑（V_5）、紫（V_6）的顺序将电极置于常规胸导联电极位置上。

5. 打开心电图机菜单，调整走纸速度为 25mm/s，电压为 1mV，每导联描记 3 个或 4 个心电周期波形。

6. 描记结束后解除受试者身体上所有电极，将导线及各电极放回原处并关闭电源开关。

7. 心电图纸注明受试者姓名、性别、年龄等相关信息。

8. 分析心电图并写出实训报告，填写心电图实训报告单。

【注意事项】

1. 环境要求安静温暖舒适，屏风遮挡，注意保护检查者隐私。

2. 被检查者在检查的过程中要平静呼吸、放松，不能动，不能携戴手表、手机等。

3. 描记心电图时，被检查者应尽量放松，冬季气温低时应注意保暖，避免寒冷产生肌电干扰。电极要紧贴皮肤，防止记录过程中电极脱落。

4. 记录心电图时，先将基线调至中央。基线不稳或有干扰时，应排除后再进行描记。在变换导联时，须先将输入开关关上，再操作导联选择开关。

5. 记录完毕，将电极擦干净，把心电图面板各控制旋钮转回原处，最后切断电源。

6. 测量波幅幅值时，注意向上波应测量基线上缘至波峰顶点距离；向下波为基线下缘至谷底距离。

7. 心电图机出现故障或发生其他突发情况下不能处理时，应及时联系带教老师，确保安全。

实训 9 居民健康档案建立

【实训目的】

1. 掌握《国家基本公共卫生服务规范（第 3 版）》中居民健康档案建立的对象、内容、流程、要求、考核指标及服务记录表等，按照国家有关专项服务规范要求建立居民健康档案，记录内容应齐全完整、真实准确、书写规范、基础内容无缺失。

2. 让学生了解实施《国家基本公共卫生服务规范》是促进基本公共卫生服务逐步均等化的重要内容，是我国公共卫生制度建设的重要组成部分，是乡镇卫生院、村卫生室和社区卫生服务中心（站）等基层医疗卫生机构为居民提供免费、自愿的基本公共卫生服务，作为未来基层卫生人才主力军的职业院校医学生，必须掌握这项内容，培养学生良好的职业素质和职业行为。

【实训准备】

1. 人员　老师带领学生进入社区卫生服务中心（站）等基层医疗卫生机构，在公卫人员带领下，进入居民家庭，进行健康档案个人信息采集和体格检查，按照要求记录相关内容。

2. 物品　体格检查常用物品和健康档案相关表格。

3. 环境　安静、整洁，适宜温度、湿度，具有私密性。

【实训学时】

2 学时。

【实训方法】

1. 社会实践　以班级为单位分组，教师利用实训课程、周末、课外活动等时间，分批次带领学生进入社区卫生服务中心（站）进行居民健康档案建立社会实践。

2. 教师示教　教师示教一名辖区内常住居民（指居住半年以上的户籍及非户籍居民）个人基本信息采集和健康体检，以 0~6 岁儿童、孕产妇、老年人、慢性病病人、严重精神障碍病人和肺结核病人等人群为重点。

3. 学生练习　学生每 10 人一组，对一名重点人群进行个人基本信息采集和体格检查并且按照《国家基本公共卫生服务规范》的要求进行记录。

4. 小结评价　抽取几名学生，模拟个人基本信息采集和健康体检过程，查阅记录表格进行讲评。

5. 结束后每名同学按照《国家基本公共卫生服务规范》的要求填写一份居民个人基本信息表和健康体检表。

【注意事项】

1. 避免使用医学术语提问；避免暗示性提问；避免重复提问；对有疑问的信息及时核实。

2. 评估时对评估对象要耐心倾听，态度诚恳友善，对被评估者的回答显示出感兴趣和关心的态度；选择适宜的人际沟通方式，不要有不良的刺激。

居民健康档案个人信息表和健康体检表及其填表说明见附录三。

（张存丽　陈　红）

附　　录

附录一　NANDA 244 项护理诊断一览表（2018—2020）

领域 1：健康促进（Health promotion）

缺乏娱乐活动参与（Decreased diversional activity engagement）
有健康素养提高的趋势（Readiness for enhanced health literacy）
久坐的生活方式（Sedentary lifestyle）
老年衰弱综合征（Frail elderly syndrome）
有老年衰弱综合征的危险（Risk for frail elderly syndrome）
缺乏社区保健（Deficient community health）
危险倾向的健康行为（Risk-prone health behavior）
健康维持无效（Ineffective health maintenance）
健康管理无效（Ineffective health management）
有健康管理改善的趋势（Readiness for enhanced health management）
家庭健康管理无效（Ineffective family health management）
防护无效（Ineffective protection）

领域 2：营养（Nutrition）

营养失调：低于机体需要量（Imbalanced nutrition：less than body requirements）
有营养改善的趋势（Readiness for enhanced nutrition）
母乳不足（Insufficient breast milk production）
母乳喂养无效（Ineffective breastfeeding）
母乳喂养中断（Interrupted breastfeeding）
有母乳喂养改善的趋势（Readiness for enhanced breastfeeding）
青少年进食动力无效（Ineffective adolescent eating dynamics）
儿童进食动力无效（Ineffective child eating dynamics）
婴儿进食动力无效（Ineffective infant feeding dynamics）
无效性婴儿喂养型态（Ineffective infant feeding pattern）
肥胖（Obesity）
超重（Overweight）
有超重的危险（Risk for overweight）
吞咽障碍（Impaired swallowing）
有血糖不稳定的危险（Risk for unstable blood glucose level）

新生儿高胆红素血症（Neonatal hyperbilirubinemia）
有新生儿高胆红素血症的危险（Risk for neonatal hyperbilirubinemia）
有肝功能受损的危险（Risk for impaired liver function）
有代谢失调综合征的危险（Risk for metabolic imbalance syndrome）
有电解质失衡的危险（Risk for electrolyte imbalance）
有体液失衡的危险（Risk for imbalanced fluid volume）
体液不足（Deficient fluid volume）
有体液不足的危险（Risk for deficient fluid volume）
体液过多（Excess fluid volume）

领域 3：排泄与交换（Elimination and exchange）

排尿障碍（Impaired urinary elimination）
功能性尿失禁（Functional urinary incontinence）
溢出性尿失禁（Overflow urinary incontinence）
反射性尿失禁（Reflex urinary incontinence）
压力性尿失禁（Stress urinary incontinence）
急迫性尿失禁（Urge urinary incontinence）
有急迫性尿失禁的危险（Risk for urge urinary incontinence）
尿潴留（Urinary retention）
便秘（Constipation）
有便秘的危险（Risk for constipation）
感知性便秘（Perceived constipation）
慢性功能性便秘（Chronic functional constipation）
有慢性功能性便秘的危险（Risk for chronic functional constipation）
腹泻（Diarrhea）
胃肠动力失调（Dysfunctional gastrointestinal motility）
有胃肠动力失调的危险（Risk for dysfunctional gastrointestinal motility）
排便失禁（Bowel incontinence）
气体交换障碍（Impaired gas exchange）

领域 4：活动 / 休息（Activity/rest）

失眠（Insomnia）
睡眠剥夺（Sleep deprivation）
有睡眠改善的趋势（Readiness for enhanced sleep）
睡眠型态紊乱（Disturbed sleep pattern）
有废用综合征的危险（Risk for disuse syndrome）
床上活动障碍（Impaired bed mobility）
躯体活动障碍（Impaired physical mobility）
借助轮椅活动障碍（Impaired wheelchair mobility）
坐起障碍（Impaired sitting）
站立障碍（Impaired standing）

移动能力障碍(Impaired transfer ability)
行走障碍(Impaired walking)
能量场失衡(Imbalanced energy field)
疲乏(Fatigue)
漫游状态(Wandering)
活动无耐力(Activity intolerance)
有活动无耐力的危险(Risk for activity intolerance)
低效性呼吸型态(Ineffective breathing pattern)
心输出量减少(Decreased cardiac output)
有心输出量减少的危险(Risk for decreased cardiac output)
自主呼吸障碍(Impaired spontaneous ventilation)
有血压不稳定的危险(Risk for unstable blood pressure)
有心脏组织灌注不足的危险(Risk for decreased cardiac tissue perfusion)
有脑组织灌注无效的危险(Risk for ineffective cerebral tissue perfusion)
外周组织灌注无效(Ineffective peripheral tissue perfusion)
有外周组织灌注无效的危险(Risk for ineffective peripheral tissue perfusion)
呼吸机依赖(Dysfunctional ventilatory weaning response)
持家能力障碍(Impaired home maintenance)
沐浴自理缺陷(Bathing self-care deficit)
穿着自理缺陷(Dressing self-care deficit)
进食自理缺陷(Feeding self-care deficit)
如厕自理缺陷(Toileting self-care deficit)
有自理能力改善的趋势(Readiness for enhanced self-care)
自我忽视(Self-neglect)

领域 5:知觉 / 认知(Perception/cognition)

单侧身体忽视(Unilateral neglect)
急性意识障碍(Acute confusion)
有急性意识障碍的危险(Risk for acute confusion)
慢性意识障碍(Chronic confusion)
情绪控制失调(Labile emotional control)
冲动控制无效(Ineffective impulse control)
知识缺乏(Deficient knowledge)
有知识增进的趋势(Readiness for enhanced knowledge)
记忆功能障碍(Impaired memory)
有沟通增进的趋势(Readiness for enhanced communication)
语言沟通障碍(Impaired verbal communication)

领域 6:自我感知(Self-perception)

无望感(Hopelessness)
有希望增强的趋势(Readiness for enhanced hope)

有个人尊严受损的危险（Risk for compromised human dignity）
自我认同紊乱（Disturbed personal identity）
有自我认同紊乱的危险（Risk for disturbed personal identity）
有自我概念改善的趋势（Readiness for enhanced self-concept）
长期性低自尊（Chronic low self-esteem）
有长期性低自尊的危险（Risk for chronic low self-esteem）
情境性低自尊（Situational low self-esteem）
有情境性低自尊的危险（Risk for situational low self-esteem）
体像紊乱（Disturbed body image）

领域 7：角色关系（Role relationship）

照顾者角色紧张（Caregiver role strain）
有照顾者角色紧张的危险（Risk for caregiver role strain）
养育功能障碍（Impaired parenting）
有养育功能障碍的危险（Risk for impaired parenting）
有养育功能改善的趋势（Readiness for enhanced parenting）
有依附关系受损的危险（Risk for impaired attachment）
家庭运作过程失常（Dysfunctional family processes）
家庭运作过程改变（Interrupted family processes）
有家庭运作过程改善的趋势（Readiness for enhanced family processes）
关系无效（Ineffective relationship）
有关系无效的危险（Risk for ineffective relationship）
有关系改善的趋势（Readiness for enhanced relationship）
父母角色冲突（Parental role conflict）
无效性角色行为（Ineffective role performance）
社会交往障碍（Impaired social interaction）

领域 8：性（Sexuality）

性功能障碍（Sexual dysfunction）
性生活型态无效（Ineffective sexuality pattern）
生育进程无效（Ineffective childbearing process）
有生育进程无效的危险（Risk for ineffective childbearing process）
有生育进程改善的趋势（Readiness for enhanced childbearing process）
有母体与胎儿双方受干扰的危险（Risk for disturbed maternal-fetal dyad）

领域 9：应对 / 应激耐受性（Coping/Stress Tolerance）

有复杂移民过渡的危险（Risk for complicated immigration transition）
创伤后综合征（Post-trauma syndrome）
有创伤后综合征的危险（Risk for post-trauma syndrome）
强暴创伤综合征（Rape-trauma syndrome）
迁移应激综合征（Relocation stress syndrome）

有迁移应激综合征的危险(Risk for relocation stress syndrome)
活动计划无效(Ineffective activity planning)
有活动计划无效的危险(Risk for ineffective activity planning)
焦虑(Anxiety)
防卫性应对(Defensive coping)
应对无效(Ineffective coping)
有应对增强的趋势(Readiness for enhanced coping)
社区应对无效(Ineffective community coping)
有社区应对增强的趋势(Readiness for enhanced community coping)
妥协性家庭应对(Compromised family coping)
无能性家庭应对(Disabled family coping)
有家庭应对增强的趋势(Readiness for enhanced family coping)
对死亡的焦虑(Death anxiety)
无效性否认(Ineffective denial)
恐惧(Fear)
悲伤(Grieving)
复杂性悲伤(Complicated grieving)
有复杂性悲伤的危险(Risk for complicated grieving)
情绪调控受损(Impaired mood regulation)
无能为力感(Power lessness)
有无能为力感的危险(Risk for power lessness)
有能力增强的趋势(Readiness for enhanced power)
恢复能力障碍(Impaired resilience)
有恢复能力障碍的危险(Risk for impaired resilience)
有恢复能力增强的趋势(Readiness for enhanced resilience)
持续性悲伤(Chronic sorrow)
压力负荷过重(Stress overload)
急性物质戒断综合征(Acute substance withdrawal syndrome)
有急性物质戒断综合征的危险(Risk for acute substance withdrawal syndrome)
自主反射失调(Autonomic dysreflexia)
有自主反射失调的危险(Risk for autonomic dysreflexia)
颅内调适能力降低(Decreased intracranial adaptive capacity)
新生儿戒断综合征(Neonatal abstinence syndrome)
婴儿行为紊乱(Disorganized infant behavior)
有婴儿行为紊乱的危险(Risk for disorganized infant behavior)
有婴儿行为调节改善的趋势(Readiness for enhanced organized infant behavior)

领域 10:生活准则(Life Principles)

有精神安适增进的趋势(Readiness for enhanced spiritual well-being)

有决策能力增强的趋势（Readiness for enhanced decision-making）
抉择冲突（Decisional conflict）
独立决策能力减弱（Impaired emancipated decision-making）
有独立决策能力减弱的危险（Risk for impaired emancipated decision-making）
有独立决策能力增强的趋势（Readiness for enhanced emancipated decision-making）
道德困扰（Moral distress）
宗教信仰减弱（Impaired religiosity）
有宗教信仰减弱的危险（Risk for impaired religiosity）
有宗教信仰增强的趋势（Readiness for enhanced religiosity）
精神困扰（Spiritual distress）
有精神困扰的危险（Risk for spiritual distress）

领域 11：安全 / 保护（Safety/protection）

有感染的危险（Risk for infection）
有外科手术部位感染的危险（Risk for surgical site infection）
清理呼吸道无效（Ineffective airway clearance）
有误吸的危险（Risk for aspiration）
有出血的危险（Risk for bleeding）
牙齿受损（Impaired dentition）
有干眼症的危险（Risk for dry eye）
有口干症的危险（Risk for dry mouth）
有跌倒的危险（Risk for falls）
有角膜受伤的危险（Risk for corneal injury）
有受伤的危险（Risk for injury）
有尿道损伤的危险（Risk for urinary tract injury）
有围手术期体位性损伤的危险（Risk for perioperative positioning injury）
有热损伤的危险（Risk for thermal injury）
口腔黏膜完整性受损（Impaired oral mucous membrane integrity）
有口腔黏膜完整性受损的危险（Risk for impaired oral mucous membrane integrity）
有外周神经血管功能障碍的危险（Risk for peripheral neurovascular dysfunction）
有身体外伤的危险（Risk for physical trauma）
有血管损伤的危险（Risk for vascular trauma）
有压疮的危险（Risk for pressure ulcer）
有休克的危险（Risk for shock）
皮肤完整性受损（Impaired skin integrity）
有皮肤完整性受损的危险（Risk for impaired skin integrity）
有新生儿猝死的危险（Risk for sudden infant death）
有窒息的危险（Risk for suffocation）
术后康复迟缓（Delayed surgical recovery）

有术后康复迟缓的危险(Risk for delayed surgical recovery)
组织完整性受损(Impaired tissue integrity)
有组织完整性受损的危险(Risk for impaired tissue integrity)
有静脉血栓形成的危险(Risk for venous thromboembolism)
有女性生殖器切割的危险(Risk for female genital mutilation)
有对他人施行暴力的危险(Risk for other-directed violence)
有对自己施行暴力的危险(Risk for self-directed violence)
自残(Self-mutilation)
有自残的危险(Risk for self-mutilation)
有自杀的危险(Risk for suicide)
受污染(Contamination)
有受污染的危险(Risk for contamination)
有职业伤害的危险(Risk for occupational injury)
有中毒的危险(Risk for poisoning)
有碘对比剂不良反应的危险(Risk for adverse reaction to iodinated contrast media)
有过敏反应的危险(Risk for allergy reaction)
乳胶过敏反应(Latex allergy reaction)
有乳胶过敏反应的危险(Risk for latex allergy reaction)
体温过高(Hyperthermia)
体温过低(Hypothermia)
有体温过低的危险(Risk for hypothermia)
有围手术期体温过低的危险(Risk for perioperative hypothermia)
体温调节无效(Ineffective thermoregulation)
有体温调节无效的危险(Risk for ineffective thermoregulation)

领域 12:舒适(Comfort)

舒适度减弱(Impaired comfort)
有舒适增进的趋势(Readiness for enhanced comfort)
恶心(Nausea)
急性疼痛(Acute pain)
慢性疼痛(Chronic pain)
慢性疼痛综合征(Chronic pain syndrome)
分娩疼痛(Labor pain)
有孤独的危险(Risk for loneliness)
社交孤立(Social isolation)

领域 13:生长/发育(Growth/development)

有发育迟缓的危险(Risk for delayed development)

附录二　护理记录相关表格

附表 2-1　入院病人护理评估表（生理 - 心理 - 社会医学模式）

病区________　科室________　床号________　住院号________

一 般 资 料

姓名________　性别　□男　□女　年龄________　民族________　出生地________

住址________

入院日期和时间________入院诊断________

入院类型：□门诊　□急诊　□转入（转出科室________）

入院方式：□步行　□扶行　□平车　□轮椅　□担架　□其他

入院状态：□清醒　□意识模糊　□嗜睡　□昏睡　□昏迷

辅助用具：□无　□有　□眼镜　□隐形眼镜　□助听器　□义齿　□拐杖

陪同人：□家人　□亲友　□朋友　□其他

姓名________关系________电话________联系人________住址________

资料来源：□病人　□家人 / 亲友　□其他

可靠程度：□可靠　□基本可靠　□可靠度较低　日期 / 时间________

健 康 史

主诉：________

现病史：________

____

____

日常生活状况：

膳食种类：□普食　□半流质　□流质　□禁食　□鼻饲　□治疗膳食

进食方式：□正常　□鼻饲　□空肠造瘘　□全静脉营养　□其他

食欲：□正常　□增加　□亢进　□下降　□畏食

排尿：□正常　□失禁　□排尿困难　□尿潴留　□留置尿管　□其他

排便：□正常　□便（1 次 /__天；□辅助排便：□无□有）　□腹泻（__次 /d）

□失禁　□造瘘（能否自理：□能□否）□其他________

活动能力：□无限制　□坐轮椅　□床旁活动　□卧床

自理能力：□完全自理　□部分自理　□完全依赖（进食 / 饮水、穿衣、沐浴 / 洗漱、如厕）

睡眠：□正常　□失眠（描述：________）

吸烟：□无　□偶吸　□大量：__支 /d　已吸____年　已戒____年

饮酒：□无　□偶饮　□大量：__两 /d　已饮____年　已戒____年

药物依赖：□无　□有（药名 / 剂量：________）

既往史：

既往健康状况：□良好　□一般　□较差

既往患病 / 住院史：□无　□有（描述：________）

传染病史：□无　□有（描述：________）

预防接种史：□无　□有（描述：________）

手术 / 外伤史：□无　□有（描述：________）

输血史：□无　□有　□血型　Rh 因子：□阴性　□阳性　□不详

续表

过敏史：□无　□食物（描述：＿＿＿＿＿＿）□药物（描述：＿＿＿＿＿＿）

□其他（描述：＿＿＿＿＿＿＿＿＿＿＿＿＿＿）　□不详

婚姻史：结婚年龄＿＿＿＿　配偶健康情况：□健在　□患病　□已故　□死因

生育史：妊娠＿＿＿次　顺产＿＿＿胎　流产＿＿＿胎　死产＿＿＿胎

月经史：初潮＿＿＿岁　$\frac{\text{行经期（天）}}{\text{月经周期（天）}}$绝经年龄＿＿＿岁或末次月经日期＿＿＿＿＿

家族健康史：

父：□健在□患病＿＿＿＿＿＿＿＿□已故　□死因＿＿＿＿＿＿＿＿

母：□健在□患病＿＿＿＿＿＿＿＿□已故　□死因＿＿＿＿＿＿＿＿

子女：□健在□患病＿＿＿＿＿＿＿＿□已故　□死因＿＿＿＿＿＿＿＿

兄弟姐妹：□健在□患病＿＿＿＿＿＿＿＿□已故　□死因＿＿＿＿＿＿＿＿

系统回顾：

头部及其器官	呼吸系统	循环系统	消化系统	生殖泌尿系统
□正常 / 无异常	□正常 / 无异常	□正常 / 无异常	□正常 / 无异常	□正常 / 无异常
□视力障碍	□咳嗽	□心悸	□食欲减退	□尿频
□耳聋	□咳痰	□活动后气促	□反酸	□尿急
□耳鸣	□咯血	□心前区疼痛	□嗳气	□尿痛
□眩晕	□呼吸困难	□下肢水肿	□恶心	□排尿困难
□鼻出血	□喘息	□晕厥	□呕吐	□尿量异常
□牙痛	□长期低热	□血压升高	□吞咽困难	□血尿
□牙龈出血	□盗汗	□其他	□腹胀	□尿液颜色改变
□声嘶	□消瘦史		□腹痛	□尿失禁
□咽喉痛	□胸痛		□腹泻	□面部水肿
□其他	□其他		□便秘	□腰部疼痛
			□呕血	□其他
			□黑便	
			□黄疸	
			□其他	
内分泌与代谢	造血系统	肌肉骨骼系统	神经系统	精神状态
□正常 / 无异常	□正常 / 无异常	□正常 / 无异常	□正常 / 无异常	□正常 / 无异常
□食欲亢进	□乏力	□关节疼痛	□头痛	□焦虑
□畏寒	□头晕	□关节红肿	□头晕	□抑郁
□怕热	□眼花	□关节畸形	□晕厥	□幻觉
□多汗	□皮肤黏膜苍白	□脊柱畸形	□失眠	□妄想
□烦渴	□黄疸	□肢体活动障碍	□意识障碍	□定向力障碍
□多尿	□皮肤黏膜出血	□肌无力	□抽搐	□智能改变
□双手震颤	□鼻出血	□肌肉萎缩	□瘫痪	□其他
□体重改变	□淋巴结肿大	□其他	□皮肤感觉异常	
□毛发增多 / 脱落	□肝脾大		□记忆力减退	
□色素沉着	□骨痛		□语言障碍	
□性功能改变	□其他		□其他	
□其他				

续表

心理评估：
对自我的看法：□满意　□不满意　□其他______
情绪：□镇静　□易激动　□焦虑　□恐惧　□悲哀　□其他______
对疾病的认识：□完全　□部分　□不认识　□未被告知
过去1年内重要生活事件：□无　□有（______）
遇到困难最愿意向谁倾诉：□父母　□子女　□其他______
宗教信仰：□无　□佛教　□基督教　□伊斯兰教　□其他______
社会评估：
家庭关系：□和睦　□冷淡　□紧张
婚姻状况：□未婚　□已婚　□离婚　□丧偶　□其他______
居住情况：□独居　□与家人同住　□与亲友同住　□老人院　□其他______
职业情况：□在岗　□退休　□下岗　□务农　□无业　□个体经营　□丧失劳动能力
文化程度：□文盲　□小学　□初中　□高中/中专　□大专　□大学及以上
社会交往情况：□正常　□较少　□回避
医疗费用支付形式：□公费　□医疗保险　□自费　□其他
住院顾虑：□无　□经济负担　□自立能力　□预后　□其他

身体评估

T____℃　P____次/min　R____次/min　BP______mmHg　身高____cm　体重____kg
一般状态：
发育：□正常　□异常（描述：______）
营养：□良好　□中等　□消瘦
面容：□正常　□病容（类型：______）
体位：□主动体位　□被动体位　□强迫体位（类型：______）
步态：□正常　□异常（类型：______）
意识状态：□清楚　□嗜睡　□意识模糊　□昏睡　□浅昏迷　□深昏迷　□谵妄
皮肤黏膜：
颜色：□正常　□发红　□苍白　□发绀　□黄染　□色素沉着/脱失　□其他______
湿度：□正常　□潮湿　□干燥
温度：□正常　□热　□冷
弹性：□正常　□减退
水肿：□无　□有（部位/程度：______）
完整性：□完整　□皮疹　□皮下出血（部位/范围：
□压疮（______期，部位/范围：______）
□其他______
淋巴结：
□正常　□肿大（部位/大小/数量/质地/活动度：______）
头部及器官：
眼睑：□正常　□水肿
结膜：□正常　□水肿　□出血
巩膜：□正常　□黄染
瞳孔：□正常　□异常（大小/形状：______）对光反射：□正常　□迟钝　□消失
口唇：□红润　□发绀　□红肿　□苍白　□疱疹　□歪斜
口腔黏膜：□正常　□充血　□出血点　□糜烂溃疡　□疱疹　□白斑　□其他______

续表

牙齿：□完好 □缺齿 □龋齿 □义齿
视力：□正常 □异常（描述：________________）
听力：□正常 □异常（描述：________________）
嗅觉：□正常 □异常（描述：________________）
颈部：
颈项强直：□无 □有
颈静脉：□正常 □充盈
气管：□居中 □偏移
肝颈静脉反流征：□阴性 □阳性
胸部：
呼吸方式：□自主呼吸 □机械呼吸
呼吸节律：□规则 □不规则（描述：________________）
呼吸困难：□无 □轻度 □中度 □重度 □极重度
呼吸音：□正常 □异常（描述：________________）
啰音：□无 □有（描述：________________）
心率：____次 /min 心律：□规则 □不规则
杂音：□无 □有（描述：________________）
腹部：
外形：□正常 □膨隆 □凹陷 □胃型 □肠型
可触及包块：□无 □有（描述：________________）
腹肌紧张：□无 □有（描述：________________）
压痛：□无 □有（描述：________________）
反跳痛：□无 □有（描述：________________）
肝大：□无 □有（描述：________________）
脾大：□无 □有（描述：________________）
移动性浊音：□阳性 □阴性
肠鸣音：____次 /min □正常 □亢进 □减弱 □消失
直肠肛门：
□未查 □正常 □异常（描述：________________）
外生殖器：
□未查 □正常 □异常（描述：________________）
脊柱四肢：
脊柱：外形：□正常 □畸形（描述：________________）
四肢：外形：□正常 □畸形（描述：________________）
神经系统：
疼痛：□无 □有（部位：________________）活动：□正常 □受限
疼痛程度：□ 0 分无痛 □ 1~3 分轻微痛 □ 4~6 分比较痛 □ 9 分非常痛 □ 10 分剧痛

0 1 2 3 4 5 6 7 8 9 10（分）

肌张力：□正常 □增强 □减弱
肢体瘫痪：□无 □有（描述：________________） 肌力：______级

续表

病理反射：□阴性　□阳性 脑膜刺激征：□无　□有（□颈项强直　□ Kernig 征　□ Brudzinski 征） 专科情况： 吸氧：□无　□有（描述：____________________） 气管切开 / 插管：□无　□有（描述：____________________） 留置尿管：□无　□有（描述：____________________） 引流管：□无　□有（描述：________）引流液（颜色________） 造瘘：□无　□有（描述：____________________） 牵引：□无　□有（描述：____________________） 其他：
实验室及其他检查
初步护理诊断 护士签名： 年　月　日

附表 2-2　入院病人护理评估表（戈登的健康型态模式）

科别：　　病区：　　床号：　　住院号：

一 般 资 料
姓名：______性别：______年龄：______职业：______婚姻状况：______ 民族：___籍贯：__________文化程度：______ 住址：__________联系电话：__________邮政编码：______ 陪同人：□家人　□亲友　□朋友　□其他__________ 姓名：______关系：______电话：______邮政编码：______ 联系人：__________住址：________电话：________ 医疗费用支付形式：□公费　□医疗保险　□自费　其他__________ 入院日期和时间：__________入院诊断：__________ 入院类型：□平诊　□急诊　□转入（转出科室：__________） 入院方式：□步行　□扶行　□轮椅　□平车　□其他：__________ 入院状态：□清醒　□模糊　□嗜睡　□昏睡　□昏迷 辅助工具：□无　□有　□眼镜　□隐形眼镜　□助听器　□义齿　□拐杖 主诉：____________________ 现病史：____________________ ____________________ 既往病史：□无　□有（____________________）

续表

住院史：□无　□有（原因______）
过敏史：□无　□有（请分别简短的描述）
药物：______
食物：______
其他：______
过去输血史：□无　□有　血型：______　Rh 因子：□阴性　□阳性
输血反应：□无　□有
目前用药：□无　□有（药名：______）
自带药：□无　□有（药名：______）
入院介绍：□未作　□不用作
□已作（□住院须知　□对症宣传　□饮食　□作息制度　□探陪制度　□其他______）
叙述人：□病人本人　□亲友　□其他（______）
资料可靠程度：□可靠　□基本可靠　□可靠程度较低
护士签名：______　日期 / 时间：______

健康观念 / 健康管理型态	自觉健康状况：□良好　□一般　□较差　□差 既往病史：□无　□有：______ 家族史：□无　□有：______ 过敏史：□无　□有（药物：□无　□有：名称______ 食物：□无　□有：名称______；其他：□无　□有：名称____） 吸烟史：□无　□有（____年，平均____支 /d。戒烟：□未　□已____年） 饮酒史：□无　□有（____年，平均____两 /d。戒酒：□未　□已____年） 药物依赖 / 药瘾 / 吸毒：□无　□有（名称____，剂量_____/ 日，□已____年） 环境中危险因素：□无　□有：______ 遵从医护计划 / 健康指导：□完全遵从　□部分遵从　□不遵从（原因：______） 寻求促进健康的行为：□无　□有：______
	对疾病的认识：□完全认识　□部分认识　□不认识
营养 / 代谢型态	膳食种类：□普通膳食　□软食　□半流质　□流质　□禁食　□治疗膳食 饮食习惯：□偏食：______　□忌食：______　□其他： 食欲：□正常　□亢进（____d）　□减退（____d） 进食方式：□正常　□亢进　□鼻饲　□空肠造瘘　□禁食　□治疗膳食 饮水：□正常　□多饮（____ml/d）　□限制饮水（____ml/d） 近 6 个月内体重变化：□无　□增加（______kg）　□减少（______kg） 咀嚼困难：□无　□有（原因：______） 吞咽困难：□无　□有（原因：______）
排泄型态	排便：______次 /d　颜色：______　性状： □便秘（1 次____日）　□腹泻（____次 /d）　□失禁（____次 /d） □造瘘（类型______　能否自理：□能　□否） 应用泻剂：□无　□有：______ 排尿：______次 /d　颜色：______　性状：____　量：____ml/d □尿失禁（______级）　□尿潴留　□排尿困难　□尿路刺激征 □留置尿管　□膀胱造瘘 应用泻剂：□无　□有：______ 引流：□无　□有（类型：____　性状：______　量：________ml）

续表

<table>
<tr><td>活动/
运动型态</td><td>生活自理能力：

<table>
<tr><td>分值
项目</td><td>0</td><td>1</td><td>2</td><td>3</td><td>4</td><td rowspan="12">0= 能够独立完成
1= 需借助辅助用具才能完成
2= 需要他人协助才能完成
3= 需要他人协助，并借助辅助用具才能完成
4= 自己不能完成，完全依赖他人帮助</td></tr>
<tr><td>进食/饮水</td><td></td><td></td><td></td><td></td><td></td></tr>
<tr><td>沐浴</td><td></td><td></td><td></td><td></td><td></td></tr>
<tr><td>穿衣/洗漱</td><td></td><td></td><td></td><td></td><td></td></tr>
<tr><td>如厕</td><td></td><td></td><td></td><td></td><td></td></tr>
<tr><td>床上活动</td><td></td><td></td><td></td><td></td><td></td></tr>
<tr><td>转位</td><td></td><td></td><td></td><td></td><td></td></tr>
<tr><td>走动</td><td></td><td></td><td></td><td></td><td></td></tr>
<tr><td>上下楼梯</td><td></td><td></td><td></td><td></td><td></td></tr>
<tr><td>购物</td><td></td><td></td><td></td><td></td><td></td></tr>
<tr><td>烹饪</td><td></td><td></td><td></td><td></td><td></td></tr>
<tr><td>理家</td><td></td><td></td><td></td><td></td><td></td></tr>
</table>

辅助用具：□手杖 □拐杖 □轮椅 □助行器 □义肢 □其他
活动耐力：□正常 □容易疲劳 □呼吸困难 □吸氧</td></tr>
<tr><td>睡眠/
休息型态</td><td>睡眠：□正常 □多梦 □入睡困难 □频繁醒转 □早醒
午睡：□无 □有（约________h/d）
休息后精力是否充沛：□是 □否（原因________________）
辅助睡眠：□无 □有（________________）</td></tr>
<tr><td>认知/
感知型态</td><td>疼痛：□无 □有（部位：____性质：____程度：____持续时间：____）
视力：□正常 □近视 □远视 □失明（□左眼 □右眼）
听力：□正常 □耳鸣 □减退（□左耳 □右耳）□耳聋（□左耳 □右耳）□助听器
味觉：□正常 □减退 □缺失 □其他：________________
记忆力：□良好 □减退（□短时记忆 □长时记忆）□丧失
注意力：□正常 □分散
语言能力：□正常 □失语 □构音困难
定向力：□正常 □障碍</td></tr>
<tr><td>自我概念型态</td><td>对自我的看法：□满意 □不满意 □其他：________________
情绪：□焦虑 □恐惧 □绝望 □抑郁 □其他：</td></tr>
<tr><td>角色/
关系型态</td><td>就业情况：________________________________
家庭结构：________________家庭关系：□和谐 □紧张
社会交往情况：□正常 □较少 □回避
角色适应：□良好 □角色冲突 □角色缺如 □角色强化 □角色消退
经济状况：□良好 □一般 □较差</td></tr>
</table>

续表

性/生殖型态	性生活:□正常 □障碍 月经:□正常 □紊乱 □痛经 □绝经 经量:□正常 □一般 □多 持续时间:________ 生育史:孕次:________ 产次:________
压力/应对型态	对疾病和住院反应:□否认 □适应 □依赖 过去1年内重要生活事件:□无 □有(________) 支持系统:照顾者□胜任 □勉强 □不胜任 家庭应对:□忽视 □能满足 □过于关心
价值/信念型态	宗教信仰:□无 □佛教 □基督 □天主 □伊斯兰教 □其他(____)
护 理 体 检	
体温:____℃ 脉搏: 次/min 呼吸: 次/min 血压:	
全身状况	意识状态:□清晰 □嗜睡 □意识模糊 □谵妄 □昏睡 □浅昏迷 □深昏迷 营养:□良好 □中等 □不良 □肥胖 □消瘦 □恶病质 面容:□正常 □病容(类型:________) 体位:□自动体位 □被动体位 □强迫体位(类型:________) 步态:□正常 □异常(类型:________)
皮肤黏膜	颜色:□正常 □发红 □苍白 □发绀 □黄染 □色素沉着 □色素脱失 湿度:□正常 □潮湿 □干燥 温度:□正常 □热 □冷 弹性:□正常 □减退 完整性:□完整 □皮疹 □皮下出血(部位及分布:________) 压疮:□无 □有(描述:________) 水肿:□无 □有(描述:________) 瘙痒:□无 □有(描述:________)
淋巴结	□正常 □肿大(描述:________)
头部	眼睑:□正常 □水肿 结膜:□正常 □水肿 □出血 巩膜:□正常 □黄染 瞳孔:□正常 □异常(描述________)对光反射:□正常 □迟钝 □消失 口唇:□红润 □发绀 □苍白 □疱疹 口腔黏膜:□正常 □出血点 □溃疡 □其他(________) 牙齿:□完好 □缺失(________) □义齿(________)
颈部	颈项强直:□无 □有 颈静脉:□正常 □充盈 气管:□居中 □偏移(描述:________) 肝颈静脉反流征:□阴性 □阳性

续表

<table>
<tr><td>胸部</td><td>呼吸方式：□自主呼吸　□机械呼吸　□简易呼吸器辅助呼吸
呼吸节律：□规则　□不规则（描述：＿＿＿＿＿＿＿＿＿）
呼吸困难：□无　□轻度　□中度　□重度　□极重度
吸氧：□无　□有（描述：＿＿＿＿＿＿＿＿＿）
呼吸音：□正常　□异常（描述：＿＿＿＿＿＿＿＿＿）
啰音：□无　□有（描述：＿＿＿＿＿＿＿＿＿）
心率：＿＿次/min　心律：□齐　□不齐（描述：＿＿＿＿＿）
杂音：□无　□有（描述：＿＿＿＿＿＿＿＿＿）</td></tr>
<tr><td>腹部</td><td>外形：□正常　□膨隆　□凹陷　□胃型　□肠型
腹肌紧张：□无　□有（描述：＿＿＿＿＿＿＿＿＿）
压痛：□无　□有（描述：＿＿＿＿＿＿＿＿＿）
反跳痛：□无　□有（描述：＿＿＿＿＿＿＿＿＿）
肝肿大：□无　□有（描述：＿＿＿＿＿＿＿＿＿）
脾肿大：□无　□有（描述：＿＿＿＿＿＿＿＿＿）
移动性浊音：□阴性　□阳性
肠鸣音：□正常　□亢进　□减弱　□消失</td></tr>
<tr><td>肛门直肠</td><td>□未查　□正常　□异常（描述：＿＿＿＿＿＿＿＿＿）</td></tr>
<tr><td>生殖器</td><td>□未查　□正常　□异常（描述：＿＿＿＿＿＿＿＿＿）</td></tr>
<tr><td>脊柱四肢</td><td>脊柱：□正常　□畸形（描述：＿＿＿＿＿）　活动：□正常　□受限
四肢：□正常　□畸形（描述：＿＿＿＿＿）　活动：□正常　□受限</td></tr>
<tr><td>神经系统</td><td>肌张力：□正常　□增强　□减弱
肢体瘫痪：□无　□有（描述：＿＿＿＿＿）　肌力：＿＿＿级
Babinski 征：□阴性　□阳性</td></tr>
<tr><td colspan="2">实验室及其他辅助检查</td></tr>
<tr><td colspan="2">初步护理诊断

护士签名：
年　月　日</td></tr>
</table>

附表 2-3 护理计划单

科室＿＿＿＿＿ 床号＿＿＿＿＿ 姓名＿＿＿＿＿ 诊断＿＿＿＿＿ 住院号＿＿＿＿＿

日期序号	护理诊断	护理目标	护理措施	签名	时间	效果评价	签名

附表 2-4 气体交换受损的标准护理计划

停止原因：	评价：
停止时间：	签名：

科室＿＿＿＿ 床号＿＿＿＿ 姓名＿＿＿＿ 年龄＿＿＿＿ 诊断＿＿＿＿ 住院号＿＿＿＿

护理诊断：气体交换受损

相关因素：

□呼吸系统疾病 □感染

□气道通气受限

□通气 / 血流比例失调

□肺弥散功能障碍

□支气管、肺组织结构改变

□其他（＿＿＿）

□循环系统疾病 □心衰

□其他（＿＿＿＿＿）

预期目标	制定日期	护理措施	时间 / 签名 开始 停止	再次时间 / 签名 开始 停止
□＿＿日内病人学会并能演示有效呼吸技巧。 □＿＿日内病人胸闷、憋气等不适症状缓解，舒适感增加		□评估病人缺氧状况程度。 □观察病人呼吸型态的改变，呼吸频率、节律、方式，呼吸困难的程度，监测血压、脉搏、呼吸、心率、意识＿＿次 /h，并记录。 □监测动脉血气分析值变化及低氧血症、高碳酸血症症状和体征，如：出汗、烦躁、嗜睡、发绀、呼吸急促等。 □给予半卧位 / 半坐位，缓解缺氧症状，有利于平稳呼吸。 □正确氧疗，流量＿＿＿＿L/min 持续时间＿＿＿h/d。 □指导病人呼吸训练： □遵医嘱给药，观察药物的作用、反应。		

附表 2-5　护理诊断项目表

科室________ 床号________ 姓名________ 住院号________

日期	时间	护理诊断	预期目标	评价					签名
				日期时间	解决	好转	未解决	恶化	

附表 2-6　PIO 护理记录单

科室______ 病室______ 床号______ 姓名______ 医疗诊断______ 住院号______

日期	时间	护理记录	签名
20/4	8:00am	P1：体温过高：与肺部感染有关	李明
		I1：1. 给予乙醇擦浴	李明
		2. 遵医嘱给予青霉素 480 万 U+0.9% 的生理盐水 500ml，bid，静脉滴注	李明
		3. 鼓励病人多饮水	李明
		P2：清理呼吸道无效：与痰液黏稠，年老体弱，咳嗽无力有关。	李明
		I2：1. 多饮水，湿化痰液	李明
		2. 指导病人进行有效咳嗽	李明
		3. 指导病人家属学习病人咳嗽时辅助背部叩击的方法	李明
	11:00am	O1：病人自觉发热减轻，测 T 降至 37.8℃	李明
		O2：病人能复述有效咳嗽的方法，病人家属能正确帮助病人进行背部叩击，痰液能够咳出	李明

附表 2-7　一般病人护理记录单

科室　骨科　病室　10　床号　1　姓名　王琴　年龄　50　住院号　72135

日期	时间	护理记录	签名
2010-10-5	15:00	病人右股骨骨折内固定术后 10 个月余，疼痛 6 周，为进一步治疗于 10:00 收入院。查体：老年女性，神志清。P 76 次 /min，R 19 次 /min，BP 145/80mmHg，右股骨下段肿胀明显，有压痛，入院后病人情绪稳定，配合治疗，给予入院指导，Ⅰ级护理，告知抬高患肢，减轻肿胀。	李飞
2010-10-5	23:00	病人肢体肿胀无明显改善，血运好，安静睡眠 3h，已告知明晨禁饮食抽空腹血，19:00 测 T 37℃，P 76 次 /min，R 19 次 /min。	李飞
2010-10-6	7:00	病人夜间安静睡眠 4h，6:30 空腹血已抽，7:00 测 T 36.8℃，P 76 次 /min，R 19 次 /min，患肢仍肿胀。	李飞
2010-10-9	17:00	明天接台手术，硬膜外麻醉下行右股断裂钢板取出 PCS 钢板内固定术，9:00 给予手术区域备皮，备血 2 单位，按医嘱静脉滴注极化液，于 14:00 输完，无不良反应，15:00 测 T 36.8℃，P 72 次 /min，R 18 次 /min。	李飞
2010-10-9	24:00	病人明天手术，安静睡眠 4h，8:00 已通知病人 24:00 开始禁饮食，23:00 测 T 36.5℃，P 72 次 /min，R 18 次 /min。	李飞
2010-10-10	7:40	病人夜间睡眠 4h，6:00 测 T 36.7℃，P 72 次 /min，R 19 次 /min，苯巴比妥钠 0.1g，7:30 肌内注射，病人已接去手术室。	李飞

附表 2-8　危重病人护理记录

科室________　病室________　床号________　姓名________　年龄________　住院号__________

日期	时间	生命体征				氧饱和度（%）	入量（ml）			出量（ml）			病情及处理	签名
		T℃	P（次/min）	R（次/min）	BP（mmHg）		饮入量	备入液量	输入液量	尿量	大便			

附表 2-9　手术护理记录单

科室：__普外__　病室：__3__　床号：__03__　住院号：__295246__　手术间：__5__　手术日期：__2009.5.8__

姓名：李响　性别：男　年龄：45　体重：78kg　血型：O 药物过敏史：无 麻醉方法：硬膜外　手术体位：仰卧位　术前皮肤：良好 术前诊断：甲状腺腺瘤 手术名称：甲状腺腺瘤摘除术	术前检查 肝炎全套:(－) 抗 -HCV:(－) 抗 -HIV:(－) RPR：无

器械名称	术前	术后	器械名称	术前	术后	器械名称	术前	术后
剪刀								
刀柄								
刀片								

附表 2-10　出院病人护理记录表

科室________　病室________　床号________　姓名________　年龄________　住院号________

（一）健康教育（始于入院）

病人对所患疾病的防治知识：□有　□无

卫生习惯和科学的饮食起居知识：□有　□无

病人对现存或潜在的健康问题的认识：□有　□无

（二）护理小结（住院期间护理程序实施情况与存在问题）

____

____

____

____

（三）评价（由护士长全面了解情况后负责评价）

1. 病人评价：□优　□良　□中　□差

2. 整体护理效果评价：□优　□良　□中　□差

护士长签名：________　护士签名：________

年　月　日

附表 2-11　产科健康教育计划

教育内容	宣教日期及签名				评价		
					部分掌握	完全掌握	评价者
介绍主管医生、专业护士、住院环境							
病房管理要求、房间整洁、通风的意义							
纯母乳喂养概念、时间、母婴同室的意义							
母乳喂养的优点							
按需哺乳的概念							
哺乳的体位及正确姿势							
新生儿正确的含接姿势							
正确的挤奶手法							
乳汁不足的原因							
防止奶水不足的原因							
乳房肿胀、疼痛的原因							
术后饮食、卧位、早下地活动的意义							
新生儿黄疸的原因、消退时间、处理方法							
卡介苗、乙肝疫苗接种知识							
婴儿沐浴的程序、注意事项							
新生儿脐部、皮肤护理知识							
出院带药的目的、用法							
随访的时间、目的							
避孕知识							
产后复查的时间、目的							

附录三 居民健康档案个人信息表和健康体检表

附表 3-1 居民健康档案个人信息表

姓名： 编号□□□ - □□□□□

<table>
<tr><td colspan="2">性别</td><td colspan="3">1 男 2 女 9 未说明的性别 0 未知的性别 □</td><td>出生日期</td><td>□□□□ □□ □□</td></tr>
<tr><td colspan="2">身份证号</td><td colspan="2"></td><td>工作单位</td><td colspan="2"></td></tr>
<tr><td colspan="2">本人电话</td><td></td><td>联系人姓名</td><td></td><td>联系人电话</td><td></td></tr>
<tr><td colspan="2">常住类型</td><td colspan="2">1 户籍 2 非户籍________ □</td><td>民族</td><td colspan="2">01 汉族 99 少数民族________ □</td></tr>
<tr><td colspan="2">血型</td><td colspan="5">1A 型 2B 型 3O 型 4AB 型 5 不详 /RH：1 阴性 2 阳性 3 不详 □ / □</td></tr>
<tr><td colspan="2">文化程度</td><td colspan="5">1 研究生 2 大学本科 3 大学专科和专科学校 4 中等专业学校 5 技工学校 6 高中
7 初中 8 小学 9 文盲或半文盲 10 不详 □</td></tr>
<tr><td colspan="2">职业</td><td colspan="5">0 国家机关、党群组织、企业、事业单位负责人 1 专业技术人员 2 办事人员和有关人员 3 商业、服务业人员 4 农、林、牧、渔、水利业生产人员 5 生产、运输设备操作人员及有关人员 6 军人 7 不便分类的其他从业人员 8 无职业 □</td></tr>
<tr><td colspan="2">婚姻状况</td><td colspan="5">1 未婚 2 已婚 3 丧偶 4 离婚 5 未说明的婚姻状况 □</td></tr>
<tr><td colspan="2">医疗费用
支付方式</td><td colspan="5">1 城镇职工基本医疗保险 2 城镇居民基本医疗保险 3 新型农村合作医疗
4 贫困救助 5 商业医疗保险 6 全公费 7 全自费 8 其他________ □ / □ / □</td></tr>
<tr><td colspan="2">药物过敏史</td><td colspan="5">1 无 2 青霉素 3 磺胺 4 链霉素 5 其他________________ □ / □ / □ / □</td></tr>
<tr><td colspan="2">暴露史</td><td colspan="5">1 无 2 化学品 3 毒物 4 射线 □ / □ / □</td></tr>
<tr><td rowspan="4">既往史</td><td>疾病</td><td colspan="5">1 无 2 高血压 3 糖尿病 4 冠心病 5 慢性阻塞性肺疾病 6 恶性肿瘤______ 7 脑卒中
8 严重精神障碍 9 结核病 10 肝炎 11 其他法定传染病 12 职业病______ 13 其他____
□确诊时间 年 月 / □确诊时间 年 月 / □确诊时间 年 月
□确诊时间 年 月 / □确诊时间 年 月 / □确诊时间 年 月</td></tr>
<tr><td>手术</td><td colspan="5">1 无 2 有：名称①__________时间_____ / 名称②__________时间_____ □</td></tr>
<tr><td>外伤</td><td colspan="5">1 无 2 有：名称①__________时间_____ / 名称②__________时间_____ □</td></tr>
<tr><td>输血</td><td colspan="5">1 无 2 有：原因①__________时间_____ / 原因②__________时间_____ □</td></tr>
<tr><td rowspan="3" colspan="2">家族史</td><td>父亲</td><td>□ / □ / □ / □ / □ / □_____</td><td>母亲</td><td colspan="2">□ / □ / □ / □ / □ / □_____</td></tr>
<tr><td>兄弟姐妹</td><td>□ / □ / □ / □ / □ / □_____</td><td>子女</td><td colspan="2">□ / □ / □ / □ / □ / □_____</td></tr>
<tr><td colspan="5">1 无 2 高血压 3 糖尿病 4 冠心病 5 慢性阻塞性肺疾病 6 恶性肿瘤 7 脑卒中
8 严重精神障碍 9 结核病 10 肝炎 11 先天畸形 12 其他______</td></tr>
<tr><td colspan="2">遗传病史</td><td colspan="5">1 无 2 有：疾病名称________________________ □</td></tr>
<tr><td colspan="2">残疾情况</td><td colspan="5">1 无残疾 2 视力残疾 3 听力残疾 4 言语残疾 5 肢体残疾 6 智力残疾 7 精神残疾
8 其他残疾______________ □ / □ / □ / □ / □ / □</td></tr>
<tr><td rowspan="5" colspan="2">生活环境 *</td><td>厨房排风设施</td><td colspan="4">1 无 2 油烟机 3 换气扇 4 烟囱 □</td></tr>
<tr><td>燃料类型</td><td colspan="4">1 液化气 2 煤 3 天然气 4 沼气 5 柴火 6 其他 □</td></tr>
<tr><td>饮水</td><td colspan="4">1 自来水 2 经净化过滤的水 3 井水 4 河湖水 5 塘水 6 其他 □</td></tr>
<tr><td>厕所</td><td colspan="4">1 卫生厕所 2 一格或二格粪池式 3 马桶 4 露天粪坑 5 简易棚厕 □</td></tr>
<tr><td>禽畜栏</td><td colspan="4">1 无 2 单设 3 室内 4 室外 □</td></tr>
</table>

附表 3-2 健康体检表

姓名：

编号□□□ - □□□□□

体检日期	年 月 日			责任医生（护士）	
内容	检 查 项 目				
症状	1 无症状 2 头痛 3 头晕 4 心悸 5 胸闷 6 胸痛 7 慢性咳嗽 8 咳痰 9 呼吸困难 10 多饮 11 多尿 12 体重下降 13 乏力 14 关节肿痛 15 视物模糊 16 手脚麻木 17 尿急 18 尿痛 19 便秘 20 腹泻 21 恶心呕吐 22 眼花 23 耳鸣 24 乳房胀痛 25 其他________ □/□/□/□/□/□/□/□/□/□				
一般状况	体温	℃		脉率	次 /min
	呼吸频率	次 /min	血压	左侧	/ mmHg
				右侧	/ mmHg
	身高	cm		体重	kg
	腰围	cm		体重指数（BMI）	kg/m^2
	老年人健康状态自我评估 *	1 满意 2 基本满意 3 说不清楚 4 不太满意 5 不满意 □			
	老年人生活自理能力自我评估 *	1 可自理（0~3 分） 2 轻度依赖（4~8 分） 3 中度依赖（9~18 分） 4 不能自理（≥ 19 分） □			
	老年人认知功能 *	1 粗筛阴性 2 粗筛阳性，简易智力状态检查，总分________ □			
	老年人情感状态 *	1 粗筛阴性 2 粗筛阳性，老年人抑郁评分检查，总分________ □			
生活方式	体育锻炼	锻炼频率	1 每天 2 每周一次以上 3 偶尔 4 不锻炼 □		
		每次锻炼时间	分钟	坚持锻炼时间	年
		锻炼方式			
	饮食习惯	1 荤素均衡 2 荤食为主 3 素食为主 4 嗜盐 5 嗜油 6 嗜糖 □/□/□			
	吸烟情况	吸烟状况	1 从不吸烟 2 已戒烟 3 吸烟 □		
		日吸烟量	平均________支		
		开始吸烟年龄	________岁	戒烟年龄	________岁
	饮酒情况	饮酒频率	1 从不 2 偶尔 3 经常 4 每天 □		
		日饮酒量	平均________两		
		是否戒酒	1 未戒酒 2 已戒酒，戒酒年龄：____岁 □		
		开始饮酒年龄	岁	近一年内是否曾醉酒	1 是 2 否 □
		饮酒种类	1 白酒 2 啤酒 3 红酒 4 黄酒 5 其他______ □/□/□/□		
	职业病危害因素接触史	1 无 2 有（工种______从业时间____年） □ 毒物种类 粉尘________防护措施 1 无 2 有____ □ 放射物质________防护措施 1 无 2 有____ □ 物理因素________防护措施 1 无 2 有____ □ 化学物质________防护措施 1 无 2 有____ □ 其他________防护措施 1 无 2 有____ □			

续表

<table>
<tr><td rowspan="4">脏器功能</td><td colspan="2">口腔</td><td>口唇　1 红润　2 苍白　3 发绀　4 皲裂　5 疱疹　□
齿列　1 正常　2 缺齿—┼—　3 龋齿—┼—　4 义齿(假牙)—┼—　□/□/□
咽部　1 无充血　2 充血　3 淋巴滤泡增生　□</td></tr>
<tr><td colspan="2">视力</td><td>左眼＿＿右眼＿＿(矫正视力:左眼＿＿右眼＿＿)</td></tr>
<tr><td colspan="2">听力</td><td>1 听见　2 听不清或无法听见　□</td></tr>
<tr><td colspan="2">运动功能</td><td>1 可顺利完成　2 无法独立完成任何一个动作　□</td></tr>
<tr><td rowspan="20">查体</td><td colspan="2">眼底 *</td><td>1 正常　2 异常＿＿＿＿　□</td></tr>
<tr><td colspan="2">皮肤</td><td>1 正常　2 潮红　3 苍白　4 发绀　5 黄染　6 色素沉着　7 其他＿＿　□</td></tr>
<tr><td colspan="2">巩膜</td><td>1 正常　2 黄染　3 充血　4 其他＿＿　□</td></tr>
<tr><td colspan="2">淋巴结</td><td>1 未触及　2 锁骨上　3 腋窝　4 其他＿＿　□</td></tr>
<tr><td colspan="2" rowspan="3">肺</td><td>桶状胸:1 否　2 是　□</td></tr>
<tr><td>呼吸音:1 正常　2 异常＿＿＿　□</td></tr>
<tr><td>啰音:1 无　2 干啰音　3 湿啰音　4 其他＿＿　□</td></tr>
<tr><td colspan="2">心脏</td><td>心率:＿＿＿次/min　心律:1 齐　2 不齐　3 绝对不齐　□
杂音:1 无　2 有＿＿＿　□</td></tr>
<tr><td colspan="2">腹部</td><td>压痛:1 无　2 有＿＿＿　□
包块:1 无　2 有＿＿＿　□
肝大:1 无　2 有＿＿＿　□
脾大:1 无　2 有＿＿＿　□
移动性浊音:1 无　2 有＿＿＿　□</td></tr>
<tr><td colspan="2">下肢水肿</td><td>1 无　2 单侧　3 双侧不对称　4 双侧对称　□</td></tr>
<tr><td colspan="2">足背动脉搏动 *</td><td>1 未触及　2 触及双侧对称　3 触及左侧弱或消失　4 触及右侧弱或消失　□</td></tr>
<tr><td colspan="2">肛门指诊 *</td><td>1 未及异常　2 触痛　3 包块　4 前列腺异常　5 其他＿＿　□</td></tr>
<tr><td colspan="2">乳腺 *</td><td>1 未见异常　2 乳房切除　3 异常泌乳　4 乳腺包块　5 其他＿＿　□/□/□/□</td></tr>
<tr><td rowspan="5">妇科 *</td><td>外阴</td><td>1 未见异常　2 异常＿＿＿＿＿＿＿＿　□</td></tr>
<tr><td>阴道</td><td>1 未见异常　2 异常＿＿＿＿＿＿＿＿　□</td></tr>
<tr><td>宫颈</td><td>1 未见异常　2 异常＿＿＿＿＿＿＿＿　□</td></tr>
<tr><td>宫体</td><td>1 未见异常　2 异常＿＿＿＿＿＿＿＿　□</td></tr>
<tr><td>附件</td><td>1 未见异常　2 异常＿＿＿＿＿＿＿＿　□</td></tr>
<tr><td colspan="2">其他 *</td><td></td></tr>
<tr><td colspan="2" style="display:none"></td><td style="display:none"></td></tr>
<tr><td rowspan="4">辅助检查</td><td colspan="2">血常规 *</td><td>血红蛋白＿＿＿g/L　白细胞＿＿＿ $\times 10^9$/L　血小板＿＿＿ $\times 10^9$/L
其他＿＿＿＿＿＿＿＿</td></tr>
<tr><td colspan="2">尿常规 *</td><td>尿蛋白＿＿＿尿糖＿＿＿尿酮体＿＿＿尿潜血＿＿＿
其他＿＿＿＿＿＿＿＿</td></tr>
<tr><td colspan="2">空腹血糖 *</td><td>＿＿＿＿mmol/L 或＿＿＿＿mg/dl</td></tr>
<tr><td colspan="2">心电图 *</td><td>1 正常　2 异常＿＿＿＿＿＿＿　□</td></tr>
</table>

续表

<table>
<tr><td rowspan="13">辅助检查</td><td>尿微量白蛋白 *</td><td colspan="4">________mg/dl</td></tr>
<tr><td>大便隐血 *</td><td colspan="4">1 阴性　2 阳性　□</td></tr>
<tr><td>糖化血红蛋白 *</td><td colspan="4">________%</td></tr>
<tr><td>乙型肝炎表面抗原 *</td><td colspan="4">1 阴性　2 阳性　□</td></tr>
<tr><td>肝功能 *</td><td colspan="4">血清谷丙转氨酶________U/L　血清谷草转氨酶________U/L
白蛋白________g/L　总胆红素________μmol/L
结合胆红素________μmol/L</td></tr>
<tr><td>肾功能 *</td><td colspan="4">血清肌酐________μmol/L　血尿素________mmol/L
血钾浓度________mmol/L　血钠浓度________mmol/L</td></tr>
<tr><td>血脂 *</td><td colspan="4">总胆固醇______mmol/L　甘油三酯______mmol/L
血清低密度脂蛋白胆固醇________mmol/L
血清高密度脂蛋白胆固醇________mmol/L</td></tr>
<tr><td>胸部 X 线片 *</td><td colspan="4">1 正常　2 异常________　□</td></tr>
<tr><td rowspan="2">B 超 *</td><td colspan="4">腹部 B 超　1 正常　2 异常________　□</td></tr>
<tr><td colspan="4">其他　1 正常　2 异常________　□</td></tr>
<tr><td>宫颈涂片 *</td><td colspan="4">1 正常　2 异常________　□</td></tr>
<tr><td>其他 *</td><td colspan="4"></td></tr>
<tr><td colspan="5"></td></tr>
<tr><td rowspan="12">现存主要健康问题</td><td rowspan="2">脑血管疾病</td><td colspan="4">1 未发现　2 缺血性卒中　3 脑出血　4 蛛网膜下腔出血　5 短暂性脑缺血发作</td></tr>
<tr><td colspan="4">6 其他________　□/□/□/□/□</td></tr>
<tr><td rowspan="2">肾脏疾病</td><td colspan="4">1 未发现　2 糖尿病肾病　3 肾功能衰竭　4 急性肾炎　5 慢性肾炎</td></tr>
<tr><td colspan="4">6 其他________　□/□/□/□/□</td></tr>
<tr><td rowspan="2">心脏疾病</td><td colspan="4">1 未发现　2 心肌梗死　3 心绞痛　4 冠状动脉血运重建　5 充血性心力衰竭</td></tr>
<tr><td colspan="4">6 心前区疼痛　7 其他________　□/□/□/□/□/□</td></tr>
<tr><td>血管疾病</td><td colspan="4">1 未发现　2 夹层动脉瘤　3 动脉闭塞性疾病　4 其他______　□/□/□</td></tr>
<tr><td rowspan="2">眼部疾病</td><td colspan="4">1 未发现　2 视网膜出血或渗出　3 视乳头水肿　4 白内障</td></tr>
<tr><td colspan="4">5 其他________　□/□/□/□</td></tr>
<tr><td>神经系统疾病</td><td colspan="4">1 未发现　2 有________　□</td></tr>
<tr><td>其他系统疾病</td><td colspan="4">1 未发现　2 有________　□</td></tr>
<tr><td colspan="5"></td></tr>
<tr><td rowspan="6">住院治疗情况</td><td rowspan="3">住院史</td><td>入 / 出院日期</td><td>原因</td><td>医疗机构名称</td><td>病案号</td></tr>
<tr><td>/</td><td></td><td></td><td></td></tr>
<tr><td>/</td><td></td><td></td><td></td></tr>
<tr><td rowspan="3">家庭病床史</td><td>建 / 撤床日期</td><td>原因</td><td>医疗机构名称</td><td>病案号</td></tr>
<tr><td>/</td><td></td><td></td><td></td></tr>
<tr><td>/</td><td></td><td></td><td></td></tr>
</table>

续表

主要用药情况	药物名称	用法	用量	用药时间	服药依从性 1 规律 2 间断 3 不服药
	1				
	2				
	3				
	4				
	5				
	6				
非免疫规划预防接种史	名称	接种日期	接种机构		
	1				
	2				
	3				
健康评价	1 体检无异常 □ 2 有异常 异常 1____________ 异常 2____________ 异常 3____________ 异常 4____________				
健康指导	1 纳入慢性病病人健康管理 2 建议复查 3 建议转诊 □/□/□		危险因素控制： □/□/□/□/□/□/□ 1 戒烟 2 健康饮酒 3 饮食 4 锻炼 5 减体重（目标________kg） 6 建议接种疫苗________ 7 其他________		

参考文献

1. 白人驹,徐克.医学影像学[M].7版.北京:人民卫生出版社,2013.
2. 范保兴,孙菁.健康评估[M].3版.北京:高等教育出版社,2015.
3. 冯海新,吕聪敏,张丽华.临床心电图学及图谱详解[M].北京:人民军医出版社,2004.
4. 葛均波,徐永健,王辰.内科学[M].北京:人民卫生出版社,2018.
5. 湖南医科大学附属湘雅医院.整体护理程序与操作[M].长沙:湖南科学技术出版社,2002.
6. 贾建平,陈生弟.神经病学[M].7版.北京:人民卫生出版社,2013.
7. 金征宇,龚启勇.医学影像学[M].3版.北京:人民卫生出版社,2015.
8. 吕探云,孙玉梅.健康评估学习指导及习题集[M].2版.北京:人民卫生出版社,2012.
9. 李小寒,尚少梅.基础护理学[M].6版.北京:人民卫生出版社,2017.
10. 潘红宁,郑丹.健康评估[M].长春:吉林科学技术出版社,2011.
11. 万学红,陈红.临床诊断学[M].3版.北京:人民卫生出版社,2015.
12. 万学红,卢雪峰.诊断学[M].9版.北京:人民卫生出版社,2018.
13. 王新颖,杨颖.健康评估[M].北京:人民卫生出版社,2016.
14. 尚红,王兰兰.实验诊断学[M].3版.北京:人民卫生出版社,2015.
15. 孙玉梅,张立力.健康评估[M].4版.北京:人民卫生出版社,2017.
16. 吴江,贾建平.神经病学[M].3版.北京:人民卫生出版社,2015.
17. 薛宏伟.健康评估[M].2版.北京:人民卫生出版社,2012.
18. 谢玉林,王春桃.健康评估[M].北京:高等教育出版社,2014.
19. 张淑爱,李学松.健康评估[M].2版.北京:人民卫生出版社,2015.
20. 张雅丽,陈淑英,郭荣珍.新编健康评估[M].上海:复旦大学出版社,2010.
21. 章雅青,丁磊.健康评估[M].上海:复旦大学出版社,2015.
22. 余微,喻姣花.健康评估[M].北京:人民卫生出版社,2014.
23. 邹恂.现代护理诊断手册[M].3版.北京:北京大学医学出版社,2004.
24. Herdman, T. H. & Kamitsuru, S. NANDA International Nursing Diagnoses Definitions & Classification, 2018-2020[M]. 11th Edition. NY: Thieme Medical Publishers, 2017.
25. Lynda Juall Carpenito-Moyet. 护理诊断手册[M].11版.景曜,译.西安:世界图书出版公司,2008.
26. 王海燕.肾脏病学[M].3版.北京:人民卫生出版社,2008.